中国中药资源大典
——中药材系列

新编中国药材学

（第四卷）

总主编　黄璐琦

主　编　陈万生　詹亚华　吴和珍

中国健康传媒集团
中国医药科技出版社

内 容 提 要

本书为《新编中国药材学》第四卷，收载了101种主产于我国华中地区常见的中药材和民间习用的中草药。每种药材重点介绍了来源、本草考证、原植物（形态）、主产地、栽培要点、采收与加工、商品规格、药材鉴别、质量评价、化学成分、性味归经、功能主治、药理作用、用药警戒或禁忌、分子生药、附注等内容，每个品种均附有原植物和药材彩色图片以及药材显微结构特征图片。

本书内容丰富，文图翔实，重点突出，特色鲜明，集"科学性、先进性、实用性和可读性"为一体，适用面广，可供中药教学、科研、生产、检验部门广大医药工作者参考。

图书在版编目（CIP）数据

新编中国药材学 . 第四卷 / 陈万生，詹亚华，吴和珍主编 . — 北京：中国医药科技出版社，2020.7
（中国中药资源大典 . 中药材系列）

ISBN 978-7-5214-1939-9

Ⅰ . ①新… Ⅱ . ①陈… ②詹… ③吴… Ⅲ . ①中药材—介绍—中国 Ⅳ . ① R282

中国版本图书馆 CIP 数据核字（2020）第 137458 号

责任编辑 于海平
美术编辑 陈君杞
版式设计 锋尚设计

出版 中国健康传媒集团｜中国医药科技出版社
地址 北京市海淀区文慧园北路甲 22 号
邮编 100082
电话 发行：010-62227427 邮购：010-62236938
网址 www.cmstp.com
规格 889×1194mm 1/16
印张 25 1/2
字数 760 千字
版次 2020 年 7 月第 1 版
印次 2020 年 7 月第 1 次印刷
印刷 北京盛通印刷股份有限公司
经销 全国各地新华书店
书号 ISBN 978-7-5214-1939-9
定价 260.00 元

获取新书信息、投稿、为图书纠错，请扫码联系我们。

新编中国药材学

编 委 会

姜大成（长春中医药大学）　　　　　　　蒋以号（南昌大学资源环境与化工学院）

姚　霞（中国医学科学院药用植物研究所）　鲁增辉（重庆市中药研究院）

钱忠直（国家药典委员会）　　　　　　　路金才（沈阳药科大学）

高晓燕（北京中医药大学）　　　　　　　詹亚华（湖北中医药大学）

郭兰萍（中国中医科学院）　　　　　　　蔡少青（北京大学药学院）

唐志书（陕西中医药大学）　　　　　　　裴　瑾（成都中医药大学）

屠鹏飞（北京大学药学院）　　　　　　　潘超美（广州中医药大学）

彭　成（成都中医药大学）

新编中国药材学

（第四卷）

编委会

主　编　陈万生　詹亚华　吴和珍

副主编　王　炜　陈随清　孙连娜

编　委（以姓氏笔画为序）

丁艳霞（河南大学药学院）　　　　　　　纪宝玉（河南中医药大学）

王　炜（湖南中医药大学）　　　　　　　苏秀红（河南中医药大学）

王　磊（湖北福人药业股份有限公司）　　李　钟（广东药科大学）

王玉兵（三峡大学生物与制药学院）　　　李　钦（河南大学药学院）

王利丽（河南中医药大学）　　　　　　　李　娟（湖北中医药大学）

艾伦强（湖北省农业科学院）　　　　　　李　萍（中国药科大学）

石　磊（湖北中医药大学）　　　　　　　李　斌（湖南中医药大学）

付　钰（河南中医药大学）　　　　　　　李　竣（中南民族大学药学院）

代丽萍（河南中医药大学）　　　　　　　李文龙（天津中医药大学）

兰金旭（河南中医药大学）　　　　　　　李西林（上海中医药大学）

朴淑娟（海军军医大学）　　　　　　　　李建军（河南师范大学生命科学学院）

朱畇昊（河南中医药大学）　　　　　　　杨红兵（湖北中医药大学）

朱校奇（湖南省农业科学院）　　　　　　杨晶凡（河南中医药大学）

乔　璐（河南中医药大学）　　　　　　　肖冰梅（湖南中医药大学）

刘　迪（湖北中医药大学）　　　　　　　吴廷娟（河南中医药大学）

刘　霞（武汉理工大学化学化工与　　　　吴宇星（湖北福人药业股份有限公司）

　　　　生命科学学院）　　　　　　　　吴志军（海军军医大学）

刘大会（湖北中医药大学）　　　　　　　吴和鸣（湖北福人药业股份有限公司）

刘义梅（湖北中医药大学）　　　　　　　吴和珍（湖北中医药大学）

刘合钢（湖北中医药大学）　　　　　　　吴继洲（华中科技大学同济药学院）

刘孟奇（河南中医药大学）　　　　　　　位　华（海军军医大学）

刘塔斯（湖南中医药大学）　　　　　　　余　坤（湖北中医药大学）

刘新桥（中南民族大学药学院）　　　　　邹鹏程（湖北福人药业股份有限公司）

孙孝亚（河南中医药大学）　　　　　　　汪文杰（湖北中医药大学）

孙连娜（上海中医药大学）　　　　　　　张　飞（河南中医药大学）

张　鹏（华中科技大学同济药学院）　　黄　帅（武汉生物工程学院）

张　磊（海军军医大学）　　黄必胜（湖北中医药大学）

张水寒（湖南省中医药研究院）　　黄宝康（海军军医大学）

张丽萍（河南中医药大学）　　黄显章（南阳理工学院张仲景国医国药学院）

张景景（湖北中医药大学）　　梅之南（中南民族大学药学院）

陆　英（湖南农业大学）　　龚　玲（湖北中医药大学）

陈万生（上海中医药大学）　　龚力民（湖南中医药大学）

陈家春（华中科技大学同济药学院）　　盛文兵（湖南中医药大学）

陈随清（河南中医药大学）　　崔永霞（河南中医药大学）

林丽美（湖南中医药大学）　　屠鹏飞（北京大学药学院）

罗晓铮（河南中医药大学）　　彭彩云（湖南中医药大学）

周　群（华中科技大学同济药学院）　　董诚明（河南中医药大学）

周日宝（湖南中医药大学）　　森　林（湖北中医药大学）

郑　岩（河南中医药大学）　　曾建国（湖南农业大学）

胡志刚（湖北中医药大学）　　谢小龙（河南中医药大学）

贺宗毅（重庆市中药研究院）　　谢红旗（湖南农业大学）

桂　春（湖北中医药大学）　　詹亚华（湖北中医药大学）

夏伯候（湖南中医药大学）　　蔡少青（北京大学药学院）

徐　雷（湖北中医药大学）　　潘成学（郑州大学药学院）

徐一新（上海健康医学院）　　潘清平（湖南中医药大学）

郭　涛（河南中医药大学）

本卷审稿人

组　长　余丽莹

成　员　余丽莹（广西壮族自治区药用植物园）

　　　　闫　婕（成都中医药大学）

　　　　郑希龙（广东药科大学）

　　　　孙连娜（上海中医药大学）

秘书组　孙连娜　付　钰　龚力民　余　坤

序 言

中医药学是我国各族人民在几千年生产生活实践和与疾病作斗争中逐步形成并不断丰富发展的医学科学，为中华民族的繁衍昌盛作出了卓越贡献。中药材是中医药防病治病的物质基础，是中医药事业和中药产业可持续发展的重要保障。党中央、国务院高度重视中医药事业的发展和中药材资源的保护与可持续利用。在我国中医药事业进入新的历史发展时期，挖掘利用好中药材资源，在中医药事业发展的全局中具有重大现实和长远意义。

中药材来源于药用植物、药用动物和药用矿物，其中部分来源于野生资源，多数常用药材则已实现人工培育。中药材基原考证与质量研究、资源调查与可持续利用等，已成为当前药材学研究的重要课题，受到全国广大中医药科研、教学和中药材生产者等的广泛重视。

为及时总结交流和推广我国中药材研究的成果，中国工程院院士、中国中医科学院院长黄璐琦研究员在组织开展全国第四次中药资源普查工作的基础上，结合近年来我国中药材的相关研究工作，组织全国中药材教学、科研、生产等领域的500余位专家学者历时3年编撰了《新编中国药材学》。

该书内容包括总论和各论。总论主要介绍了中药材资源的调查与区划，中药材的生产与流通、品质评价、开发与利用等内容。各论主要收载具有重要药用价值和经济价值、临床比较常用的中药材共计882种，包括植物类药材、动物类药材和矿物类药材，其中大部分已收入《中国药典》或部颁标准及地方标准。各药材品种从名称、来源、本草考证、原植物（动物、矿物）、主产地、采收与加工、商品规格、药材鉴别（性状特征、显微鉴别、理化鉴别）、质量评价、化学成分、功能主治、药理作用等方面予以全面介绍，部分品种还记载有栽培（养殖）要点、用药警戒或禁忌、分子生药等内容。既体现了全国第四次中药资源普查的成果，又广泛吸纳了全国科研工作者大量的研究成果及作者的科研心得，并收载精美、直观、珍贵的原植物（动物、矿物）照片、药材（饮片）照片、组织和粉末显微照片以及薄层色谱图等。同时，值得提出的是，全书共8卷，除动物药、矿物药两部分合为一卷和总论与东北片区主产植物药材品种合为一卷外，其余按华北、西北、华东、华中、华南、西南片区主产植物药材（个别药材在其他片区也出产）原则遴选收载药材品种（东北片区同此原则），各自独立成卷，这既有利于体现全书所收载药材的道地性、区域性和地区习用性的特色，又为今后进一步开展药材品种资源的保护与可持续开发利用提供参考，其谋篇布局安排也具有一定的创新性。总之，全书充分反映了我国中药材的现代研究成果，内容丰富，体例新颖，图文并茂，科学实用，实为一部中药材研究和生产、销售的具有较高学术价值和实用价值的工具书。相信该书的出版，对于进一步开展中药材品质研究与评价、推进中药材学科发展以及推动中药材产业的健康和可持续发展，具有积极意义。

欣闻该书即将付梓，乐之为序。

中国工程院院士
中国医学科学院药用植物研究所名誉所长

2020年盛夏

中医药是我国独特的卫生资源、潜力巨大的经济资源、具有原创优势的科技资源、优秀的文化资源、重要的生态资源，从神农尝百草开始，在几千年的发展中积累了大量的临床经验，为中华民族的繁衍生息和健康做出了巨大贡献。中医药在我国抗击新冠肺炎疫情中也显示出其独特优势，并得到广泛认同。中药资源是中医药事业传承和发展的物质基础，具有重大的利用价值和开发价值，关乎民生和社会稳定，关乎生态环境保护和新兴战略产业发展，是全球竞争中国家优势的体现，具有国家战略意义。

我国是中药资源最丰富的国家之一，全国第三次中药资源普查统计我国有12,807种药用资源。但在长期发展中也存在一些问题：一是类同品、代用品和民间用药不断出现，药材品种复杂、混乱，真伪优劣难辨，必须认真研究；二是野生资源锐减，大量常用中药材野生资源枯竭，市场上以栽培（养殖）中药材居多；三是栽培（养殖）中药材存在盲目引种驯化、滥施农药化肥和重金属超标等问题，导致栽培（养殖）中药材质量难以保证。因此，正确认识和客观评价我国中药材现状，为中药材真伪鉴别和品质评价提供新思路、新方法和新技术，有助于促进中医药事业的协调发展。

基于以上，我们在开展全国第四次中药资源普查工作的基础上，结合现代科研成果，组织全国近50所高校、科研院所、药检机构及企业的500余位专家学者编撰了《新编中国药材学》。编者们以药材基原品种鉴别、质量评价等内容为重点，从药材别名、来源、本草考证、原植物（动物、矿物）、主产地、栽培（养殖）要点、采收与加工、商品规格、药材鉴别、质量评价、化学成分、功能主治、药理作用、用药警戒或禁忌、分子生药等有关药材学知识与新技术、新方法及其现代研究成果进行系统梳理和全面介绍。

全书内容包括总论和各论。总论主要包括中药材资源调查与区划，中药材生产与流通、品质评价、开发与利用等内容。各论收载植物、动物、矿物药材共计882种，其中大多为常用中药材，少数为具有区域特色或有开发应用前景的品种。为更好地体现药材道地特色和便于组织编撰，经过集体多次讨论后形成共识：先将植物药材按其主产区大致划分为东北、华北、西北、华东、华中、华南、西南共7个片区，分别收录编撰；总论和动物药材、矿物药材分别编撰。再根据最后收录品种及内容篇幅，又将本书总论内容与东北片区收录药材合编为1卷（先总论、后药材的顺序），动物药材、矿物药材合编为1卷，其余6个片区收录药材各自成卷，全书共8卷。

　　本书历时三年编撰，数易其稿。在编写过程中，专家们结合自身经验，查阅大量文献资料，对编写品种、体例及内容反复推敲，书中涉及的原植物彩色照片、药材照片和组织、粉末显微照片均为作者科研一手资料，既丰富了书的内容，使其图文并茂，又增强了可读性，以突显本书的先进性、科学性和实用性。书稿编写完成后，我们又另组织审稿专家对书稿文字内容和图片进行全面系统审定，并提出修改意见以供编者修改完善，力求做到本书内容科学严谨、特色鲜明。

　　本书有幸被列为国家出版基金支持项目，以保证编写出版能够顺利进行。在此，对国家有关方面领导、专家及国家出版基金规划管理办公室的同志表示衷心感谢。同时，对各承担单位予以的大力支持以及编者和审稿专家严谨的科学态度和认真的工作作风，从而使本书最终付梓，表示感谢。希望本书的出版，能对从事中药材生产、经营、科研、教学、资源保护与开发等工作者具有较高的参考价值，对提升中药材质量和合理开发应用中药材资源产生积极作用。

　　石以砥焉，化钝为利。无论是中药资源普查工作，还是《新编中国药材学》的编纂工作，从来都不是容易的事，我们只有通过一往无前的努力，继承发扬中医药特色，提高中药材质量，为中医药事业发展做出我们的贡献。

总主编

黄璐琦

2020年7月

编 写 说 明

《新编中国药材学》为一部系统介绍药材学有关理论知识及新技术、新方法和有关药材品种名称、来源、采收加工、商品规格、质量鉴定及其应用等现代研究成果的学术著作。全书充分体现了以药材鉴别、质量评价等内容为重点，集"科学性、先进性、实用性和可读性"为一体，重点突出、特色鲜明、图文并茂的特色和编写思想要求。

1. 全书共8卷，内容包括总论和各论，以及分卷索引与全书总索引等。总论主要包括中药材资源调查与区划，中药材生产与流通、品质评价、开发与利用等内容。各论收载植物、动物、矿物药材共882种，其中大多为常用中药材，少数为具有区域特色或有开发应用前景的品种。

2. 为更好地体现药材道地特色和便于组织编撰，经过集体多次讨论形成共识：先将植物药材按其主产区大致划分为东北、华北、西北、华东、华中、华南、西南共7个片区，分别收录编撰；总论、动物药材、矿物药材分别编撰。最后，根据收录品种及内容篇幅，又将本书总论内容与东北片区收录药材合编为1卷（先总论、后药材的顺序），动物药材、矿物药材合编为1卷，其余6个片区收录药材各自成卷，全书共8卷。除动物药材、矿物药材卷先按类别、再按药材名称笔画数顺序编排外，其余均按药材名称笔画数顺序编排。

3. 每种药材的内容均按以下顺序列项介绍：

（1）药名　介绍药材的常用中文名及其汉语拼音、药材拉丁名。

（2）别名　介绍药材主产区或地方标准收载的常见别名。

（3）来源　介绍药材来源的科属（种）、拉丁学名及其药用部分。

（4）本草考证　主要介绍本品始载于何主流本草以及与原植物形态描述有关的本草记载情况，并说明其与现今何品种基本一致；对于应用历史较短，经考证确无本草记载或仅有非本草文献记载的品种，则在该项注明"历代本草无记载"，"始载于何非本草文献"。

（5）原植物（动物、矿物）　描述其主要形态特征，以及主要分布区域。对于多来源品种，先较为详细介绍主流品种的主要形态特征，再对非主流品种逐一简述其与主流品种的区别特征。同时，配有多个品种或某一品种的原植物（动物、矿物）彩色照片或多部位组图。

（6）主产地　参考全国第四次中药资源普查的有关成果资料等，介绍本品的主产地及其道地产区。

（7）**栽培（养殖）要点** 对于目前有栽培（养殖）情况的品种，仅简单介绍其生物学特性和栽培（养殖）技术及病虫害防治要点。

（8）**采收与加工** 仅介绍其采收年限、采收期（季节、月份），以及产地药材加工。

（9）**商品规格** 参考全国第四次中药资源普查的有关成果资料，先介绍药材的商品规格。如不同商品规格再分商品等级，则再简要介绍其商品等级；如无商品等级，则说明其为统货。

（10）**药材鉴别** 介绍药材的主要性状特征及其组织、粉末主要显微鉴别特征，以及薄层色谱鉴别等内容。同时，分别配有药材照片及组织、粉末显微照片，以及部分配有薄层色谱图。

（11）**质量评价** 对于常见品种，先简要介绍其传统质量评价，再简要介绍所应用现代技术方法（或按照现行版《中国药典》收载的相关通用技术要求）测定其成分的含量指标。

（12）**化学成分** 按化学成分类别及化学成分主次顺序，有选择性地简要介绍与本品药理、功效有关的有效成分，以及指标性成分。

（13）**性味归经** 依据国家药品标准或地方药品标准等权威文献作简要介绍。

（14）**功能主治** 依据国家药品标准或地方药品标准等权威文献作简要介绍。

（15）**药理作用** 简要介绍其与功能主治或临床应用相关的药理作用，或新发现的药理作用（包括给药剂量、时间和结果等）。

（16）**用药警戒或禁忌** 对含有毒性成分的药材，明确介绍其安全性。

（17）**分子生药** 对已开展相关研究的药材，仅简要介绍其遗传标记或功能基因方面的内容。

（18）**附注** 主要介绍作者对本药材的品种资源、药材质量、鉴别技术方法、商品流通及使用情况等的认识和见地。

（19）**主要参考文献** 在各药材品种内容末尾，仅选择性列出供读者查阅以进一步了解相关内容的部分权威参考文献。对于参考较多的工具书，如《中国药典》《中国药材学》《中华本草》《中国植物志》《全国中草药汇编》等以及历代主要本草文献，不再一一列出，而在卷末集中列出本卷主要参考书目。

4. 上述药材内容列项中，视具体药材情况，其中"栽培（养殖）要点""商品规格""用药警戒或禁忌""分子生药""附注"等项目内容可阙如。

5. 对于来源相同，入药部位不同的不同药材（如杜仲、杜仲叶等），或《中国药典》已单列的药材品种（如马钱子粉等），或新鲜品、干燥品分用者（如生姜、干姜等），则只在最先收录的药材品种中予以全面介绍，而在后面收录药材品种的相同内容项下仅注明参见"某药材"，不再重复介绍。

6. 各卷末附有本卷收录的主要参考书目和所收录药材中文名（含别名）索引及拉丁学名索引（各词条后对应的为页码），以及全书收录药材中文名（含别名）总索引及拉丁学名总索引（各词条后对应的为卷次和品种序号）。

本卷为《新编中国药材学》第四卷，主要收载主产于我国华中片区（河南、湖北、湖南三省）的药材或在其他片区也出产的部分药材，共收录101种。

本卷按照全书的编写思想和总体要求，由陈万生教授、詹亚华教授、吴和珍教授负责组织，由全国20所高等院校、3家科研院所和1家中药企业共计24个单位、120余位专家学者共同编撰，并经本卷审稿组余丽莹、闫婕、郑希龙、孙连娜老师审阅并提出修改意见，编者们几经修改和完善，最后由陈万生、孙连娜统稿及秘书组所有工作人员共同汇总编排完成。在此对安徽省质量和标准化研究院鲁轮老师协助本卷部分药材及显微图片制作、中国植物图像库提供本卷部分原植物图片支持、全体编者及编者所在单位的大力支持一并深表感谢。

目 录

1. 八角枫

Bajiaofeng

ALANGII RADIX

【别名】八角梧桐、七角枫、白荆条（细根）、华瓜木、白龙须。

【来源】为八角枫科植物八角枫*Alangium chinense* (Lour.)Harms的干燥侧根及须根。

【本草考证】本品始载于《本草从新》，名八角金盘，云："八角金盘……树高二三尺，叶如臭梧桐而八角，秋开白花细簇"。《本草纲目拾遗》称之为木八角，谓："木八角，木高二三尺，叶如木芙蓉，八角有芒，其叶近蒂处红色者佳，秋开白花细簇"。《植物名实图考》载："江西、湖南极多……高至丈余。其叶角甚多，八角言其大者耳"。按以上所述，并参照《植物名实图考》之附图，本草记载与现今所用八角枫一致。

【原植物】落叶灌木或小乔木，高3～6m。根黄白色，树皮淡灰色，嫩枝有黄色茸毛。叶互生，纸质，叶形变异甚大，卵形或椭圆形至阔椭圆形，长8～16cm，宽7～10cm，顶端渐尖，基部偏斜或宽楔形至心形，全缘或3～5浅裂，叶背面脉腋常有簇毛，主脉3～7条，由基部生出，叶柄长3～5cm，绿色或带红色。二歧聚伞花序，花8至数十朵，腋生，两性，白色，后变乳黄色，反卷，花瓣与萼齿同数，线形；雄蕊6～8，花丝扁平而短，密生长柔毛，雄蕊与花瓣同数等长；花药黄色，线形，长约为花丝的4倍，纵裂，子房下位，2室，每室胚珠1枚；花柱细长，被稀疏细毛，柱头3浅裂。核果卵圆形，黑色，顶端宿存花萼与花盘均有毛，种子1颗。花期6～7月，果期9～10月。（图1-1）

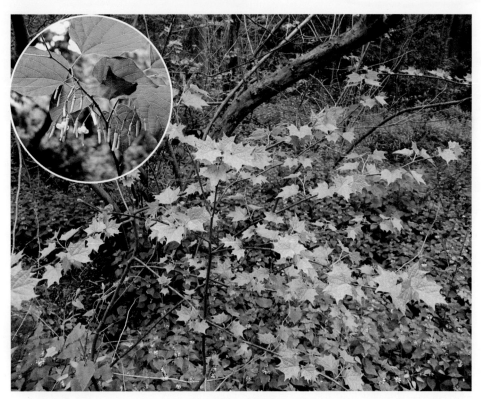

图1-1　八角枫

主要为野生，生于海拔1800m以下的山地或疏林中。分布于河南、陕西、甘肃、江苏、浙江、安徽、福建、台湾、江西、湖北、湖南、四川、贵州、云南、西藏南部、广东、广西等地。

【主产地】产于湖北、云南、贵州、四川、广东、广西、湖南、江西、安徽、江苏、浙江、福建、台湾、河南、甘肃等地[1]。

【**采收与加工**】全年可采，以9～10月采收有效成分含量最高。挖取直径8mm以下的侧根及须状根，除去泥沙，晒干。

【**药材鉴别**】

（一）性状特征

本品侧根呈圆柱形，略弯曲，长短不一，直径0.2～0.8cm，有分枝及众多须根或其残基。表面灰黄色至棕黄色，具细纵纹，有的外皮纵裂或剥离。须根纤细。质硬脆，断面黄白色，气微，味淡微辛。（图1-2）

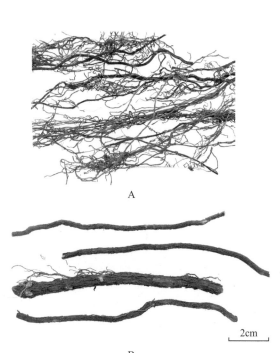

A

B

图1-2　八角枫药材图

A.须根　B.侧根

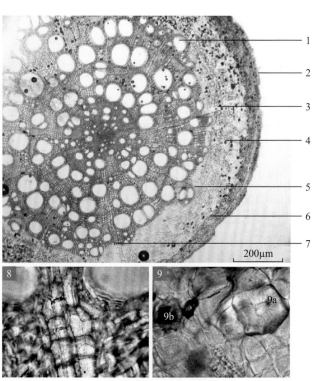

图1-3　八角枫侧根横切面图

1.木质部　2.木栓层　3.韧皮射线　4.韧皮部　5.形成层　6.石细胞
7.木射线　8.木射线（放大）　9.薄壁细胞中的石细胞（9a）和簇晶（9b）

（二）显微鉴别

1. 侧根横切面　木栓层为10余列木栓细胞，方形或类方形。皮层狭窄，有石细胞单个散在或成群。韧皮部外方有纤维群及石细胞群。石细胞椭圆形或类圆形；纤维类多角形，壁极厚。韧皮部纤维成束或单个存在，形成层成环。木质部导管单个散在或2～4个相聚。木射线明显，宽2～3列细胞，有的内含草酸钙方晶。薄壁细胞中含淀粉粒，有的含草酸钙簇晶。（图1-3）

2. 须根横切面　有木栓组织和少量表皮细胞，表皮细胞薄。皮层较宽，可见簇晶和石细胞。韧皮部少见单个纤维或纤维束，形成层成环。木射线细胞有的含草酸钙方晶。薄壁细胞中含淀粉粒，有的含草酸钙簇晶。（图1-4）

3. 粉末特征　粉末淡灰色至灰黄色。韧皮纤维较多，黄棕色或淡黄色，成束或单个散在，长梭形，直径35～50μm，壁极厚，胞腔狭细，孔沟细密。草酸钙簇晶极多，直径10～70μm；方晶较少，直

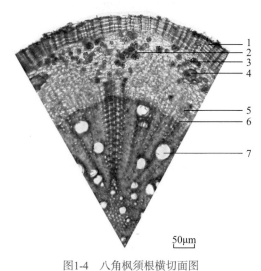

图1-4　八角枫须根横切面图

1.木栓层　2.皮层　3.簇晶　4.石细胞　5.韧皮部
6.形成层　7.木质部

径13～30μm。淀粉粒众多，单粒呈类球形或卵圆形，直径3～12μm，复粒多由2～3分粒组成。木射线细胞呈长方形或多角形，壁增厚，纹孔扁圆形。木纤维多碎断，直径18～50μm，壁较薄，纹孔及孔沟不明显。石细胞易见，单个散在或数个相聚，淡黄棕色，呈长圆形，类圆形或多角形，壁极厚，胞腔细小，有的层纹明显。导管大，多破碎，具缘纹孔。木栓细胞多角形。（图1-5）

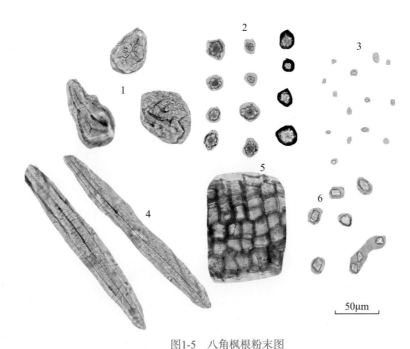

图1-5　八角枫根粉末图

1. 石细胞　2. 草酸钙簇晶　3. 淀粉粒　4. 韧皮纤维　5. 木栓细胞　6. 方晶

（三）理化鉴别

薄层色谱　取本品粉末5g，加1%盐酸甲醇溶液25ml，加热回流1小时，取出，冷却后滤过，水浴蒸干。残渣加稀盐酸30ml溶解，滤过，滤液转入分液漏斗中，加三氯甲烷洗涤两次，每次25ml，弃去三氯甲烷液。酸液用浓氨水调节pH至10，用三氯甲烷提取3次，每次25ml，合并三氯甲烷液，蒸干，残渣用1%盐酸甲醇液1ml溶解，作为供试品溶液。另取八角枫碱对照品，加1%盐酸甲醇溶液溶解，制成每1ml含1mg的溶液，作为对照品溶液。照薄层色谱法试验，吸取上述两种溶液各8μl，分别点于同一硅胶G薄层板上，以三氯甲烷–甲醇–浓氨水（9∶1∶0.1）为展开剂，展开，取出，晾干，喷以碘化铋钾显色试液。在供试品色谱中，与对照品色谱相应的位置上，显相同颜色的斑点。

【化学成分】主要成分为生物碱类、酚苷类，此外，还有倍半萜、二萜类等[1]。

1. 生物碱类　喜树次碱（venoterpine）、消旋毒藜碱（八角枫碱，dl-anabasine）等。

2. 酚苷类　6′-O-没食子酰基水杨苷、4′,6′-2-O-没食子酰基水杨苷、4′,6′-O-（R）-六羟基二苯基水杨苷、4′,6′-O-（S）-六羟基二苯基水杨苷和6′-O-咖啡酰基水杨苷等。

【性味归经】辛，微温；有小毒。归肝、肾、心经。

【功能主治】祛风除湿，舒筋活络，散瘀止痛。用于风湿痹痛，四肢麻木，跌打损伤。

【药理作用】

1. 镇痛、消炎作用　八角枫须根煎剂给小鼠腹腔注射，可使小鼠痛觉反应消失，以须根作用最强。

2. 肌肉松弛作用　八角枫须根煎剂和八角枫总碱腹腔注射或静脉注射均可使犬、兔、大鼠和小鼠产生显著的肌肉松弛作用。其有效成分为消旋毒藜碱[2]。

【用药警戒或禁忌】八角枫辛温有小毒，尤其八角枫须根毒性更大，服用过量或未炮制品可致中毒，故使用时必须严格控制剂量，一般从小剂量开始，直至出现不同程度的软弱无力、疲倦感为度，孕妇、小儿和年老体弱者忌用[3-4]。八角枫用量：须根1.5～3g，侧根3～6g。外用适量，煎水洗或捣烂敷患处[4]。

主要参考文献

[1] 岳跃栋. 双斑獐牙菜和八角枫的化学成分与生物活性研究[D]. 华中科技大学，2016.

[2] 马春云，杨怀镜. 白族药八边叶（八角枫）的研究进展[J]. 中国民族民间医药，2011, 20(21)：6-8.

[3] 万定荣，陈家春，余汉华. 湖北药材志（第一卷）[M]. 武汉：湖北科学技术出版社，2002：1-4.

[4] 湖北省药品监督管理局. 湖北省中药材质量标准[S]. 北京：中国医药科技出版社，2018：2-4.

（华中科技大学同济药学院　周群　陈家春）

2. 三叶五加

Sanyewujia

ACANTHOPANAX TRIFOLIATE ROOT-BARK

【**别名**】三加皮、白簕、刺三甲。

【**来源**】为五加科植物白簕*Eleutherococcus trifoliatus*（Linnaeus）S. Y. Hu的根皮。

【**本草考证**】本品始载于《图经本草》，载："春，苗，茎叶具青，作丛，赤茎又似藤蔓，高三五尺，上有黑刺，叶生五叉作簇者良，四叶三叶者最多，为次，每一叶下生一刺，三四月开白花，结果细青子，至六月渐黑色。今江淮间所生乃为真者，类地骨，轻脆芳香者是也。其苗茎有刺类蔷薇。"本草记载与现今所用白簕特征相符。

【**原植物**】攀援性灌木，高1～7m；老枝灰白色，疏生下向刺；刺基部扁平，先端钩曲。叶常小叶3；叶柄长2～6cm；小叶片纸质，椭圆状卵形至椭圆状长圆形，长4～10cm，宽3～6.5cm，先端尖至渐尖，基部楔形，两侧小叶片基部歪斜，两面无毛，边缘有细锯齿或钝齿，侧脉5～6对；小叶柄长2～8mm。常3～10个伞形花序组成顶生复伞形花序或圆锥花序，直径1.5～3.5cm，有花多数，稀少数；总花梗长2～7cm，无毛；花梗细长，长1～2cm，无毛；花黄绿色；萼长约1.5mm，无毛，边缘有5个三角形小齿；花瓣5，三角状卵形，长约2mm，开花时反曲；雄蕊5，花丝长约3mm；子房2室；花柱2，基部或中部以下合生。果实扁球形，直径约5mm，黑色。花期8～11月，果期9～12月。（图2-1）

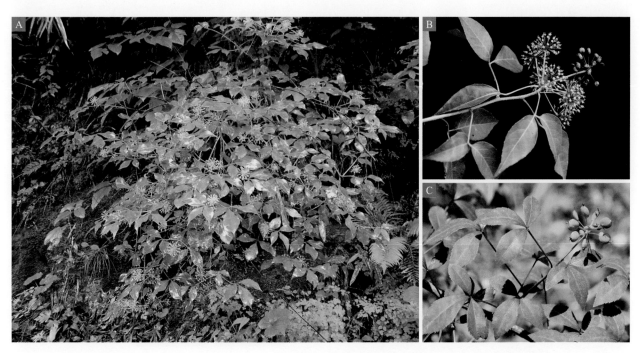

图2-1　白簕

A. 植株　B. 花　C. 果

生于海拔3200m以下的村落、山坡路旁、林缘和灌丛中。广布于我国中部和南部，西自云南西部国境线，东至台湾，北起秦岭南坡，在长江中下游北界大致为北纬31°，南至海南的广大地区内均有分布。

【**主产地**】主产于广东、广西、贵州、云南、江西、湖南[1]。

【**栽培要点**】

1. 生物学特性　喜阳光，喜夏季温暖湿润多雨、冬季严寒的大陆兼海洋性气候，以排水良好、湿润、疏松、肥沃、腐殖质层深厚、微酸性的杂木林下及林缘的夹沙土壤中栽培为宜。

2. 栽培技术　扦插繁殖、种子繁殖或组织培养，以扦插繁殖为主，通常嫩枝比硬枝扦插成活率更高。

3. 病虫害　病害：炭疽病、立枯病、锈病、白粉病等。虫害：蚜虫等。

【采收与加工】9～10月间挖取根，鲜用，或趁鲜时剥取根皮，晒干。

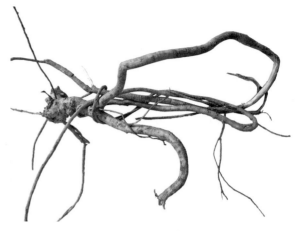

图2-2　三叶五加药材图

【药材鉴别】

（一）性状特征

根皮呈不规则筒状或片状，　长2～7.5cm，　厚0.5～1.5mm。外表面灰红棕色，有纵皱纹，皮孔类圆形或略横向延长；内表面灰褐色，有细纵纹。体轻质脆，折断面不平坦。气微香，味微苦、辛而涩。（图2-2）

（二）显微鉴别

1. 根皮横切面　木栓层为数列木栓细胞组成。皮层较窄，散生有少数分泌道。韧皮部射线宽1～4列细胞，树脂道切向45～250μm，径向45～118μm，周围分泌细胞4～17个。老的根皮有韧皮纤维。草酸钙簇晶少见，直径10～50μm。（图2-3）

2. 粉末特征　粉末灰绿色。石细胞呈类方形、类长方形或不规则形，直径20～66μm，长于120μm，壁厚6～18μm，纹孔及孔沟明显。厚壁细胞类长方形，长140～175μm，宽约35μm，木化，纹孔及孔沟明显。草酸钙簇晶多，棱角尖锐，大小不一，直径13～53μm。非腺毛单细胞，基部稍膨大，稍弯曲。木栓细胞浅褐色，类长方形或类方形，壁增厚。树脂道碎片内含黄色分泌物，直径25～31μm。纤维多，成束或单个散在，多断裂，狭长，胞腔狭小，直径为10～27μm。导管多为螺纹导管，直径18～35μm；可见具缘纹孔导管，直径35～70μm，偶见梯纹导管，直径约为40μm。淀粉粒为单粒，类圆形、椭圆形或卵形，直径5～18μm，脐点明显，为点状，层纹明显。（图2-4）

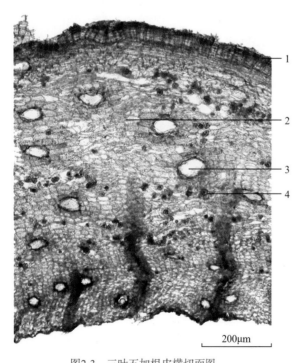

200μm

图2-3　三叶五加根皮横切面图

1. 木栓层　2. 皮层　3. 树脂道　4. 草酸钙簇晶

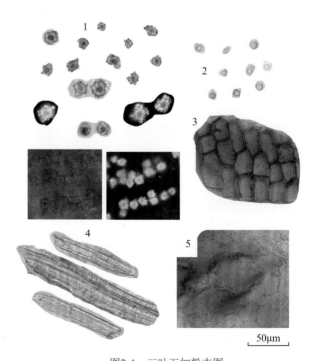

50μm

图2-4　三叶五加粉末图

1. 草酸钙簇晶　2. 石细胞　3. 厚壁细胞　4. 导管　5. 树脂道

（三）理化鉴别

薄层色谱　取本品粉末2g，加适量甲醇，温浸2小时，制成100%（*W/V*）供试品溶液。另取绿原酸和芦丁对照品适量，分别加入甲醇制成1mg/ml的绿原酸和芦丁对照品溶液。取供试品溶液与绿原酸对照品溶液各3μl，分别点于同一硅胶G薄层板上，以正丁醇-乙酸-水（3∶1∶1）为展开剂，展开，取出，晾干；另取供试品溶液与芦丁对照品溶液点于同一硅胶G薄层板上，以乙酸乙酯-甲酸-水（8∶1∶1）为展开剂，展开，取出，晾干，喷以AlCl₃显色剂。分别在紫外光灯（365nm）下检视。供试品色谱中，在绿原酸对照品斑点相应位置显相同颜色的浅蓝色荧光斑点，在芦丁对照品斑点相应位置显相同颜色的黄色荧光斑点[1]。

【化学成分】主要化学成分为黄酮类、萜类、挥发油、多酚类与多糖类等，其中黄酮类和萜类是主要活性成分，而三萜类是其特征成分。

1. 黄酮类　吊石兰素（nevadensin）、芦丁（rutin）、金丝桃苷（hyperoside）、槲皮苷（quercitrin）[2]。

2. 萜类　acantrifoic acid C、acantrifoic acid D、四环三萜羧酸［11α,23-dihydroxy-3-oxo-lup-20(29)-en-28-oic-acid］[3] acantrifoic acid为主要的活性成分。

3. 挥发油　α-蒎烯（α-pinene）、桧烯（sabinene）、松油烯-4-醇（terpinen-4-ol），β-蒎烯（β-pinene）、对伞花烃（p-cymene）、β-水芹烯（β-phellandrene）、D-柠檬烯（D-limonene）[4]等。

4. 多酚类　绿原酸、异绿原酸A、异绿原酸C、咖啡奎宁酸[5]、1-β-D-glucopyranosyl-2,6-dimethoxy-4-propenyl-phenol、1-[β-D-glucopyranosyl-（1→6）-β-D-glucopyranosyl]-2,6-dimethoxy-4-propenylphenol[6]等。

【性味归经】苦、辛，微寒。归脾、肝经。

【功能主治】清热解毒，活血消肿，除湿敛疮。用于感冒发热，咳嗽胸痛，痢疾，风湿痹痛，跌打损伤，骨折，刀伤，痈疮疔疖，口疮，湿疹，疥疮，毒虫咬伤[1]。

【药理作用】

1. 抗菌抗炎作用　三叶五加叶甲醇提取物能有效抑制角叉菜胶致大鼠足趾肿胀，抑制作用达77.24%，表现出良好的抗炎作用[7]。三叶五加叶总黄酮纯化液对大肠埃希菌、金色葡萄球菌、芽孢杆菌有不同程度抑制作用，并且随着总黄酮浓度的增加，抑菌作用逐渐增强[8]。

2. 抗氧化作用　三叶五加叶提取的黄酮成分能清除体内过多的自由基，表现出较好的体外抗氧化作用[9]。

3. 镇痛、抗疲劳作用　三叶五加茎提取的多糖能不同程度延长小鼠对热刺激的疼痛反应潜伏期阈值，有显著镇痛作用；三叶五加茎提取的多糖还能维持运动后小鼠的肝、肌糖原含量，从而产生抗疲劳作用[10]。

4. 抗癌作用　三叶五加的二萜和三萜类化合物均可抑制前列腺癌细胞的生长并促进其凋亡[5]。

主要参考文献

[1] 罗景斌，张韦娜，刘基柱，等.三叶五加生药学研究[J].广东药学院学报，2013，29(6)：604-607.

[2] 蔡凌云，肖娟，韩素菊，等.白簕叶中黄酮成分的鉴定和含量测定[J].绵阳师范学院学报，2010，29(11)：78-80，84.

[3] Tam N T, Thien D D, Van Chien T, et al. Synthesis and cytotoxic activity of derivatives of 24-NOR-lupane-triterpenoid acids isolated from *Acanthopanax trifoliatus*[J]. Chemistry of natural compounds, 2015, 51(2): 276-282.

[4] 纳智.白簕叶挥发油的化学成分[J].广西植物，2005，25(3)：261-263.

[5] Sithisarn P, Muensaen S, Jarikasem S. Determination of caffeoyl quinic acids and flavonoids in *Acanthopanax trifoliatus* leaves by HPLC[J]. Natural Product Communications, 2011, 6: 1289-1291.

[6] Kiem P V, Minh C V, Dat N T, et al. Two new phenylpropanoid glycosides from the stem bark of *Acanthopanax trifoliatus*[J]. Archives of Pharmacal Research, 2003, 26: 1014-1017.

[7] Hamid R A, Kee T H, Othman F. Anti-inflammatory and anti-hyperalgesic activities of *Acanthopanax trifoliatus* (L) Merr leaves[J].

Pharmacognosy research, 2013, 5(2): 129.

[8] 肖杭，黎云祥，蔡凌云，等.白簕叶总黄酮的提取和纯化及其抑菌试验初探[J].光谱实验室，2010，(6)：2130-2134.

[9] 肖杭，黎云祥，蔡凌云.白簕叶总黄酮的体外抗氧化活性研究[J].西华师范大学学报（自然科学版），2014，32(2)：156-160.

[10] 杨慧文，张旭红，陈婉琪，等.白簕茎多糖对大、小鼠的抗炎镇痛及抗疲劳作用研究[J].中国药房，2015，26(31)：4364-4367.

（三峡大学生物与制药学院　王玉兵）

3. 大血藤

Daxueteng

SARGENTODOXAE CAULIS

【别名】红藤、血藤、大活血。

【来源】为木通科植物大血藤*Sargentodoxa cuneata*（Oliv.）Rehd. et Wils.的干燥藤茎。

【本草考证】本品始载于《植物名实图考》，载："罗思举《简易草药》大血藤即千年健，汁浆即见血飞，又名血竭，雌雄二本，治筋骨疼痛，追风健腰膝，今江西庐山多有之，土名大活血，蔓生紫茎，一枝三叶，宛如一叶擘分，或半边圆，或有角而方，无定形，光滑厚韧，根长数尺，外紫内白，有菊花心，掘出曝之，紫液津润酒一宿红艳如血。"本草记载与现今所用大血藤一致。

【原植物】落叶木质藤本，长达10余米。藤径粗达9cm，全株无毛；当年枝条暗红色，老树皮有时纵裂。三出复叶，或兼具单叶，稀全部为单叶；叶柄长3～12cm；小叶革质，顶生小叶近棱状倒卵圆形，长4～12.5cm，宽3～9cm，先端急尖，基部渐狭成6～15mm的短柄，全缘，侧生小叶斜卵形，先端急尖，基部内面楔形，外面截形或圆形，上面绿色，下面淡绿色，干时常变为红褐色，比顶生小叶略大，无小叶柄。总状花序长6～12cm，雄花与雌花同序或异序，同序时，雄花生于基部；花梗细，长2～5cm；苞片1枚，长卵形，膜质，长约3mm，先端渐尖；萼片6，花瓣状，长圆形，长0.5～1cm，宽0.2～0.4cm，顶端钝；花瓣6，小，圆形，长约1mm，蜜腺性；雄蕊长3～4mm，花丝长仅为花药一半或更短，药隔先端略突出；退化雄蕊长约2mm，先端较突出，不开裂；雌蕊多数，螺旋状生于卵状突起的花托上，子房瓶形，花柱线形，柱头斜；退化雌蕊线形。每一浆果近球形，直径约1cm，成熟时黑蓝色。种子卵球形，长约5mm，基部截形；种皮，黑色，光亮，平滑；种脐显著。花期4～5月，果期6～9月。（图3-1）

主要为野生，常见于海拔数百米的山坡灌丛、疏林和林缘等中。分布于华东、中南及西南等地。

【主产地】主产于湖北、福建、广东、河南、浙江、安徽等地。

【栽培要点】

1. 生物学特性　喜温暖气候，以土层深厚、肥沃，排水良好的坡地栽培为宜。

2. 栽培技术　压条繁殖或种子繁殖。因种子不易多得，且生长缓慢，故以压条繁殖为主。于冬季落叶后压条繁殖，将母株上较长的藤茎分枝，分别绕成直径约33cm的藤圈，每枝一圈，埋于株旁穴内，半圈斜放穴内，半圈露出地面，然后盖土压实。待生根、长出新枝条后，于第二年冬季起土，按其生根情况，剪成若干单株，按行株距1.2m×1m穴栽。在第一、二年内可间种矮秆作物。

3. 病害　炭疽病、叶腐病、黄化病。

【采收与加工】8～9月采收，除去枝叶，洗净，切段，长约30～60cm，或切片，晒干。栽培4～5年后可采收。

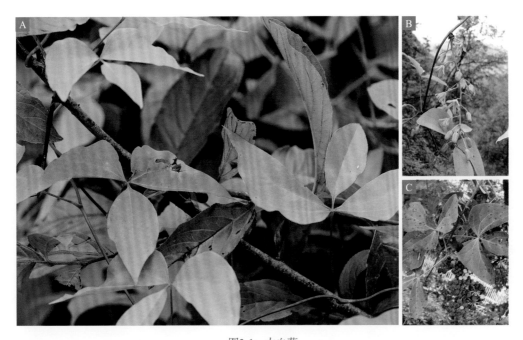

图3-1 大血藤

A.茎和叶 B.花 C.果

【药材鉴别】

（一）性状特征

本品呈圆柱形，略弯曲，长30～60cm，直径1～3cm。表面灰棕色，粗糙，外皮常呈鳞片状剥落，剥落处显暗红棕色，有的可见膨大的节和略凹陷的枝痕或叶痕。质硬，断面皮部红棕色，有数处向内嵌入木部，木部黄白色，有多数细孔状导管，射线呈放射状排列。气微，味微涩。（图3-2）

（二）显微鉴别

根横切面 木栓层为多列细胞，含棕红色物。皮层石细胞常数个成群，有的含草酸钙方晶。维管束外韧型。韧皮部分泌细胞常切向排列，与筛管群相间隔；有少数石细胞群散在。束内形成层明显。木质部导管多单个散在，类圆形，直径约400μm，周围有木纤维。射线宽广，外侧石细胞较多，有的含数个草酸钙方晶。髓部可见石细胞群。薄壁细胞含棕色或棕红色物。（图3-3）

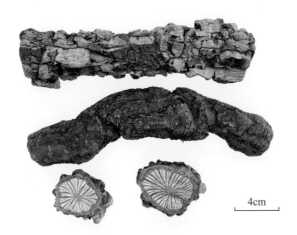

4cm

图3-2 大血藤药材图

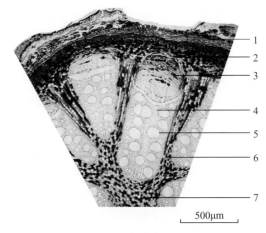

500μm

图3-3 大血藤根横切面图

1.木栓层 2.韧皮部 3.形成层 4.木质部 5.导管 6.射线 7.髓

（三）理化鉴别

薄层色谱 （1）取本品粗粉0.5g，加甲醇20ml，超声处理20分钟，离心，上清液回收溶剂至干，残渣加甲醇2ml使溶解，作为供试品溶液。另取大血藤对照药材0.5g，同法制成对照药材溶液。照薄层色谱法试验，吸取上述两种溶液各2~4µl，分别点于同一硅胶G薄层板上，以三氯甲烷-甲醇-丙酮-水（6：3：1：1）的下层溶液为展开剂，展开，取出，晾干，置碘蒸气中熏至斑点显色清晰。供试品色谱中，在与对照药材色谱相应的位置上，显相同颜色的斑点。

（2）照薄层色谱法试验，吸取（1）项下的供试品溶液和对照药材溶液各2~4µl，分别点于同一硅胶G薄层板上，以甲苯-乙酸乙酯-甲酸-冰醋酸-水（0.5：15：1：1：2）为展开剂，展开，取出，晾干，置紫外光灯（365nm）下检视。供试品色谱中，在与对照药材色谱相应的位置上，显相同颜色的荧光斑点。

【质量评价】本品以条匀、质坚韧、断面纹理明显着为佳。

【化学成分】主要成分为有机酸及酚类化合物、木脂素类、三萜类、黄酮类、挥发油类及其他类，其中，有机酸及酚类化合物是其特征性成分和有效成分[1-5]。

1.有机酸及酚类化合物 罗布麻宁（apocynin），香草酸（vanillic acid），原儿茶酸（protocatechuic acid），红景天苷元（tyrosol），红景天苷（salidroside），阿魏酰酪胺（feruloyl tyramine），阿魏酸-对羟基苯乙醇酯，绿原酸（chlorogenic acid），绿原酸甲酯，绿原酸乙酯等。

2.木脂素类 五加苷El（eleutheroside El），鹅掌楸苷（lirio-dendrin），无梗五加苷D（acanthoside D），野菰苷，cuneataside F。

3.三萜类 野蔷薇苷（rosamultin），刺梨苷Fl（kajichigoside Fl），崩大碗酸（madasiatic acid）。

4.黄酮类 （-）-表儿茶素（epicatechin）等。

5.挥发油类 δ-荜澄茄烯，α-杜松醇，δ-杜松醇，α-紫穗槐烯等。

6.其他 大黄素（emodin），大黄素甲醚（physcion），大黄酚（chrysophanol），β-谷甾醇，胡萝卜苷（daucosterol），硬脂酸（stearic acid），紫罗兰酮苷（cuneataside E）等。

【性味归经】苦，平。归肝、肾经。

【功能主治】清热解毒，活血，祛风止痛。用于肠痈腹痛，热毒疮疡，经闭，痛经，跌扑肿痛，风湿痹痛。

【药理作用】

1.抗炎免疫活性 大血藤复方通过调节局部免疫功能，降低前列腺组织中TNF-α和IL-8水平，减轻慢性非细菌性前列腺炎的炎症反应，减少炎性细胞浸润，抑制间质纤维组织增生，减轻及控制细胞因子级联反应，从而减轻炎症反应的程度，达到治疗目的[3]。

2.抑菌与抗氧化作用 大血藤石油醚与四氯化碳萃取物对大肠埃希菌及金黄色葡萄球菌都有明显的杀菌作用，而相应的乙醚萃取物只对大肠埃希菌有明显的杀菌作用。大血藤有较强的抗氧化能力，主要与其所含的大量酚类化合物有密切关系[3]。

3.抗肿瘤作用 大血藤中的缩合鞣质B2对小鼠乳腺癌（tsFT210）细胞和K562细胞均显示出显著的细胞周期抑制活性（G2/M期），能作为新的细胞周期抑制剂[2, 5]。

4.对心血管系统的影响 大血藤水提取物分别作用于离体蟾心脏、离体家兔主动脉条、离体猪冠状动脉和麻醉猫时发现，大血藤对离体心脏具有轻度心缩力减弱，心率减慢，心输出量减少等作用[4]。

5.其他 体外实验研究表明，大血藤水提醇沉物能够显著抑制小鼠肠蠕动速度。周静等研究发现红藤药效成分能够改善细菌性腹膜炎大鼠的小肠组织微循环血流量，能够降低粘连组织中的TNF-α，TGF-β1、TIMP-1、ICAM-1和VEGF细胞因子的含量和OHP水平，上调MMP-1的含量，有预防术后腹腔内粘连的作用[3, 4]。

【附注】大血藤与鸡血藤在处方中一直存在相互混淆的问题，尤其在华北、东北、中南地区多以大血藤作鸡血藤使用。两种中药都有活血通络的作用，鸡血藤能补血调经活血，大血藤长于清热解毒、活血消痛。《中国药典》

1977年版开始将鸡血藤和大血藤作为两种药材分别收载，但在医师处方和药师调配中以大血藤作鸡血藤的情况仍然常见，应予以注意。

主要参考文献

[1] 蒋洪，刘乐乐，王宏伟，等.中药红藤化学成份及临床作用的研究进展[J].内蒙古科技与经济，2002，(03)：120-127.

[2] 陈茹茹，刘正君，唐俊峰.大血藤化学成分提取方法和药理作用的研究进展[J].海峡药学，2014，26(05)：3-5.

[3] 马瑞丽，于小凤，徐秀泉，等.大血藤的化学成分及药理作用研究进展[J].中国野生植物资源，2012，31(06)：1-5.

[4] 毛水春，崔承彬，顾谦群.中药大血藤化学成分和药理活性的研究进展[J].天然产物研究与开发，2003，(06)：559-562.

[5] 赵秀梅，柯洪琴，于慧斌.大血藤药理作用与临床应用研究进展[J].中医药导报，2014，20(11)：41-43.

（湖北中医药大学　吴和珍　　湖北省农业科学院中药材研究所　艾伦强）

4. 山麦冬

Shanmaidong

LIRIOPES RADIX

【别名】土麦冬。

【来源】为百合科植物湖北麦冬*Liriope spicata*（Thunb.）Lour. var. *prolifera* Y. T. Ma或短葶山麦冬*Liriope muscari*（Decne.）Baily的干燥块根。

【本草考证】麦冬又名麦门冬，始载于《神农本草经》，列为上品，此后历代本草均有收载。根据本草记载的麦门冬主要产地、原植物的形态特征和药用情况，说明自古以来中药麦冬就有多种不同的来源。《图经本草》载："麦门冬，生函谷川谷及堤坂肥土石间久废处，今所在有之。叶青似莎草，长及尺余，四季不凋。根黄白色，有须根作连珠，形似麦颗，故名麦门冬。四月开淡红花，如红蓼花。江南出者，叶大者苗如鹿葱，小者如韭，大小有三、四种，功用相似，或云吴地者尤胜。二月、三月、八月、十月采，阴干。"《图经本草》和《证类本草》麦门冬条目下收载了"睦州麦门冬"和"随州麦门冬"植物图，"睦州麦门冬"未见明显花葶，似为麦冬属*Ophiopogon*植物，而"随州麦门冬"花葶直立，露出叶丛之外，清晰可见，似为山麦冬属*Liriope*植物，其形态与现今湖北襄阳、随州等地所产的山麦冬原植物湖北麦冬基本一致。

【原植物】

1. 湖北麦冬　植株多丛生；根稍粗，有时分枝多，近末端处常膨大成矩圆形、椭圆形或纺锤形的肉质小块根；根状茎短，木质，具地下走茎。叶长25～60cm，先端急尖或钝，基部常包以褐色的叶鞘，上面深绿色，背面粉绿色，具5条脉，中脉比较明显，边缘具细锯齿。花葶通常长于或几等长于叶，少数稍短于叶，长25～65cm；总状花序长6～20cm，具多数花；花通常2～5朵簇生于苞片腋内；苞片小，披针形，干膜质；花梗长约4mm，关节位于中部以上或近顶端；花被片矩圆形、矩圆状披针形，先端钝圆，淡紫色或淡蓝色；花药狭矩圆形；子房近球形，花柱稍弯，柱头不明显。开花后期，花序上长出一叶芽或小植株，不结果。花期5～7月。（图4-1）

湖北麦冬生于山坡林下，主要为栽培，分布于湖北省襄樊、谷城、老河口、随州市及相邻地区。

2. 短葶山麦冬　较湖北麦冬叶较宽，宽1～3.5cm。开花结实，种子球形，成熟时变黑紫色。

短葶山麦冬生于海拔100～1400m的山地、山谷的疏密林下或潮湿处。主要为栽培，在福建省泉州、莆田等地广泛种植。

【**主产地**】湖北麦冬主产于湖北省襄樊市，短葶山麦冬主产于福建省泉州市。

【**栽培要点**】

1. 生物学特性　喜温暖气候和较潮湿的环境，以土层深厚、肥沃疏松的砂质土壤为宜。

2. 栽培技术　多采用分株繁殖，忌连作。需选择生长健壮无病虫的母株进行分株繁殖。

3. 病虫害　病害：白粉病、叶枯病、黑斑病等。虫害：蝼蛄、地老虎、蛴螬等。

【**采收与加工**】夏初采挖，洗净，反复暴晒、堆置，至近干，除去须根，干燥。

【**药材鉴别**】

（一）性状特征

1. 湖北麦冬　本品呈纺锤形，两端略尖，长1.2～3cm，直径0.4～0.7cm。表面淡黄色至棕黄色，具不规则纵皱纹。质柔韧，干后质硬脆，易折断，断面淡黄色至棕黄色，角质样，中柱细小。气微，味甜，嚼之发黏。（图4-2）

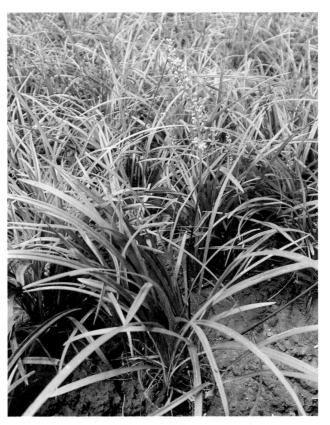

图4-1　湖北麦冬

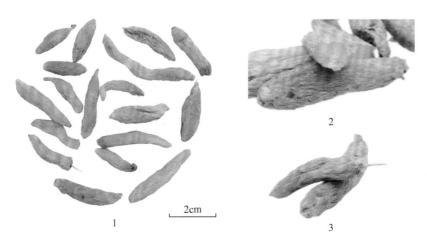

图4-2　湖北麦冬药材图

1. 干燥药材　2. 药材断面　3. 药材木心

2. 短葶山麦冬　本品稍扁，长2～5cm，直径0.3～0.8cm，具粗纵纹。味甘、微苦。

（二）显微鉴别

1. 横切面　湖北麦冬　表皮为1列薄壁细胞。外皮层为1列细胞。皮层宽广，薄壁细胞含草酸钙针晶束，针晶长27～60μm。内皮层细胞壁增厚，木化，有通道细胞，外侧为1～2列石细胞，其内壁及侧壁增厚，纹孔细密。中柱甚小，韧皮部束7～15个，各位于木质部束的星角间，木质部束内侧的木化细胞连结成环层。髓小，薄壁细胞类圆形。（图4-3，图4-4）

短葶山麦冬　根被为3～6列木化细胞。针晶束长25～46μm。内皮层外侧为1列石细胞。韧皮部束16～20个。

2. **粉末特征** 粉末类黄色。外皮层细胞表面观不规则长多角形，壁厚约2μm，微弯曲。草酸钙针晶随处散在或成束存在于类圆形黏液细胞中。石细胞常成群存在，表面观类方形、类长方形或类多角形，长120～300μm，宽70～100μm，纹孔密，扁圆形或短缝状。内皮层细胞表面观类方形或长方形，壁平直，厚约3μm，纹孔与孔沟不明显。木纤维细长，末端斜尖，直径8～14μm。管胞多为具缘纹孔或网纹，直径11～26μm。（图4-5）

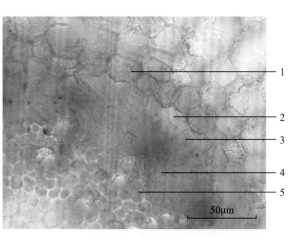

图4-4 山麦冬（湖北麦冬）内皮层与中柱（部分）放大图

1. 石细胞 2. 内皮层细胞 3. 中柱鞘细胞
4. 韧皮部束 5. 木质部束

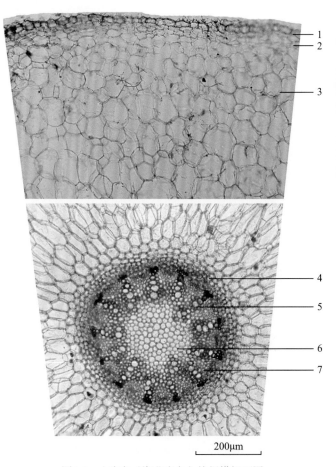

图4-3 山麦冬（湖北麦冬）块根横切面图

1. 表皮 2. 外皮层 3. 皮层 4. 内皮层 5. 木质部束
6. 髓 7. 韧皮部束

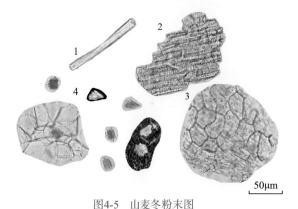

图4-5 山麦冬粉末图

1. 木纤维 2. 石细胞 3. 外皮层细胞
4. 黏液细胞和草酸钙针晶束

（三）理化鉴别

薄层色谱 取本品薄片2g，加甲醇50ml，加热回流2小时，滤过，滤液蒸干，残渣加水10ml使溶解，用水饱和正丁醇振摇提取3次（15ml，10ml，5ml），合并正丁醇液，蒸干，残渣加甲醇0.5ml使溶解，作为供试品溶液。另取山麦冬皂苷B对照品、短葶山麦冬皂苷C对照品，加甲醇制成每1ml各含2mg的溶液，作为对照品溶液。照薄层色谱法试验，吸取供试品溶液3～5μl、对照品溶液各5μl，分别点于同一硅胶G薄层板上，以二氯甲烷-甲醇-水（13:7:2）为展开剂，展开，取出，晾干，喷以10%硫酸乙醇溶液，在110℃加热至斑点显色清晰。供试品色谱中，湖北麦冬在与山麦冬皂苷B对照品色谱相应的位置上，显相同的墨绿色斑点；短葶山麦冬在与短葶山麦冬皂苷C对照品色谱相应的位置上，显相同的墨绿色斑点。

【质量评价】以个大、饱满、皮细、糖性足、木心细、内外淡黄白色、不泛油者为佳。

【化学成分】主要成分和有效成分为皂苷类、多糖类成分。

1. **甾体皂苷类** 含麦冬皂苷（ophiopogonin）A、B、B′、C、C′等20多种甾体皂苷[1]，其中麦冬皂苷A、B、C等苷元为鲁斯考皂苷元（ruscogenin，又名假叶树皂苷元），麦冬皂苷B′、C′等苷元为薯蓣皂苷元（diosgenin）。其中，湖北麦冬含山麦冬皂苷B，短葶山麦冬以短葶山麦冬皂苷B、C的含量高[1]。

2. 多糖类　麦冬块根中含有丰富的多糖。

3. 其他　熊果酸、香草酸、对羟基桂皮酰酪胺、谷氨酸酚、齐墩果酸、门冬氨酸、苏氨酸、丝氨酸、丙氨酸等。

【性味归经】甘、微苦，微寒。归心、肺、胃经。

【功能主治】养阴生津，润肺清心。用于肺燥干咳，阴虚痨嗽，喉痹咽痛，津伤口渴，内热消渴，心烦失眠，肠燥便秘。

【药理作用】

1. 抗心律失常作用　山麦冬水醇剂2.5g/kg静脉注射，可明显对抗三氯甲烷-肾上腺素诱发家兔心律失常的作用，且可显著提高乌头碱所致大鼠室颤和心脏停搏的阈剂量[2]。

2. 增强免疫功能　短葶山麦冬皂苷C和麦冬多糖（腹腔注射）均可显著增强小鼠的碳粒廓清作用，抑制淋巴细胞黏附于细胞外基质，改善由淋巴细胞浸泡所致的肝功能障碍引起的肝损伤，并激活小鼠网状内皮系统的吞噬功能，提高血清溶血素抗体水平[3]。

3. 抗脑缺血损伤作用　山麦冬总皂苷对大鼠大脑动脉血栓所致局灶性脑缺血损伤具有保护作用，并具有显著的抗凝血作用[4]。

4. 降血糖作用　山麦冬水提液及山麦冬多糖200mg/kg和100mg/kg干预STZ诱导的2型糖尿病小鼠，能够显著降低2型糖尿病小鼠的空腹血糖，改善糖耐量和胰岛素抵抗，且有降血脂作用[5]。

主要参考文献

[1] 余伯阳，徐国均.中药麦冬的资源利用研究[J].中草药，1995，26(4)：205-209

[2] 高广猷，韩国柱，刘玉华，等.山麦冬抗心律失常作用的实验研究[J].中国药学杂志，1984，19(12)：58

[3] 余伯阳，殷霞，荣祖元，等.短葶山麦冬皂甙C的药理活性研究[J].中国药科大学学报，1994，(5)：286-288.

[4] 邓卅，李卫平，任开环，等.山麦冬总皂苷对局灶性脑缺血损伤的保护及抗凝血作用研究[J].中国药房，2007，18(30)：2332-2334.

[5] Chen X, Bai X, Liu Y, et al. Anti-diabetic effects of water extract and crude polysaccharides from tuberous root of *Liriope spicata* var. *prolifera* in micc[J]. Journal of Ethnopharmacology, 2009, 122(2009): 205-209.

（华中科技大学同济药学院　周群　陈家春）

5. 山茱萸

Shanzhuyu

CORNI FRUCTUS

【别名】萸肉、山萸肉、枣皮、药枣。

【来源】为山茱萸科植物山茱萸*Cornus officinalis* Sieb. et Zucc.的干燥成熟果肉。

【本草考证】本品始载于《神农本草经》，列为中品。《名医别录》载："生汉中及琅琊宛朐、东海承县。九月、十月采实，阴干。"《本草经集注》载："今出近道诸山中大树，子初熟未干，赤色，如胡颓子，亦可啖，既干后，皮甚薄，当合核为用也。"《图经本草》载："叶如梅，有刺毛，二月开花如杏。四月实如酸枣，赤色。五月采实。"《本草纲目》载："本经一名蜀酸枣，今人呼为肉枣，皆象形也。"本草记载与现今所用山茱萸基本一致。

【原植物】落叶灌木或乔木，高4～10m。树皮淡褐色，片状剥落；小枝圆柱形或带四棱，粉绿色，干后紫褐色。叶对生，卵形至长椭圆形，长5～12cm，宽2～7cm，顶端渐尖，基部宽楔形或近圆形，全缘，侧脉5～7对，弧曲，脉腋具黄褐色毛丛；花先叶开放，20～30朵簇生于小枝顶端，呈伞形花序状；总苞片4，黄绿色，背面密被棕色细柔毛；花两性；萼片4，卵形；花瓣4，黄色，卵状披针形；雄蕊4，与花瓣互生；花盘环状，肉质；子房下位，内有倒生胚珠1，花柱圆柱形，柱头头状。核果长椭圆形，长1.2～2cm，熟时深红色，有光泽，核内具种子1；果皮干后皱缩呈网状。花期3～4月，果期9～10月。（图5-1）

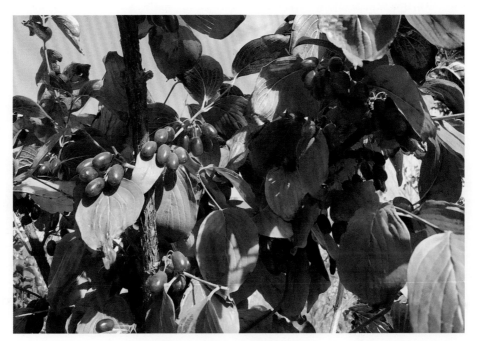

图5-1　山茱萸

生于向阳山坡、溪旁的杂木林中。分布于河南、山西、山东、安徽、浙江、陕西、四川等地。

【主产地】山茱萸主产于河南、陕西、浙江等地。山茱萸道地产区有河南西峡，陕西佛坪，浙江临安、淳安等地。

【栽培要点】

1. 生物学特性　喜温暖湿润气候，以肥沃疏松、深厚、湿润、富含有机质的微酸性和中性沙质壤土栽培为宜，过酸、过碱、黏重瘠薄的土壤均不利于其生长。花期怕低温，授粉的最适温度为12℃左右，若温度低于5℃则会受冻，是山茱萸减产的主要原因。种皮质地坚硬致密，内含半透明的黏液树脂，阻碍种子吸水透气。种子收获时，种胚虽已分化，但生理上尚未成熟，属低温休眠型种子。因此，在育苗前必须进行处理，否则需经2～3年才能萌发。

2. 栽培技术　以种子繁殖和嫁接繁殖为主。一般山茱萸实生苗7～10年后才能结果；嫁接苗2～3年即可开花结果，且能保持品种的优良性状，是山茱萸人工栽培良种化的常用方法。

3. 病虫害　病害：角斑病、炭疽病、白粉病、灰色膏药病等。虫害：蛀果蛾、大蓑蛾、木囊蛾、叶蝉、绿腿腹露蝗等。

【采收与加工】秋末冬初果皮变红时采收果实，用文火烘或置沸水中略烫后，及时除去果核，干燥。

【商品规格】山茱萸按所含颜色和每千克杂质的多少划分等级，统货不分等级。一等：表面鲜红色，每千克暗红色≤10%，无杂质；二等：表面暗红色，每千克红褐色≤15%，杂质≤1%；三等：表面红褐色，每千克紫黑色≤15%，杂质≤2%；四等：表面紫黑色，每千克杂质<3%。统货：表面鲜红、紫红色至紫黑色，每千克杂质<3%。

【药材鉴别】

（一）性状特征

本品呈不规则的片状或囊状，长1～1.5cm，宽0.5～1cm。表面紫红色至紫黑色，皱缩，有光泽。顶端有的有圆形宿萼痕，基部有果梗痕。质柔软。气微，味酸、涩、微苦。（图5-2）

（二）显微鉴别

1. 果肉横切面　外果皮为1列略扁平的表皮细胞，外被较厚的角质层。中果皮宽广，为多列薄壁细胞，大小不一，细胞内含深褐色色素块，近内侧有维管束环列，近果柄处的横切面常见有石细胞和维管束。

2. 粉末特征　粉末红褐色。草酸钙簇晶少数，直径12～32μm。果皮表皮细胞橙黄色，表面观多角形或类长方形，直径16～30μm，垂周壁连珠状增厚，外平周壁颗粒状角质增厚，胞腔含淡橙黄色物。中果皮细胞橙棕色，多皱缩。石细胞类方形、卵圆形或长方形，纹孔明显，胞腔大。（图5-3）

（三）理化鉴别

薄层色谱　（1）取本品粉末0.5g，加乙酸乙酯10ml，超声处理15分钟，滤过，滤液蒸干，残渣加无水乙醇2ml使溶解，作为供试品溶液。另取熊果酸对照品，加无水乙醇制成每1ml含1mg的溶液，作为对照品溶液。照薄层色谱法试验，吸取上述两种溶液各5μl，分别点于同一硅胶G薄层板上，以甲苯-乙酸乙酯-甲酸（20：4：0.5）为展开剂，展开，取出，晾干，喷以10%硫酸乙醇溶液，在105℃加热至斑点显色清晰。供试品色谱中，在与对照品色谱相应的位置上，显相同的紫红色斑点；置紫外光灯（365nm）下检视，显相同的橙黄色荧光斑点。

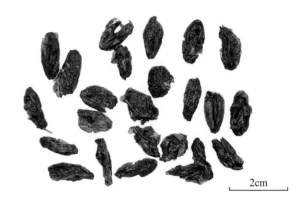

图5-2　山茱萸药材图

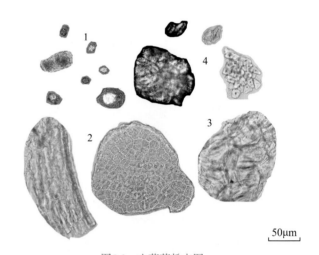

图5-3　山茱萸粉末图

1. 草酸钙簇晶　2. 果皮表皮细胞　3. 中果皮细胞　4. 石细胞

（2）取本品粉末0.5g，加甲醇10ml，超声处理20分钟，滤过，滤液蒸干，残渣加甲醇2ml使溶解，作为供试品溶液。另取莫诺苷对照品、马钱苷对照品，加甲醇制成每1ml各含2mg的混合溶液，作为对照品溶液。照薄层色谱法试验，吸取上述两种溶液各2μl，分别点于同一硅胶G薄层板上，以三氯甲烷-甲醇（3：1）为展开剂，展开，取出，晾干，喷以10%硫酸乙醇溶液，在105℃加热至斑点显色清晰，置紫外光灯（365nm）下检视。供试品色谱中，在与对照品色谱相应的位置上，显相同颜色的荧光斑点。

【质量评价】以果肉厚、色红、柔润者为佳。采用高效液相色谱法测定，本品按干燥品计算，含莫诺苷（$C_{17}H_{26}O_{11}$）和马钱苷（$C_{17}H_{26}O_{10}$）的总量不得少于1.2%。

【化学成分】主要成分为有机酸类、环烯醚萜苷类、三萜类、黄酮类、鞣质类、多糖、氨基酸、维生素及矿物质元素等。

1. 有机酸类　没食子酸、原儿茶酸、苹果酸、酒石酸和3,5-二羟基苯甲酸等。

2. 五环三萜类　熊果酸、2α-羟基熊果酸、齐墩果酸等。

3. 环烯醚萜苷类　马鞭草苷、马钱苷、7-脱氢马钱苷、莫诺苷、7-O-甲基莫诺苷、7-O-乙基莫诺苷、山茱萸新苷Ⅱ。

4. 黄酮类　柚皮素、山柰酚和槲皮素等。

5. 鞣质类　山茱萸鞣质1、2、3，丁子香鞣质、1-O-galloyl-4,6-O-HHDP-β-D-glucose、1,2,3,4,6-五-O-没食子酰

基-β-D-葡萄糖、特里马素等。

6. 其他　山茱萸果实中含有天冬氨酸、亮氨酸、苏氨酸等十几种氨基酸。

另含有21种丰富的矿物质元素，如Ca、Mg、Fe、Cu、Zn、Se、Na、P、As和Mn等[1-5]。

【性味归经】酸、涩，微温。归肝、肾经。

【功能主治】补益肝肾，收涩固脱。用于眩晕耳鸣，腰膝酸痛，阳痿遗精，遗尿尿频，崩漏带下，大汗虚脱，内热消渴。

【药理作用】

1. 强心、抗休克作用　山茱萸注射剂给猫静脉滴注能增强心肌收缩，扩张外周血管，升高血压；给失血性休克兔静脉滴注可迅速回升血压，增加心搏振幅；可使失血性大鼠延长血压下降和生存时间[6]。

2. 抑制血小板聚集作用　山茱萸环烯醚萜苷对二磷酸腺苷（ADP）或花生四烯酸诱导的家兔血小板聚集有明显抑制作用，还能显著抑制ADP诱导的血瘀模型大鼠血小板聚集，延长正常大鼠的出血时间[7]。

3. 降血糖作用　山茱萸煎剂能降低四氧嘧啶糖尿病大鼠的血糖水平，增加肝糖原含量[8]。山茱萸环烯醚萜类成分能降低链脲佐菌素糖尿病大鼠血糖水平，对糖尿病导致的心脏和肾脏病变有保护作用[9-10]。

4. 调节免疫作用　山茱萸水煎剂腹腔给药能升高小鼠血清溶血素抗体含量及血清抗免疫球蛋白G含量[11]。山茱萸总苷在体外能明显抑制小鼠淋巴细胞转化和LAK细胞生成；体内服用可抑制IL-2的产生。马钱子苷对免疫反应有双向调节作用，能促进IL-2的产生[12]。

主要参考文献

[1] 陈随清，杨晋，冀春茹.山茱萸化学成分和质量控制的研究进展[J].中国医药论坛杂志，2002，1(5)：64-66.

[2] 杨晋，陈随清，等.山茱萸化学成分的分离鉴定[J].中药材，2005，36(12)：1780-1782.

[3] 宋尚华.山茱萸活性成分提取分离及其治疗糖尿病并发症研究[D].西南大学，2013.

[4] 杨剑芳，路福平，高文远，等.山茱萸的化学、药理及开发应用研究进展[J].现代生物医学进展，2006，6(12)：127-133.

[5] 李平忠，孙晶.山茱萸化学成分及其药用与营养价值研究进展[J].安徽农业科学，2013，41(04)：1493-1494，1527.

[6] 刘洪，许惠琴.山茱萸及其主要成分的药理学研究进展[J].南京中医药大学学报，2003，19(4)：254-256.

[7] 白颖，王世全，张兰，等.山茱萸环烯醚萜苷对家兔、大鼠血小板聚集及出血时间的影响[J].中国临床药理学与治疗学，2010，15(12)：1373-1377.

[8] 舒思洁，庞鸿志，明章银，等.山茱萸抗糖尿病作用的实验研究[J].咸宁医学院学报，1997，1(4)：148-150.

[9] 时艳，许惠琴.山茱萸环烯醚萜总苷对实验性糖尿病心脏病变的保护作用[J].南京中医药大学学报，2006，22(1)：35-37.

[10]Xu Huiqin, Hao Haiping. Effects of iridoid total glycoside from *Cornus officinalis* on prevention of glomerular overexpression of transforming growth factor beta1 and matrixes in an experimental diabetes model[J]. Biological & Pharmaceutical Bulletin, 2004, 27(7): 1014-1018.

[11] 戴岳，杭秉茜，黄朝林，等.山茱萸对小鼠免疫系统的影响[J].中国药科大学学报，1990，21(4)：226-228.

[12] 赵武述，张玉琴，李洁，等.山茱萸成分的免疫活性研究[J].中草药，1990，21(3)：17-20.

（河南中医药大学　陈随清　孙孝亚）

6. 山药

Shanyao

DIOSCOREAE RHIZOMA

【别名】野山药、怀山药、山蓣、麻山药、薯蓣。

【来源】为薯蓣科植物薯蓣*Dioscorea opposita* Thunb.的干燥根茎。

【本草考证】本品始载于《神农本草经》，列为上品。《图经本草》载："薯蓣，生嵩高山山谷，今近道处处有之，以牝都、四明者为佳。"此书又载："近都（一说'汴洛'）之人种之极有息。"说明山药在河南洛阳一带已有广泛种植。至明代，河南怀庆府为山药道地产区逐渐得到公认。《救荒本草》载："（山药）怀孟间产者入药最佳。"《本草纲目》载："五、六月开花成穗、淡红色，结荚成簇，荚凡三棱合成，坚而无仁。"原植物为薯蓣与现今一致。且引用了《本草衍义》内容证明"山药"之名的由来。《植物名实图考》载："生怀庆山中者白细坚实，入药用之。"山药道地产区为古怀庆地区，相当于今焦作市辖境，包括武陟、沁阳、温县、孟州、修武、博爱等地。本草记载与现今所用山药基本一致。

【原植物】多年生缠绕性草质藤本。块状根茎肉质肥厚，略呈圆柱形，长可达1m以上，直径2～7cm，外皮灰褐色，生有须根，断面干时白色。茎通常紫红色，右旋，无毛。单叶，在茎下部互生，中部以上对生；叶片卵状三角形至宽卵形或戟形，变异大；叶片长3～16cm，宽2～14cm，先端渐尖，基部深心形、宽心形或近截形，边缘常3浅裂至3深裂。叶腋内常有珠芽。花单性，雌雄异株。花序呈细长穗状；雄花序长2～8cm，近直立，常2～8个生于叶腋，偶尔呈圆锥状排列；花序轴呈明显"之"字形曲折；雄花的外轮花被片为宽卵形，内轮卵形，较小；雄蕊6。雌花序1～3个生于叶腋。种子着生于每室中轴中部，四周有膜质翅。花期6～9月，果期7～11月。（图6-1）

野生或栽培，生于海拔150～1500m的山坡、山谷林下，溪边、路旁灌丛中或杂草中。分布于东北、河南、河北、

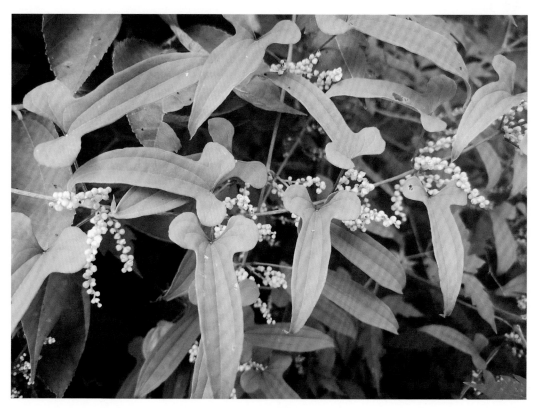

图6-1 薯蓣

山东、安徽淮河以南、江苏、浙江、江西、福建、台湾、湖北、广西北部、四川、甘肃东部、陕西西南部等地。

【主产地】山药主产于河南、河北、山西、陕西等地。目前河南温县、孟州、武陟、博爱、沁阳（旧怀庆府所在地，现属焦作地区）等县产量最大，为道地产区。河北安国、保定、蠡县、博野、安平等县产，其中以蠡县产量大，质优。其次，山西平遥、太谷、孝义、祁县、文水、曲沃、运城，陕西大荔、渭南等地产量也较大。

【栽培要点】

1. 生物学特性　山药适应性较强，在温暖、干燥、土层深厚、肥沃、透气性良好的条件下生长良好，生长期一般为160天左右。选择向阳、地势平坦、土层深厚肥沃、疏松透气、排水通畅的缓坡地或平地，土壤以沙土或沙壤土，以中性为宜，忌连作。山药种栽喜温暖、不耐寒、怕霜冻，需待地温稳定在10℃以上时方可播种。

2. 栽培技术　山药为一年生或多年生缠绕性藤本植物，山药种子发芽率不高，常使用上一年度栽培的山药或以零余子培育的种茎作为种源，以营养繁殖的方式进行栽培。用零余子繁殖，须经2年才可收获，第一年用零余子育苗，以种栽繁殖可一年收获。

3. 病虫害　病害：根腐病、褐斑病、炭疽病、白涩病、落叶病等。虫害：蓼叶蜂、蛴螬等。

【采收与加工】一般在栽培当年10～11月山药茎叶枯萎时采挖。于晴天先去掉支架，割除枝蔓，从山药沟的一端开始，小心挖取山药，防止挖断和破损。将挖取的山药运回，大小分开，加工成毛山药或光山药。

毛山药　采挖后，切去芦头，洗净，水浸2～3小时，取出，用竹刀刮去外皮，晒干或烘干即得。

光山药　选择肥大顺直的毛山药，置清水中，浸至无干心，闷透，用木板搓成圆柱形，切齐两端，晒干，打光，即成。

山药片　除去外皮，趁鲜切厚片，干燥，即成。

【商品规格】按加工方法的不同，将山药药材分为"光山药""毛山药""山药片"三个规格。

根据直径和长度，将"光山药"分为四个等级：一等，长15cm以上，直径2.5cm以上；二等：长13cm以上，直径1.8cm以上；三等：长10cm以上，直径1.2cm以上；四等：长短不等，直径1cm以上，有碎块。

【药材鉴别】

（一）性状特征

1. 毛山药　略呈圆柱形，弯曲而稍扁，长15～30cm，直径1.5～6cm，表面黄白色或棕黄色有纵沟及纵皱纹、斑点或须根痕。体重，质坚实，不易折断，断面白色，颗粒状粉性。气微，味淡、微酸，嚼之发黏。

2. 光山药　呈圆柱形，两端齐平，长9～18cm，直径1.5～3cm，粗细均匀，挺直，全体白色或黄白色，光滑圆润，粉性足。（图6-2）

3. 山药片　为不规则的厚片，皱缩不平，切面白色或黄白色，质坚脆，粉性。气微，味淡、微酸。

（二）显微鉴别

粉末特征　粉末类白色。草酸钙针晶束存在于黏液细胞中，长80～240μm；淀粉粒众多，单粒呈扁卵形、类圆形、三角状卵形或矩圆形，直径8～35μm，脐点点状、人字状、十字状或短缝状，可见层纹，复粒稀少，由2～3分粒组成；导管为具缘纹孔、网纹、螺纹及环纹，直径12～48μm；筛管临近于导管，筛管分子端壁具复筛板，有多数筛域，排列成网状；纤维

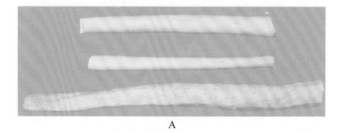

A

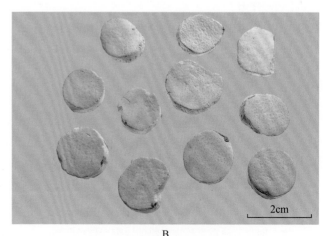

B

图6-2　山药药材图

A. 光山药干燥药材　B. 光山药断面

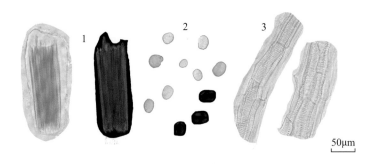

图6-3　山药粉末图

1.草酸钙针晶　2.淀粉粒　3.导管

少数，细长，直径约14μm，壁甚厚，木化。（图6-3）

（三）理化鉴别

薄层色谱　取本品粉末4g，加乙醇30ml，超声提取30分钟，滤过，滤液蒸干，残渣加乙醇1ml使溶解，作为供试品溶液。另取山药对照药材4g，同法制成对照药材溶液。吸取上述两种溶液各5μl，分别点于同一硅胶G薄层板上，以乙酸乙酯-甲醇-浓氨试液（9∶1∶0.5）为展开剂，展开，取出，晾干，喷以10%硫酸乙醇溶液，在105℃加热至斑点显色清晰，置紫外光灯（365nm）下检视。供试品色谱中，在与对照药材色谱相应的位置上，显相同颜色的斑点。

【质量评价】山药以色白质坚，粉性足，直径粗大者为佳。毛山药和光山药总灰分不得过4.0%，山药片不得过5.0%。毛山药和光山药水分不得过16.0%，山药片不得过12.0%。毛山药和光山药水溶性浸出物不得过7.0%，山药片不得过10.0%。毛山药和光山药二氧化硫残留量不得过400mg/kg，山药片不得过10mg/kg。

【化学成分】山药成分较复杂，含量相对较低，主要成分有糖类、蛋白质和氨基酸类、有机酸类等[1]。目前认为山药多糖是山药的主要活性成分。

1.糖类　鼠李糖、阿拉伯糖、甘露糖、葡萄糖和半乳糖等单糖，还含多糖，如山药多糖。

2.蛋白质和氨基酸类　苏氨酸、缬氨酸、蛋氨酸、苯丙氨酸、异亮氨酸、亮氨酸和赖氨酸等17种氨基酸。

3.其他　棕榈酸、油酸、薯蓣皂苷、尿囊素等。

【性味归经】味甘，性平。归脾、肺、肾经。

【功能主治】补脾养胃，生津益肺，补肾涩精。用于脾虚食少，久泻不止，肺虚喘咳，肾虚遗精，带下，尿频，虚热消渴。麸炒山药补脾健胃。用于脾虚食少，泄泻便溏，白带过多。

【药理作用】

1.抗氧化作用　山药水提物具有抗自由基、抗衰老，提高超氧化物歧化酶（SOD）、谷胱甘肽过氧化酶（GSH-PX）活性，降低氧化产物丙二醛（MDA）、过氧化脂质、脂褐质含量和单胺氧化酶B活性的作用，这种作用可能与山药中所含蛋白多糖有关[2]。

2.调整胃肠功能　山药提取物能抑制胃排空运动和肠推进作用，拮抗氯乙酰胆碱及氯化钡引起的离体回肠强直性收缩，缓解肠管平滑肌痉挛，增强小肠吸收功能，抑制血清淀粉酶的分泌，抗胃及十二指肠溃疡。

3.降血糖作用　蒸制山药可稳定糖尿病患者血糖，并调节糖尿病患者血清中脑肠肽SP和VIP的浓度[3]。

4.免疫调节作用　山药多糖具有增强小鼠淋巴细胞增殖能力的作用，促进小鼠抗体生成的作用和增强小鼠碳廓清能力的作用[4]。

5.抗肿瘤、抗突变作用　山药多糖对Lewis肺癌有显著抑制作用，能显著增加受环磷酰胺抑制小鼠末梢血白细胞总数，抑制黄曲霉素等突变物的致突变作用[5]。

【分子生药】采用快速聚合酶链式反应（PCR）方法建立快速、准确、有效的山药药材真伪分子鉴定方法。收集不同地区山药正品及其混伪品材料，对所有样品进行总DNA的提取，通过对山药及其混淆品DNA条形码rbcL片段进行同源对比分析，根据鉴别位点，设计山药的鉴别引物，采用二步法进行PCR扩增，从而对山药进行真伪鉴别[6]。

【附注】

1. 山药及功能性成分对人体的保健作用机制尚不清楚。

2. 山药中的功能性成分如多糖、薯蓣皂苷、尿囊素等还未被充分挖掘。

3. 山药的药食应用，需加强以下两方面的研究：①山药原料的示范种植及原料质量标准制定；②利用基因组学、代谢组学等现代技术阐明山药及功能性成分对人体保健的作用机制，明确功能性成分的量效、构效关系，使山药的开发利用从粗放型向精准型过渡[7]。

主要参考文献

[1] 冯文明，韩竹箴，王峥涛. 山药化学成分研究[J]. 中草药，2018，49(21)：5034-5039.

[2] 孙晓生，谢波. 山药药理作用的研究进展[J]. 中药新药与临床药理，2011，22(03)：353-355.

[3] 马立新，吴丽平，贾连春，等. 山药对糖尿病肠病患者血糖及胃肠激素的影响[J]. 时珍国医国药，2007，(08)：1864-1865.

[4] 徐增莱，汪琼，赵猛，等. 淮山药多糖的免疫调节作用研究[J]. 时珍国医国药，2007，(05)：1040-1041.

[5] 赵国华，李志孝，陈宗道. 化学改性对山药多糖抗肿瘤活性的影响[J]. 中国食品学报，2004，(01)：42-45.

[6] 杨晶凡，蒋超，袁媛，等. 快速PCR方法在山药真伪鉴别中的应用[J]. 中国实验方剂学杂志，2018，24(22)：45-49.

[7] 龚凌霄，池静雯，王静，等. 山药中主要功能性成分及其作用机制研究进展[J]. 食品工业科技，2019，40(16)：312-319.

（河南中医药大学　纪宝玉）

7. 山银花

Shanyinhua

LONICERAE FLOS

【别名】大金银花、土银花、南金银花、长吊子银花。

【来源】为忍冬科植物灰毡毛忍冬*Lonicera macranthoides* Hand.-Mazz.、红腺忍冬*Lonicera hypoglauca* Miq.、华南忍冬*Lonicera confusa* DC.或黄褐毛忍冬*Lonicera fulvotomentosa* Hsu et S. C. Cheng的干燥花蕾或带初开的花。

【本草考证】约有80本本草收载忍冬（金银花），结合产地、形态描述，与忍冬植物基本一致。清代《增订伪药条辨》载："金银花，产河南淮庆者为淮密，色黄白软糯而净，朵粗长，有细毛者为佳。禹州产者曰禹密，花朵较小，无细毛，易于变色，亦佳。济南出者为济银，色深黄，多碎者次。亳州出者，朵小性梗，更次。湖北、广东出者，色黄黑，梗多屑重，气味俱浊，不堪入药。"说明本草记载的金银花来自于多个产地，可能包括了山银花中的一些基原植物。

【原植物】

1. 灰毡毛忍冬　藤本。幼枝或其顶梢及总花梗有薄绒状短糙伏毛。叶革质，长6～14cm，顶端尖或渐尖，上面无毛，下面被由短糙毛组成的灰白色或有时带灰黄色的毡毛，并散生暗橘黄色微腺毛，网脉凸起而呈明显蜂窝状；叶柄长6～10mm，有薄绒状短糙毛。花有香味，双花常密集于小枝梢成圆锥状花序；总花梗长0.5～3mm；苞片长2～4mm，连同萼齿外面均有细毡毛和短缘毛；萼筒常有蓝白色粉，无毛或有时上半部或全部有毛，长近2mm；花冠白色，后变黄色，长3.5～6cm，外被倒短糙伏毛及橘黄色腺毛，唇形；雄蕊生于花冠筒顶端，连同花柱均伸出而

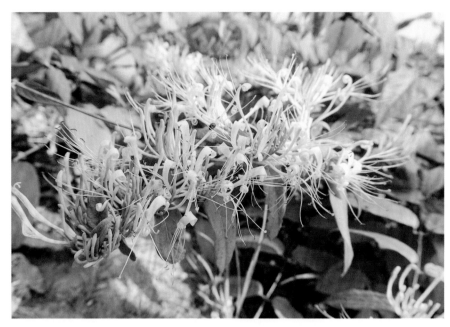

图7-1　灰毡毛忍冬

无毛。果实黑色，常有蓝白色粉，圆形，直径6～10mm。花期6月中旬至7月上旬，果期10～11月。（图7-1）

生于山谷溪流旁、山坡或山顶混交林内或灌丛中。分布于安徽南部、浙江、江西、福建、湖北、广东、广西、四川及贵州等地。

2. 红腺忍冬　幼枝、叶柄、叶下面和上面中脉及总花梗均密被淡黄褐色短柔毛，有时还有糙毛。叶纸质，下面有无柄或具极短柄的黄色至橘红色蘑菇形腺。双花单生至多朵集生于侧生短枝上，或于小枝顶集合成总状，总花梗比叶柄短或有时较长；苞片与萼筒几等长，外面有短糙毛和缘毛；小苞片长约为萼筒的1/3，有缘毛；萼齿长为萼筒的1/2～2/3。花冠白色，有时有淡红晕，外面疏生倒微伏毛，并常具无柄或有短柄的腺；雄蕊与花柱均稍伸出，无毛。果实熟时黑色中部有凹槽及脊状凸起，两侧有横沟纹。花期4～6月，果熟期10～11月。

生于灌丛或疏林中。分布于江苏、安徽、浙江、江西、福建、台湾、湖北、湖南、广东、广西、四川、贵州及云南等地。

3. 华南忍冬　幼枝、叶柄、总花梗、苞片、小苞片和萼筒均密被灰黄色卷曲短柔毛，并疏生腺毛。叶纸质，幼时两面有短糙毛，老时上面无毛。花有香味，双花腋生于小枝或侧生短枝顶，集合成具2～4节的短总状花序，有明显的总苞叶；花冠外被倒糙毛和腺毛。花期4～5月，有时9～10月开第二次花，果熟期10月。（图7-2）

生于丘陵地的山坡、杂木林和灌丛中及平原旷野路旁或河边。分布于广东、海南、广西。野生或栽培。

4. 黄褐毛忍冬　幼枝、叶柄、叶下面、总花梗、苞片、小苞片和萼齿均密被开展或弯伏的黄褐色毡毛状糙毛，幼枝和叶两面还散生橘红色短腺毛。叶纸质，上面疏生短糙伏毛，中脉毛较密。双花排列成腋生或顶生的短总状花序；总花梗下托以小形叶1对；花冠外面密被黄褐色倒伏毛和开展的短腺毛；雄蕊和花柱均高出花冠，无毛。花期6～7月。

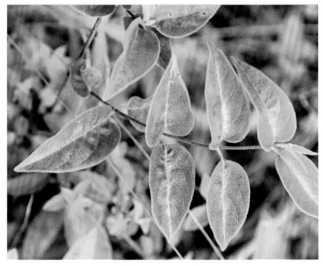

图7-2　华南忍冬

生于山坡岩旁灌木林或林中。分布于广西、贵州和云南。

【主产地】灰毡毛忍冬主产于湖南、四川、湖北等地。红腺忍冬主产于广西、云南、湖南和四川等地。华南忍冬主产于广东、广西等地。黄褐毛忍冬主产于贵州。

【栽培要点】

1. 生物学特性　喜温和湿润气候，喜阳光充足，耐寒、耐旱、耐涝，适宜生长的温度为20～30℃，对土壤要求不严，耐盐碱。但以土层深厚疏松的腐殖土栽培为宜。

2. 栽培技术　以种子繁殖和扦插繁殖为主。

3. 病虫害　病害：褐斑病。虫害：圆尾蚜。

【采收加工】夏初花开放前采收，干燥。

【药材鉴别】

（一）性状特征

1. 灰毡毛忍冬　呈棒状而稍弯曲，长3～4.5cm，上部直径约2mm，下部直径约1mm。表面黄色或黄绿色。总花梗集结成簇，开放者花冠裂片不及全长之半。质稍硬，手捏之稍有弹性。气清香，味微苦甘。（图7-3A）

2. 红腺忍冬　长2.5～4.5cm，直径0.8～2mm。表面黄白色至黄棕色，无毛或疏被毛，萼筒无毛，先端5裂，裂片长三角形，被毛，开放者花冠下唇反转，花柱无毛。（图7-3B）

3. 华南忍冬　长1.6～3.5cm，直径0.5～2mm。萼筒和花冠密被灰白色毛。（图7-3C）

4. 黄褐毛忍冬　长1～3.4cm，直径1.5～2mm。花冠表面淡黄棕色或黄棕色，密被黄色茸毛。（图7-3D）

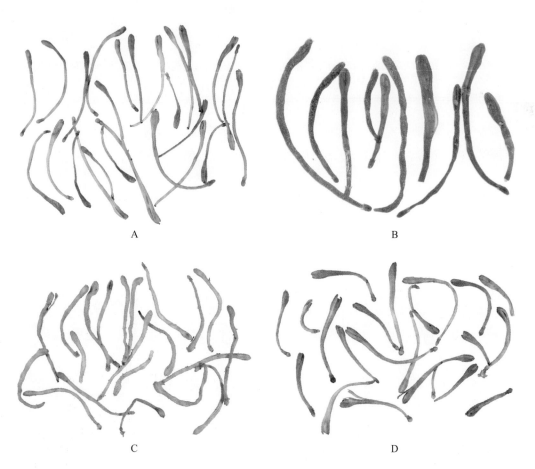

A　　　　　　　　　　　　　　　　　B

C　　　　　　　　　　　　　　　　　D

图7-3　山银花药材图

A. 灰毡毛忍冬　B. 红腺忍冬　C. 华南忍冬　D. 黄褐毛忍冬

（二）显微鉴别

粉末特征　灰毡毛忍冬　腺毛较少，头部大多圆盘形，顶端平坦或微凹，侧面观5～16细胞，直径37～228μm；柄部2～5细胞，与头部相接处常为2～3细胞并列，长32～240μm，直径15～51μm。厚壁非腺毛较多，单细胞，似角状，多数甚短，长21～315μm，表面微具疣状突起，有的可见螺纹，呈短角状者体部胞腔不明显；基部稍扩大，似三角状。草酸钙簇晶，偶见。花粉粒，直径54～82μm。（图7-4）

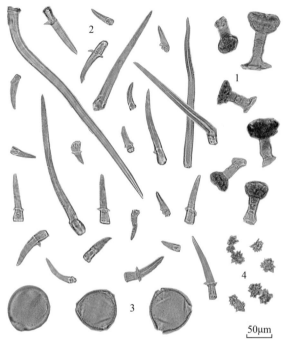

图7-4　山银花（灰毡毛忍冬）粉末图

1. 腺毛　2. 非腺毛　3. 花粉粒　4. 草酸钙簇晶

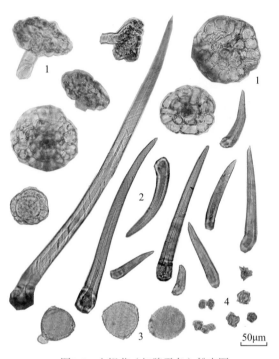

图7-5　山银花（红腺忍冬）粉末图

1. 腺毛　2. 非腺毛　3. 花粉粒　4. 草酸钙簇晶

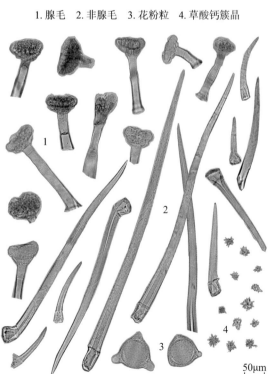

图7-6　山银花（华南忍冬）粉末图

1. 腺毛　2. 非腺毛　3. 花粉粒　4. 草酸钙簇晶

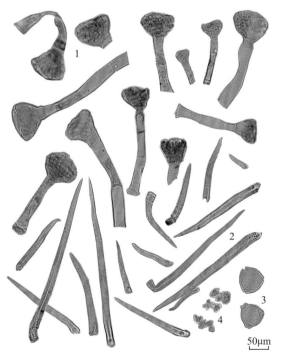

图7-7　山银花（黄褐毛忍冬）粉末图

1. 腺毛　2. 非腺毛　3. 花粉粒　4. 草酸钙簇晶

红腺忍冬　腺毛极多，头部盾形而大，顶面观8～40细胞，侧面观7～10细胞；柄部1～4细胞，极短，长5～56μm。厚壁非腺毛长短悬殊，长38～1408μm，表面具细密疣状突起，有的胞腔内含草酸钙结晶。（图7-5）

华南忍冬　腺毛较多，头部倒圆锥形或盘形，侧面观20～100细胞；柄部2～4细胞，长50～248μm。厚壁非腺毛，单细胞，长32～848μm，表面有微细疣状突起，有的具螺纹，边缘有波状角质隆起。（图7-6）

黄褐毛忍冬　腺毛有两种类型：一种较长大，头部倒圆锥形或倒卵形，侧面观12～25细胞，柄部微弯曲，3～6细胞，长88～470μm；另一种较短小，头部顶面观4～10细胞，柄部2～5细胞，长24～190μm。厚壁非腺毛平直或稍弯曲，长33～2000μm，表面疣状突起较稀，有的具菲薄横隔。（图7-7）

（三）理化鉴别

薄层色谱　取本品粉末0.2g，加甲醇5ml，放置12小时，滤过，取滤液作为供试品溶液。另取绿原酸对照品，加甲醇制成每1ml含1mg的溶液，作为对照品溶液。照薄层色谱法试验，吸取供试品溶液10～20μl、对照品溶液10μl分别点于同一硅胶H薄层板上，以乙酸丁酯–甲酸–水（7：2.5：2.5）为展开剂，展开，取出，晾干，置紫外光灯（365nm）下检视。供试品色谱中，在与对照品色谱相应的位置上，显相同颜色的荧光斑点。

【质量评价】山银花按干燥品计算，含绿原酸（$C_{16}H_{18}O_9$）不得少于2.0%，含灰毡毛忍冬皂苷乙（$C_{65}H_{106}O_{32}$）和川续断皂苷乙（$C_{53}H_{86}O_{22}$）的总量不得少于5.0%。

【化学成分】山银花中含有皂苷类、有机酸类、环烯醚萜类、黄酮类、挥发油类等。其中有机酸类和皂苷类是其主要成分。

1. 有机酸类　绿原酸（chlorogenic acid）、3,5-二-O-咖啡酰奎尼酸（3,5-di-O-caffeoylquinic acid）、4,5-二-O-咖啡酰奎宁酸（3,4-di-O-caffeoylquinic acid）、3,4-二-O-咖啡酰奎宁酸（3,4-di-O-caffeoylquinic acid）、1,3-二-O-咖啡酰奎尼酸（1,3- di-O-caffeoylquinic acid）、咖啡酸（coffeic acid）等。

2. 皂苷类　含有以常春藤皂苷元和齐墩果酸为苷元的三萜皂苷，如灰毡毛忍冬主要含有灰毡毛忍冬皂苷乙（macranthoidin B）、灰毡毛忍冬皂苷甲（macranthoidin A）、川续断皂苷乙（dipsacoside B）、灰毡毛忍冬次皂苷甲（macranthoside A）、灰毡毛忍冬次皂苷乙（macranthoside B）等；黄褐毛忍冬主要含有黄褐毛忍冬皂苷甲（fulvtomentosied A）、黄褐毛忍冬皂苷乙（fulvtomentosied B）、川续断皂苷乙等。

3. 环烯醚萜类　断氧化马钱子苷（secoxyloganin）、獐牙菜苷（sweroside）等。

4. 黄酮类　木犀草苷（luteolin）、槲皮素（quercetin）、芦丁（rutin）等。

【药理作用】

1. 抗病原微生物作用　灰毡毛忍冬、华南忍冬提取物在体外对多种致病性细菌有不同程度抑制作用，如金黄色葡萄球菌、大肠埃希菌、铜绿假单胞菌、枯草芽孢杆菌、伤寒杆菌、青霉菌、黄曲霉菌等。

2. 抗炎作用　灰毡毛忍冬提取物显著降低小鼠耳廓肿胀率和大鼠肉芽组织增生，具有良好的在体抗炎作用[1]。山银花提取物中绿原酸具有体外抗炎作用，其作用机制可能与抑制TNF-A、IL-6等炎症因子的活化以及影响花生四烯酸代谢有关[2]。

3. 抗肿瘤作用　山银花黄酮提取物具有明显的体外抗肿瘤作用，其对MCF-7细胞有明显抑制增殖与诱导凋亡作用，且凋亡率与浓度呈正相关[3]。

4. 免疫调节、抗过敏作用　灰毡毛忍冬能提高免疫低下小鼠的脏器指数、廓清指数K以及吞噬指数，能够明显增加大鼠白细胞数量[4]。

【用药警戒或禁忌】脾胃虚寒及气虚疮疡脓清者忌服。

【附注】《药材学》（1960年）记载，山银花"为其他各地（除山东、河南）所产者（包括野生和家种），主产安徽滁县等地"；《全国中草药汇编》（1975年）和《中国药典》（1977年版）中，"山银花"作为Lonicera confusa的中文名，收载为金银花项下的基原药材之一。《中国药典》（2005年版）将"山银花"作为药材名使用，基原植物为灰毡毛忍冬L. macranthoides、红腺忍冬L. hypoglauca和华南忍冬L. confusa，后增补版增加黄褐毛忍冬L. fulvotomentosa，共4个基原，并延用至今。

主要参考文献

[1] 李莉，李燕君，王森弘，等.灰毡毛忍冬花蕾抑菌及抗炎作用研究[J].食品工业科技，2013，34(23)：65-69.

[2] 杨斌，丘岳，王柳萍，等.广西山银花绿原酸体外抗炎作用及分子机制研究[J].中国药理学通报，2009，25(4)：542-545.

[3] 徐望龙.山银花黄酮粗提物抗氧化与抗肿瘤药理作用的研究[D].南华大学，2014.

[4] 张小娜.灰毡毛忍冬与忍冬化学成分及药理作用的比较研究[D].西南大学，2014.

（中国药科大学　李萍　高雯）

8. 千金藤

Qianjinteng

STEPHANICAE RADIX

【**别名**】金线钓乌龟、粉防己、土番薯。

【**来源**】为防己科植物千金藤*Stephania japonica* (Thunb.)Miers的根。

【**本草考证**】本品始载于《本草拾遗》，载："千金藤有数种，生北地者，根大如指，色似漆，生南土者，黄赤如细辛。舒庐间有一种藤，似木蓼。又有鸟虎藤，绕树，冬青，亦名千金藤。又江西山林间有草生，叶头有瘿，子似鹤膝，叶如柳，亦名千金藤。"《证类本草》在《本草拾遗》基础上，又新增"千金藤，似荷叶，只钱许大，亦呼为千金藤，一名古藤……"《本草纲目》则记载更为全面："千金藤有数种，南北名模不同，大略主疗相似，或是皆近于藤也。"《本草品汇精要》所载千金藤与《本草纲目》大致相同。本草所载的"似荷叶，近于藤生"，"黄赤如细辛"特征与现今所用千金藤基本一致。

【**原植物**】藤本。根条状，褐黄色。小枝纤细，有直线纹。叶纸质或坚纸质，通常三角状近圆形或三角状阔卵形，长6～15cm，长度与宽度近相等或略小，顶端有小凸尖，基部通常微圆，下面粉白；掌状脉10～11条，下面凸起；叶柄长3～12cm，明显盾状着生。复伞形聚伞花序腋生，小聚伞花序密集呈头状；雄花：萼片6或8，膜质，倒卵状椭圆形至匙形，长1.2～1.5mm；花瓣3或4，黄色，稍肉质，阔倒卵形，长0.8～1mm；聚药雄蕊长0.5～1mm；雌花：萼片和花瓣各3～4片，形状和大小与雄花的近似或较小；心皮卵状。果倒卵形至近圆形，长约8mm，成熟时红色；果核背部有2行小横肋状雕纹，每行约8～10条。（图8-1）

生于村边或旷野灌丛中。分布于华东、华中、华南地区。也分布于日本、朝鲜、菲律宾、汤加群岛和社会群岛、印度尼西亚、印度和斯里兰卡。

【**主产地**】主产于河南南部（鸡公山）、重庆、湖北、湖南、江苏、浙江、安徽、江西、福建。

【**栽培要点**】

1. 生物学特性　喜温暖潮湿，半荫或光线充足。

2. 栽培技术　繁殖用播种或分块茎。要求土壤疏松、排水良好。栽培容易，多供药用。适于庭园棚架栽培，寒冷地区温室栽植，越冬温度5～10℃。

3. 病虫害　病害：斑枯病、枯萎病、根腐病等。虫害：棉红蜘蛛、蛴螬、小地老虎等。

【**采收与加工**】秋季采收，生用，或捣敷，或磨汁。

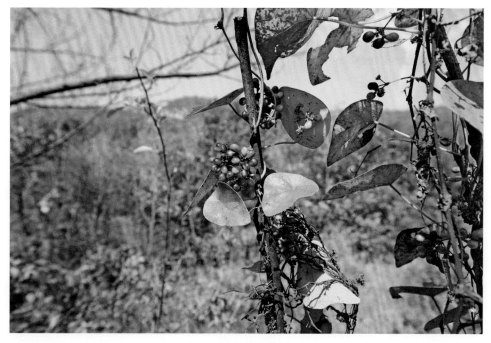

图8-1　千金藤

【药材鉴别】

（一）性状特征

根细圆柱形，略弯曲，长30～50cm，直径0.2～0.8cm。表面黄棕色至褐棕色，有纵沟、细长须根或突起的须根痕。质硬，易折断，折断面平坦，边缘纤维性，木部淡黄色，中心有髓。气微，味苦。（图8-2）

（二）显微鉴别

粉末特征　粉末浅棕色。石细胞棕黄色，椭圆形、长椭圆形或类方形，孔沟明显，石细胞内可见颗粒状物质，直径30～80μm，壁厚4μm。木栓细胞长方形，微木栓化。皮层细胞纵断面观多角形，内有颗粒状物质；导管主要为网纹导管，导管分子直径为5～20μm；淀粉粒众多，多单粒少复粒，单粒类圆形，少数为多边形，脐点鸟飞状或裂隙状，点状，层纹不明显，直径2～5μm，复粒由2～5分粒组成；部分薄壁细胞中有棕黄色物质。（图8-3）

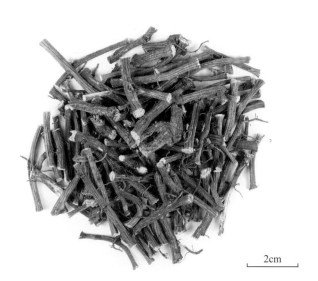

2cm

图8-2　千金藤药材

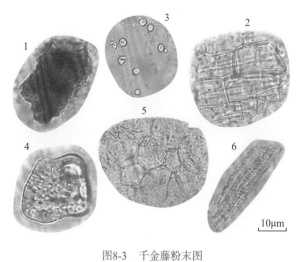

10μm

图8-3　千金藤粉末图

1.棕黄色物质　2.木栓细胞　3.淀粉粒　4.石细胞
5.皮层细胞　6.导管

【**化学成分**】主要成分为生物碱类，包括氧代千金藤苏诺林碱（oxostephasunoline）、千金藤二胺（stephadiamine）、氧代千金藤默星碱（oxostephamiersine）、氧代表千金藤默星碱（oxoepistephamiersine）、汉防己甲素（tetrandrine）和左旋千金藤碱、金线吊乌龟碱（cepharanthine）等[2]。

【**性味归经**】性凉，味苦、辛。归肺、肝、脾经。

【**功能主治**】清热解毒，祛风利湿。用于湿热痢疾，风湿痹痛，痰嗽不利，痈肿，蛇犬毒，癫痫[3]。

【**药理作用**】

1. 抗癌作用　千金藤所含有效成分汉防己甲素，体内对艾氏腹水癌、肝癌等有明显抑制作用。千金藤中所含的生物碱对人鼻咽癌细胞有抑制作用[1]。

2. 抗炎镇痛作用　给实验小鼠灌胃千斤藤所含成分金线吊乌龟碱，可降低小鼠由二甲苯所致耳廓肿胀度，降低大鼠由蛋清所致足跖肿胀度，减小大鼠佐剂所致足跖肿胀厚度，对多发性关节炎有治疗作用[2]。

3. 抗病毒作用　金线吊乌龟碱对HepG2细胞上清中HBsAg和HBeAg有抑制作用，可减少HBsAg和HBeAg的分泌量，并可以抑制细胞内、外HBV DNA的复制过程，呈剂量依赖性[3]。

4. 免疫调节作用　金线吊乌龟碱能抑制环磷酰胺（CTX）处理小鼠和荷瘤小鼠白细胞（WBS）减少，提高小鼠免疫功能[4]。

5. 抗心律失常作用　左旋千金藤定碱和利多卡因对$BaCl_2$诱发的大鼠心律失常有明显对抗作用，对强心苷所致的心律失常也有显著保护作用[5]。

【**用药警戒或禁忌**】虚寒证慎用。

主要参考文献

[1] 章永红.抗癌中药大全[M].南京：江苏科学技术出版社，2000：52.

[2] 王庆端，江金花，孙文欣.千金藤素抗炎镇痛作用的实验研究[J].中国药学杂志，1999，(09)：18-21.

[3] 王晓，郑立运，赵志鸿.盐酸千金藤碱抗乙型肝炎病毒的体外实验研究[J].时珍国医国药，2010，21(12)：3109-3111.

[4] 夏薇，马方，江金花.盐酸千金藤碱对环磷酰胺所致小鼠白细胞减少的治疗作用[J].郑州大学学报（医学版），2007，(03)：494-496.

[5] 苏彦宏，李慧兰.左旋千金藤定碱抗心律失常作用的研究[J].昆明医学院学报，2009，(10)：23-25.

（南阳理工学院张仲景国医国药学院　黄显章）

9. 天冬

Tiandong

ASPARAGI RADIX

【别名】丝冬、天文冬、万藏藤、大当门根、天门冬。

【来源】为百合科植物天冬Asparagus cochinchinensis（Lour.）Merr.的干燥块根。

【本草考证】天门冬始载于《神农本草经》。《名医别录》载："生奉高山谷。二月、三月、七月、八月采根，爆干。"《图经本草》载："今处处有之。春生藤蔓，大如钗股，高至丈余，叶如茴香，极尖细而疏滑，有逆刺，亦有涩而无刺者，其叶如丝杉而细散，皆名天门冬。夏生白花，亦有黄花者，秋结黑子在其根枝旁。入伏后无花，暗结子。其根白或黄紫色，大如手指，长二、三寸，大者为胜，颇与百部根相类，然圆实而长。一、二十枚同撮。"并附梓州天门冬、温州天门冬、汶州天门冬、建州天门冬图。本草所载及《图经本草》所附图与现今所用天冬基本一致。

【原植物】攀援植物。根在中部或近末端呈纺锤状膨大，膨大部分长3～5cm，粗1～2cm。茎平滑，常弯曲或扭曲，长可达1～2m，分枝具棱或狭翅。叶状枝通常每3枚成簇，扁平或由于中脉龙骨状而略呈锐三棱形，稍镰刀状，长0.5～8cm，宽1～2mm；茎上的鳞片状叶基部延伸为长2.5～3.5mm的硬刺，在分枝上的刺较短或不明显。花通常每2朵腋生，淡绿色；花梗长2～6mm；雄花花被长2.5～3mm；花丝不贴生于花被片上；雌花大小和雄花相似。浆果直径6～7mm，熟时红色，有1颗种子。花期5～6月，果期8～10月。（图9-1）

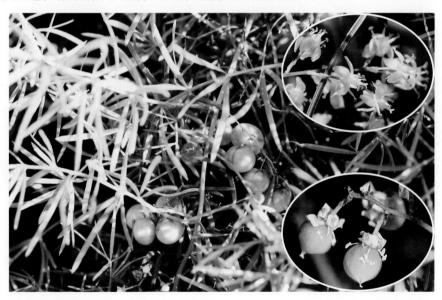

图9-1　天冬

生于海拔1750m以下的山坡、路旁、疏林下、山谷或荒地上。广泛分布于河北、山西、陕西、甘肃等省南部至华东、中南、西南各省区。

【主产地】主产于贵州、四川、广西、浙江、云南。陕西、甘肃、安徽、湖北、湖南、河南、江西等地亦产。道地产区为贵州。

【栽培要点】

1. 生物学特性　喜温暖潮湿环境，不耐严寒，以深厚、肥沃、富含腐殖质、排水良好的砂壤土栽培为宜。宜与其他农作物间作。

2. 栽培技术　分株繁殖和种子繁殖。用于分株繁殖的大块根应于三、四月植株萌发前挖出，此法可与收获结合进行。用于繁殖的种子宜选取粒大饱满者。

3.病虫害　病害：根腐病等。虫害：蚜虫和红蜘蛛等。

【采收与加工】秋、冬二季（以十月至次年三月为佳）采挖，洗净，除去茎基和须根，置沸水中煮或蒸至透心，趁热除去外皮，洗净，干燥。

【商品规格】根据产地，天冬商品分为川天冬、温天冬、湖天冬等规格。天冬等级常分为三等，其他为统货。

各地所产天冬，按中部直径、色泽等性状特征分为三等。一等：块根长纺锤形，中部直径1.2cm以上；硬皮去净，表皮黄白色，半透明，断面中央有白色中柱。二等：中部直径0.8cm以上；间有未剥净硬皮，但不得超过5%。三等：中部直径0.5cm以上；表面及断面红棕色或红褐色，稍有未去净硬皮，但不得超过15%。

【药材鉴别】

（一）性状特征

本品呈长纺锤形，略弯曲，长5～18cm，直径0.5～2cm。表面黄白色至淡黄棕色，半透明，光滑或具深浅不等的纵皱纹，偶有残存的灰棕色外皮。质硬或柔润，有黏性，断面角质样，中柱黄白色。气微，味甜、微苦。（图9-2）

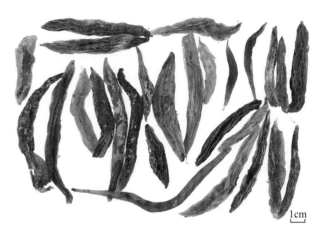

图9-2　天冬药材图

（二）显微鉴别

块根横切面　根被有时残存。皮层宽广，外侧有石细胞散在或断续排列成环，石细胞浅黄棕色，长条形、长椭圆形或类圆形，直径32～110μm，壁厚，纹孔和孔沟极细密；黏液细胞散在，草酸钙针晶束存在于椭圆形黏液细胞中，针晶长40～99μm。内皮层明显。中柱韧皮部束和木质部束各31～135个，相互间隔排列，少数导管深入至髓部，髓细胞亦含草酸钙针晶束。（图9-3，图9-4）

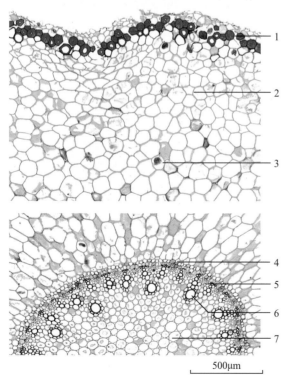

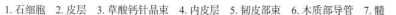

图9-3　天冬横切面图

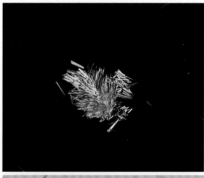

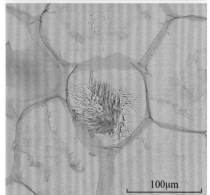

图9-4　草酸钙针晶束

1.石细胞　2.皮层　3.草酸钙针晶束　4.内皮层　5.韧皮部束　6.木质部导管　7.髓

（三）理化鉴别

薄层色谱　取本品粉末1g，加甲醇25ml，超声处理30分钟，滤过，取滤液回收溶剂至干，残渣加水5ml使溶解，通过已处理好的C18固相萃取柱（1.0g，6ml，依次用甲醇与水各6ml预洗），依次用水、10%甲醇、甲醇各10ml洗脱，收集甲醇洗脱液，回收溶剂至干，残渣加甲醇1ml使溶解，作为供试品溶液。另取天冬对照药材1g，同法制成对照药材溶液。照薄层色谱法试验，吸取上述两种溶液各6ml，分别点于同一硅胶G薄层板上，使成条状。以三氯甲烷-甲醇-水（13∶7∶2）10℃以下放置的下层溶液为展开剂，展开，取出，晾干，喷以10%硫酸乙醇溶液，在105℃加热至斑点显色清晰，分别在日光及紫外光灯（365nm）下检视。供试品色谱中，在与对照药材色谱相应的位置上，显相同颜色的斑点；紫外光灯下显相同颜色的荧光斑点。

【质量评价】天冬以肥满、致密、色黄至棕黄、半透明者为佳。

【化学成分】主要成分为糖、皂苷、氨基酸等，其中多糖和皂苷是其主要有效成分。

1. 糖类　天冬多糖（asparagus polysaccharide）A、B、C、D，含有甘露糖、鼠李糖、葡萄糖醛酸、葡萄糖、半乳糖及阿拉伯糖等单糖[1]。

2. 皂苷类　菝葜皂苷元、薯蓣皂苷元、菝葜皂苷元-3-O-[α-L-鼠李吡喃糖基（1-4）]-β-D-葡萄吡喃糖苷、薯蓣皂苷元-3-O-β-D-吡喃葡萄糖苷、异菝葜皂苷元等皂苷类化合物[3]。

3. 氨基酸类　天冬酰胺（asparagine），还含有瓜氨酸（citrulline）、丝氨酸（serine）、苏氨酸（threonine）、脯氨酸（proline）、甘氨酸（glycine）等19种氨基酸[3]。

4. 其他　天冬药材还含有丰富的维生素、无机元素、豆甾醇、糖醛、内酯、黄酮、蒽醌及强心苷等化学成分[4]。

【性味归经】甘、苦、寒。归肺、肾经。

【功能主治】养阴润燥，清肺生津。用于肺燥干咳，顿咳痰黏，腰膝酸痛，骨蒸潮热，内热消渴，热病津伤，咽干口渴，肠燥便秘。

【药理作用】

1. 抗肿瘤作用　天冬90%乙醇提取物，经乙酸乙酯萃取后得到的淡黄色结晶对人骨肉瘤Saos-2细胞具有显著抑制作用[5]。

2. 镇咳平喘作用　天冬醇提物对浓氨水引起的小鼠咳嗽和由组胺引起的豚鼠咳嗽有显著抑制作用，其中对小鼠有较为明显的祛痰作用，对组胺引起的豚鼠哮喘模型起平喘作用[6]。

3. 对神经系统影响　天冬水煎剂可显著缩短大鼠逃避潜伏期，增加大鼠穿越平台的次数，延长大鼠的跳台实验反应时间、潜伏时间，改善大鼠的学习记忆能力[7]。

4. 其他　天冬总皂苷具有改善麻醉犬脑血流、降低脑血管阻力等活性[6]。天冬水提取液可使急性炎症持续作用时间明显缩短[8]。天冬提取物具有明显改善糖尿病症状、降低高血糖作用。天冬的三氯甲烷提取物、醇提取物及水提取物具有不同程度的对半乳糖致衰小鼠的抗氧化作用。天冬还具有强壮身体、缓解疲劳、强健呼吸系统、杀灭蚊蝇幼虫等作用[6]。

【分子生药】基于DNA条形码序列的分子鉴定：ITS和psbA-trnH序列可以鉴别天冬及同属近缘种[9]。不同居群天冬具有较高的遗传多样性，建立的RAPD分子标记可用于天冬的遗传多样性研究[10]。

【附注】

1. 天冬药材的颜色为黄色至棕黄色。色白或黄白者，多数为硫黄熏蒸，质量差，在选购时应注意。照二氧化硫残留量测定法测定，不得过400mg/kg。

2. 天冬的伪品主要为羊齿天冬，其原植物为羊齿天门冬*Asparagus filicinus* Ham. Ex D. Don。羊齿天冬性状与天冬相似，但长度和直径均明显小于天冬。

主要参考文献

[1] 罗德敞.天冬多糖的提取与单糖组成分析[J].医药导报，2011，4(30)：541-453.

[2] 徐从立，陈海生，谭兴起，等.中药天冬的化学成分研究[J].天然产物研究与开发，2005，17(2)：128-130.

[3] 沈阳，陈海生，王琼.天冬化学成分的研究[J].第二军医大学学报，2007，28(11)：1241-1244.

[4] 国家中医药管理局.中医病症诊断疗效标准[S].南京：南京大学出版社，1994：36-37.

[5] 瞿家权，石莺，贾薇，等.羊齿天门冬根茎提取物对人骨肉瘤细胞增殖的抑制作用[J].重庆医学，2014，43(2)：203-205.

[6] 李武，倪敏.药用植物天门冬的药理活性研究进展[J].农技服务，2017，34(6)：3-4.

[7] 刘洋，李艳菊，李红日，等.天门冬对氟中毒大鼠学习记忆能力干预作用[J].中国公共卫生，2017，33(6)：922-925.

[8] 李婷欣，李云.天门冬提取液对大鼠的急性和慢性炎症的影响[J].现代预防医学，2005，32(9)：1051-1052.

[9] 欧立军，张人文，谈智文，等.我国不同地区天门冬核 DNA ITS 序列分析[J].中草药，2011，7(42)：1402-1406.

[10] 曹旭林.天冬等级划分的合理性及其遗传多样性研究[D].贵阳：贵州医科大学，2018.

（北京大学药学院　许书　屠鹏飞）

10. 天胡荽

Tianhusui

HYDROCOTYLIS HERBA

【别名】石胡荽、鹅不食草、破铜钱。

【来源】为伞形科植物天胡荽 *Hydrocotyle sibthorpioides* Lam. 的全草。

【本草考证】天胡荽药名最早见于唐代《备急千方要方》，载："别有一种近水渠中温湿处，冬生，其状类胡荽，亦名鸡肠菜，可以疗痔病，一名天胡荽。"明代《滇南本草》载："破钱草，味辛、苦、性温。主治发汗，散诸风头痛、明目、退翳膜、利小便、疗黄疸。"《本草纲目》载："石胡荽，生于石缝及阴湿处小草也。高二三寸，冬月生苗，细茎小叶，形状宛如嫩胡荽。其气辛熏不堪食，鹅亦不食之"。本草记载与现今所用天胡荽基本一致。

【原植物】茎细长而匍匐，节上生根。叶片膜质至草质，圆形或肾圆形，长0.5～1.5cm，宽0.8～2.5cm，基部心形；叶柄长0.7～9cm，无毛或顶端有毛；托叶略呈半圆形。伞形花序与叶对生，花序梗纤细，长0.5～3.5cm，短于叶柄1～3.5倍；小总苞片卵形至卵状披针形，长1～1.5mm，背部有1条不明显的脉；小伞形花序有花5～18，花无柄或有极短的柄，花瓣卵形，长约1.2mm，绿白色，有腺点；花丝与花瓣同长或稍超出，花药卵形；花柱长0.6～1mm。果实略呈心形，长1～1.4mm，宽1.2～2mm，两侧扁压，中棱在果熟时极为隆起，幼时表面草黄色，成熟时有紫色斑点。花果期4～9月。（图10-1）

生于海拔50～3000m的湿润草地、沟边或林下草丛中。主要分布于华东、华中、华南及西南地区，日本、朝鲜也有分布。

【主产地】全国各地均产。主产于江西、福建、广东、广西、贵州、四川、湖南等地[1]。

【栽培要点】

1. 生物学特性　喜温暖、耐寒，以阳光充足、栽培以土质疏松、肥沃中性或微碱性的砂质土壤为宜，忌连作。

2. 栽培技术　根茎繁殖为主，种子繁殖多在繁育新品种时应用。

3. 病害　叶甲类、叶枯病、白粉病等[2]。

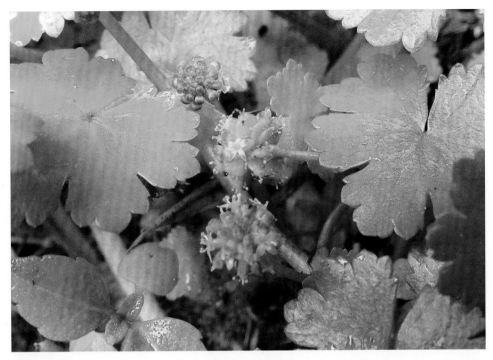

图10-1 天胡荽

【采收与加工】夏、秋两季采收，洗净，阴干或鲜用。

【药材鉴别】

（一）性状特征

皱缩成团，根细，表面淡黄色或灰黄色。茎极纤细，弯曲，黄绿色，节处有根痕及残留细根。叶多皱缩破碎，完整中圆形或近肾形，5～7浅裂，少不分裂，边缘有钝齿；托叶膜质；叶柄长约0.5cm，扭曲状。伞形花序小。双悬果略呈心形，两侧压扁。气香。（图10-2）

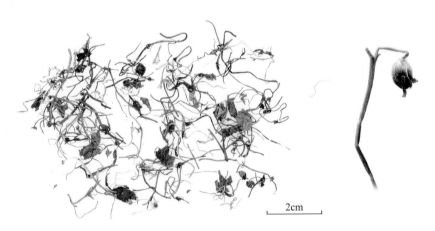

2cm

图10-2 天胡荽药材图

（二）显微鉴别

1.茎横切面 表皮细胞1列，外被角质层，表皮下为1列较整齐的厚角组织；皮层薄壁细胞5～9列，外韧形维管束5～6个，排列成环；形成层不明显，每一维管束外缘均有一直径约为16μm的分泌道，由6个扁平的分泌细胞组成环；木部导管3～6个，微木化，多为径向排列；中央髓部为薄壁组织。薄壁细胞内分布有大量淀粉粒，偶见草酸钙簇晶，直径14～60μm。（图10-3）

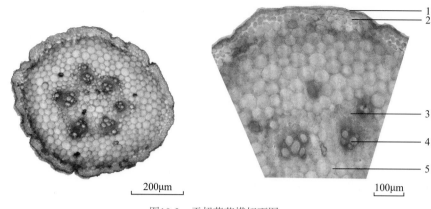

图10-3 天胡荽茎横切面图

1.表皮　2.皮层　3.韧皮部　4.木质部　5.髓

2.粉末特征　中果皮石细胞较多；天胡荽茎、叶表面有较多多细胞非腺毛，非腺毛2～4个单列或10个以上多列，细胞壁上有明显疣状突起；环纹导管多见；叶表皮细胞为不规则形状，细胞壁连珠状增厚，气孔多为平轴式或直轴式。（图10-4）

（三）理化鉴别

药材70%乙醇提取液，加镁粉少许，再滴加浓盐酸4～5滴，水浴加热3～5分钟，溶液显棕色或红棕色。在365nm紫外光灯下检视，呈浅蓝色荧光，加10%氢氧化钠溶液1滴，挥干后，显黄色荧光。

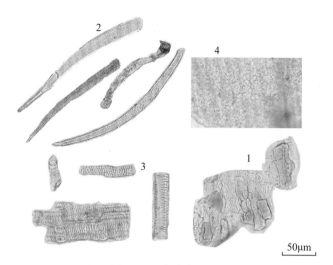

图10-4　天胡荽粉末图

1.石细胞　2.非腺毛　3.导管　4.气孔

【化学成分】主要成分为黄酮及其苷类、香豆素及五环三萜类、植物甾醇、挥发油等成分，其中黄酮及其苷类和挥发油是主要活性成分。

1.黄酮类　含有槲皮苷、槲皮素、槲皮素-3-吡喃半乳糖苷、槲皮素-3-O-刺槐糖苷、槲皮素-3-O-β-D-6'-咖啡酰半乳糖苷、刺槐糖苷、异鼠李素和异鼠李素-3-O-β-D-半乳糖苷、牡荆苷（vitexin）、金丝桃苷、异牡荆苷（isovitexin）等。

2.挥发油　含有δ-3-蒈烯（δ-3-carene）、γ-松油烯（γ-terpinene）、榄香烯（elemene）、α-香柠檬烯（α-bergamolene）、异香橙烯（allo-aromadendrene）、α-蛇床烯（α-selinene）、β-蛇床烯（β-selinene）、δ-杜松烯（δ-cadinene）、α-红没药醇（α-bisabolol）、新植二烯（neophytadiene）等。

3.其他　含有香豆精（coumarin）、齐墩果酸、β-谷甾醇（β-sitosterol）、菠甾醇（α-spinasterol）、豆甾醇、原儿茶酸等[3]。

【性味归经】味辛、微苦，性凉。归脾、胆、肾经。

【功能主治】清热利尿，化痰止咳。用于黄疸，痢疾，水肿，百日咳，淋症，目翳，喉肿，痈肿疮毒，带状疱疹，跌打损伤[4]。

【药理作用】

1.抑菌作用　天胡荽水煎剂在体外试验中对金黄色葡萄球菌有较强抑制作用，对变形杆菌、福氏痢疾杆菌、伤寒杆菌也有不同程度抑制作用[5]。

2.抗肝纤维化　天胡荽提取液能明显降低免疫型肝纤维化模型大鼠血清中的ALT和AST水平，同时也能降低

Hyp含量，表现出显著的抗肝纤维化作用[6]。

3. 抗肿瘤作用　天胡荽提取物对小鼠移植性肿瘤U14、Hep、S180具有抑制作用[7]。

4. 利尿作用　天胡荽水煎液有较好的利尿作用，给药6小时大鼠的排尿量有明显差异[8]。

【用药警戒或禁忌】本品味辛辣，对胃有刺激性，凡胃热疼痛、吐血等要慎用[9]。

主要参考文献

[1] 傅书遐.湖北植物志[M].武汉：湖北科学技术出版社，2002：194.

[2] 刘克龙，杜一新，梁碧媛.天胡荽人工栽培技术[J].现代农业科技，2008，14：51-53.

[3] 蒲首丞，郭远强，高文远.天胡荽化学成分的研究[J].中草药，2010，41(09)：1440-1442.

[4] 福建省医药研究所.福建药物志（第一册）[M].福州：福建人民出版社，1979：365-367.

[5] 陈瑶，郑汉臣，秦路平.伞形科天胡荽亚科植物化学成分和药理作用[J].国外医药·植物药分册，2004，19(2)：5l-57.

[6] 彭震宇，王一奇，戚虎昶，等.天胡荽有效成分HAS抗大鼠免疫性肝纤维化的实验研究[J].中华中医药学刊，2009，27(08)：1654-1656.

[7] 许玉芬，陈燕惠，杨尚庞.天胡荽属植物的化学成分及其药理作用综述[J].福建热作科技，2013，38(03)：59-61.

[8] 张兰，张德志.天胡荽的研究进展[J].现代食品与药品杂志，2007，(01)：15-17.

[9] 吕广振.全国中等中医药学校教材　中药学[M].济南：山东科学技术出版社，1988：27.

（南阳理工学院张仲景国医国药学院　黄显章）

11. 天然冰片（右旋龙脑）

Tianranbingpian（Youxuanlongnao）

BORNEOLUM

【别名】梅花脑。

【来源】为樟科植物樟*Cinnamomum camphora* (L.) Presl的新鲜枝、叶经提取加工制成。

【本草考证】天然冰片最早以"龙脑香及膏香"载于《新修本草》，曰："出婆律国，形似白松脂，作杉木气，明净者善；久经风日，或如雀屎者不佳。"《图经本草》载："龙脑香出婆律国，今惟南海番舶贾客货之。相传云：其木高七、八丈，大可六、七围，如积年杉木状，旁生枝，叶正圆而背白，结实如豆蔻，皮肉甲错，香即木中脂，似白松脂，作杉木气。今海南龙脑，多用火煏成片，其中亦容杂伪，入药惟贵生者，状若梅花瓣，甚佳也。"《本草纲目》载："龙脑香，南番诸国皆有之。土人解作板，板缝有脑出，乃劈取之，大者成片如花瓣，清者名脑油。"本草记载龙脑香与现今所用天然冰片（龙脑）基本一致。

【原植物】常绿大乔木，高可达30m，直径可达3m；枝、叶及木材均有樟脑气味；树皮黑褐色，有不规则的纵裂。顶芽广卵形或圆球形，外面略被绢状毛。枝条圆柱形，嫩枝绿色，老枝淡褐色。叶互生，卵状椭圆形，全缘，长6～12cm，宽2.5～5.5cm，先端急尖，基部宽楔形至近圆形；叶柄纤细，长2～3cm，腹凹背凸。圆锥花序腋生，长3.5～7cm，具梗，总梗长2.5～4.5cm。花绿白或带黄色，长约3mm；花梗长1～2mm。花被外面无毛或被微柔毛，内面密被短柔毛，花被筒倒锥形，长约1mm，花被裂片椭圆形，长约2mm。能育雄蕊9，长约2mm，花丝被短柔毛。退化雄蕊3，位于最内轮，箭头形，长约1mm，被短柔。子房球形，长约1mm，无毛，花柱长约1mm。果卵球形或近球形，直径6～8mm，紫黑色；

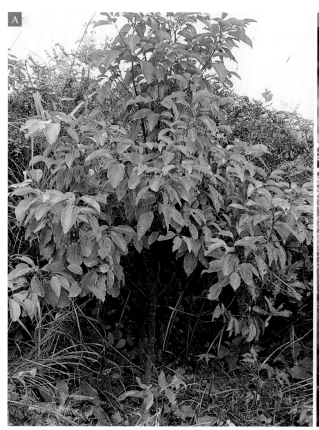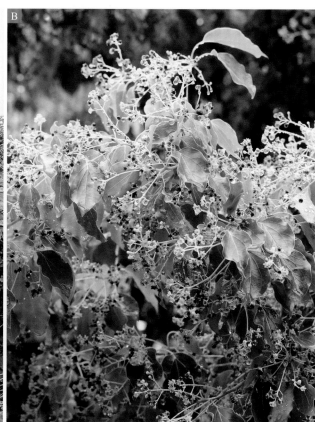

图11-1　樟

A.植株　B.花

果托杯状，长约5mm，顶端截平，宽达4mm，具纵向沟纹。花期4～5月，果期8～11月。（图11-1）

分布于我国南方及西南各省区，常生于山坡或沟谷中，现在长江以南各省区广泛栽培。

【主产地】主产于东南亚。我国近二十年来通过品种选育，优选了富含龙脑的"龙脑樟"，已在湖南等省大面积种植。

【采收与加工】砍下带叶的枝条，切碎后用水蒸气蒸馏，冷后析晶，再重结晶，得到天然冰片。

【药材鉴别】

（一）性状特征

本品为白色结晶性粉末或片状结晶。气清香，味辛、凉。具挥发性，点燃时有浓烟，火焰呈黄色。本品在乙醇、三氯甲烷或乙醚中易溶，在水中几乎不溶。熔点为204～209℃。比旋度为+34°～+38°。（图11-2）

（二）理化鉴别

薄层色谱　取本品2mg，加三氯甲烷1ml使溶解，作为供试品溶液。另取右旋龙脑对照品适量，加三氯甲烷制成每1ml含2mg的溶液，作为对照品溶液。照薄层色谱法试验，吸取上述两种溶液各2μl，分别点于同一硅胶G薄层板上，以正己烷-乙酸乙酯（17：3）为展开剂，展开，取出，晾干，喷以1%香草醛硫酸溶液，在105℃加热至斑点显色清晰。供试品色谱中，在与对照品色谱相应的位置

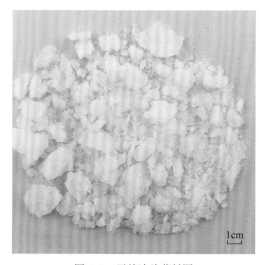

图11-2　天然冰片药材图

上，显相同颜色的斑点。（图11-3）

【质量评价】本品含右旋龙脑（$C_{10}H_{18}O$）不得少于96.0%，含樟脑不得过3.0%，并不得检出异龙脑。

【化学成分】主要为右旋龙脑。

【性味归经】辛、苦、凉。归心、脾、肺经。

【功能主治】开窍醒神，清热止痛。用于热病神昏、惊厥，中风痰厥，气郁暴厥，中恶昏迷，胸痹心痛，目赤，口疮，咽喉肿痛，耳道流脓。

【药理作用】

1. 抗心肌梗死作用　冰片灌胃，可使结扎左冠脉前降支形成急性心肌梗死的麻醉狗心率减慢，动静脉氧差减少[1]。

2. 抗生育作用　小鼠腹腔注射冰片，可使妊娠中期和晚期小鼠终止妊娠[2]。

3. 抗病原微生物作用　冰片具有良好的抗菌、抗病毒及抗真菌作用。通过使细菌细胞壁肽聚糖层增厚、改变膜的通透性，使药物进入细胞内，从而达到抗菌的目的[3]。

4. 引经作用　冰片常作为脑部病变的引经药，其与治疗颅脑疾病的药物共用时，提高合用药物的脑组织分布，可使药物更易于透过血脑屏障，提高其脑组织内生物利用度，从而增强药物的治疗效果[4]。能够增强抗肿瘤药物顺铂、甲氨蝶呤的血肿瘤屏障通透率，提高其脑内生物利用度[5, 6]。

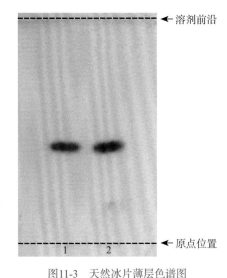

图11-3　天然冰片薄层色谱图
1. 龙脑对照品　2. 天然冰片供试品

溶剂前沿

原点位置

1　2

主要参考文献

[1] 江文德，徐端正，胡国钧，等.冠心苏合丸的药理研究及其简化制剂——苏冰滴丸的理论基础[J].药学学报.1979，14(11)：655-659.

[2] 徐莲英，陶建生，冯怡.冰片的抗生育作用及剂型研究[J].中成药研究.1986，(3)：1-2.

[3] 黄晓敏，廖玲军，曾松荣，等.梅花冰片3种剂型体外抗菌活性研究[J].江西中医学院学报，2005，17(1)：63-65.

[4] 郭军治，张荣，段美美，等.天然冰片对甲氨蝶呤透过血肿瘤屏障的影响[J].中药新药与临床药理，2015，26(1)：73-77.

[5] 段美美，曾武，陈浩，等.天然冰片对顺铂在C6脑胶质瘤模型大鼠体内的药动学及脑组织分布的影响[J].中药药理与临床，2013，29(5)：24-27.

[6] 邢燕梅，闫晓宁，郭军治，等.冰片对血肿瘤屏障通透性的影响及机制[J].中国中西医结合杂志，2016，36(6)：696-702.

（北京大学药学院　刘婷婷　屠鹏飞）

12. 元宝草

Yuanbaocao

HYPERICI SAMPSONII HERBA

【别名】对月草、合掌草、穿心草、叶抱枝等。

【来源】为藤黄科植物元宝草 *Hypericum sampsonii* Hance 的干燥全草[1]。

【**本草考证**】本品始载于《本草从新》，云："元宝草生江浙田塍间，茎直上，叶对节生。如元宝向上，或三四或五六层。"《百草镜》亦载："元宝草生阴土，近水处多有之，谷雨后生苗，其叶中阔两头尖，如梭子形，穿茎其上，或五六层，或六七层，小满后开花黄色，气性凉。"《植物名实图考》载："元宝草，江西、湖南、山东，园圃皆有之，独茎细绿，长叶上翘，茎穿叶心，分支复生小叶，春开小黄花五瓣，花罢结实。根香清馥，土医以异状，固有相思、灯台、双合合诸名。或云患乳痈，取悬至胸间……即愈。"《本草纲目拾遗》载："此草有两种，一种两叶包茎，亦对节生；一种独叶，茎穿叶心。入药以独叶为胜。"茎叶穿心者，即为元宝草。本草记载与现今所用元宝草基本一致。

【**原植物**】多年生草本，高约60cm，光滑无毛。茎直立，分枝，圆柱形；叶对生，长椭圆状披针形，长约3～6cm，宽约2cm，先端钝圆，全缘，两叶基部连合为一体，而茎贯穿其中，上面绿色带紫红色，下面灰绿色，密生黑色腺点。聚伞花序顶生，花小，黄色；萼片5，椭圆形，不等大，有黑点；花瓣5，广倒卵形，几与萼等长；雄蕊3束，子房3室，花柱3个。蒴果卵圆形，3室，长约7mm，具赤褐色腺点。花期6～7月，果期8～9月。（图12-1）

生于海拔0～1200m的路旁、山坡、草地、灌丛、田边、沟边等处。分布于我国长江流域以南各地及台湾。日本、越南（北部）、缅甸（东部）、印度（东北部）也有。

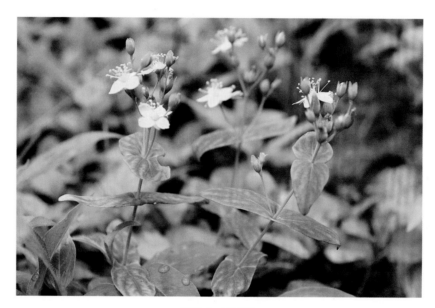

图12-1　元宝草

【**主产地**】主产于江苏、浙江、四川等地[2]。

【**栽培要点**】

1. 生物学特性　性喜温暖，对土壤要求不严，但以排水良好、肥沃、疏松的砂质壤土较好。

2. 栽培技术　用种子繁殖。四川地区在3～4月播种。播前，将土地深翻，敲细整平，开1.3m宽的高畦，横开播种沟，深7～10cm，播幅10cm，沟心距约25cm，施人畜粪水后，把拌有草木灰和人畜粪水的种子匀播沟里，播后盖草木灰1cm厚。出苗后，施清淡人畜粪水提苗。苗高6cm时，结合中耕除草、匀苗、补苗，使每隔9～12cm有苗1株，并追肥1次。6月、10月各再行中除、追肥1次。

3. 病虫害　病害：白粉病，可用0.2～0.3度的石灰硫黄合剂防治。虫害：蚜虫和红蜘蛛，可用乐果防治。

【**采收与加工**】夏、秋季采收，洗净，晒干或鲜用。

【**药材鉴别**】

（一）性状特征

根细圆柱形，稍弯曲，长3～7cm，支根细小；表面淡棕色。茎圆柱形，直径2～5mm，长30～80cm；表面光滑，棕红色或黄棕色；质坚硬，断面中空。叶对生，两叶基部合生为一体，茎贯穿于中间；叶多皱缩，展平后叶片长椭

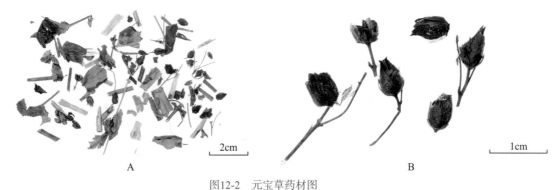

图12-2 元宝草药材图

A. 干燥药材　B. 花局部放大图

圆形，上表面灰绿色或灰棕色，下表面灰白色，有众多黑色腺点。聚伞花序顶生，花小，黄色。蒴果卵圆形，红棕色。种子细小，多数。气微，味淡。以叶多，带花、果者为佳。（图12-2）

（二）显微鉴别

粉末特征　粉末黄棕色。导管多为网纹、梯纹，可见螺纹、环纹导管。气孔不定式，表皮细胞垂周壁波状弯曲。茎表皮细胞类方形，排列紧密，黄棕色。单细胞非腺毛众多。分泌腔，由几个细胞形成，内含棕色分泌物。草酸钙针晶成束存在。（图12-3）

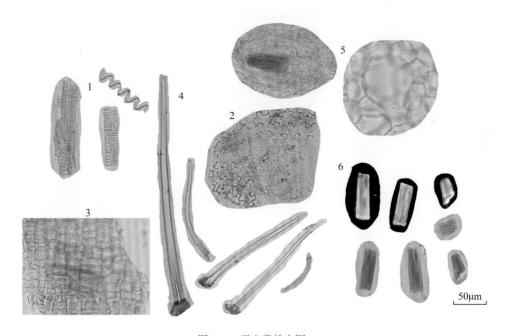

图12-3 元宝草粉末图

1. 导管　2. 不定式气孔　3. 茎表皮细胞　4. 非腺毛　5. 分泌腔　6. 草酸钙针晶

（三）理化鉴别

薄层色谱　取本品粉末10g，加10ml甲醇，超声处理40分钟，滤过，滤液作为供试品溶液。另取槲皮素对照品1g，加甲醇制成每1ml含0.1g的溶液，作为对照品溶液。照薄层色谱法试验，吸取上述两种溶液各5μl，分别点于同一以羧甲基纤维素钠为黏合剂的硅胶G薄层板上，以乙烷-乙酸乙酯-甲酸（7.5∶5∶1）为展开剂，展开，取出，晾干，喷以三氯化铝试液，热风吹至斑点显色清晰，置紫外灯（365nm）下检视。供试品色谱中，在与对照品色谱相应位置上，显相同颜色的斑点[2]。

【质量评价】元宝草以叶多、带花者为佳。采用HPLC法测定，本品按干燥品计算，含芒果苷（$C_{19}H_{18}O_{11}$）不得少于0.1%[2]。

【化学成分】主要成分为多环多异戊烯基间苯三酚衍生物（PPAPs）、萘骈双蒽酮类（金丝桃素和假金丝桃素）、黄酮类等成分。

1. 多环多异戊烯基间苯三酚衍生物　以元宝草酮A-Q（sampsonione A-Q）为代表，其中sampsonione A和I对人白血病细胞P388具有一定的细胞毒性[3]。

2. 黄酮类　有槲皮素（quercetin）、金丝桃苷（hyperin）和芦丁（rutin）等。其中芒果苷为元宝草中含量最高的成分。

3. 萘骈双蒽酮类　有金丝桃素（hypericin）、假金丝桃素（hyperoside）[3]。

【性味归经】味苦、辛，性寒。归肝、脾经。

【功能主治】清热解毒，通经活络，凉血止血。用于小儿高热，痢疾，肠炎，吐血，衄血，月经不调，白带；外用治外伤出血，跌打损伤，乳腺炎，烧烫伤，毒蛇咬伤[1]。

【药理作用】

1. 抗肿瘤作用　元宝草的三氯甲烷萃取部位可有效结合RXRα并抑制RXRα转录活性的有效成分而引起肺癌细胞H460的凋亡，二氯甲烷部位对肾癌细胞AD293的增殖具有稳定的抑制作用。此外，peroxysampsones D对HL-60、SMMC-7721、A-549、SW-480等肿瘤细胞增殖具有显著的抑制作用[4, 5]。

2. 抗抑郁作用　元宝草总黄酮提取物能一定程度拮抗低剂量利血平（5mg/kg，腹腔注射）诱导的小鼠体温下降，延长小鼠的不动时间，改善小鼠抑郁症状。而元宝草正丁醇部分及水层部分也显示可以缓解获得性无助大鼠抑郁模型的体温下降症状[6]。

3. 抗病毒作用　元宝草中的金丝桃素具有较好的抗HIV、H9N2及EIAV病毒的作用；自台湾元宝草中分离得到的hypersampsones A-F还可抑制感染了乙肝病毒的MS-G2细胞的乙肝病毒抗原分泌功能[7]。

主要参考文献

[1] 湖南省食品药品监督管理局.湖南省中药材标准[S].长沙：湖南科学技术出版社，2009：163.

[2] 陈勇.四川省中药材标准[M].成都：四川科学技术出版社，2010：114.

[3] 殷红军，李彬，周琪，等.元宝草中一个新的二苯甲酮[J].天然产物研究与开发，2013，25(07)：875-877.

[4] 宦丽君.元宝草化学成分及生物活性研究[D].湖北大学，2014：2-8.

[5] 亓建斌，王力，陈超，等.针对RXRα的元宝草抗肿瘤活性成分研究[J].天然产物研究与开发，2008，(01)：129-130，69.

[6] 石金城，闫显光，刘媛，等.元宝草抗抑郁活性部位筛选研究[J].辽宁中医药大学学报，2010，12(05)：7-9.

[7] Lin yun-lian，Wu yu-san. Polyprenylated phloroglucinol derivatives from *Hypericum sampsonii* [J]. Helvetica Chimica Acta，2003，86(6): 2156-2163.

（湖南中医药大学　邵莉　刘塔斯）

13. 木瓜

Mugua

CHAENOMELIS FRUCTUS

【别名】皱皮木瓜、铁脚梨、楙。

【来源】为蔷薇科植物贴梗海棠*Chaenomeles speciosa*（Sweet）Nakai的干燥近成熟果实。

【本草考证】本品始载于《名医别录》，列为中品，载："木瓜实，味酸温，无毒，主湿痹邪气、霍乱大吐下、转筋不止。"《本草纲目》载："其木状如柰，春末开花，深红色；其实大者如瓜，小者如拳。"本草记载与现今所用木瓜基本一致。

【原植物】落叶灌木，高达2m。枝条直立而展开，有刺；小枝圆柱形，微屈曲，紫褐色或黑褐色，有疏生浅褐色皮孔；冬芽三角卵形，先端急尖，近于无毛或在鳞片边缘具短柔毛，紫褐色。叶片卵形至椭圆形，稀长椭圆形，长3～9cm，宽1.5～5cm，先端急尖稀圆钝，基部楔形至宽楔形，边缘具有尖锐锯齿，齿尖开展，无毛或在萌蘖上沿下面叶脉有短柔毛；叶柄长约1cm；托叶大型，草质，肾形或半圆形。花先叶开放，3～5朵簇生于二年生老枝上；花梗短粗，近于无柄；花直径3～5cm；萼筒钟状，外面无毛；萼片直立，半圆形稀卵形，先端圆钝，全缘或有波状齿；花瓣倒卵形或近圆形，基部延伸成短爪，猩红色或深红色；雄蕊长约花瓣之半；花柱基部合生，无毛或稍有毛，柱头头状，有不显明分裂，约与雄蕊等长。果实球形或卵球形，直径4～6cm，黄色或黄绿色，有稀疏不显明斑点，味芳香；萼片脱落，果梗短或近于无梗。花期3～5月，果期9～10月。（图13-1）

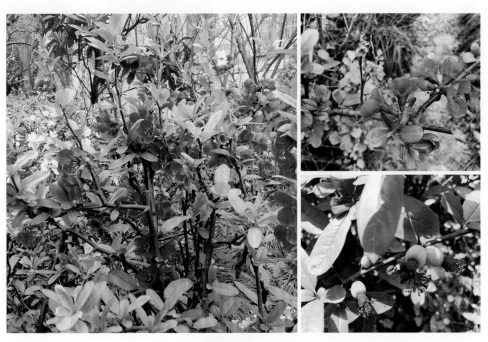

图13-1　贴梗海棠

生于屋旁、路边、林边、背风向阳、坡度15°以下低山、丘陵地带。全国各地习见栽培，花色大红、粉红、乳白且有重瓣及半重瓣品种。

【主产地】主产于我国西南、华中、华东等地。历代本草均记载木瓜以安徽宣城为道地药材。目前木瓜产地以安徽、湖北、四川等地为主，其中产于安徽宣城的称宣木瓜，产自湖北长阳的习称资木瓜，重庆綦江的习称川木瓜。

【栽培要点】

1. 生物学特性　喜温暖湿润气候，耐寒，耐旱，土层深厚、肥沃、水源充足、排水便利的微酸性或中性壤土、砂壤土为宜[1]。

2. 栽培技术　扦插、分株或压条繁殖为主。对水、肥敏感，定植三年修剪培育为外圆内空、通风透光、树冠骨架结构合理的高产树形[2]。

3. 虫害　红蜘蛛、蚜虫等。

【采收与加工】 7～8月果实表皮由绿色变为绿黄色时采收，宣木瓜为7月上旬，资丘木瓜为7月中旬，川木瓜为8月中旬[3]。

采收后趁鲜对半纵剖，切面向上晒至泛红时翻晒，日晒夜露直至晒干[1]。也可蒸10～15分钟，或沸水中煮至外皮灰白色，对半纵剖后晒干[2]。

【商品规格】 根据市场流通情况，将木瓜分为选货和统货两个规格。选货：药材长度≥6cm；统货：药材长度≥4cm。

【药材鉴别】

（一）性状特征

果实多呈纵剖成对半的长圆形，长4～9cm，宽2～5cm，厚1～2.5cm。外表面紫红色或红棕色，有不规则深皱纹；剖面边缘向内卷曲，果肉红棕色，中心部分凹陷，棕黄色。种子扁长三角形，多脱落，质坚硬。气微清香，味酸。以质坚实、味酸者为佳。（图13-2）

（二）显微鉴别

粉末特征　粉末棕红色。石细胞成群或单个散在，无色、淡黄色或橙黄色，类圆形、类长方形、类三角形或类圆形，直径12～82μm，层纹明显，孔沟细，有的胞腔含棕色或红棕色物。中果皮薄壁细胞淡黄色或棕色，类圆形，偶含细小草酸钙方晶。外果皮细胞断面观呈类长方形，外壁厚14～32μm，角质化，胞腔小，内含红棕色物。色素块黄棕色或棕色。网纹、螺纹导管，直径5～27μm，壁厚约2μm。（图13-3）

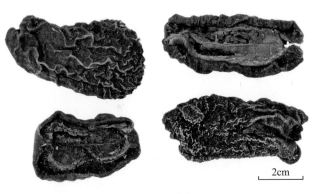

2cm

图13-2　木瓜药材图

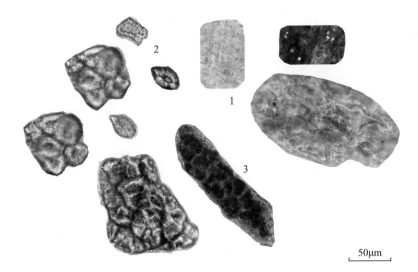

50μm

图13-3　木瓜粉末图

1.中果皮薄壁细胞（含草酸钙方晶）　2.石细胞　3.外果皮细胞

（三）理化鉴别

薄层色谱 取本品粉末1g，加三氯甲烷10ml，超声处理30分钟，滤过，滤液蒸干，残渣加甲醇–三氯甲烷（1∶3）混合溶液2ml使溶解，作为供试品溶液。另取木瓜对照药材1g，同法制成对照药材溶液。再取熊果酸对照品，加甲醇制成每1ml含0.5mg的溶液，作为对照品溶液。照薄层色谱法试验，吸取上述三种溶液各1～2μl，分别点于同一硅胶G薄层板上，以环己烷–乙酸乙酯–丙酮–甲酸（6∶0.5∶1∶0.1）为展开剂，展开，取出，晾干，喷以10%硫酸乙醇溶液，在105℃加热至斑点显色清晰，分别置日光和紫外光灯（365nm）下检视。供试品色谱中，在与对照药材色谱相应的位置上，显相同颜色的斑点和荧光斑点；在与对照品色谱相应的位置上，显相同的紫红色斑点和橙黄色荧光斑点。

【质量评价】 以个大、皮皱、紫红色、质坚实、味酸者为佳。采用高效液相色谱法测定，本品按干燥品计算，含齐墩果酸（$C_{30}H_{48}O_3$）和熊果酸（$C_{30}H_{48}O_3$）的总量不得少于0.50%。

【化学成分】 主要成分为三萜类、酚酸类、黄酮类、氨基酸类等，其中三萜类和酚酸类是特征类成分和有效成分。

1. 有机酸类 柠苹酸、苹果酸、苯甲酸、对甲氧基苯甲酸、对羟基苯甲酸、肉桂酸、绿原酸、绿原酸甲酯、绿原酸乙酯、5-O-咖啡酰基-奎宁酸丁酯、咖啡酸、咖啡酸正丁酯、柠檬酸、亚麻酸、棕榈酸、硬脂酸、壬二酸、苯乙酸等[4-5]。

2. 三萜类 齐墩果酸、熊果酸、3-O-乙酰熊果酸、3-O-乙酰坡模醇酸、桦木酸等[6]。

【性味归经】 酸，温。归肝、脾经。

【功能主治】 舒筋活络，和胃化湿。用于湿痹拘挛，腰膝关节酸重疼痛，暑湿吐泻，转筋挛痛，脚气水肿。

【药理作用】

1. 抗肿瘤作用 木瓜提取物能抑制H22肿瘤细胞小鼠体内肿瘤生长，可提高肿瘤鼠存活率[7]。

2. 保肝作用 木瓜乙醇提取物对CCl_4引起的慢性肝损伤大鼠具有较好的降酶护肝作用[8]。

3. 抗炎作用 木瓜多糖能有效减轻佐剂性关节炎小鼠的原发性和继发性足肿胀，并且抑制免疫脏器指数的升高[9]。

【分子生药】 基于DNA条形码序列的分子鉴定：ITS2和psbA-trnH序列可以准确鉴别木瓜与同属近缘种[10]。

【附注】 光皮木瓜 *Chaenomeles sinensis*（Thouin）Koehne为皱皮木瓜的同属植物，又名榠楂，入药有解酒、去痰、顺气、止痢之效。果皮干燥后仍光滑，不皱缩，故有光皮木瓜之称。两者的性能有别，不可混用。

主要参考文献

[1] 彭华胜，程铭恩，王德群，等.药用木瓜的资源与采收加工调查[J].中华中医药杂志，2009，(10)：1296-1298.

[2] 刘贵利，徐同印.皱皮木瓜的栽培技术[J].时珍国医国药，2003，14(5)：319-320.

[3] 齐红，王云，郭庆梅，等.不同采收期皱皮木瓜质量动态分析[J].中国实验方剂学杂志，2017，(2)：19-22.

[4] 高诚伟，康勇，雷泽模，等.皱皮木瓜中有机酸的研究[J].云南大学学报：自然科学版，1999，(4)：319-321.

[5] 杨颖博，杨阳，李霞，等.皱皮木瓜化学成分研究[J].中药材，2009，32(9)：1388-1390.

[6] 郭学敏，章玲.皱皮木瓜中三萜化合物的分离鉴定[J].中国中药杂志，1998，23(9)：546-547.

[7] 刘爱华，田慧群，覃晓琳，等.木瓜总黄酮抗肿瘤活性研究[J].中国药房，2014，(7)：599-601.

[8] 王宏贤.木瓜保肝降酶作用的实验研究[J].世界中西医结合杂志，2007，2(4)：213-214.

[9] 李世刚，陈燕.资木瓜多糖对小鼠佐剂性关节炎的作用及其机制[J].中国实验方剂学杂志，2011，17(12)：159-162.

[10] 张艳艳，齐红，郭庆梅，等.木瓜属药用植物DNA条形码鉴定研究[J].中草药，2016，47(3)：474-479.

（上海中医药大学 江圣圭 孙连娜 陈万生）

14. 五加皮

Wujiapi

ACANTHOPANACIS CORTEX

【别名】白刺、目骨、追风使、南五加皮等。

【来源】为五加科植物细柱五加*Acanthopanax gracilistylus* W. W. Smith的干燥根皮[1]。

【本草考证】五加皮始载于东汉《神农本草经》，云："五加皮，味辛，温，无毒。治心腹疝气，腹痛，益气疗躄，小儿不能行，疽疮，阴蚀。一名豺漆。"《蜀本图经》载："树生，小丛赤蔓，茎间有刺，五枚叶片生于枝顶端，根如荆的根，皮又黄又黑，肉白，骨硬。"本草所载与现今五加科刺五加属*Acanthopanax*植物一致。

【原植物】小灌木或亚灌木。茎高达1m，无毛，分枝。叶3枚轮生，同一轮中不等大，无毛；叶片坚纸质，两侧不相等，椭圆形、长椭圆形或椭圆状卵形，长4.5~13.5cm，宽2.2~6cm，顶端渐尖，基部斜宽楔形，或一侧楔形另一侧圆形，边缘全缘或浅波状（齿退化为腺体），侧脉每侧4~7条，不明显或稍明显；叶柄长0.2~2cm。聚伞花序腋生，1~2回分枝，有3~8花，无毛；花序梗长1~2cm；苞片对生，椭圆形，长约5mm，宽3mm；花梗长2.5~4.5mm。花萼长8~9mm，无毛，5裂达基部；裂片披针状线形，宽1.1~2mm，顶端微钝，有3条脉。花冠黄色，长1.7~2.1cm，外面无毛，内面下部被短腺毛；筒漏斗状筒形，长10~12.5mm，口部直径6.5~9mm，上唇长4mm，2浅裂，下唇长7~8mm，3裂近中部，裂片宽卵形。雄蕊无毛，花丝着生于距花冠基部4~5mm处，线形，长约7mm，在中部之下或近中部处膝状弯曲，花药圆卵形，宽2mm；退化雄蕊2，着生于距花冠基部3~4mm处，近丝形，长2.2~3mm，被短腺毛。花盘环状，高1.1mm，边缘有浅齿。雌蕊长9~14mm，无毛，子房线形，长7mm，宽1~1.6mm，柱头扁头形，直径1.5mm。蒴果线形，长5.4~10cm，宽2mm，无毛。种子纺锤形或狭线形，长0.7mm，每端各有1根长0.7~1.2mm的毛。花期6~7月，果期7~10月。（图14-1）

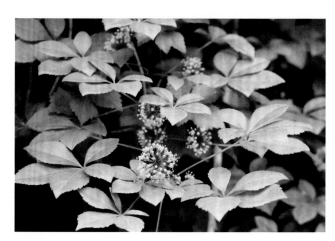

图14-1 细柱五加（张水利 摄）

主要为野生，生于海拔900~1200m的山地林中或灌丛中石上，或溪边石上。分布于云南东南部（麻栗坡）、广西西部（靖西、上林、河池、田林）和贵州西南部（兴义）。

【主产地】主产于我国湖北、河南、安徽等地。

【采收与加工】

1. 采收　秋季采收。采收时先将地上茎叶砍除，将根部挖出。抖去泥土，除净须根，洗净，剥取根皮，抽出木心，晒干。

2. 炮制　五加皮炮制分生用、酒炒、姜制3种。生用：将五加皮用清水洗干净，捡去骨心，切成约6mm长，晒干或文火烘干，筛去灰屑。酒炒：按每50g用白酒15g的比例，将生五加皮放入锅内炒热后将酒分次淋入，炒至酒全部吸收后取出，冷却。姜制：按每50g五加皮用生姜10~15g的比例，先将生姜捣烂，加少许清水，去渣。再把五加皮放入锅内，置文火上炒热后，加入姜汁拌炒，至姜汁全部吸干后取出[2]。

【药材鉴别】

（一）性状特征

呈不规则卷筒状，多数长5~15cm，直径0.4~1.4cm，厚约0.2cm。外表面灰褐色，有稍扭曲的纵皱纹及横长皮孔

样斑痕；内表面淡黄色或灰黄色，有细纵纹。体轻，质脆，易折断，断面不整齐，灰白色。气微香，味微辣而苦。（图14-2）

（二）显微鉴别

横切面　木栓层为数列细胞，呈长方形或多角形，壁薄；皮层窄，有少数分泌道散在；韧皮部宽广，外侧有裂隙，射线宽1～5列细胞，分泌道较多，周围分泌细胞4～11个；薄壁细胞含草酸钙簇晶较多，棱角粗大，老的根中可见少数韧皮细胞断续排成环；薄壁细胞含细小淀粉粒，极多（图14-3）；粉末灰白色；草酸钙簇晶直径8～64μm，有时含晶细胞连接，簇晶排列成行；木栓细胞长方形或多角形，壁薄；老根皮的木栓细胞有时壁不均匀增厚，有少数纹孔；分泌道碎片含无色或淡黄色分泌物；淀粉粒多（图14-4）。

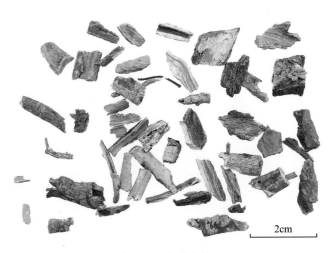

图14-2　五加皮药材图

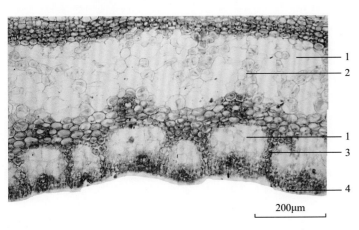

图14-3　五加皮横切面图

1.分泌道　2.射线　3.皮层　4.木栓层

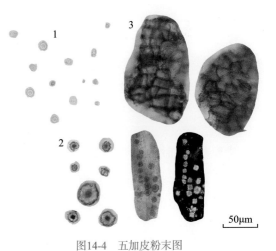

图14-4　五加皮粉末图

1.淀粉粒　2.草酸钙簇晶　3.木栓细胞

（三）理化鉴别

取五加皮粉末0.2g，加二氯甲烷10ml，超声振荡提取30分钟，滤过，滤液蒸干，残渣加二氯甲烷1ml使溶解，作为供试品溶液。另加五加皮对照药材0.2g，同法制成对照药材溶液。再取异贝壳杉烯酸对照品，加甲醇制成1ml含2mg的溶液，作为对照品溶液。照薄层色谱法试验，吸取上述三种溶液各3μl，分别点于同一硅胶G薄层板上，以石油醚（60～90℃）–丙酮–异丙醇–甲酸（12∶2∶0.5∶0.1）为展开剂，展开，取出，晾干，喷以10%硫酸乙醇溶液，在105℃加热至斑点显色清晰，分别在日光和紫外灯光（365nm）下检视。供试品色谱中，在与对照药材色谱和对照品色谱相应的位置上，日光下显相同颜色的斑点，紫外光灯下显相同颜色的荧光斑点[5, 6]。

【质量评价】以肉厚、气香、断面色灰白者为佳。五加皮饮片中WJP-1含量，以干燥品计含量为0.6005%～1.6263%，建议以干燥品计算，WJP-1含量不得少于1.00%。饮片水分不得超过11%，总灰分不得超过11.5%，酸不溶性灰分不得超过3.5%，浸出物不得低于10.5%。

【化学成分】主要成分为二萜类、苯丙素类、植物甾醇、挥发油等，其中二萜类是其特征成分和有效成分。

1.二萜类　异贝壳杉烯醇［(-)-kaur-16-en-19-oic acid］、16α-羟-19-贝壳杉烷酸［16α-hydroxy-(-)-kaur-19-oic acid］、16α-17-二羟基-贝壳杉酸（ent-16α-17-dihydroxy-kaur-19-oic acid）、五加酸等（acanthoic acid）。

2. 苯丙素类　右旋芝麻素（sesamin）、原儿茶酸（protocatechuic acid）、刺五加苷B（eleutherosideB）、紫丁香苷（syringin）等。

3. 植物甾醇　豆甾醇（stigmasterol）、β-谷甾醇（β-sitosterol）、β-谷甾醇葡萄糖苷（β-sitosterol glycoside）等。

4. 挥发油　5-羟甲基-糠醛（5-hydroxymethylfurfural）、马鞭草烯酮（verbenone）、反式马鞭草烯酮（verbenol）、辛醛（xctyl aldehyde）等。

5. 其他　脂肪酸、维生素、大分子蛋白质、多糖等。

【性味归经】辛、苦，温。归肝、肾经。

【功能主治】祛风除湿，补益肝肾，强筋壮骨，利水消肿。用于风湿痹病，筋骨痿软，小儿行迟，体虚乏力，水肿，脚气。

【药理作用】

1. 抗炎作用　主要通过减少炎症介质的释放及抑制其致炎作用所致。

2. 对免疫功能作用　细柱五加皮水煎醇沉液对免疫功能有抑制作用。五加皮总皂苷和多糖则有提高机体免疫功能的作用。

3. 镇静、镇痛作用　细柱五加皮醇浸膏对阈下戊巴比妥钠产生协同作用，使小鼠睡眠时间明显延长。其正丁醇提取物及短梗五加醇提取物均能提高痛阈，具有明显镇痛作用。

4. 抗镉致突变作用及抗应激作用　五加皮水提取物可降低镉诱发的精子畸形和骨髓细胞微核增加。细柱五加总皂苷可明显延长小鼠游泳时间、热应激存活时间和常压耐缺氧时间。

5. 促进核酸合成　细柱五加水提醇沉物可增加幼年小鼠肝脾细胞DNA合成，五加皮多糖对CCl_4中毒性肝损伤小鼠肝细胞的DNA合成有促进作用。

主要参考文献

[1] 冯倩茹. 五加皮的原植物考查[J]. 临床医学工程，2008，15(12)：60-61.

[2] 韩学俭. 五加皮的采收与加工技术[J]. 西北农林科技大学植保所，2004，4(42)

[3] 林兆福. 五加皮的品种鉴别[J]. 传统医药，2006，15(15)：58-59

[4] 王竹金，陈登奏. 五加皮、易混品香加皮及刺五加的鉴别[J]. 海峡药学，2005，17(4)：110

[5] 曾昭红. 松贝、五加皮等4种药材真伪鉴别[J]. 海峡药学，2010，22(1)：74-75

[6] 谢欣辛，程志红，陈道峰. 五加皮的薄层鉴别和异贝壳杉烯酸的含量测定[J]. 时珍国医国药，2013，24(10)：2425-2426

（湖北中医药大学　胡志刚）

15. 五倍子

Wubeizi

GALLA CHINENSIS

【别名】百虫仓、百药煎、棓子、木附子、漆倍子。

【来源】为漆树科植物盐肤木*Rhus chinensis* Mill.、青麸杨*Rhus potaninii* Maxim.或红麸杨*Rhus punjabensis* Stew. var. *sinica*（Diels）Rehd. et Wils.叶上的虫瘿，主要由五倍子蚜*Melaphis chinensis*（Bell）Baker寄生而形成。

【本草考证】本品始载于《本草拾遗》，载："治肠虚泄痢，热汤服。"《日华子本草》载："治中蛊毒、毒药，消酒毒。"《开宝本草》名文蛤、百虫仓，言其："疗齿宣疳，肺脏风毒流溢皮肤，作风湿癣疥痒脓水，五痔下血不止，小儿面鼻疳疮。"《开宝本草》称五倍子为文蛤，遂属误传。《本草纲目》列于虫部第三十九卷，曰："五倍子，宋《开宝本草》收入草部，《嘉祐本草》移入木部，虽知生于肤木之上，而不知其乃虫所造也。此木生丛林处者，五、六月有小虫如蚁，食其汁，老则遗种，结小球于叶间……初起甚小，渐渐长坚，其大如拳，或小如菱，形状圆长不等。初时青绿，久则细黄，缀于枝叶，宛若结成。其壳坚脆，其中空虚，有细虫如蠛蠓。山人霜降前采收，蒸杀货之。否则虫必穿坏，而壳薄且腐矣。皮工造为百药煎，以染皂色，大为时用。"据其所述动物形态、寄主以及五倍子性状，与今之五倍子药材一致。原动物有数种，主要为五倍子蚜。现今市售五倍子分角倍与肚倍2种，其寄主前者为盐肤木，后者为青麸杨与红麸杨。

【原植物】

1. 盐肤木　落叶小乔木或灌木，高2～10m。小枝被锈色柔毛，具圆形小皮孔。奇数羽状复叶互生，叶轴及叶柄常有翅；小叶无柄，纸质，多形，常为卵形或椭圆状卵形或长圆形。先端急尖，基部圆形，边缘具粗锯齿或圆锯，叶面暗绿色，叶背粉绿色，被白粉，叶面沿中脉疏被柔毛或近无毛，叶背被锈色柔毛。圆锥花序宽大，顶生，多分枝，雄花序长，雌花序较短，密被锈色柔毛；花小、杂性，黄白色；雄花花萼裂片长卵形，长约1mm，花瓣倒卵状长圆形，长约2mm，开花时外卷，雄蕊伸出，花丝线形，花药卵形；雌花花萼裂片较短，长约0.6mm，花瓣椭圆状卵形，长约1.6mm；花盘无毛；子房卵形，长约1mm，密被白色微柔毛；花柱3，柱头头状。核果球形，略压扁，径约4～5mm，被具节柔毛和腺毛，成熟时红色，果核径3～4mm。花期8～9月，果期10月。（图15-1）

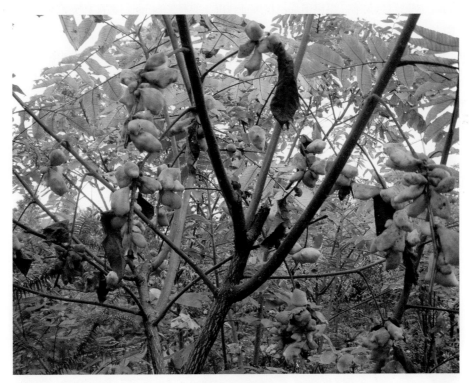

图15-1　盐肤木

生于海拔170～2700m的向阳山坡、沟谷、溪边的疏林或灌丛中[1]。我国除东北、内蒙古和新疆外，其余省区均有分布。

2. 青麸杨　落叶乔木，高5～8m。树皮灰褐色，小枝无毛。奇数羽状复叶互生，叶轴圆筒形，有时在上部的小叶间有狭翅；小叶7～11，具短柄；小叶卵状长圆形或长圆状披针形，先端渐尖，基部偏斜，近圆形，全缘，两面沿中脉被微柔毛或近无毛。圆锥花序顶生，长10～20cm，被微柔毛；花萼外面被微柔毛，裂片卵形，长约1mm，两

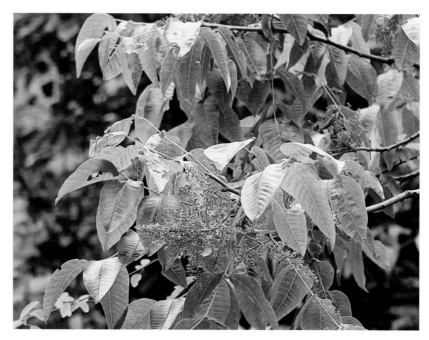

图15-2　青麸杨

面被微柔毛，边缘具缘毛，开花时先端外卷；花丝线形，长约2mm，在雌花中较短，花药卵形；花盘厚，无毛；子房球形，径约0.7mm，密被白色柔毛。果序下垂；核果近球形，直径3～4mm，密被具节柔毛和腺毛，成熟时红色；内含种子1颗。（图15-2）

　　生于海拔900～2500m的山坡疏林或灌木中。分布于云南、四川、甘肃、陕西、山西、河南等地[3]。

　　3. 红麸杨　落叶乔木或小乔木，高4～15m。小枝被微柔毛。奇数羽状复叶互生，叶轴上部有狭翅；具小叶7～13，卵状长圆形或长圆形，先端渐尖或长渐尖，基部圆形或近心形，全缘，下面沿脉有细毛。圆锥花序顶生，长15～20cm，密被微绒毛；花小，杂性，白色；花萼裂片狭三角形；花瓣长圆形，开花时先端外卷；花丝线形；花药卵形；花盘厚，紫红色，无毛；子房球形，径约1mm，1室，花柱3。果序下垂；核果近球形，略压扁，径约4mm，成熟时暗紫红色，被具节柔毛和腺毛。种子小。花期5月，果期9～10月。（图15-3）

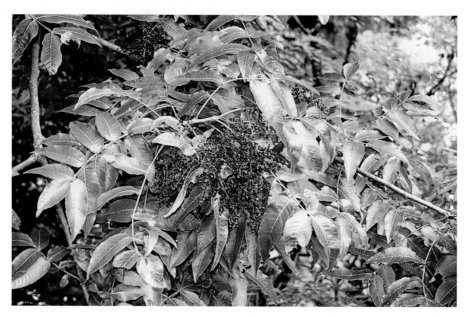

图15-3　红麸杨

生于海拔460～3000m的石灰山灌丛或密林中。分布于云南（东北至西北部）、贵州、湖南、湖北、陕西、甘肃、四川、西藏等地[1]。

【原动物】

1. 角倍蚜　成虫分为有翅型及无翅型两种。有翅成虫均为雌虫，全体灰黑色，长约2mm，头部触角5节，第3节最长，感觉芽分界明显，缺缘毛。翅2对，透明，前翅长约3mm，痣纹长镰状。足3对。腹部略呈圆锥形。无翅成虫，雄者色绿，雌者色褐，口器退化。寄主植物为盐肤木。当早春盐肤木树萌发幼芽时，蚜虫的春季迁移蚜（越冬幼蚜羽化后的有翅胎生雌虫），便在叶芽上产生有性的雌雄无翅蚜虫，经交配后产生无翅单性雄虫，称为干母。干母侵入树的幼嫩组织，逐步形成多角的虫瘿。干母在成瘿期间，旺盛地营单性生殖，在虫瘿中产生许多幼虫，于9～10月间，逐渐形成有翅的成虫，称为秋季迁移蚜。此时虫瘿自然爆裂，秋季迁移蚜便从虫瘿中飞出，到另一寄主茶盏苔及其同属植物上，进行无性生殖，产生幼小蚜虫。此种幼蚜固定在寄主的茎上，分泌蜡质，包围整个虫体，形成白色的球状茧而越冬；至第二年春天，越冬幼蚜在茧内成长为有翅成虫，即春季迁移蚜，又飞到盐肤木上进行繁殖[1]。

2. 倍蛋蚜　形态及生活史与角倍蚜相似，惟秋季迁移蚜的触角，第3节较第5节略短，感觉芽境界不明；虫瘿蛋形。寄主植物为青麸杨及红麸杨[2]。

【主产地】主产于贵州、四川、湖北、湖南、陕西、云南等地。

主产区主要集中在秦岭、大巴山、武当山、巫山、武陵山、峨眉山、大娄山、大凉山和苗岭等九大山系，长江以南以产角倍类为主，秦岭以南大巴山以北以产肚倍类为主。

以角倍的产量为大，肚倍的质量为佳[3]。

【栽培要点】

1. 生物学特性　喜湿润气候，有一定的耐寒、耐旱、耐湿性，砂土和黏土均可栽培。角倍类蚜虫生活于海拔500～1000m的低中山区及丘陵地区。平均温度16℃左右。肚倍类蚜虫生活于海拔300～1500m的低山丘陵地区。年平均温15℃左右。寄主植物盐肤木、红麸杨、青麸杨生于海拔500～1600米的向阳或半阴半阳山坡、沟谷、溪边、岩坎等山地疏松或灌木丛。适生土壤为偏酸性壤土。冬寄主藓类植物生长于雨量充沛，常年空气温度大的沟谷地带、林缘或灌木丛下。着生基质为岩面薄土层、岩上腐殖质层、润湿岩石、落叶枯枝、树基、树桩、土坡或草地。

2. 栽培技术　可用人工造林和在原有倍林中补植倍树两种方法。盐肤木、青麸杨、红麸杨都可用种子繁殖或根蘖繁殖。人工造林需树苗量大，宜用种子育苗，补植树苗可用根蘖苗[3]。

3. 病虫害　病害：炭疽病、黑斑病。虫害：宽肩象、天牛、食叶象等[3]。

【养殖要点】

1. 生物学特性　角倍蚜在桂林一年六代，无休眠期。夏寄主为盐肤木（*Rhus chinensis*），冬寄主为湿地匐灯藓（*Plagiomnium acutum*）。跨年才能完成其世代交替。秋末盐肤木落叶前，倍子成熟爆裂，倍内有翅秋迁蚜结束瘿内生活，从裂口离开倍子迁飞到苔藓上，在1～4天内产下幼蚜。幼蚜在藓上固定寄生并结一白色蜡球，幼蚜在球内取食越冬，以抵御寒冬和雨水侵袭。次年春天当盐肤木叶芽萌芽时，越冬幼蚜羽化为有翅春迁蚜，离开苔藓迁飞回盐肤木，1～2天后胎生1～5头雌、雄性蚜，栖息在树干裂缝内，口器退化不取食，经5～7天性蚜成熟进行交尾。交尾后雄蚜死去，雌蚜经20～30天后胎生1头干母蚜，无翅干母蚜爬到盐肤木嫩叶吸食汁液，叶片受到刺激后，细胞快速增生，形成1个小突起，即为雏形角倍。在没有外界条件（如气候、天敌）影响下，1头干母蚜形成1个角倍。干母蚜在倍内分别于6～8月孤雌繁殖干雌蚜3代，每头干雌蚜可繁殖20余只后代。随着干雌蚜虫口数量增加，分泌物增多，倍子生长速度也相应加快。据观察倍内成熟蚜虫可达4000～7000头，最多可达万头。秋末，倍子成熟爆裂，第三代干雌蚜羽化为有翅秋迁蚜，离开盐肤木，又迁飞到苔藓上取食并产幼蚜而越冬。

2. 养殖技术

（1）采集秋迁蚜接种繁殖　当倍子由绿转黄未破裂前。采下种倍。然后把它分别放入既保湿又通气的容器中。如硬纸盒、木盒等，湿度保持在90%左右。使它在容器里自然破裂，让有翅的秋季迁移蚜飞出。这种利用容器保湿的种倍，既可放置于林中扩散，又可运至其他地方引种。待容器内的种倍开始产生幼蚜时。将秋蚜接种到冬寄主苔藓上[1]，它则可繁殖后代。次年羽化后飞上倍树结倍。值得注意的是，最好使幼蚜在容器中虫体已长出一层白色蜡粉时（一般7～10天），再把它放到冬寄主上去，这样接种，引种更易成功。

（2）春迁蚜和性蚜的人工保护　春季，越冬倍蚜羽化为有翅的春季迁移蚜。从苔藓上飞到倍树（盐肤木、红麸杨、黄连木等）上，开始繁殖性蚜（雌蚜和雄蚜）。性蚜交配后。产下无翅的干母。由于春雨多和害虫危害。性蚜损害较大。为此，必须人工保存性蚜。在树上收集春迁蚜，放入有缝通气的硬纸盘或木盒中，置于黑暗中。让其在盒内交配产生干母（约需1个月左右）后，将纸盒或木盒悬挂在正在发芽的倍树枝上，让干母自行爬出上树。

（3）种倍调运和越冬幼蚜保护　种倍的保护或运输的成败，取决于容器的保湿和通气的好坏。容器湿度一定要保持在90%左右。越冬幼蚜上树后要避免雨水直接侵袭。可在接种早期用稻草遮盖，在阳光直射的地方可用塑料布搭棚，以保护初期越冬幼蚜，待幼蚜形成蜡球后，揭去覆盖物任其自然越冬[2]。

【采收与加工】角倍于9～10月间采摘，肚倍在6月间采，如过期则虫瘿开裂。采摘后，用沸水煮3～5分钟，杀死内部蚜虫，晒干或阴干。

【商品规格】药材市场以外观形态将其划分为"角倍"和"肚倍"。依据其外形、重量、直径、破碎率等指标制定其商品规格等级（表15-1）。

表15-1　五倍子商品规格等级划分

规格	等级	性状描述	
		共同点	区别点
肚倍	选货	干货。呈长圆形或纺锤形囊状，表面灰褐色或灰棕色，微有柔毛。质硬而脆，易破碎，断面角质样，有光泽，壁厚0.2～0.3cm，内壁平滑，有黑褐色死蚜虫及灰色粉状排泄物。气特异，味涩	长≥4.5cm，直径2.5～4cm，单个重量>4.5g，大小较均匀一致。每500g<95个。破碎率<10%
	统货		长2.5～9cm，直径1.5～4cm，大小差异较大。每500g≥95个。破碎率<20%
角倍	选货	干货。呈菱形，具有不规则的钝角状分枝，表面灰褐色或灰棕色，柔毛较明显。质硬而脆，易破碎，断面角质样，有光泽，壁厚0.2～0.3cm，内壁平滑，有黑褐色死蚜虫及灰色粉状排泄物。气特异，味涩	长≥5cm，直径2.5～4cm，单个重量大于4g，大小较均匀一致。每500g<115个。破碎率<15%
	统货		长2.5～9cm，直径1.5～4cm，大小差异较大。每500g≥115个。破碎率<25%

【药材鉴别】

（一）性状特征

1. 肚倍　呈长圆形或纺锤形囊状，无突起或分枝，长2.5～9cm，直径1.5～4cm。表面灰褐色或灰棕色，微有柔毛。质硬而脆，易破碎，断面角质样，有光泽，壁厚2～3mm，内壁平滑，有黑褐色死蚜虫及灰色粉状排泄物。气特异，味涩。（图15-4）

2. 角倍　呈菱形、卵圆形或纺锤形，有若干瘤状突起或角状分枝，表面黄棕色至灰棕色，有灰白色软滑的绒毛较明显，质坚脆，中空，破碎后可见黑褐色倍蚜的尸体及白色外皮和粉状排泄物。壁厚1～2mm，内壁浅棕色，平滑。破折面角质样。气微而特异，味涩而有收敛性。

（二）显微鉴别

1. 横切面　表皮细胞层，往往分化成1～6细胞的非腺毛，长70～140μm，有时长达350μm；表皮内侧为薄壁组织，薄壁细胞含有淀粉粒，直径约10μm，多已糊化，并可见少数草酸钙草酸钙簇晶；内侧的薄壁组织中有外韧型维管束散生，维管束外侧有大型的树脂道，直径可达270μm。（图15-5）

2. 粉末特征　粉末灰绿色至灰棕色。非腺毛众多，由1～6细胞构成，长70～350μm；薄壁细胞含有淀粉粒，直

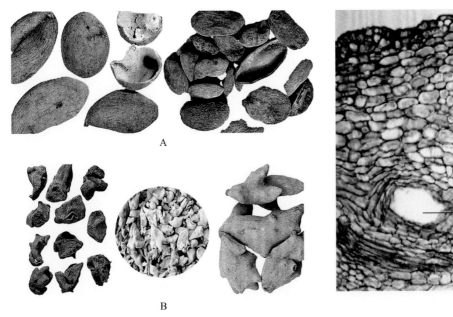

图15-4　五倍子药材图

A.肚倍　B.角倍

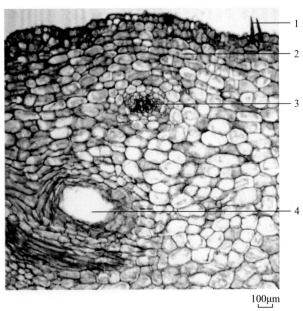

100μm

图15-5　五倍子横切面图

1.非腺毛　2.表皮　3.维管束　4.树脂道

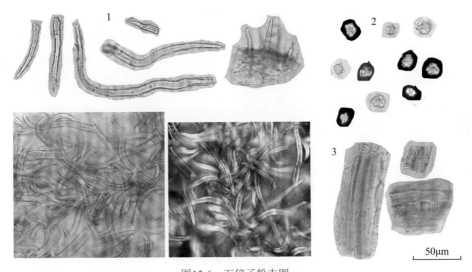

50μm

图15-6　五倍子粉末图

1.非腺毛　2.草酸钙簇晶　3.导管

径约10μm；草酸钙簇晶较少，直径约25μm；网纹导管螺纹直径10～15μm；树脂道都已破碎，树脂块散在，黄棕色。（图15-6）

（三）理化鉴别

薄层色谱　取本品粉末0.5g，加甲醇5ml，超声处理15分钟，滤过，滤液作为供试品溶液。另取五倍子对照药材0.5g，同法制成对照药材溶液。再取没食子酸对照品，加甲醇制成每1ml含1mg的溶液，作为对照品溶液。照薄层色谱法试验，吸取上述三种溶液各2μl，分别点于同一硅胶GF$_{254}$薄层板上，以三氯甲烷-甲酸乙酯-甲酸（5：5：1）为展开剂，展开，取出，晾干，置紫外光灯（254nm）下检视。供试品色谱中，在与对照药材色谱和对照品色谱相应的位置上，显相同颜色的斑点。

【质量评价】肚倍以个大、皮厚、质坚、完整者为佳。角倍以皮厚、色灰棕、完整不碎者为佳。

采用鞣质含量测定法测定，本品按干燥品计算，含鞣质不得少于50.0%。采用高效液相色谱法测定，本品按干燥品计算，含鞣质以没食子酸（$C_7H_6O_5$）计，不得少于50.0%。

【化学成分】主要成分为鞣质类，还含有白果酚、2-羟基-6-十五烷基苯甲酸、淀粉、脂肪、大量的树脂、蜡质等成分。有效成分为五倍子鞣质和没食子酸。

鞣质类　1,2,3,4,6-五-O-没食子酰基-β-D-葡萄糖（1,2,3,4,6-penta-O-galloyl-β-D-glucose），3-O-二没食子酰基-1,2,4,6-四-O-没食子酰基-β-D-葡萄糖（3-O-digalloyl-1,2,4,6-tetra-O-galloyl-β-D-glucose），2-O-二没食子酰基-1,3,4,6-四-O-没食子酰基-β-D-葡萄糖（2-O-digalloyl-1,3,4,6-tetra-O-galloyl-β-D-glucose）等。

【性味归经】酸、涩、寒。归肺、大肠、肾经。

【功能主治】敛肺降火，涩肠止泻，敛汗，止血，收湿敛疮。用于肺虚久咳，肺热痰嗽，久泻久痢，自汗盗汗，消渴，便血痔血，外伤出血，痈肿疮毒，皮肤湿烂。

【药理作用】

1. 收敛作用　五倍子鞣质对蛋白质有沉淀作用，能使皮肤、黏膜、溃疡面等局部组织的蛋白凝固，而呈收敛和止痒作用。同时小血管也被压迫收缩血液凝固而呈止血效果，鞣质的收敛作用不仅可以减轻肠道的炎症反应，还有良好的止泻功能。

2. 抗菌作用　五倍子具有广谱抗菌作用。体外实验表明，五倍子煎剂对金黄色葡萄球菌、肺炎球菌、乙型溶血性链球菌、伤寒杆菌、副伤寒杆菌、铜绿假单胞菌、痢疾杆菌、炭疽杆菌、白喉杆菌、大肠埃希菌等均有不同程度抑制作用，其中对铜绿假单胞菌的生物膜具有清除作用。五倍子与阿奇霉素联合用药可增强对金黄色葡萄球菌的杀菌作用[4.5]。

3. 抗肿瘤作用　五倍子提取物鞣花酸有抗乳腺癌MCF-7细胞的活性，其机制可能与COX-2下调相关[6]。

4. 清除自由基和抗氧化作用　五倍子中鞣质以及没食子酸等成分具有较多邻位酚羟基的结构，通过作为氢供体释放出氢与环境中的自由基结合，终止自由基引发的连锁反应，从而阻止氧化过程的继续传递和进行，因此在生物体内具有较强的清除氧自由基作用，从而产生抗氧化作用[7]。

5. 其他作用　五倍子可以抑制大鼠口腔变链菌的生长和龋病发生发展[8]。

【分子生药】以角倍蚜、倍花蚜、肚倍蚜、未爆裂的五倍子为研究对象，通过RAPD、mtDNA Cytb基因分子标记、mtDNA CO I 基因序列、tRNA+CO II 和Cytb部分基因序列分析我国不同倍蚜种群之间的单倍型分布、遗传变异、遗传结构及其基因流特性等，证明倍蚜的遗传距离在不同属之间为0.4828±0.1708，不同种之间为0.2520±0.1780，不同亚种之间为0.1472±0.0764，聚类分析可反映倍蚜属间、种间的亲缘关系及其远近程度，与形态分类结果基本一致；种群间具有丰富的DNA序列多态性并出现了一定程度的遗传分化。AMOVA分析显示角倍蚜种群内的遗传变异（76.5%）高于种群间的遗传变异（23.5%），FST统计结果表明，我国角倍蚜种群间存在一定程度的遗传分化。基于单倍型的系统树和网络关系图显示，除个别单倍型外，所有各种群的单倍型在系统聚类树中基本表现出一种平行式的分布格局，即单倍型并没有按地理分布形成明显的簇群。同时，通过上述研究手段亦表明，五倍子蚜与第一寄主之间具有显著的协同进化关系；mtDNA CO I 、tRNA+CO II 和Cytb部分基因序列能较准确确定倍蚜的生物分类学地位，倍蚜的分子遗传聚类结果与倍子形态分类存在差异[9]。

【附注】

1. 不同倍蚜形成的倍瘿，其外观形状、大小、重量和单宁含量等均有所不同。一种倍蚜虫只形成一种倍子。我国至今共记录了14种倍蚜虫，它们分别形成14种虫瘿，即14种五倍子。这14种五倍子的名称分别为角倍、圆角倍、倍蛋、枣铁倍、蛋铁倍、肚倍、蛋肚倍、红小铁枣倍、黄毛小铁枣倍、米倍、倍花、红倍花、铁倍花和周氏倍花。这14种五倍子分别长在漆树科、盐肤木属的5种寄主树上。长在盐肤木和滨盐肤木树上的倍子有角倍、圆角倍、倍蛋、倍花、红倍花。长在红麸杨树上的倍子有枣铁倍、蛋铁倍、红小铁枣倍、黄毛小铁枣倍、铁倍花。长在青麸杨树上的倍子有肚倍、蛋肚倍、米倍和周氏倍花。

2. 五倍子系由倍蚜取食它们的夏寄主树复叶的叶汁而逐渐形成的。人们习惯把刚形成的豆粒大小的五倍子称为雏倍；雏倍子长大接近爆裂时称为成熟倍；介于雏倍和成熟倍之间的称为嫩倍。成熟而尚未爆裂，专留作种用的倍子称为种倍。从树上采摘下来尚未经处理或摊晒干的倍子称为鲜倍；鲜倍经沸水浸烫后，风干、晒干或烘干的干倍称为商品倍或五倍子原料。

主要参考文献

[1] 马殊，王华，薛汉刚.五倍子高产栽培技术[J].现代农业科技，2009，(23)：139.

[2] 张振凌.中药加工炮制与商品规格[M].乌鲁木齐：新疆科技卫生出版社，1996.

[3] 李志国，杨文云，夏定久.中国五倍子研究现状[J].林业科学研究，2003，16(6)：760-767.

[4] 穆海霞，陈俊清.五倍子与阿奇霉素协同对金黄色葡萄球菌生物被膜的体外抗菌作用[J].国际检验医学杂志，2011，32(1)：93-94.

[5] 阎爱荣，廖晖.中药对产ESBLs大肠埃希菌的作用研究进展[J].中国药房，2012，(7)：668-670.

[6] 王建红，范才文，田晶，等.五倍子提取物鞣花酸抗乳腺癌MCF-7细胞[J].时珍国医国药，2012，23(8)：1905-1906.

[7] 于敏，杨春荣，陈帅.五倍子中多酚类物质对DPPH自由基清除作用ESR研究[J].药物生物技术，2007，14(5)：345-347.

[8] 李伟丽，唐荣银，陈强，等.五倍子抑龋作用的实验研究[J].牙体牙髓牙周病学杂志，2002，12(5)：258-260.

[9] 白雪.五倍子蚜遗传多样性及线粒体基因组序列[D].山西大学，2017.

（湖南中医药大学　龚力民　　重庆市中药研究院　贺宗毅）

16. 牛膝

Niuxi

ACHYRANTHIS BIDENTATAE RADIX

【别名】淮牛膝、红牛膝、牛磕膝、牛克膝。

【来源】为苋科植物牛膝*Achyranthes bidentata* Bl.的干燥根。

【本草考证】牛膝始载于《神农本草经》，列为上品，载："牛膝味苦酸。一名百倍，生川谷。"南北朝《本草经集注》载："牛膝。一名百倍，生河内川谷及临朐。二月、八月、十月采根，阴干。"宋朝《本草图经》载："生河内川谷及临朐，今江淮、闽、粤、关中亦有之，然不及怀州者为真。春生苗，茎高二三尺，青紫色，有节如鹤膝，又如牛膝状，以此名之。根极长大而柔润者佳。"明朝《本草乘雅半偈》载："深秋收子，初春排种其苗，方茎暴节，叶叶对生，颇似苋叶。六七月节上生花作穗，遂结实如小鼠负虫，有涩毛，贴茎倒生。根柔润而细，一直下生，长者约三五尺。"本草记载与现今所用牛膝基本一致。

【原植物】多年生草本植物，高30～100cm。根细长，直径0.6～1cm，外皮土黄色或白色。茎直立，有棱角或四方形，具条纹，有白色贴生或开展柔毛，或近无毛，节上对生分枝，节膨大。单叶对生；叶片膜质，椭圆形或椭圆状披针形，长5～12cm，宽2～6cm，先端渐尖，基部楔形或广楔形，全缘，两面被柔毛。穗状花序顶生及腋生；花多数，苞片宽卵形，先端长渐尖，小苞片刺状，先端弯曲，基部两侧各有1卵形膜质小裂片；花被片披针形，有1中脉；雄蕊长2～2.5mm；退化雄蕊先端平圆，稍有缺刻状细锯齿。胞果长圆形，长2～2.5mm，黄褐色，光滑。种子1枚，长圆形，长1mm，黄褐色。花期7～9月，果期9～10月。（图16-1）

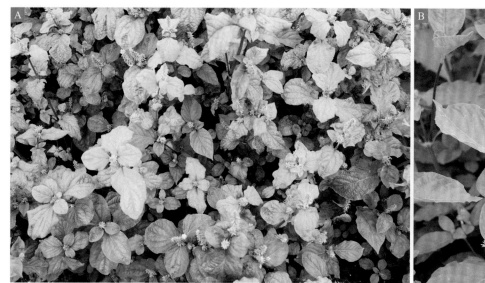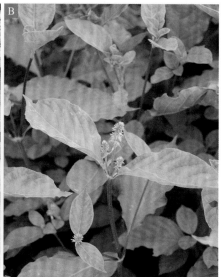

图16-1 牛膝

A.植株 B.花

生于屋旁、林缘、山坡草丛中。分布于除东北以外的全国广大地区。

【主产地】主产于河南古怀庆府地区，武陟、温县、沁阳、孟县、辉县、博爱一带为其道地产区，又称怀牛膝，是我国著名的四大怀药之一。河南、河北、内蒙古、山东、山西、辽宁、江苏及四川、贵州、陕西、湖南、湖北等地有栽培。

【栽培要点】

1. 生物学特性 怀牛膝适应性强，喜温暖，不耐严寒，怕涝，适宜于土层深厚、肥沃的沙质土壤或腐殖质土壤，偏沙或稍黏土壤也可，过于黏重的土壤不宜种植。前茬作物以小麦、玉米等禾本科作物为佳，牛膝连作根皮光滑，粗长，分叉少，产量高。

2. 栽培技术 怀牛膝采用种子进行种植，种子类型有秋子（两年生植株种子）、秋蔓苔子（秋子种植的牛膝所产的种子）、蔓苔子（一年生植株的种子）、老蔓苔子（秋蔓苔子种植的牛膝所产的种子），生产中多采用秋子、秋蔓苔子。怀牛膝种植时期在7月伏天，蔓苔子、秋子初伏末二伏初，每亩用种1kg；秋子初伏4～5天左右，每亩用种1.5kg左右。种植可采用条播或撒播，种子用水浸泡12小时后，取出晾至松散，与适量河沙拌匀，条播按行距15cm播种，撒播分3次将种子均匀撒入田间，压平即可。

3. 病虫害 病害：白锈病、叶斑病、枯萎病、根腐病等；虫害：根结线虫病等[1]。

【采收与加工】怀牛膝采收期为霜降至冬至间，10～12月采收，采收前先浇水，再割茎叶保留（10～15cm），依次将根深沟刨出，不宜刨断。产区可用机械刨，可加快收获进度。使用采挖后割掉地上部分，去掉侧根及不定根，再进行加工。

牛膝段 农户加工方法：剪掉地上部分，扎成小把，挂于绳上，晒干，切段。

机械加工方法：先将牛膝浸润，筛选，挑出冻条、霉变的药材，经人工整理后用切段机切段，再加热烘干（温度70℃左右）。部分饮片加工厂先去掉牛膝头尾，进行分等级工作，之后挑拣，去掉冻条、油条等，再浸润，切片，烘干，然后人工挑拣，去掉混入的杂质，包装，储存。

【商品规格】以直径作为等级区别的标准，将牛膝药材和饮片分为特肥、头肥、二肥、平条、大选、小选、低硫、无硫等。特肥：中部直径0.8cm以上，长40cm以上为特肥；头肥中部直径0.8cm以内、0.6cm以上，长40cm以上；二肥：中部直径0.6cm以内、0.4cm以上，长30cm以上。平条：中部直径0.4cm以内、长短不分为平条。统货：直径长短不分[2]。

【药材鉴别】

（一）性状特征

呈细长圆柱形，挺直或稍弯曲，长15~70cm，直径0.4~1cm。表面灰黄色或淡棕色，有微扭曲的细纵皱纹、排列稀疏的侧根痕和横长皮孔样的突起。质硬脆，易折断，受潮后变软，断面平坦，淡棕色，略呈角质样而油润，中心维管束木质部较大，黄白色，其外周散有多数黄白点状维管束，断续排列成2~4轮。气微，味微甜而稍苦涩。目前怀牛膝均以栽培品为主，野生品较少。（图16-2）

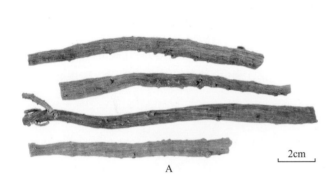

图16-2 牛膝药材图

A.干燥药材 B.药材断面

（二）显微鉴别

1. 根横切面 木栓层为数列扁平细胞，切向延伸。栓内层较窄；异型维管束外韧型，断续排列成2~4轮，最外轮的维管束较小，有的仅1至数个导管，束间形成层几连接成环，向内维管束较大；木质部主要由导管及小的木纤维组成，根中心木质部集成2~3群；薄壁细胞含有草酸钙砂晶。（图16-3）

2. 粉末特征 粉末土黄色。薄壁细胞含草酸钙砂晶；木薄壁细胞长方形，微木化，有的具单纹孔或网纹增厚。木纤维较长，壁微木化，胞腔大，具斜形单纹孔、导管网纹、单纹孔或具缘纹孔。木栓细胞类长方形，淡黄色。（图16-4）

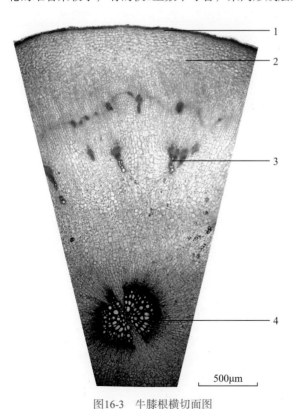

图16-3 牛膝根横切面图

1.木栓层 2.皮层 3.异型维管束 4.木质部

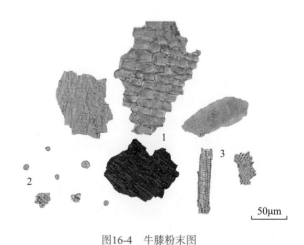

图16-4 牛膝粉末图

1.薄壁细胞 2.淀粉粒 3.导管

（三）理化鉴别

薄层色谱 取本品粉末4g，加80%甲醇50ml，加热回流3小时，滤过，滤液蒸干，残渣加水15ml，微热使溶解，加在D101型大孔吸附树脂柱（内径为1.5cm，柱高为15cm）上，用水100ml洗脱，弃去水液，再用20%乙醇100ml洗脱，弃去洗脱液，继用80%乙醇100ml洗脱，收集洗脱液，蒸干，残渣加80%甲醇1ml使溶解，作为供试品溶液。另取牛膝对照药材4g，同法制成对照药材溶液。再取β-蜕皮甾酮对照品、人参皂苷Ro对照品，加甲醇分别制成每1ml含1mg的溶液，作为对照品溶液。照薄层色谱法试验，吸取上述供试品溶液4～8μl、对照药材溶液和对照品溶液各4μl，分别点于同一硅胶G薄层板上，以三氯甲烷–甲醇–水–甲酸（7：3：0.5：0.05）为展开剂，展开，取出，晾干，喷以5%香草醛硫酸溶液，在105℃加热至斑点显色清晰。供试品色谱中，在与对照药材色谱和对照品色谱相应的位置上，显相同颜色斑点。

【质量评价】以身干、皮细、肉肥、条长、梢净、色淡黄、质坚实者为佳。照醇溶性浸出物测定法项下的热浸法测定，用水饱和正丁醇作溶剂，不得少于6.5%。照高效液相色谱法测定，按照干燥品计算，含β-蜕皮甾酮（$C_{27}H_{44}O_7$）不得少于0.030%。

【化学成分】主要含皂苷类、甾酮类及黄酮类成分。

1. 皂苷类 主要为以齐墩果酸为苷元的三萜皂苷，如人参皂苷Ro（ginsenoside Ro）、竹节参皂苷（IVa chikusetsusaponin IVa）、竹节参皂苷IV（chikusetsusaponin IV）、牛膝皂苷D（achyranthoside D）、牛膝皂苷C（achyranthoside C）。

2. 甾酮类 含β-蜕皮甾酮、α-菠甾醇、β-谷甾醇、25R-牛膝甾酮、25S-牛膝甾酮等。

3. 黄酮苷类 槲皮素-3-O-芸香糖苷、槲皮素-3-O-葡萄糖苷、山奈酚-3-O-葡萄糖苷等。

此外，还含有挥发油，琥珀酸，正丁基-β-D-吡喃果糖苷，尿囊素和磷酸[2]。

【性味归经】苦、甘、酸，平。归肝、肾经。

【功能主治】逐瘀通经，补肝肾，强筋骨，利尿通淋，引血下行。用于经闭，痛经，腰膝酸痛，筋骨无力，淋证，水肿，头痛眩晕，牙痛，口疮，吐血，衄血。

【药理作用】

1. 免疫调节作用 牛膝多糖（ABPS）在体外可以提高老年小鼠T淋巴细胞的增殖能力和IL-2的分泌。体内能显著提高老年大鼠T淋巴细胞和血清中TNF-β或TNF-α及NO的产生和NOS的活性，降低其IL-2的产生，并提示ABPS可以启动和活化巨噬细胞，纠正老年鼠的免疫低下状态，是免疫调节剂[3]。

2. 子宫兴奋作用和抗生育作用 怀牛膝皂苷A可使动物平滑肌及离体子宫收缩幅度增高，频率加快，张力增加，子宫收缩曲线下面积亦显著增加，并呈一定的浓度依赖关系。牛膝总皂苷（ABS）具有显著的抗生育作用，并呈剂量依赖性关系，具有明显的抗着床作用，但对大鼠无抗生育和堕胎作用[4]。

3. 肿瘤抑制作用 牛膝总皂苷（ABS）具有肿瘤细胞抑制作用。牛膝多糖（ABPS）可增强小鼠LAK细胞活性，有显著抑制肿瘤作用，抗肿瘤作用与其增强机体免疫功能和改变细胞膜生化特性有关[5]。

4. 抗骨质疏松作用 含牛膝的补骨中药组方可减轻大鼠子宫重量，增加大骨小梁密度、面积、总体积及密质骨面积，减小骨髓腔面积[6]。

5. 其他 具有抗衰老、抗炎、抗菌、镇痛及抗氧化作用。

【用药警戒或禁忌】孕妇慎用。相关研究表明，牛膝对子宫有兴奋作用，且局部使用会使宫颈管松弛和充血而常用于临床引产。同时，牛膝总皂苷500mg/kg对妊娠1～5天小鼠灌胃给药，有明显抗着床作用[7]。

【分子生药】基于位点特异性PCR技术，根据牛膝和川牛膝ITS序列的SNP位点设计特异性鉴别引物，经过优化DNA提取方法后，使用牛膝特异性引物进行扩增，牛膝基原植物和牛膝配方颗粒均可扩增出187bp特异性条带，川牛膝及混伪品无条带；使用川牛膝特异性引物进行扩增，川牛膝基原植物和川牛膝配方颗粒均可扩增出162bp特异性条带[8]。基于特异性PCR技术，可成功对牛膝、川牛膝原植物及配方颗粒进行鉴别。

主要参考文献

[1] 赵满红，郝学政，李炯.怀牛膝的主要病虫害防治技术[J].河南农业，2018，(25)：32.

[2] 韦松，梁鸿，赵玉英，等.怀牛膝中化合物的分离鉴定[J]，中国中药杂志，1997，22(5)：293-295.

[3] 李宗锴，李电东.牛膝多糖的免疫调节作用[J].药学学报，1997，32(12)：881.

[4] 朱和，车锡平.怀牛膝总苷（ABS）对大小白鼠抗生育作用的研究[J].西安医科大学学报，1987，8(3)：246-248.

[5] 王一飞，王庆端，刘晨江，等.怀牛膝总皂苷对肿瘤细胞的抑制作用[J].河南医科大学学报，1997，32(4)：4-6.

[6] 崔洪英，张柏丽，安秀玲.补肾中药对骨质疏松大鼠骨形态的影响[J].天津中医，1997，14(5)：226-227.

[7] 王仁忠，季旭明.牛膝的毒性毒理研究[J].山西中医，2007，(04)：67-68.

[8] 孟虎彪，袁媛，刘富艳，等.牛膝及川牛膝配方颗粒位点特异性PCR鉴别研究[J].中国中药杂志，2018，43(05)：945-951.

（河南中医药大学　王利丽）

17. 乌蔹莓

Wulianmei

CAYRATIAE HERBA

【别名】乌蔹草、五叶藤、五龙草、五爪龙、母猪藤。

【来源】为葡萄科植物乌蔹莓*Cayratia japonica*（Thunb.）Gagnep.的全草。

【本草考证】本品始载于《神农本草经》，载："五叶莓生篱墙间，作藤。捣根敷痈疖有效。"《本草纲目》载："塍堑间甚多。其藤柔而有棱，一枝一须，凡五叶。叶长而光，有疏齿，面青背淡。七、八月结苞成簇，青白色。花大如粟，黄色四出。结实大如龙葵子，生青熟紫，内有细子。其根白色，大者如指，长一、二尺，捣之多涎滑。"本草记载与现今所用乌蔹莓基本一致。

【原植物】草质藤本。小枝圆柱形，有纵棱纹。卷须2～3叉分枝，相隔2节间断与叶对生。叶为鸟足状5小叶，小叶椭圆形至椭圆披针形，先端渐尖，基部楔形或宽圆，具疏锯齿，中央小叶显著狭长。复二歧聚伞花序，腋生，花萼碟形，花瓣三角状宽卵形，雄蕊4，花盘发达，4浅裂；子房下部与花盘合生，花柱短，柱头微扩大。浆果近球形，径6～8mm，成熟时黑色；种子4，倒三角状卵圆形。花期3～8月，果期8～11月。（图17-1）

生于海拔300～2500m的山坡、路旁灌木林中，常攀援于它物上。分布于我国华东、华中、华南、西南等地。

【主产地】主产于陕西、甘肃、山东、江苏、安徽、浙江、江西、福建、台湾、河南、湖北、广东、广西、四川等地。

【栽培要点】

1.生物学特性　喜温暖湿润的气候。生长适温为25～30℃，喜半荫环境。对土壤要求不严，庭院、篱旁、林缘等均可栽种。

2.栽培技术　用扦插繁殖和种子繁殖。扦插繁殖于春季选取粗壮茎蔓，截成长12～15cm的小段作插条，按行株距15cm×（3～4）cm斜插入苗床，20天左右，生根长叶时，按行株距40cm×40cm移栽至大田。种子繁殖于春季播种育苗。条播，行距15cm，将种子均匀播入沟内，覆土2～3cm，浇水保湿。当苗高20～25cm时移栽。此外，还可用压条和分株繁殖。当苗高30cm左右时可搭架缚蔓，以利藤蔓攀援。在6～7月追肥1～2次。

3.虫害　主要有乌蔹莓鹿蛾、雀纹天蛾、葡萄天蛾等鳞翅目昆虫的幼虫。害虫发生较轻时，可以选择捕捉幼虫、用黑光灯诱捕成虫，也可以在施基肥时，把表土翻入深层，消灭部分越冬蛹等方法进行防治。害虫发生严重时，选

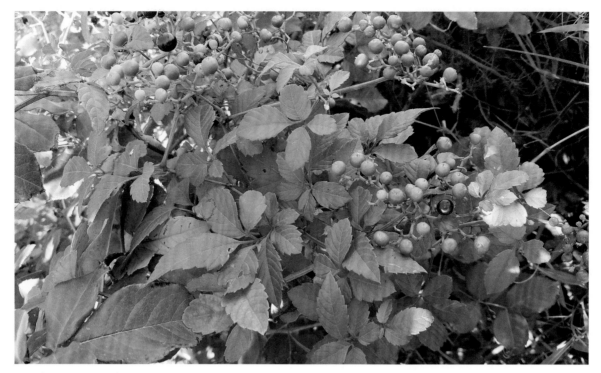

图17-1　乌蔹莓

用氟虫腈、米满、蛾杀灵、茚虫威等农药防治。

【采收与加工】夏、秋季割取藤茎或挖出根部，除去杂质，洗净，切段，晒干或鲜用。

【药材鉴别】

（一）性状特征

茎圆柱形，扭曲，有纵棱，多分枝，带紫红色；卷须二歧分叉，与叶对生。叶皱缩，展平后为鸟足状复叶，小叶5，椭圆形、卵形至狭卵形，边缘具疏锯齿，两面中脉有毛茸或近无毛，中间小叶较大，有长柄，侧生小叶较小；叶柄长，可达4cm以上。浆果卵圆形，成熟时黑色。气微，味苦、涩。（图17-2）

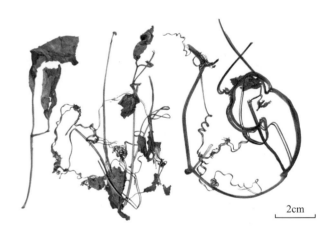

图17-2　乌蔹莓药材图

（二）显微鉴别

1. 茎横切面　呈不规则椭圆形。表皮细胞外被乳状突起的角质层，有的细胞含红棕色色素；皮层狭窄，外侧棱脊处有厚角组织，内侧纤维束断续排列成环；维管束为无限外韧型，排列成环。韧皮部发达，紧靠韧皮部两侧的韧皮射线细胞含草酸钙簇晶，木质部导管数个径向排列，外侧的1～2个较大，呈类圆形。髓部较大，髓部亦有黏液细胞，含有草酸钙针晶束；薄壁细胞含淀粉粒，有的含有红棕色色素[1]。（图17-3）

2. 叶横切面　表皮外方被角质层，下表皮具非腺毛；叶肉组织中散有黏液细胞，内含草酸钙针晶束；中脉有4个外韧型维管束；上、下表皮凸起处具厚角组织。

【化学成分】主要成分为黄酮类、挥发油类、萜类及甾醇类[2]。

1. 黄酮类　木犀草素（luteolin）、芹菜素（apigenin）、木犀草素-7-O-葡萄糖苷（luteolin-7-O-glucoside）、槲皮素、木樨草苷、花旗松素、芹菜素苷。

2. 挥发油类　樟脑（camphor）、香桧烯（sabinene）、β-波旁烯（β-bourbonene）、别香橙烯（alloaromadendrene）、

β-榄烯（β-elemene），γ和δ-荜澄茄烯（cadinene）、δ-荜澄茄醇（δ-cadinol）、檀香萜醇（santalol）、4,8-二甲基喹啉（4,8-dimethyl quinoline）、棕榈酸甲酯（methylpalmitate）、α-水芹烯（a-phellandrene）、乙酸龙脑酯（bornyl acetate）、辣薄荷酮（piperitone）、α-松油醇（α-terpineol）、十甲基环己硅氧烷（decamethylcylohexasiloxane）等30种。

3. 萜类及甾醇类　羽扇豆醇（lupeol）、β-谷甾醇（β-sitosterol）等。

【性味归经】苦、酸，寒。归心、肝、胃经。

【功能主治】解毒消肿，活血散瘀，利尿，止血。用于咽喉肿痛，目翳，咯血，血尿，痢疾；外用治痈肿，丹毒，腮腺炎，跌打损伤，毒蛇咬伤。

【药理作用】

1. 抗菌作用　浓度1%、10%乌蔹莓注射液，用平皿法证明对金黄色葡萄球菌、白色葡萄球菌、溶血性链球菌、卡地球菌、肺炎球菌、流感杆菌等均有抑制作用。水煎剂31mg/ml，于试管内能抑制钩端螺旋体的生长[3]。

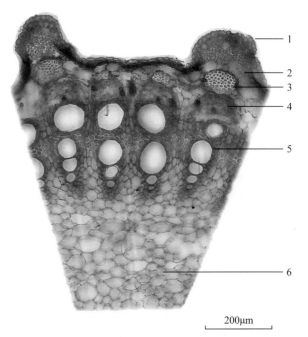

图17-3　乌蔹莓茎横切面图
1.表皮　2.皮层　3.厚角组织　4.韧皮部　5.木质部　6.髓

2. 抗病毒作用　乌蔹莓注射液1∶10、1∶100稀释与病毒混合注入鸡胚尿囊腔内，对流行性感冒病毒A3/沪防-77-56-E2及京科68-1株有明显抑制作用；1∶100稀释，在人胚肾组织培养中，对腺病毒3型、副流感病毒仙台株有明显抑制作用。

3. 抗炎作用　乌蔹莓水煎酒沉液28g/kg及醇提液25g/kg灌胃，连续7天，对二甲苯引起的小鼠耳部炎症有抑制作用，两种制剂各以25g/kg灌胃，连续14天，对大鼠塑料环肉芽肿有抑制作用[4]。

4. 对免疫功能影响　乌蔹莓水煎醇沉液及醇提液各以25g/kg灌胃，连续14天，均使大鼠胸腺减重；每只0.5g灌胃，连续7天，均使小鼠腹腔巨噬细胞吞噬功能增强[5]。

5. 促血栓形成作用　水煎酒沉液及醇提液各以25g/kg灌胃，连续14天，明显促进大鼠体外血栓形成和血小板黏附[5]。

【用药警戒或禁忌】乌蔹莓水煎酒沉液及醇提液腹腔注射对小鼠的半数致死量分别为51.12g/kg及102.8g/kg。故用量在15～30g/kg为宜。

脾胃虚寒者不宜用，四肢末梢血循环不良者慎用。孕妇、儿童慎用。

主要参考文献

[1] 曹佩琴，朱学华.中药乌蔹莓的显微鉴定研究[J].基层中药杂志，1992，6(2)：4-7.

[2] 崔传文，孙翠玲，陈全成，等.乌蔹莓化学成分的初步探究[J].中国中药杂志，2012，37(19)：2906-2909.

[3] 林建荣，李茉，邓翠娥，等.乌蔹莓抗菌效应的实验观察[J].时珍国医国药，2006，17(9)：1649-1650.

[4] 梁生林，黄芳辉，钟兴华，等.乌蔹莓抗炎镇痛有效部位的筛选[J].中草药，2016，47(4)：634-639.

[5] 顾月芳，张海桂.乌蔹莓对凝血和免疫功能的影响[J].中成药，1991，13(4)：26-27.

（河南中医药大学　吴廷娟）

18. 玉竹

Yuzhu

POLYGONATI ODORATI RHIZOMA

【别名】尾参、玉竹参、米参、铃铛菜、地管子。

【来源】为百合科植物玉竹*Polygonatum odoratum*（Mill.）Druce的干燥根茎。

【本草考证】本品始载于《神农本草经》，列为上品。明代李时珍以"萎蕤"之名将其列在《本草纲目》草部山草类[1, 2]，在总结玉竹的使用经验时称"予每用治虚劳寒热及一切不适之症，用代参、芪，不寒不燥，大有殊功。"据本草考证，古籍所载"萎蕤"为现代百合科植物玉竹*P. odoratum*根茎；其茎似小竹竿，叶光莹如竹叶，地下根状茎长而多节，故有玉竹和地节之称；形态学考证显示玉竹根状茎圆柱形，互生叶，叶椭圆形，先端尖。本草记载与现今所用玉竹基本一致[1]。

【原植物】根状茎圆柱形，直径5~14mm，高20~50cm，具7~12叶。叶互生，椭圆形至卵状矩圆形，长5~12cm，宽3~16cm，先端尖，下面带灰白色，下面脉上平滑至呈乳头状粗糙。花序具1~4花（在栽培情况下，可多至8朵），总花梗（单花时为花梗）长1~1.5cm，无苞片或有条状披针形苞片；花被黄绿色至白色，全长13~20mm，花被筒较直，裂片长约3~4mm；花丝丝状，近平滑至具乳头状突起，花药长约4mm；子房长3~4mm，花柱长10~14mm。浆果蓝黑色，直径7~10mm，具7~9颗种子。花期5~6月，果期7~9月。（图18-1）

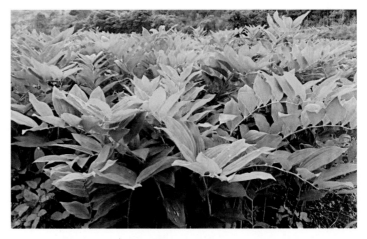

图18-1　玉竹

另据《中国植物志》记载："本种广布于欧亚大陆的温带，变异甚大……由于对它的变异规律尚未十分掌握，对它的种下等级没有细分。"玉竹种下资源类型丰富[2]，今玉竹药材主要来源有湘玉竹、连州玉竹和东北玉竹等商品类型，其来源植物为玉竹的各种栽培种[3]。以下简述各主要栽培种的特征。

猪屎尾　是湘玉竹的主要栽培种，该栽培资源典型特征是：一年生根状茎较粗长，直径10~26mm，长40~130mm，且根状茎中部较芽头及基部粗，茎上极少长出乳头状侧芽（图18-2）。湖南地区栽培只开花，不结果，产量高，品质好。主要栽培地区在湖南邵阳、娄底、衡阳、郴州等地。植物特征是根状茎圆柱形，直径10~26mm，地上茎高50~100cm；具8~12叶，叶互生，椭圆形至卵形，长5~12cm，宽3~16cm，先端尖。花序具1~4花，总花梗（单花时为花梗）长1~1.5cm，无苞片；花被白色，全长13~20mm，花被筒较直，裂片长3~4mm；花期5~6月，花最终败育不结果（图18-3）。

米尾　是连州玉竹的主要栽培种，该栽培资源典型特征是：一年生根状茎较粗长，直径10~27mm，长50~120mm，且根状茎芽头部位较基部粗，多长出乳头状侧芽（图18-2）。主要栽培地区在广东连州、湖南桂阳等地。异地引种（从桂阳县引种到长沙县）可开花结果。栽培范围较广，单产高。

同尾　是湘玉竹栽培种之一，该栽培资源典型特征是：一年生根状茎较细短，直径8~15mm，长30~80mm，且根状茎中部较芽头及基部细，形似鸡爪，茎上极少长出乳头状侧芽（图18-2）。主要栽培地区在湖南邵阳，只开花，不结果，是20世纪80年代的主要栽培品种。

刺尾　是湘玉竹、连州玉竹以及浙江等地玉竹的栽培种，该栽培资源典型特征是：一年生根状茎较细长，直径

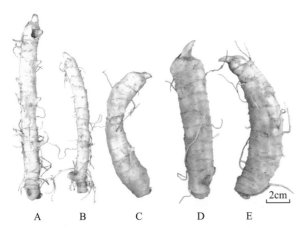

图18-2　湘产玉竹各资源类型一年生根茎图

A.刺尾　B.竹节尾　C.同尾　D.米尾　E.猪屎尾

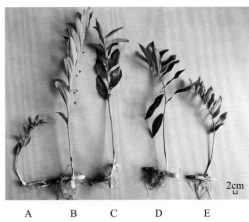

图18-3　湘产玉竹各资源类型植物图

A.竹节尾　B.米尾　C.刺尾　D.猪屎尾　E.同尾

6～13mm，长50～150mm，扁圆柱形，较匀称，根茎上长出乳头状侧芽（图18-2）。主要栽培地区为湖南邵阳、广东连州、浙江磐安，异地引种可开花结果。

竹节尾　是湘玉竹、连州玉竹的栽培种之一，该栽培资源典型特征是：一年生根状茎较细长，直径5～13mm，长50～110mm，扁圆柱形，较匀称，与刺尾相似，但根茎上较少长出乳头状侧芽（图18-2）。主要栽培地区为湖南邵阳、广东连州，此外在湖南地区野生分布较广，可开花结果。

东北玉竹　是东北黑龙江、吉林等地主要栽培种，该栽培资源典型特征是：一年生根状茎较细长，直径3～10mm，长50～130mm，圆柱形，较匀称，根茎上较少长出乳头状侧芽（图18-4）。茎棱形，棱延伸至叶

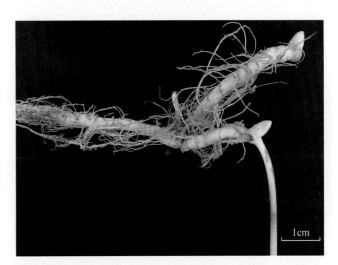

图18-4　东北玉竹

片基部，茎基部及叶基部多呈紫红色，主要栽培地区为东三省，且野生分布较广，可开花结果。

【主产地】主产于湖南、广东、浙江、东北及内蒙古等地，其中湖南邵阳、娄底是核心产区，邵阳市邵东县所产玉竹受地理标志产品保护，且邵东县廉桥药材市场是玉竹加工销售中心，玉竹道地产区为湖南邵东。此外，广东北部连州地区、浙江磐安、东三省也有玉竹出产。

【栽培要点】

1.生物学特性　喜温暖气候，较耐寒，喜荫，不耐强光。以半遮阴或半日照的背阴地较适宜，在土层深厚、疏松、肥沃的砂质壤土栽培为宜，新开垦林地或荒地也适宜栽培。忌连作，前作宜选禾本科作物，不宜选烟草、茄类、瓜类等作物，否则病害严重。

2.栽培技术　根茎繁殖为主，长江以南地区栽培玉竹一般不结果，部分资源类型结少量果。种苗来源于收获时掰下的当年生带芽头根茎，以不带病斑，无损伤，芽头饱满为佳。平地栽培须做1.5m宽的畦，开深20～30cm排水沟，利于排水防涝，栽培用种量每亩150～300kg为宜，栽后覆盖5cm左右的稻草或秸秆，一般栽培三个生物周期采挖。

3.病虫害　病害：根腐病、茎腐病、叶斑病、锈病、轮纹病等。虫害：蛴螬、蚜虫、蚂蚁、马陆等。

【采收与加工】玉竹在10月上旬至11月中旬，地上叶片枯黄时采收，此时根茎饱满，有效物质含量高；玉竹栽培年限以三年为佳。采挖时，使用二齿或多齿锄头倒退着刨挖，分拣去净泥土。

1. 玉竹条　水洗去泥沙，晴天曝晒或烘干，干燥过程中多次使用脱毛机甩掉须根及泥沙，干燥后进行分拣包装。

2. 玉竹刨片　玉竹条去净须根之后，按大小分拣水洗，使用切片机进行纵刨片，然后晒干或烘干，并按片型进行分拣包装。

3. 玉竹片　玉竹条去净须根之后，使用切片机切成厚5mm左右的片，晒干或烘干。

【商品规格】由于加工方法不同，玉竹商品分为玉竹条，玉竹刨片，玉竹片等类型。玉竹条按长度、重量分两等，即大条和统货；玉竹刨片依据刨片长度和宽度分为3～5等；玉竹片为统货。

【药材鉴别】

（一）性状特征

1. 玉竹条　呈长圆柱形，略扁，少有分枝，长4～18cm，直径0.3～1.6cm。表面黄白色或淡黄棕色，半透明，具纵皱纹和微隆起的环节，有白色圆点状的须根痕和圆盘状茎痕。质硬而脆或稍软，易折断，断面角质样或显颗粒性。气微，味甘，嚼之发黏。（图18-5）

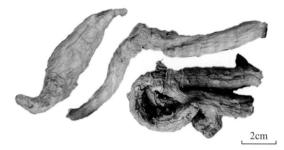

图18-5　玉竹条药材图

2. 玉竹刨片　长条形浅黄白色薄片，长6～12cm，直径0.5～1.6cm。片缘黄白色。体重，质较软或脆。气微，味甘，嚼之发黏。（图18-6）

3. 玉竹片　呈不规则厚片或段。外表皮黄白色至淡黄棕色，半透明，有时可见环节。切面角质样或显颗粒性。气微，味甘，嚼之发黏。（图18-7）

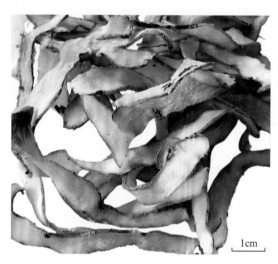

图18-6　玉竹刨片药材图

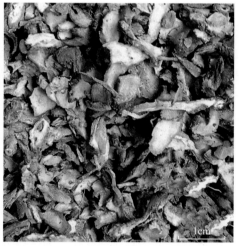

图18-7　玉竹片药材图

（二）显微鉴别

1. 横切面　表皮细胞扁圆形或扁长方形，外壁稍厚，角质化。薄壁组织中散有多数黏液细胞[4]，直径80～200μm，内含草酸钙针晶束。维管束外韧型，稀有周木型，散列。（图18-8）

2. 粉末特征　粉末浅黄色，气孔不定式；黏液细胞长100～200μm，内含黏液及草酸钙针晶束；草酸钙针晶长50μm左右，直径1～4μm；导管螺纹、梯纹或网纹，另有众多薄壁细胞[4]（图18-9）。

（三）理化鉴别

薄层色谱　取本品干燥粉末2g，加甲醇20ml，冷浸过夜，滤过，取滤液作为供试品溶液。另取玉竹对照药材2g，同法制备，作为对照药材溶液。照薄层色谱法试验，吸取上述两种溶液各5μl，分别点于同一硅胶G薄层板上，以甲苯–醋酸乙酯–甲酸（5∶4∶1）为展开剂，展开，取出，晾干，用氨水熏蒸显色，置紫外光灯（280nm）下检视。供试品色谱中，在与对照药材色谱相应的位置上，显相同颜色的斑点[5]。

【质量评价】

1. 玉竹条 以黄白色至淡黄棕色，半透明，体重，气微，味甘，嚼之发黏为佳。采用比色法测定，本品按干燥品计算，含玉竹多糖以葡萄糖（$C_6H_{12}O_6$）计，不得少于6.0%。

2. 玉竹刨片 以黄白色至淡黄棕色，半透明，片薄，大，气微，味甘，嚼之发黏为佳。采用比色法测定，本品按干燥品计算，含玉竹多糖以葡萄糖（$C_6H_{12}O_6$）计，不得少于6.0%。

3. 玉竹片 外表皮黄白色至淡黄棕色，切面角质样 或显颗粒性。气微，味甘，嚼之发黏为佳。采用比色法测定，本品按干燥品计算，含玉竹多糖以葡萄糖（$C_6H_{12}O_6$）计，不得少于6.0%。

【化学成分】主要成分为多糖类、甾体皂苷类、黄酮及黄酮苷类、挥发油类，此外还有木脂素、单萜等成分，其中多糖、皂苷和黄酮是其特征成分和有效成分。

1. 多糖类 玉竹多糖是其主要成分，不同种源玉竹多糖含量有显著差异，以湖南种源含量较高，以根茎中含量高。

2. 甾体皂苷类 玉竹甾体皂苷按苷元类型可分为螺甾烷醇类和呋甾烷醇类，有25（R, S）螺甾-5-烯- 3 β-醇- 3 -O-β- D -吡喃葡萄糖基-（1→2）-[β- D -吡喃木糖基-（1→3）]-β- D -吡喃葡萄糖苷（1→4）-β-吡喃半乳糖苷（POD- I ），polygoside A～B[6]，麦角甾-7,22-二烯-3β,5α,6β-三醇，麦角甾-7,22-二烯-3-酮等[7]。玉竹甾体皂苷类是玉竹抗肿瘤的有效成分以及调节糖代谢的物质基础。

3. 黄酮类及黄酮苷类 黄酮类主要有高异黄酮，有polygonatone A～D[6]，5, 7-dihydroxy-6-methoxyl-8-methyl-3-(2′, 4′-dihydroxybenzyl) chroman-4-one等，具有抗炎、抗氧化、抗肿瘤等药理活性。

【性味归经】甘，微寒。归肺、胃经。

【功能主治】养阴润燥，生津止渴。用于肺胃阴伤，燥热咳嗽，咽干口渴，内热消渴。

【药理作用】

1. 调节血糖作用 玉竹多糖能显著降低2型糖尿病（T2DM）小鼠的血糖及胰岛素含量，提升小鼠对血糖的耐受力及相关酶活性。玉竹皂苷富集组分能有效调节糖尿病大鼠血糖、体重、饮食等相关指标，有良好的抗糖尿病活性。

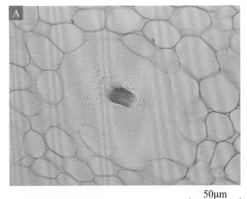

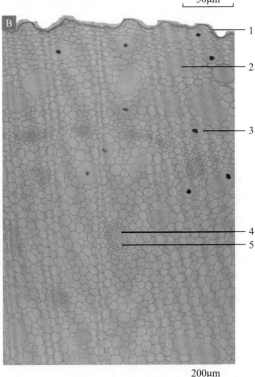

图18-8 玉竹横切面图

A. 局部放大（示酸钙针晶束） B. 横切面
1. 表皮 2. 黏液细胞 3. 草酸钙针晶 4. 木质部 5. 韧皮部

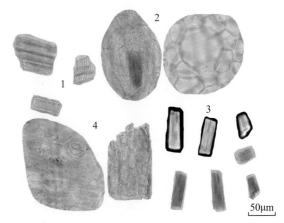

图18-9 玉竹粉末图

1. 导管 2. 黏液细胞 3. 草酸钙针晶束 4. 气孔及薄壁细胞

2. 抗氧化作用　玉竹多糖能显著增强小鼠的耐受力，降低脂质氧化水平，减轻疲劳。

3. 抗肿瘤作用　玉竹多糖可抑制人肺癌细胞（A549）荷瘤小鼠瘤体的生长，阻止体外肺癌细胞的增殖[8]。

4. 抑菌作用　从玉竹分离的甾体化合物（24R/S）-9, 19-环阿尔廷-25-烯-3β, 24-二醇具有良好的抗菌活性。

【分子生药】玉竹野生居群的遗传多样性较栽培种群丰富，玉竹种内有多种形态变异类型，且玉竹有多种形态相似的伪品或混杂品，通过使用RAPD，ISSR等[9]分子标记技术对玉竹种下及其近缘种或易混淆种进行分子鉴别，可取得良好的鉴别效果。这为玉竹在商品药材中的鉴定和品种选育提供了参考。

【附注】

1. 玉竹栽培与质量：玉竹在老产区连续栽培或重茬的情况下，根茎容易染病退化，严重影响质量。近年主要通过新产区栽培等方式，降低病害发生。品种提纯复壮，异地引种，是保证玉竹产量和质量的关键。此外，栽培地区的气候特征和土壤pH值、全钾含量是影响玉竹有效成分含量的主要生态因素。

2. 玉竹栽培根腐病害防控措施：一是不从病田留种；二是种苗不能长期堆放储存，如有发霉长斑应选出勿用；三是栽前种苗注意消毒；四是不在连茬地及低洼积水地栽培[10]。

3. 玉竹刨片作为一种受市场青睐的产品，是目前玉竹市场的拳头产品，此外，加强玉竹产品的开发，充分发挥其保健食疗价值，可促进玉竹资源的开发利用。

主要参考文献

[1] 赵容，许亮，谢明，等.中药玉竹的本草考证[J].中国实验方剂学杂志，2017，(15)：227-234.

[2] 汪劲武，李懋学，杨继.玉竹和多花黄精的变异及其亲缘关系初探[J].植物分类学报，1991，29(6)：511-516.

[3] 杨寒飞，熊礼平，梁超全，等.不同湘玉竹品种栽培比较试验[J].湖南林业科技，2009，36(6)：30-31，34.

[4] 王志伟，施大文，李自力，等.中药玉竹及其混淆品的性状和显微鉴别[J].上海医科大学学报，1993，20(4)：294-300.

[5] 杨先国，陈四保，陈士林，等.玉竹中黄酮类成分的薄层色谱指纹图谱研究[J].中国中药杂志，2005，(02)：25-27.

[6] 郭焕杰.玉竹甾体皂苷成分及其活性研究[D].济南大学，2013.

[7] 尹伟，陶阿丽，刘金旗，等.玉竹的化学成分研究[J].天然产物研究与开发，2014，26(7)：1034-1037+1046.

[8] 肖岚，彭壮，易健，等.玉竹多糖抗肺癌肿瘤活性及其机制研究[J].时珍国医国药，2018，29(10)：2368-2372.

[9] 潘清平，周日宝，陈玉秀，等.玉竹不同品种的ISSR分子鉴定[J].中国现代中药，2008，10(10)：28-30.

[10] 曹亮，徐瑞，谢进，等.玉竹根腐病防治杀菌剂筛选[J].中药材，2018，41(5)：1031-1034.

（湖南省农业环境生态研究所　朱校奇　曹亮）

19. 艾叶

Aiye

ARTEMISIAE ARGYI FOLIUM

【别名】艾蒿、家艾、蕲艾。

【来源】为菊科植物艾*Artemisia argyi* Lévl. et Vant.的干燥叶[1]。

【本草考证】艾叶始载于《名医别录》，列为中品。《图经本草》载："初春布地生苗，茎类蒿，而叶背白，以苗短者为佳。"《本草纲目》载："此草多生山原。二月宿根生苗成丛，其茎直生，白色，高四五尺。其叶四布，状如蒿，分为五尖，桠上复有小尖，面青背白，有茸而柔厚。七八月叶间出穗如车前穗，细花，结实累累盈枝，中有细子，霜后始枯。"本草记载与现今所用艾叶基本一致。

【原植物】多年生草本。植株有浓烈香气，全株密被白色绒毛，高0.5～1.2m。主根明显，略粗长，侧根多；常有横卧地下根状茎及营养枝。茎直立，有明显纵棱，上部分枝。叶互生，叶厚纸质，上面深绿色，被灰白色短柔毛，并有白色腺点与小凹点，背面密被灰白色蛛丝状密绒毛；茎下部叶在花期萎谢；茎中部叶卵形、三角状卵形或近菱形，有柄，羽状分裂，裂片卵形、卵状披针形或披针形，边缘具不规则锯齿；茎顶部叶全缘或3裂。头状花序多数，复总状排列，长约3mm，直径2～3mm；总苞卵形，总苞片3～4层，密被白色丝状毛，边缘膜质，覆瓦状排列；雌花6～10朵，花冠狭管状，檐部具2裂齿，紫色，花柱细长，伸出花冠外甚长，先端2叉；两性花8～12朵，花冠管状或高脚杯状，外面有腺点，檐部紫色。瘦果长卵形或长圆形。花果期7～10月。（图19-1）

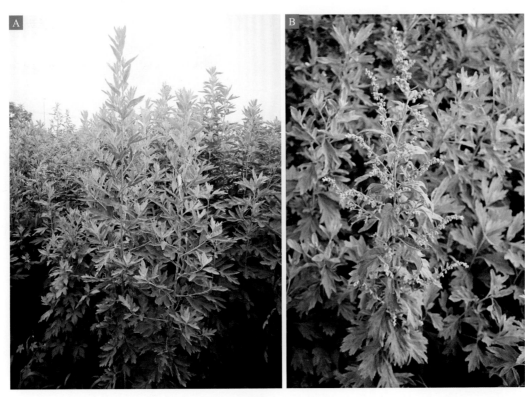

图19-1　艾

A.生长期　B.开花期

生于低海拔至中海拔地区的荒地、路旁河边及山坡等地，也见于森林及草原地区，局部地区为植物群落的优势种。

【主产地】主产于湖北、河南、河北、四川等地。艾叶道地产区古代记载有复道（今河南汤阴）、四明（今浙江宁波）、蕲州（今湖北蕲春）和祁州（今河北安国）等地，自明朝以后，以蕲州（今湖北蕲春）和祁州（今河北安国）为道地产区。现在湖北蕲春、河北安国、河南南阳等地大规模人工栽培。

【栽培要点】

1. 生物学特性　对气候和土壤的适应性较强，耐寒耐旱，喜温暖、湿润气候，以潮湿肥沃的土壤生长较好，怕积水，南北各地均可栽种。人工栽培多选在丘陵或海拔较低的山地进行。

2. 栽培技术　采用根状茎繁殖和分株繁殖，以根状茎繁殖为主。春季发芽前将根挖出，选取幼嫩根状茎，截成10～15cm长的小段，畦垄上开沟种植，沟距30～40cm，平放于沟内，覆土镇压后浇水。分株繁殖是在3～4月从母株上分割新分蘖出的幼苗，于雨后土壤湿润时栽种，每穴栽苗1～2株。栽培3～4年后，老株要重新栽种。

3.病虫害　病害：根腐病、病毒病、白粉病、煤污病等；虫害：蚜虫、蚧壳虫和红蜘蛛等。

【采收与加工】第一次采收在5～6月（端午节）花尚未开，叶正繁茂时，采叶，晒干；第二次采收在10～11月（重阳节）采叶，晒干。5月下旬至6月上旬为最佳采收期，在这个时期挥发油、总黄酮和鞣质含量最高[2]。

【商品规格】统货。

【药材鉴别】

（一）性状特征

多皱缩、破碎，有短柄。完整叶片展平后呈卵状椭圆形，羽状深裂，裂片椭圆状披针形，边缘有不规则的粗锯齿；上表面灰绿色或深黄绿色，有稀疏的柔毛和腺点；下表面密生灰白色绒毛。质柔软。气清香，味苦。（图19-2）

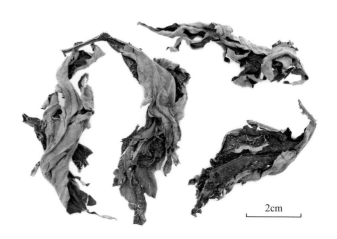

图19-2　艾叶药材图

（二）显微鉴别

1.横切面　表皮细胞为一列整齐紧密的扁长方形细胞组成。上、下表皮均被非腺毛和腺毛，上表皮被角质层，下表面气孔和非腺毛较多。非腺毛分为两种，一种为T形非腺毛，另一种为单列性非腺毛，常破碎。为异面叶，栅栏组织、海绵组织各占一半，栅栏组织细胞1列，不通过主脉，局部有细胞间隙。叶脉明显向下表面突出，上、下两侧表皮内侧厚角细胞2～3列，维管束外韧型，维管束上下方均有厚壁细胞。叶脉薄壁细胞中有草酸钙簇晶和方晶。（图19-3）

2.粉末特征　粉末绿褐色或灰绿色。非腺毛有两种，一种为T形非腺毛，顶端细胞长而弯曲，两臂不等长，柄2～4个细胞；另一种为单列性非腺毛，3～5个细胞，顶端细胞特长而扭曲，常断落。腺毛表面观鞋底形，由4、6细胞相对叠合而成，无柄。玫瑰状草酸钙簇晶，直径3～7μm，存在于叶肉细胞中。气孔不定式，长21～41μm，宽19～31μm。淀粉粒小，存在于叶肉细胞中。（图19-4）

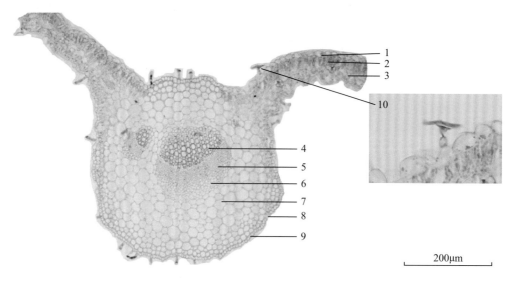

图19-3　艾叶横切面图

1.上表皮　2.栅栏组织　3.海绵组织　4.木质部　5.韧皮部　6.纤维部　7.薄壁细胞　8.气孔　9.下表皮　10.T形非腺毛

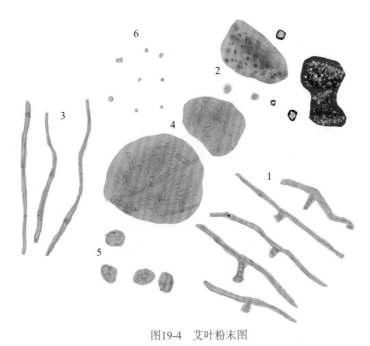

图19-4　艾叶粉末图

1. T形非腺毛　2. 草酸钙簇晶　3. 单列性非腺毛　4. 气孔　5. 腺毛　6. 淀粉粒

（三）理化鉴别

薄层色谱　取本品粉末2g，加石油醚（60～90℃）25ml，置水浴上加热回流30分钟，滤过，滤液挥干，残渣加正己烷1ml使溶解，作为供试品溶液。另取艾叶对照药材1g，同法制成对照药材溶液。照薄层色谱法试验，吸取上述两种溶液各2～5μl，分别点于同一硅胶G薄层板上，以石油醚（60～90℃）-甲苯-丙酮（10：8：0.5）为展开剂，展开，取出，晾干，喷以1%香草醛硫酸溶液，在105℃加热至斑点显色清晰。供试品色谱中，在与对照药材色谱相应的位置上，显相同颜色的主斑点。

【质量评价】以叶厚、色青、背面灰白色、绒毛多、质柔软、香气浓郁者、无杂质者为佳。采用气相色谱法测定，本品按干燥品计算，含桉油精（$C_{10}H_8O$）不得少于0.050%。

【化学成分】蕲艾的主要化学成分为挥发油、黄酮类、鞣酸类、有机酸类、大量元素及微量元素等[2]。

1. 挥发油类　主要为单萜类、倍半萜类及其含氧衍生物等，包括1,8-桉叶素（1,8-cineole）、α-侧柏烯（α-thujene）、1-石竹烯（1-caryophyllene）、α-松油醇（α-ter-pineol）、α, β-蒎烯（α, β-pinene）、α, β, γ-松油烯（α, β, γ-terpinene）、樟脑（camphor）、龙脑（borneol）、异龙脑（dl-isoborneol）等。

2. 黄酮类　总黄酮含量高达13.42%，主要包括6-甲氧基黄酮（6-methoxyflavone）、芹菜素（apigenin）、木犀草素（luteolin）、槲皮素（quercetin）、异泽兰黄素（eupatilin）、棕矢车菊素（jaceosidin）、紫花牡荆素（casticin）、矢车菊黄素（centaureidin）等。

3. 有机酸类　绿原酸（chlorogenic acid）、新绿原酸（5-caffeoylquinic acid）、隐绿原酸（4-dicaffeoylquinic acid）、异绿原酸A、B、C（isochlorogenic acid A, B, and C）等。

4. 其他　还有甾醇类β-谷甾醇（β-sitosterol）、豆甾醇（stigmasterol），三萜类的羽扇烯酮（lupenone），粘霉烯酮（glutinone），铁烯酮（fernenone），西米杜鹃醇（simiarenol）等。

【性味归经】辛、苦，温；有小毒。归肝、脾、肾经。

【功能主治】温经止血，散寒止痛；外用祛湿止痒。用于吐血，衄血，崩漏，月经过多，胎漏下血，少腹冷痛，经寒不调，宫冷不孕；外治皮肤瘙痒。醋艾炭温经止血，用于虚寒性出血。

【药理作用】

1. 抗菌、抗病毒作用　艾叶油、艾叶水浸剂、艾叶醇提液、艾烟、艾叶熏蒸可抑制或杀灭多种细菌及真菌、病毒、支原体。艾叶乙酸乙酯提取物在体外有明显的抗乙肝病毒（HBV）活性。

2. 抗氧化作用　艾叶中含有丰富的黄酮类、多糖类等化合物，具有很强的抗氧化活性。

3. 止血及抗凝血作用　艾叶水浸液可降低小鼠毛细血管通透性发挥止血作用。艾叶的鞣酸组分凝血作用最强[3]。

4. 平喘、祛痰、镇咳作用　艾叶中的萜品烯醇可以直接松弛豚鼠气管的平滑肌，对抗氯化钡、乙酰胆碱、组织胺引发的气管收缩，并使其肺灌流量增加。艾叶油能直接作用于小鼠的支气管，发挥较强的镇咳祛痰作用[4]。

5. 镇痛消炎作用　艾叶水提物、醋艾叶炭、艾叶挥发油有一定的镇痛效果，以艾叶水提取物的镇痛作用更为显著。艾叶油小鼠体内灌胃给药对角叉菜胶、巴豆油、醋酸所造成的动物模型的炎症反应均有较强的抑制作用，表明艾叶油有一定的抗炎作用。

【用药警戒或禁忌】艾叶所含挥发油对皮肤有轻度刺激作用，会引起发热潮红。大剂量口服艾叶可引起胃肠道急性炎症，产生恶心、呕吐，并可引起中枢神经系统过度兴奋，出现谵妄、惊厥及肝损害等。

【分子生药】

1. 遗传标记　基于DNA条形码序列的分子鉴定：通过测定艾叶及其近缘种的15个蒿属植物表明，相较于psbA-trnH以及ITS2+psbA-trnH序列，ITS2序列更适用于鉴定艾叶及其近缘种或混伪品[5]。

2. 功能基因研究　艾草高通量测序获得99 807个功能基因，与KEGG数据库比对后发现，参与萜类物质合成的相关基因有116个，编码16种关键酶；参与纤维素合成相关基因有119个，编码5种关键酶。在萜类物质合成的关键酶基因中，叶、根、茎组织中都仅存在1个MVD基因和2个CMS基因，并且这3种关键酶基因均在叶中的表达水平最高。这可能是艾叶作为灸材的关键因素之一[6]。

【附注】

1. 艾叶做艾灸用时需用陈年艾叶。

2. 炒炭可增强其止血作用，醋艾叶炭可增强温经止痛、安胎作用，艾绒较多用做灸材。

3. 易混品：蒿属中有20余种植物在不同地区多有作艾叶用。常见的有朝鲜艾，宽叶山蒿，野艾，蒙古蒿，红足蒿，魁蒿，五月艾等。它们的共同特点是叶掌状分裂，背白，有艾蒿的特殊气味。

主要参考文献

[1] 许俊洁，卢金清，郭胜男，等. 不同部位与不同采收期蕲艾精油化学成分的GC-MS分析[J]. 中国实验方剂学杂志，2015，21(21)：51-57.

[2] 肖裕章，唐建华，毕海林，等. 中草药艾叶的研究进展[J]. 中兽医医药杂志，2018，37(6)：86-88.

[3] 杨长江，田继义，张传平，等. 艾叶不同炮制品对实验性炎症及出血、凝血时间的影响[J]. 陕西中医学院学报，2004，27(4)：63-64.

[4] 万军梅，郭群. 艾叶油对豚鼠平喘作用的实验研究[J]. 中国民族民间医药，2014，23(9)：10-11.

[5] 梅全喜，陈小露，向丽，等. 艾叶的DNA条形码鉴定研究[J]. 亚太传统医药，2017，13(7)：3-9.

[6] 刘苗苗，吴家文，吴生兵，等. 艾草可燃性特征的转录组学研究[J]. 安徽中医药大学学报，2018，37(3)：79-84.

（湖北中医药大学　刘大会　陈昌婕　罗丹丹）

20. 石韦

Shiwei

PYRROSIA LINGUA

【别名】石皮、石剑、石兰、肺心草。

【来源】为水龙骨科植物庐山石韦*Pyrrosia sheareri* (Bak.) Ching、石韦*Pyrrosia lingua* (Thunb.) Farwell或有柄石韦*Pyrrosia petiolosa* (Christ) Ching的干燥叶[1]。

【本草考证】本品始载于《神农本草经》。《名医别录》称"一名石皮，背有黄毛，生华阴（陕西华县）。"《图经本草》对石韦记载明确，叶呈卵形，基部楔形，叶布满小点孢子，叶片与叶柄近等长。本草记载与现今所用石韦基本一致。

【原植物】

1. 庐山石韦　草本，植株通常高20～50cm。根状茎粗壮，横卧，密被线状棕色鳞片；鳞片长渐尖头，边缘具睫毛，着生处近褐色。叶近生，一型；叶柄粗壮，粗2～4mm，长3.5～5cm，基部密被鳞片，向上疏被星状毛，禾秆色至灰禾秆色；叶片椭圆状披针形，近基部处为最宽，向上渐狭，渐尖头，顶端钝圆，基部近圆截形或心形，长10～30cm或更长，宽2.5～6cm，全缘，干后软厚革质，上面淡灰绿色或淡棕色，几光滑无毛，但布满洼点，下面棕色，被厚层星状毛。主脉粗壮，两面均隆起，侧脉可见，小脉不显。孢子囊群呈不规则的点状排列于侧脉间，布满基部以上的叶片下面，无盖，幼时被星状毛覆盖，成熟时孢子囊开裂而呈砖红色（图20-1）。

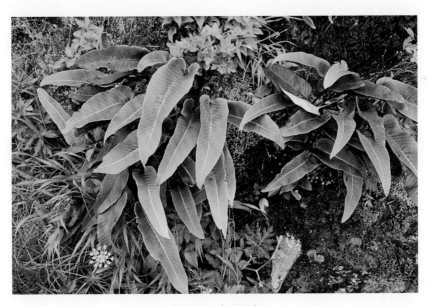

图20-1　庐山石韦

2. 石韦　植株通常高10～30cm。叶远生，近二型；叶柄与叶片大小和长短变化很大，能育叶通常远比不育叶长得高而较狭窄，两者的叶片略比叶柄长，少为等长，罕有短过叶柄的。孢子囊群近椭圆形，布满整个叶片下面，或聚生于叶片的大上半部（图20-2）。

3. 有柄石韦　植株高5～15cm。根状茎细长横走。叶远生，一型；具长柄，通常等于叶片长度的1/2～2倍长；孢子囊群布满叶片下面，成熟时扩散并汇合（图20-3）。

主要为野生，附生于海拔100～1800m的林下树干上，或稍干的岩石上，分布于长江以南各省区，北至甘肃（文县）、西到西藏（墨脱）、东至台湾。

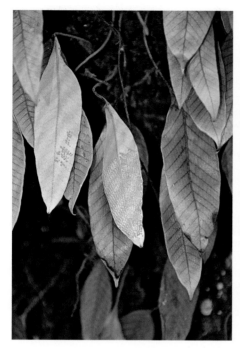 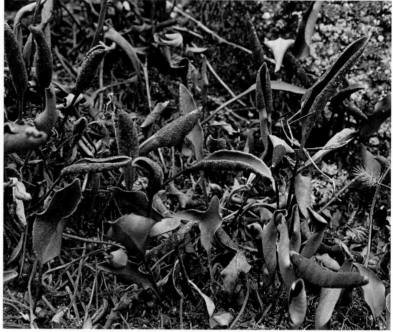

图20-2　石韦　　　　　　　　　　　　　　　　　　图20-3　有柄石韦

【主产地】

1.石韦　分布于华东、中南、西南地区。

2.庐山石韦　分布于西南及安徽、浙江、江西、福建、台湾、湖北、湖南、广东、广西。

3.有柄石韦　分布于西南及吉林、辽宁、河北、陕西、山东、江苏、安徽、河南、湖北、广西[2]。

【栽培要点】

1.生物学特性　喜阴凉干燥的气候，生于岩石上。

2.栽培技术　分株繁殖：3月栽种，栽前选营养叶片较多的老株，连根挖起，每3～4节剪成1段，放水中浸一昼夜，吸足水分后栽种。应选树下岩石有苔藓植物的地方才易栽活。栽时按行株距23～27cm，把苔藓植物刨开，放入1～2段根茎，用湿润的腐殖质土压紧。亦可利用石坎壁栽种，将种苗放在缝隙里，用湿润的腐殖质土塞稳。

【采收与加工】除去杂质，洗净，刷净茸毛，切段晒干，干燥，筛去细屑。

【药材鉴别】

（一）性状特征

1.庐山石韦　叶片略皱缩，展平后呈披针形，长10～25cm，宽3～5cm，先端渐尖，基部耳状偏斜，全缘，边缘常向内卷曲。上表面黄绿色或灰绿色，散布有黑色圆形小凹点；下表面密生红棕色星状毛，有的侧脉间布满棕色圆点状的孢子囊群。叶柄具四棱，长10～20cm，直径1.5～3mm，略扭曲，有纵槽。叶片革质。气微，味微涩苦（图20-4）。

2.石韦　叶片披针形或长圆披针形，长8～12cm，宽1～3cm。基部模形，对称。孢子囊群在侧脉间，排列紧密而整齐。叶柄长5～10cm，直径约1.5mm。

3.有柄石韦　叶片多卷曲呈筒状，展平后呈长圆形或卵状长圆形，长3～8cm，宽1～2.5cm。基部楔形，对称，下表面侧脉不明显，布满孢子囊群。叶柄长3～12cm，直径约1mm。（图20-5）

（二）显微鉴别

庐山石韦　叶横切面　上表皮下有1～2列下皮细胞，形较大，壁较厚，长扁；下表皮外被星状毛；栅栏组织由3～4列长形栅状细胞组成；海绵组织细胞较小，排列疏松，占叶肉小部分；主脉上下紧贴表皮处为厚壁组织，细胞

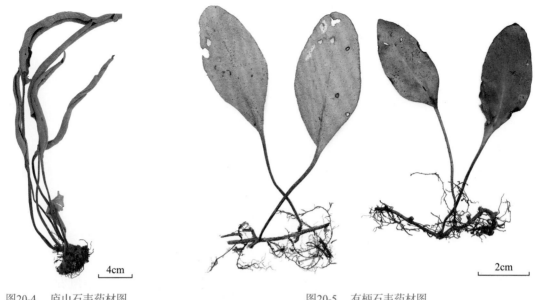

图20-4　庐山石韦药材图　　　　　　　　　　　图20-5　有柄石韦药材图

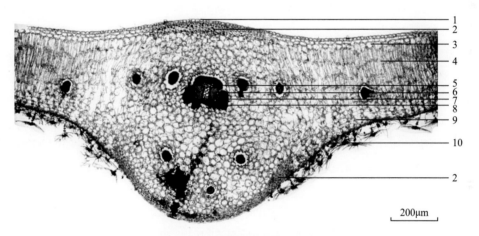

图20-6　庐山石韦叶片横切面图

1. 上表皮　2. 厚壁组织　3. 下皮　4. 栅栏组织　5. 木质部　6. 韧皮部　7. 内皮层
8. 内壁加厚细胞层　9. 海绵组织　10. 下表皮

木化；中央上方分体中柱周韧型，木质部呈三叉状，分体中柱周围有内皮层，凯氏点可见；再向外为大型细胞，类方形或长方形，内壁及侧壁增厚，不木化，细胞内有棕黑色树脂状内含物；主脉外侧及叶肉部尚有数个细小的分体中柱，叶肉细胞中无结晶（图20-6）。

（三）理化鉴别

薄层色谱　取石韦、庐山石韦、华北石韦、有柄石韦粉末各5g，置索氏提取器中，用石油醚（沸程60~90℃）–三氯甲烷（3:1）适量提取，至提取液近无色，浓缩提取液至2.5ml，作为供试品溶液。取4种供试品溶液及里白烯对照品溶液，分别点于同一硅胶G薄层板上，以正己烷为展开剂，展开，取出，晾干，喷以5%磷钼酸乙醇溶液，120℃烘10分钟。供试品色谱中，在与对照品色谱相同位置上，显相同颜色的斑点。

【质量评价】以叶厚、完整者为佳。照高效液相色谱法测定。本品按干燥品计算，含绿原酸（$C_{16}H_{18}O_9$）不得少于0.20%。

【化学成分】主要成分为三萜类、黄酮类、咕酮类、挥发性成分、其他化合物等，其中黄酮类和咕酮类是其特征成分和有效成分。

1.三萜类　里白烯（diploptene）、三叶豆苷（trifolin）、环桉烯醇（cycloeucalenol）、绵马三萜等。

2.黄酮类　山柰酚（kaempferol）、槲皮素（quercetin）、异槲皮素（isoquercitrin）、棉皮素（gossypetin）等。

3.咕酮类　芒果苷（mangiferin）、异芒果苷（isomangiferin）等。

4.挥发性成分　己醛、香草素、4-己烯-1-醇、1-庚烯-3-醇、异丁酸-3-羟基-2,2,4-三甲基戊酯等。

5.其他　香草酸（vanillic acid）、原儿茶酸（protocatechuic acid）、延胡索酸（fumaric acid）、咖啡酸（caffeic acid）、β-谷甾醇、绿原酸、3,4-二羟苯酚、蔗糖等。

【性味归经】甘、苦，微寒。归肺、膀胱经。

【功能主治】利尿通淋，清肺止咳，凉血止血。用于热淋，血淋，石淋，小便不通，淋沥涩痛，肺热喘咳，吐血，衄血，尿血，崩漏。

【药理作用】

1.镇咳、祛痰、平喘作用　小鼠口服庐山石韦提取物均有明显镇咳作用（二氧化硫引咳法）。有柄石韦的水煎醇提取物具有显著的镇咳作用[4]。

2.抗泌尿系统结石作用　石韦及多种以石韦为主药的中成药有显著的抗泌尿系统结石作用[5]。

3.升白细胞作用　石韦大枣合剂具有保护骨髓粒系祖细胞功能作用，防治CTX对骨髓粒系祖细胞的抑制作用[6, 7]。

4.抗癌作用　石韦能增强机体吞噬细胞的吞噬活性，有抗癌作用。

主要参考文献

[1] 卫玉玲，宋平顺.中药石韦的本草考证[A].甘肃省药品检验所，2008：614-616.

[2] 穆二廷，李运华，汪楠楠.不同来源石韦药材的微性状比较研究[B].国家中药材产品质量监督检验中心，R282.5：66-67.

[3] 左光德，伏雪梅，杨明惠.石韦的化学成分研究[J].广东化工，2018，45(16)：102.

[4] 国家中医药管理局《中华本草》编委会.中华本草[M].上海：上海科学技术出版社，1999(2)：253-258.

[5] 赖海糯，梅全喜，范文昌.石韦的化学成分、药理作用和临床应用研究进展[A].广州中医药大学附属中山市中医院，2010，07：9-10.

[6] 陈露，刘布鸣，马军花，等.中药石韦的研究概况[J].广西药学，2011，33(011)：1486-1489.

[7] 梅全喜.现代中药药理与临床应用手册[M].北京：中国中医药出版社，2008：584-58.

（湖北中医药大学　张景景）

21. 石菖蒲

Shichangpu

ACORI TATARINOWII RHIZOMA

【别名】菖蒲叶、山菖蒲、水剑草、香菖蒲、药菖蒲。

【来源】为天南星科植物石菖蒲Acrorus tatarinowii Schott的干燥根茎。

【本草考证】本品始载于《神农本草经》，列为上品。《图经本草》载："菖蒲……其生蛮谷中者尤佳，人家移种者亦堪用，但干后辛香坚实，不及蛮人持来者。此即医方所用石菖蒲也。"首次明确记载医方所用"菖蒲"即是"石菖蒲"。《本草纲目》载："菖蒲凡五种：生于池泽，蒲叶肥，根高二三尺者，泥菖蒲，白菖也；生于溪涧，蒲叶瘦，根高二三尺者，水菖蒲，溪荪也；生于水石之间，叶有剑脊，瘦根密节，高尺余者，石菖蒲也；人家以砂栽之一年，至春剪洗，愈剪愈细，高四五寸，叶如韭，根如匙柄粗者，亦石菖蒲也；甚则根长二三分，叶长寸许，谓之钱蒲是矣。服食入药须用二种石菖蒲，余皆不堪。此草新旧相代，四时常青。"本草记载与现今所用石菖蒲基本一致[1]。

【原植物】多年生草本。根茎芳香，粗2～5mm，外部淡褐色，节间长3～5mm，根肉质，具多数须根，根茎上部分枝甚密，植株因而成丛生状，分枝常被纤维状宿存叶基。叶无柄，叶片薄，基部两侧膜质叶鞘宽可达5mm，上延几达叶片中部，渐狭，脱落；叶片暗绿色，线形，长20～50cm，基部对折，中部以上平展，宽7～13mm，先端渐狭，无中肋，平行脉多数，稍隆起。花序柄腋生，长4～15cm，三棱形。叶状佛焰苞长13～25cm，为肉穗花序长的2～5倍或更长，稀近等长，肉穗花序圆柱状，长2.5～8.5cm，粗4～7mm，上部渐尖，直立或稍弯。花白色。成熟果序长7～8cm，粗可达1cm。幼果绿色，成熟时黄绿色或黄白色。花果期2～6月。（图21-1）

主要为野生，常见于海拔20～2600m的密林下，生长于湿地或溪旁石上。分布于安徽、浙江、湖南、湖北、贵州、江苏等地。

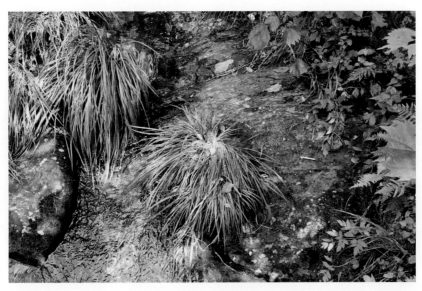

图21-1　石菖蒲

【主产地】主产于陕西商洛、四川荥经县、宜宾、南溪、屏山、安徽池州、江苏宜兴、上海、江西婺源、山东莱阳，四川为石菖蒲的道地产区。

【栽培要点】

1. 生物学特性　喜冷凉湿润气候，阴湿环境，耐寒，忌干旱。以选沼泽湿地或灌水方便的砂质壤土、富含腐殖质壤土栽培为宜。

2. 繁殖方法　用根茎繁殖，春季挖出根茎，选带有须根和叶片的小根茎作种，按行株距30cm×15cm穴栽，每穴栽2～3株，栽后盖土压紧。

3. 虫害　稻蝗，危害叶片，可用90%晶体敌百虫1000倍液防治。

【采收加工】春秋二季采挖。将根茎挖出后，去掉茎叶、须根，洗净泥沙，晒干即可。

【商品规格】据石菖蒲直径的大小，将石菖蒲分为"选货"和"统货"两个规格。

选货：杂质少于3%。直径≥0.7cm。统货：直径≥0.3cm。

【药材鉴别】

（一）性状特征

本品呈扁圆柱形，多弯曲，常有分枝，长3～20cm，直径0.3～1cm。表面棕褐色或灰棕色，粗糙，有疏密不匀的环节，节间长0.2～0.8cm，具细纵纹，一面残留须根或圆点状根痕；叶痕呈三角形，左右交互排列，有的其上有毛鳞状的叶基残余。质硬，断面纤维性，类白色或微红色，内皮层环明显，可见多数维管束小点及棕色油细胞。气芳香，味苦、微辛。（图21-2）

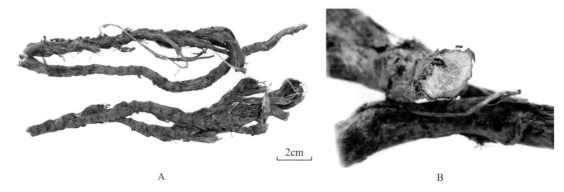

图21-2　石菖蒲药材图

A.干燥药材　B.药材断面

（二）显微鉴别

1. **根茎横切面**　表皮细胞外壁增厚，棕色，有的含红棕色物。皮层宽广，散有纤维束和叶迹维管束；叶迹维管束外韧型，维管束鞘纤维成环，木化；内皮层明显。中柱维管束周木型及外韧型，维管束鞘纤维较少。纤维束和维管束鞘纤维周围细胞中含草酸钙方晶，形成晶纤维。薄壁组织中散有类圆形油细胞；含有淀粉粒。（图21-3）

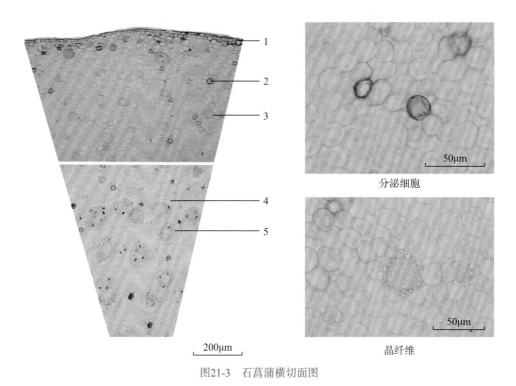

分泌细胞

晶纤维

图21-3　石菖蒲横切面图

1.表皮　2.分泌细胞　3.纤维束　4.内皮层　5.维管束

2. **粉末特征**　粉末灰棕色。淀粉粒单粒球形、椭圆形或长卵形，直径2～9μm；复粒由2～20（或更多）分粒组成。纤维束周围细胞中含草酸钙方晶，形成晶纤维。草酸钙方晶呈多面形、类多角形、双锥形，直径4～16μm。分泌细胞呈类圆形或长圆形，胞腔内充满黄绿色、橙红色或红色分泌物。可见鳞叶表皮细胞。（图21-4）

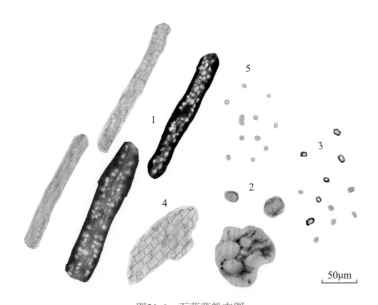

图21-4　石菖蒲粉末图

1.晶纤维　2.分泌细胞　3.方晶　4.鳞叶表皮细胞　5.淀粉粒

（三）理化鉴别

薄层色谱　取本品粉末0.2g，加石油醚（60～90℃）20ml，加热回流1小时，滤过，滤液蒸干，残渣加石油醚（60～90℃）1ml使溶解，作为供试品溶液。另取石菖蒲对照药材0.2g，同法制成对照药材溶液。照薄层色谱法试验，吸取上述两种溶液各2μl，分别点于同一硅胶G薄层板上，以石油醚（60～90℃）-乙酸乙酯（4∶1）为展开剂，展开，取出，晾干，放置约1小时，置紫外光灯（365nm）下检视。供试品色谱中，在与对照药材色谱相应的位置上，显相同颜色的荧光斑点；再以碘蒸气熏至斑点显色清晰，供试品色谱中，在与对照药材色谱相应的位置上，显相同颜色的斑点。

【质量评价】以身干、条长、粗壮、节密、坚实、无须根、香气浓者为佳。本品含挥发油不得少于1.0%（ml/g）。

【化学成分】石菖蒲中主要成分为挥发油，另含有机酸、萜类、黄酮、氨基酸等成分。挥发油中β-细辛醚（β-asarone）含量最高，其次为α-细辛醚（α-asarone），此外还有顺式甲基异丁香酚、甲基丁香酚、γ-细辛醚、榄香素、石竹烯等成分[2, 3]。

【性味归经】辛，温。归心、胃经。

【功能主治】开窍豁痰，醒神益智，化湿开胃。用于神昏癫痫，健忘失眠，耳鸣耳聋，脘痞不饥，噤口下痢。

【药理作用】

1.中枢神经系统作用　石菖蒲煎剂及挥发油具有一定的镇静催眠作用，去除挥发油仍能镇静，细辛醚是镇静的主要成分；对神经系统同时具有兴奋和抗抑郁作用；具有抗癫痫，益智护脑、促进学习，引药入脑，保护神经系统等作用。

2.对心血管系统作用　石菖蒲挥发油能减轻大鼠静脉血栓重量；石菖蒲挥发油及β-细辛醚能明显降低动脉粥样硬化大鼠血脂，改善高黏血症大鼠的血液流变性。

3.对消化系统作用　石菖蒲煎剂内服能促进消化液的分泌及制止胃肠异常发酵，并有缓解肠管平滑肌痉挛的作用。石菖蒲中含的细辛醚能对抗氯化钡引起的离体肠管的兴奋作用。

4.其他　α-细辛醚可通过增强气管纤毛的运动，使浓痰变稀而发挥止咳祛痰的作用。石菖蒲还具有一定的抗菌杀菌、抗氧化和抗肿瘤等作用[4, 5]。

【用药警戒或禁忌】石菖蒲可兴奋脊髓神经，会引起中毒反应，表现为抽搐、惊厥等症状。主要成分α-细辛醚为诱变阳性物质。阴虚阳亢、烦躁汗多、咳嗽、吐血、精滑者慎用。

【附注】除石菖蒲外，市场常见的还有九节菖蒲、水菖蒲，使用时应注意区分。

主要参考文献

[1] 吴淑英，杨成梓，蔡沓栗，白薇.石菖蒲的本草考证[J].中药材，2016，39(09)：2150-2156.

[2] 李广志，陈峰，沈连钢，等.石菖蒲根茎的化学成分研究[J].中草药，2013，44(7)：808-811.

[3] 倪刚，于德泉.石菖蒲的化学成分研究[J].中国中药杂志，2013，38(4)：569-573.

[4] 陈新俊，程黎晖.石菖蒲的药理作用和临床应用探讨[J].中草药，2007，38(5)：1-3.

[5] 杜毅，周超凡.石菖蒲的效用与现代研究的关系[J].中国中药杂志，1993，18(4)：244.

（湖北中医药大学　李娟　彭洪兵　袁仕君）

22. 仙茅

Xianmao

CURCULIGINIS RHIZOMA

【别名】地棕、独茅、山党参、海南参、婆罗门参。

【来源】为石蒜科植物仙茅*Curculigo orchioides* Gaertn.的干燥根茎。

【本草考证】仙茅始载于《雷公炮炙论》。《药海本草》载："生西岳。粗细有筋，或如笔管，有节纹理，其黄色多诞。"《图经本草》载："生西岳大痩岭，今蜀川江湖两浙诸州亦有之。叶轻如茅而软，腹稍阔，面有纵理，又似棕榈。至冬尽枯，春初乃生。三月有花如栀子，黄，不结实。其根独茎而直，旁有短根相附，肉黄白，外皮稍粗褐色。"《本草纲目》载："仙茅四五月中抽茎四五寸，开小花深黄色，六出不似栀子。处处大山中有之。"[1]

【原植物】多年生草本。根状茎延长，肉质、粗壮，圆柱形，外皮褐色，内部白色；地上茎不明显，隐藏于叶鞘内。叶茎生，3～6片，条状披针形，长10～30cm，宽1～2cm，先端渐尖，基部下延成柄，扩大成鞘状，边缘膜质，纵脉明显，两面均疏生柔毛，后渐光滑。花杂性，上部为雄花，下部为两性花，黄白色。蒴果椭圆形，稍肉质。种子略呈球形，黑而亮。（图22-1）

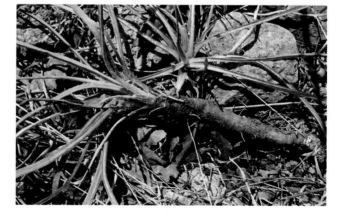

图22-1　仙茅

生长于山坡、丘陵、草丛或灌木丛中，分布于浙江、江西、福建、台湾、湖南、广东、广西、四川南部、云南和贵州等地。

【主产地】主产于四川、贵州、云南、广西、广东、湖南、湖北等省。仙茅道地产区，古代记载有戎州（今四川宜宾）、江宁（今江苏南京一带）、衡山（今湖南境内衡山）等地，现道地产区为四川、贵州、云南、广西。

【栽培要点】

1. 生物学特性　喜温暖气候。稍耐干旱和荫蔽。宜选低山坡或平地，土层深厚、疏松肥沃的砂质壤土栽培。不宜在低洼地栽种。人工种植仙茅时应注意氮、磷肥的施用，有助于提高所含仙茅苷含量。

2. 栽培技术 仙茅有种子繁殖、根茎繁殖和组织培养快速繁殖方式。组织培养以MS为基本培养基，仙茅幼叶为外植体，产生愈伤组织后转入MS培养基中培养，可产生芽和根，移栽细沙上成活率可达95%以上。

【采收与加工】二月、八月或九月采根（秋、冬采挖）。除去根头和须根，洗净，干燥。仙茅的加工与炮制方法主要为刮去黑皮，洗净，曝干；或用米泔浸，阴干；或醇酒拌蒸后曝干用。

【药材鉴别】

（一）性状特征

药材圆柱形，略弯曲，长2～6cm，直径0.3～1.0cm。表面黑褐色或棕褐色，粗糙，有不规则的纵皱纹及横纹。偶见未去净的须根，须根具极密的环状横纹，质轻柔软而不易折断。根茎质硬而脆，易折断，断面不平坦，皮部较宽，灰白色或棕褐色，木部较小，色较深，可见筋脉点散生。气微香，味微苦、辛。（图22-2）

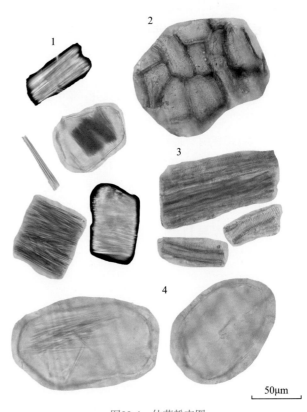

图22-2　仙茅药材图

（二）显微鉴别

1. 横切面 木栓细胞4～7列，壁稍厚，皮层宽广，内皮层明显，中柱维管束散列，周木型及外韧型。基本组织中散有黏液细胞，类圆形或椭圆形，直径90～250μm，内含草酸钙针晶束，长80～165μm，薄壁细胞充满淀粉粒（图22-3）。

2. 粉末特征 粉末黄白色，草酸钙针晶束存在于椭圆形的黏液细胞中，或散列，薄壁细胞类圆形，内含淀粉粒，导管梯纹或螺纹（图22-4）。

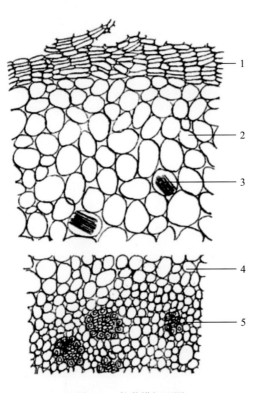

图22-3　仙茅横切面图

1.木栓细胞　2.皮层　3.草酸钙针晶束
4.内皮层　5.维管束

图22-4　仙茅粉末图

1.草酸钙针晶束　2.黏液细胞　3.导管　4.淀粉粒及针晶束

（三）理化鉴别

薄层色谱　取本品2g，加乙醇20ml，加热回流30分钟，滤过，滤液蒸干，残渣加乙酸乙酯1ml使溶解，取上清液作为供试品溶液。另取仙茅苷对照品，加乙酸乙酯制成每1ml含0.1mg的溶液，作为对照品溶液。照薄层色谱法试验，取上述两种溶液各2μl，分别点于同一硅胶G薄层板上，以乙酸乙酯-甲醇-甲酸（10：1：0.1）为展开剂，展开，取出，晾干，喷以2%氰化钾溶液-2%三氯化铁溶液（1：1）的混合溶液。供试品色谱中，在与对照品色谱相同的位置上，显相同的蓝色斑点。

【质量评价】杂质（须根、芦头）不得超过4%。照高效液相色谱法测定，本品按干燥品计算，含仙茅苷（$C_{22}H_{26}O_{11}$）不得少于0.10%。

【化学成分】主要成分为酚类及酚苷类、三萜皂苷类、木脂素类、生物碱类、黄酮类、挥发油及微量元素类等。

1. 酚及酚苷类　氯酚类衍生物curculigine A～O；苯甲酸酯类衍生物curculigoside A～I；杂环酚衍生物orcinosides A～J；苔黑酚及其糖苷等。

2. 皂苷类　三萜及皂苷类成分主要是环菠萝蜜烷型三萜，仙茅皂苷curculigenin A、curculigosaponin A～F，curculigosaponin G～J，curculigosaponin K～M，仙茅皂苷curculigenin C、curculigosaponin N～O，少量其他类型四环三萜。

3. 木脂素类　降木质素（1S, 2R）orchioside D和orchioside B，双四氢呋喃型木脂素3,3',5,5'-tetramethoxy-7,9':7',9-diepoxyligan-4,4'-di-O-β-D-glucopyranoside等。

【性味归经】辛，热，有毒。归肾、肝、脾经。

【功能主治】消散痈肿，补肾阳，强筋骨，祛寒湿，益精血。用于痈疽肿痛，肾阳不足，阳痿精冷，筋骨痿软，腰膝冷痹，阳虚冷泻等。

【药理作用】

1. 抗氧化作用　仙茅根茎的乙醇提取物显示出较强的羟基自由基及超氧阴离子基团清除作用，仙茅苷能够防止H_2O_2引发的细胞凋亡[1]。仙茅的乙醇提取物及和水提物的有机萃取部分对·OH、DPPH·的清除以及对Fe^{3+}的还原力作用均显示出很好的效果[2]。仙茅提取物对磷脂氧化具有较好抑制作用[3]。

2. 免疫调节作用　仙茅乙酸乙酯部位对巨噬细胞的吞噬活性具有显著的增强作用[4]。仙茅甲醇提取物对小鼠免疫反应有明显的刺激作用[5]。

3. 抗骨质疏松作用　仙茅酚苷类成分、苯甲酸酯类酚苷可促进成骨样细胞的增殖，促进成骨细胞形成，抑制破骨细胞的骨吸收，具有抗骨质疏松作用[6, 7]。

4. 补肾壮阳作用　仙茅提取物具有雌激素活性，可以增加大鼠的促卵泡激素黄体生成素和睾酮的水平[8]。仙茅水煎剂对精子的运动能力和穿膜功能有促进作用，可用于治疗男性不育[9]。

5. 肝保护和神经保护作用　仙茅苷F具有对抗乙肝病毒的活性[10]，仙茅苷还具有显著神经保护作用，抑制神经元生长细胞丢失，减少凋亡和坏死细胞的数量[11]。

【用药警戒或禁忌】长期大量使用，可能造成肝、肾、生殖器官的靶器官毒性，存在一定的安全隐患。阴虚火旺者忌服。

主要参考文献

[1] Wang Y K, Hong Y J, Wei M, et al. Curculigoside attenuates human umbilical vein endothelial cell injury induced by H_2O_2 [J]. Journal of Ethnopharmacology, 2010, 132(1): 233-239.

[2] 张振东，吴兰芳，景永帅，等.仙茅提取物体外抗氧化活性研究[J].中国老年学杂志，2009，(24): 3201-3203.

[3] Tang S Y, Whiteman M, Peng Z F, et al. Characterization of antioxidant and antiglycation properties and isolation of active ingredients from traditional chinese medicines [J]. Free Radical Biology & Medicine, 2004, 36(12): 1575-1587.

[4] Kubo M, Namba K, Nagamoto N, et al. A New Phenolic Glucoside, Curculigoside from Rhizomes of *Curculigo orchioides* [J].

Planta Medica, 1983, 47(01): 52-55.

[5] Bafna A R，Mishra S H. In vitro antioxidant activity of methanol extract of rhizomes of *Curculigo orchioides* Gaertn [J]. ARS Pharmaceutica，2005(46):. 125–138.

[6] 张乃丹，蒋益萍，薛黎明，等.仙茅酚苷类成分促进成骨细胞骨形成和抑制破骨细胞骨吸收[J]. 第二军医大学学报，2016，37(5)：562-568.

[7] 许红涛，李媛，王寅，等.仙茅苯甲酸酯类酚苷对维甲酸致大鼠骨质疏松症的影响[J]. 中国药学杂志，2015，(15)：1319-1323.

[8] Vijayanarayana K, Rodrigues R S, Chandrashekhar K S, et al. Evaluation of estrogenic activity of alcoholic extract of rhizomes of Curculigo orchioides [J]. J Ethnopharmacol, 2007, 114(2): 241-245.

[9] 彭守静，王福楠.菟丝子，仙茅，巴戟天对人精子体外运动和膜功能影响的研究[J]. 中国中西医结合杂志，1997(3)：145-147.

[10] Zuo A X, Shen Y, Jiang Z Y, et al. Three new phenolic glycosides from Curculigo orchioides G [J]. Fitoterapia，2010, 81(7): 910-913.

[11] Tian Z, Yu W, Liu HB, et al. Neuroprotective effects of curculigoside against NMDA-induced neuronal excitoxicity in vitro [J]. Food & Chemical Toxicology An International Journal Published for the British Industrial Biological Research Association, 2012, 50(11): 4010-4015.

（湖南中医药大学　李斌　彭彩云）

23. 白花蛇舌草

Baihuasheshecao

HEDYOTIDIS DIFFUSAE HERBA

【别名】蛇舌草、蛇舌癀、蛇总管、蛇针草、百花十字草。

【来源】为茜草科植物白花蛇舌草*Hedyotis diffusa* Willd.的干燥全草。

【本草考证】清代以前包括《本草纲目》在内的历代本草著作中未见明确记载有白花蛇舌草。唐《新修本草》中有名为"蛇舌"为最早记载，《千金翼方·卷四》详细记载其性味、功能，曰："味酸，平，无毒，主除留血，惊气，蛇痛，生大水之阳，四月采华，八月采根"。《新修本草论文集·唐本草药物、品属及类别的研究》把蛇舌草列在草木类。上述资料考证，均指开白花的蛇舌草。近代白花蛇舌草始见于《广西中药志》，只记述其功能主治及应用，未见有关植物外部形态方面的详细描述。白花蛇舌草因其叶似蛇舌，开白花而得名，更强调正品的蛇舌草，还须具有"圆梗、叶对坐，白花结单珠果实"等特征，故"白花蛇舌草"逐渐成为其特定名称。

【原植物】一年生纤细草本，高20～50cm。茎稍扁，从基部开始分枝。叶对生，无柄，膜质，线形，顶端短尖，边缘干后常背卷，上面光滑，下面有时粗糙；中脉在上面下陷，侧脉不明显；基部合生，顶部芒尖。花4数，单生或双生于叶腋；萼管球形，萼檐裂片长圆状披针形，顶部渐尖，具缘毛；花冠白色，管形，喉部无毛，花冠裂片卵状长圆形；雄蕊生于冠管喉部，柱头2裂，裂片广展，有乳头状凸点。蒴果膜质，扁球形，成熟时顶部室背开裂；种子每室约10粒，具棱，干后深褐色，有深而粗的窝孔。花期春季。（图23-1）

生于山坡、路边、溪畔草丛中。分布于广东、香港、广西、海南、安徽、云南、浙江、江苏、湖南等地。国外

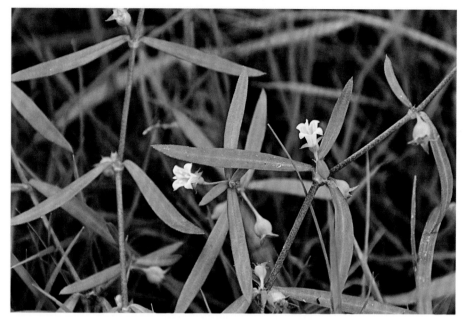

图23-1　白花蛇舌草

分布于热带亚洲，西至尼泊尔，日本亦产。

【主产地】主产于广东、广西、福建，长江以南其他各省亦产。

【栽培要点】

1. 生物学特性　喜温暖潮湿环境，以肥沃沙质土壤生长较好。

2. 栽培技术　种子繁殖，南方3~4月，北方5月播种，撒播或宽垄条播，稍盖或不盖土，保持土壤湿润1周左右出苗。

3. 病虫害　病害：不严重。虫害：地老虎、雀天蛾等。

【采收与加工】在江南地区，白花蛇舌草1年可收割2次。第1次收获在8月中、下旬，第2次收获在11月上、中旬；北方一般1年于9~10月收获1次，大棚栽培也可收获2次。在果实成熟时，齐地面割取地上部分，除去杂质和泥土，晒干即为商品[1]。

【药材鉴别】

（一）性状特征

全草扭缠成团状，长短不一，灰绿色或灰棕色。茎纤细，圆柱形，具细纵棱，基部多分枝，质脆易折断，中央有白色髓部。叶对生，无柄，多破碎，干时边缘明显背卷。花偶见，细小单生或双生于叶腋。蒴果扁球形，灰褐色，膜质，顶端室背开裂；具短而略粗的果梗。种子细小，具棱，干后深褐色，味淡[2]。（图23-2）

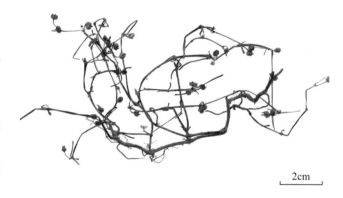

2cm

图23-2　白花蛇舌草药材图

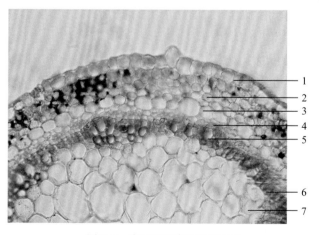

— 1
— 2
— 3
— 4
— 5
— 6
— 7

图23-3　白花蛇舌草茎横切面图

1. 表皮　2. 皮层　3. 内皮层　4. 韧皮部　5. 导管　6. 木质部　7. 髓部

（二）显微鉴别

1. 茎横切面　茎表皮细胞一列，类方形或卵圆形，常见单个细胞向外强烈突起，外被角质层；皮层较窄，内皮层细胞一列；韧皮部狭窄，约2～5列细胞。木质部成环，导管常2～6个径向单列，木纤维壁厚，木化；射线细胞一列；髓部宽广，细胞较大，有多数空腔[2]。（图23-3）

2. 粉末特征　茎表皮细胞长条形，直径25～33μm，非腺毛单细胞，呈鹰嘴状。气孔平轴式，直径15～24μm；草酸钙针晶散离或成束存在于长圆形的薄壁细胞中，长86～124μm，粗20～2μm。木纤维多成束，可见稀疏纹孔；果皮纤维常上下数层纵横交错排列，完整者细长条纹，末端钝或稍尖。种皮表皮细胞淡红棕色，直径12～32μm，表面密布淡黄色小点。果皮表皮细胞表面观多角形，直径15～35μm。导管螺纹、梯纹或具缘纹孔，直径5～44μm[2]。（图23-4）

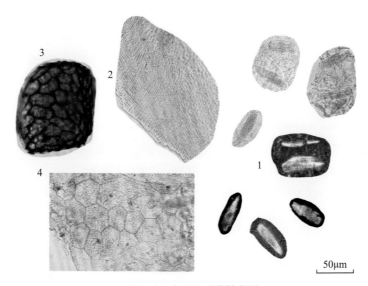

图23-4　白花蛇舌草粉末图

1. 草酸钙针晶束　2. 果皮纤维　3. 种皮表皮细胞　4. 果皮表皮细胞

（三）理化鉴别

薄层色谱　取本品干燥细粉1g，加水50ml，回流提取60分钟，滤过，浓缩蒸干，残渣加甲醇2ml溶解，作为供试品溶液；另取熊乙酰车叶草酸甲酯适量，加甲醇配制成1mg/ml的溶液，作为对照品溶液。照薄层色谱法试验，吸取供试品溶液与对照品溶液各2μl，分别点于同一硅胶G薄层版上。以三氯甲烷-甲醇-水（5∶1.5∶0.1）为展开剂，展开，取出，晾干，喷以10%硫酸乙醇溶液。供试品色谱中，在与对照品色谱相应的位置上，显相同蓝色斑点[3]。

【质量评价】传统评价：以茎叶完整、色灰绿、带果实、无杂质者为佳。

水分　照水分测定法测定，水分不得过13.0%。

浸出物　照醇溶性浸出物测定法项下的热浸法测定，用70%乙醇作溶剂，浸出物不得少于5.0%。

【化学成分】主要成分为萜类、蒽醌类、黄酮类、甾醇类、多糖类、有机酸类及烷烃类。萜类是白花蛇舌草的主要有效成分，具有抗肿瘤活性，主要包括环烯醚萜类和三萜类[3]，其中熊果酸（ursolic acid）和齐墩果酸（oleanolic acid）有抗恶性肿瘤的活性；多糖类也是白花蛇舌草的重要活性成分。

【性味归经】味甘、淡，性凉。归心、肝、脾经。

【功能主治】清热解毒，活血利尿，消炎止痛。用于扁桃体炎，咽喉炎，阑尾炎，黄疸，肝炎，小儿疳积，痢疾，尿路感染，痈肿疔疮，毒蛇咬伤；外用于白泡疮、蛇癞疮。现代中医临床用于治疗胃癌、食管癌、肠癌、子宫癌、鼻咽癌等多种癌症。

【药理作用】

1. 抗肿瘤作用　白花蛇舌草的水溶性提取物对小鼠移植性S180实体瘤具有十分明显的抑制作用。环磷酰胺与白花蛇舌草水溶性提取物联合使用时，对小鼠造血系统和免疫器官萎缩有显著改善作用。白花蛇舌草的乙醇提取物对乳腺癌、黑素瘤、结肠癌均具有一定的抑制活性，特别是对于乳腺癌细胞，白花蛇舌草提取物的抑制效果更加明显，从白花蛇舌草中提取出来的熊果酸和甾醇类化合物均显示出细胞毒活性[4]。

2. 抗炎作用　白花蛇舌草的醇提取物有明显的抗炎效果，并随着浓度的增加而增加[5]。

3. 抗氧化作用　白花蛇舌草的醇提取物给正常小鼠灌胃，能不同程度的增强体内多种抗氧化酶，尤其在对肝脏的抗氧化活性能力提高上比较明显[5]。

4. 免疫调节作用　白花蛇舌草多糖对有免疫损伤小鼠的脾脏和胸腺发育有促进作用，可显著增加自然杀伤细胞的细胞活性，从而起到提高机体免疫力的作用[5]。

5. 其他　还具有一定的镇静、催眠和镇痛作用，抗化学诱变作用和神经保护活性[6, 7]。

【用药警戒或禁忌】 孕妇慎用。

【分子生药】 基于DNA条形码序列的分子鉴定：ITS2序列在白花蛇舌草和混伪品种间变异大，分辨率高，因此利用其碱基和结构上的差异能够快速、准确鉴别出白花蛇舌草和其混伪品[9]。

【附注】

1. 与同属植物水线草*Hedyotis corymbosa*（L.）Lamk.形态相似，主要不同点为：花2～5朵呈腋生的伞房花序，花梗极纤维，毛发状；茎和枝四棱形，植物无毛或被粉状小毛。需注意鉴别。

2. 与同属植物松叶耳草*Hedyotis pinifolia* Wall.外形上相似，主要区别点为：叶极狭，状如松针，宽1～2mm。花无柄，常3～10朵腋生，果被毛。在广西等地也有替代使用的。

主要参考文献

[1] 陈诚，李忠民.栝楼、附子、决明、白花蛇舌草高效栽培技术[M].郑州：河南科学技术出版社，2004.

[2] 王臣芳.白花蛇舌草及其常见伪品的鉴别[J].药物分析杂志，2007，(11)：1785-1789.

[3] 范崇庆，李娆娆，金艳，等.白花蛇舌草质量标准[J].中国实验方剂学杂志，2014，20(17)：98-101.

[4] 侯山岭.中药白花蛇舌草化学成分及药理活性研究进展[J].中医临床研究，2018，10(6)：140-141.DOI：10.3969/j.issn.1674-7860.2018.06.063.

[5] 韦胤寰.白花蛇舌草研究进展[J].山西中医，2018，34(12)：53-56.

[6] 苏春燕，赵浩如.白花蛇舌草水提物及其与黄芪复方制剂对低白细胞模型小鼠造血功能的调节作用[J].药学与临床研究，2007，15(1)：25～27

[7] 刘若轩，李阿荣，郭洁文，等.白花蛇舌草对肝内胆汁淤积模型大鼠的保护作用[J/OL].中药材，2018，(06)：1476-1479[2019-01-02].

[8] 张静，唐慧，张艳美，等.白花蛇舌草的毒理学安全性研究[J].毒理学杂志，2014，28(03)：249-252.

[9] 陈怡君，郭晓辉，高芳雪，等.ITS2序列分析在白花蛇舌草鉴定中的应用研究[J].中国医药导报，2016，13(32)：21-24.

（湖南中医药大学　刘塔斯　曾晓艳）

24. 白附子

Baifuzi

TYPHONII RHIZOMA

【别名】禹白附、牛奶白附、野半夏、野慈菇、鸡心白附。

【来源】为天南星科植物独角莲*Typhonium giganteum* Engl.的干燥块茎。

【本草考证】本品始载于《神农本草经》，列为下品。《神农本草经》载："出蜀郡，今不服有。凉州者生砂中，形似天雄……独茎，似鼠尾草，叶生穗间。"《新修本草》载："此物本出高丽，今出凉州以西，形似天雄。"《本草纲目》载："白附子，根正如草乌头之小者，长寸许，干者皱纹有节，白附子乃阳明经药，因与附子相似，故此得名，实非附子类也。"《蜀本图经》载："出砂，溃下湿地。叶细，周匝生于穗间。"文中的相关记载显示其所指类似于四川（蜀郡）盛产的天南星科独角莲[1-2]。文献记载与现今所用白附子基本一致。

【原植物】多年生草本。块茎倒卵形、卵球形或卵状椭圆形，大小不等，直径2～4cm，外被暗褐色小鳞片，有7～8条环状节，颈部周围生多条须根。叶与花序同时抽出。叶柄圆柱形，长约60cm，密生紫色斑点，中部以下具膜质叶鞘；叶片箭形，长15～45cm，宽9～25cm，先端渐尖，基部箭状，中肋背面隆起，Ⅰ级侧脉7～8对，最下部的两条基部重叠，集合脉与边缘相距5～6mm。花序柄长15cm。佛焰苞紫色，管部圆筒形或长圆状卵形，肉穗花序几无梗，长达14cm，雌花序圆柱形，长约3cm，粗1.5cm；中性花序长3cm，粗约5mm；雄花序长2cm，粗8mm；附属器紫色，长2～6cm，粗5mm，圆柱形，直立，基部无柄，先端钝。雄花无柄，药室卵圆形，顶孔开裂。雌花：子房圆柱形，顶部截平，胚珠2；柱头无柄，圆形。花期6～8月，果期7～9月。（图24-1）

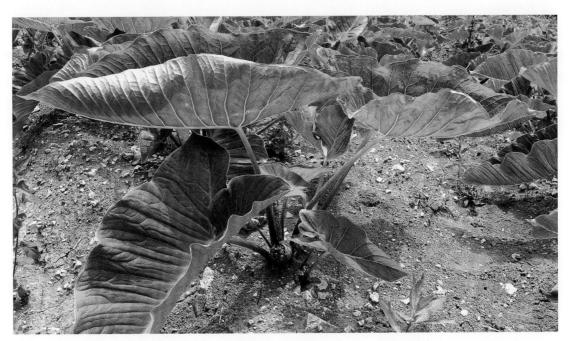

图24-1　白附子

我国特有，生于海拔1500m以下的荒地、山坡、水沟旁。分布于河北、山东、吉林、辽宁、河南、湖北、陕西、甘肃、四川至西藏南部。辽宁、吉林、广东、广西有栽培。

【主产地】主产于河南、甘肃、湖北；山西、河北、四川、陕西等地亦产。以河南产量最大，河南禹州县的质量最佳。

【栽培要点】

1. **生物学特性**　喜凉爽阴湿环境；以地势较低、疏松肥沃的砂壤土种植较好。

2. **栽培技术**　块茎繁殖，秋末采挖时，选留小块茎作种，用细泥沙分层贮藏，次年4～5月穴栽，按照行株距33cm×20cm，深7～10cm，顶芽向上栽培，每亩用块茎20～25kg。出苗后进行中耕除草与追施稀粪水或化肥，如遇旱季需浇水。带根种茎栽后当年可收，不带根的次年采收。

【采收与加工】春、秋两季均可采挖，但以秋季（9～10月）采挖质量较好，挖出块茎，洗净，除去残茎。拣去杂质、洗净、干燥，即得。

【商品规格】根据白附子药材及饮片的形状、大小、色泽、质地等性状特征以及块茎类药材的分级情况，白附子商品规格等级为3等。一等：每千克60个（包含60个）以内，破损率5%以内；二等：每千克140个（包含140个）以内，60个以外，破损率3%以内；三等：每千克140个（包含140个）以外，破损率3%以内。

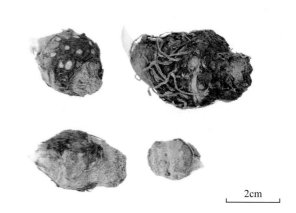

图24-2　白附子药材图

【药材鉴别】

（一）性状特征

块茎呈椭圆形或卵圆形，长2～5cm，直径1～3cm。表面黄白色或淡灰黄色，较光滑，有环纹及须根痕，顶端有茎痕或芽痕。质坚硬，断面白色，粉性。气微，味淡、麻辣刺舌。（图24-2）

（二）显微鉴别

1. **块茎横切面**　木栓细胞有时残存；内皮层不明显；薄壁组织中散有大型黏液腔，外侧较大，常环状排列，向中心渐小而少，黏液细胞随处可见，内含草酸钙针晶束。维管束散列，外韧型及周木型。薄壁细胞含众多淀粉粒。

2. **粉末特征**　粉末黄白色。淀粉粒甚多，单粒球形或类球形，直径2～29μm，脐点点状、裂缝状或人字状；复粒由2～12分粒组成，以2～4分粒者为多见。草酸钙针晶散在或成束存在于黏液细胞中，针晶长97～136μm，螺纹导管、环纹导管直径9～45μm。（图24-3）

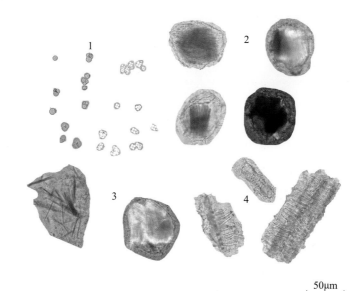

图24-3　白附子粉末图

1.淀粉粒　2.黏液细胞　3.草酸钙针晶　4.导管

（三）理化鉴别

薄层色谱　取本品粉末10g，加三氯甲烷-甲醇（3∶1）混合溶液100ml，样品加热回流2小时，滤过，滤液蒸干，残渣加丙酮2ml溶解，作为供试品溶液。另取白附子对照药材10g，同法制成对照药材溶液。再取β-谷甾醇对照品，加丙酮制成每1ml含1mg的溶液，作为对照品溶液。照薄层色谱法试验，吸取上述三种溶液各2～3μl，分别点于同一硅胶GF$_{254}$薄层板上，以三氯甲烷-丙酮（25∶1）为展开剂，展开，取出，晾干，喷以10%硫酸乙醇溶液，在105℃加热至斑点清晰，分别置日光和紫外光灯（365nm）下检视。供试品色谱中，在与对照药材色谱和对照品色谱相应的位置上，显相同颜色的主斑点或荧光斑点。

【质量评价】以个大肥壮，色白粉足，质坚实无外皮者为佳。采用ICP-MS法测定重金属含量，本品按干燥品计算，As的含量≤2mg/kg、Pb的含量≤2mg/kg、Cd的含量≤0.3mg/kg、Cu的含量≤20mg/kg、Hg的含量≤0.2mg/kg。

【化学成分】主要成分为有机酸、挥发油、氨基酸等。

1. 有机酸类　含有辛烷酸、7-十六碳烯酸、9,12-十八碳二烯酸、十六烷二酸、琥珀酸、二棕榈酸、油酸、亚油酸等。

2. 挥发油类　含有十三烷、十七烷、三-甲基十七烷、二十烷、二十二烷、二十七烷、三十二烷、1,3-二甲基苯、苯乙醛、蒽、2-甲基蒽、2,3,5,6-四甲基苯酚、4-丙烯基苯酚、1,4,6-三甲基萘、2,3,6-三甲基萘、3-甲基菲、2,7-二甲基菲、十五烷酸乙酯、亚油酸乙酯、苯并噻唑等。

3. 氨基酸类　含有酪氨酸（tyrosine）、缬氨酸（valine）等。

【性味归经】味辛、甘，性温；有毒。入胃、肝经。

【功能主治】祛湿化痰、祛风止痉、解毒散结。用于中风口眼歪斜，半身不遂，腰腿关节疼痛，头痛，破伤风；外用治疗颈淋巴结结核（未溃），蛇虫咬伤。

【药理作用】

1. 抗菌抗炎作用　白附子对大鼠蛋清性、酵母性关节及棉球肉芽肿增生、急性渗出炎症均有明显抑制作用[5, 8]。

2. 抗破伤风毒素作用　小鼠静脉注射破伤风毒素后，立即用白附子治疗，可以提高动物存活率[5, 8]。

3. 镇静、抗惊厥作用　白附子有一定的镇静作用，制白附子比生白附子作用强[5, 6]。

4. 免疫调节作用　独角莲提取物可以调节人体免疫功能，可抵挡外界抗原入侵和抗癌[5, 8]。

5. 祛痰作用　独角莲含有的皂苷对胃或咽喉的黏膜有刺激作用，可引起轻微恶心，呼吸道腺体的分泌量增加，稀释痰液，以祛痰[5, 7]。

6. 其他　还有血细胞凝集、溶血、催吐作用等[5, 7]。

【用药警戒或禁忌】白附子有小毒，对眼结膜、胃黏膜及皮肤有刺激作用。白附子成人中毒量为15～30g/d，致死量每日45g/d，中毒潜伏期0.5～3小时。孕妇忌用。白附子的毒性是对其使用的一大禁锢，因此可进一步研究独角莲的炮制工艺，在使用时尽量保全药效并降低毒性。另外，白附子不是白附片，切勿混淆两者[5]。

主要参考文献

[1] 张璐，牛晓静，康冰亚，等.禹白附炮制历史沿革概况[J].中国药物经济学，2018，13（05）：121-123.

[2] 杨振翔，张振凌.禹白附炮制及临床应用研究进展[J].医药世界，2006，（S2）：175-177.

[3] 刘珂，杨松松，张尔志.独角莲化学成分的研究[J].中草药，1985，16（03）：42.

[4] 陈雪松，陈迪华，斯建勇.中药白附子的化学成分研究（Ⅰ）[J].中草药，2000，（07）：17-18.

[5] 龚云飞.独角莲有效成分及药理作用研究进展[J].齐齐哈尔医学院学报，2012，33（18）：2517-2519.

[6] 吴连英，毛淑杰，程丽萍，等.白附子不同炮制品镇静、抗惊厥作用比较研究[J].中国中药杂志，1992，（05）：275-278，320.

[7] 胡长效，朱静，孙晓静.独角莲的化学成分及药理作用研究进展[J].农业与技术，2007，（02）：50-54.

（河南中医药大学　代丽萍）

25. 白英

Baiying

SOLANI LYRATI HERBA

【别名】白毛藤、白草、排风藤、毛千里光等。

【来源】为茄科植物白英*Solanum lyratum* Thunb.的干燥全草。

【本草考证】本品始载于《神农本草经》，列为上品。《唐本草》载："白英，蔓生，叶似玉瓜，小长而五桠，实圆若龙葵子，生青，熟紫黑。东人谓之白草。"《本草纲目》载："正月生苗，白色，可食。秋开小白花。子如龙葵子，熟时紫赤色。"本草记载与现今所用白英基本一致。

【原植物】多年生草质藤本，长0.5～1m，茎及小枝均密被具节长柔毛。叶互生，多数为琴形，长3.5～5.5cm，宽2.5～4.8cm，基部常3～5深裂，裂片全缘，端钝，中裂片较大，通常卵形，先端渐尖，两面均被白色发亮的长柔毛，中脉明显，侧脉在下面较清晰，通常每边5～7条；少数在小枝上部的为心形，长约1～2cm；叶柄长约1～3cm，被有与茎枝相同的毛被。聚伞花序顶生或腋外生，疏花，总花梗长约2～2.5cm，被具节的长柔毛，花冠蓝紫色或白色，直径约1.1cm，花冠筒隐于萼内，长约1mm，花丝长约1mm，花药长圆形；子房卵形，直径不及1mm，花柱丝状，长约6mm，柱头小，头状。浆果球状，成熟时红黑色，直径约8mm；种子近盘状，扁平，直径约1.5mm。花期夏秋，果期秋末。（图25-1）

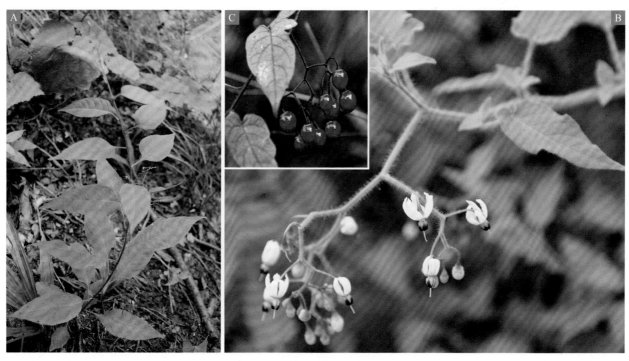

图25-1 白英

A.植株 B.花枝 C.果实

生于海拔600～2800m的山谷草地或路旁、田边。分布于甘肃、陕西、山西、河南、山东、江苏、浙江、安徽、江西、福建、台湾、广东、广西、湖南、湖北、四川、云南等地。

【主产地】主产于江苏、浙江、安徽等黄河以南各省。

【栽培要点】

1. 生物学特性　喜温暖气候和较湿润的土壤，也能耐旱、耐寒、耐瘠薄，适应性强，但以疏松肥沃、排水良好的砂质壤土为好。白英怕涝，不宜种植在低洼积水、土质黏重的地方。

2. 栽培技术　主要以种子繁殖为主，也可扦插和分株繁殖。

3. 病虫害　病害：极少发生，使用常规方法即可防治。虫害：主要有红蜘蛛、蚜虫和地下害虫。红蜘蛛可用克螨特防治，蚜虫可喷洒乐果防治，地下害虫可用辛硫磷制成毒饵诱杀。

【采收与加工】　夏秋季节茎叶生长旺盛时收割。每年收割两次，将白英茎叶齐根割下，晒干即可入药出售。秋后，第二次收割茎叶后，刨出地下根，去净泥土，晒干，一同作药用。

【药材鉴别】

（一）性状特征

长约1m，全体被柔毛，嫩枝和叶被毛较多。根圆柱形，稍弯曲，直径2～8mm，浅棕黄色。茎呈类圆柱形，有分枝，长短不一，直径2～7mm，具纵皱纹，灰黄色或灰绿色。质硬而脆，断面纤维性，淡绿色，髓部中空；单叶互生，皱缩卷曲，易碎，完整叶展开后呈长卵形或卵形，长3～8cm，宽10～35mm，先端渐尖，基部多为戟形至琴形，3～5裂，棕绿色或灰绿色；叶柄长1～4cm，亦有毛茸。聚伞花序与叶对生，花序梗曲折状，花冠5裂，长约5mm，棕黄色。果实球形，淡黄色或淡棕色，直径5～7mm，内有多数扁平近圆形的种子。气微，味淡[1, 2]。（图25-2）

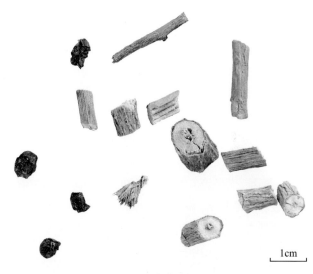

1cm

图25-2　白英药材图

（二）显微鉴别

1. 茎横切面　表面细胞1列，外侧附腺毛和非腺毛；木栓形成层开始分化出木栓层，由2～3层细胞组成；皮层外侧为2～3列厚角细胞，内侧为薄壁细胞；中柱鞘部位由纤维断续排列成环带；中柱维管束双韧型，韧皮部较窄，木质部宽广；髓部往往中空，有的含草酸钙砂晶。（图25-3）

2. 叶表面观　上表面密被腺毛，长900～1700μm，柄部由4～5个细胞组成，常见其间有1～2个细胞已皱缩，头部单个细胞，长圆形或长卵形，直径8～13μm；非腺毛极少，长850～1500μm，由4～6个细胞组成；叶上表面无气孔，叶下表面密被腺毛和气孔，腺毛柄部由3～12个细胞组成，长103～980μm，基部细胞直径13～65μm，常见其间有1～2个细胞已皱缩，头部单细胞，长圆形或长卵形，直径8～13μm；非腺毛少见，形态与叶上表面相似；气孔不定式，副卫细胞3～6个。另在上下叶表面有少数腺毛，柄部由2个细胞组成，长90～108μm，头部2～8个细胞，圆形，直径40～50μm，主要分布于叶缘和叶脉附近。

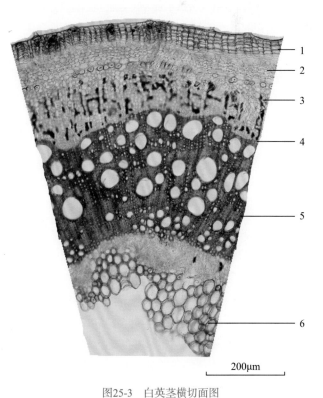

200μm

图25-3　白英茎横切面图

1. 木栓层　2. 皮层　3. 韧皮部　4. 形成层　5. 木质部　6. 髓部

（三）理化鉴别

薄层色谱　取本品粉末2g，加甲醇30mL，超声处理30min，滤过，滤液蒸干，残渣加3mol/L盐酸溶液50ml使溶解，加热回流2h，冷至室温，加三氯甲烷提取两次，每次15mL，提取液合并，蒸干，残渣加甲醇1mL使溶解，作为供试品溶液。另取白英对照药材2g，同法制成对照药材溶液。照薄层色谱法试验，吸取上述两种溶液各8μL，分别点于同一硅胶G薄层板上，以环己烷–乙酸乙酯（5：2）为展开剂，展开，取出，晾干，置紫外光灯下（365nm）下检视。供试品色谱中，在与对照药材色谱相应的位置上，显相同颜色的荧光斑点[2]。

【化学成分】白英的化学成分主要有皂苷类、有机酸类、萜类、多酚类、黄酮类、甾醇类、香豆素类、多糖类和其他类型的化合物等[3]。

1. 皂苷类　含甾体糖苷SLPS-1、SLPS-2、甲基原蜘蛛抱蛋苷（aspidistrin）、白英素A（solalyratine A）和白英素B（solalyratine B）等。

2. 有机酸　咖啡酸、香草酸对羟基苯甲酸、原儿茶酸。

3. 萜类　atractylenollde（Ⅰ），dehydrocarlssone（Ⅱ），ergosterol peroxide（Ⅲ），9,11-dehydro ergosterol peroxide（Ⅳ）、熊果酸。

4. 多酚类　白黎芦醇。

5. 黄酮类　芦丁、槲皮素和柚皮素等。

6. 甾醇类　麦角甾醇、9,11-去氢过氧麦角甾醇和谷甾醇。

7. 糖类　葡萄糖、木糖、阿拉伯糖、果糖、阿拉伯呋喃糖苷乙酯。

【性味归经】苦，微寒。有小毒。入肝、胃经。

【功能主治】清热解毒，利湿消肿，抗癌。全草用于感冒发热，乳痈、恶疮，湿热黄疸、腹水，白带，肾炎水肿；外用治痈疖肿毒。根用于治疗风湿痹痛。

【药理作用】

1. 抗肿瘤作用　白英水提物、乙醇的提取物对小鼠S180肉瘤和H22肝癌肿瘤的生长均有显著的抑制作用。白英的化学成分甾体皂苷、B-苦茄碱等能显著抑制人卵巢癌细胞SKOV3、宫颈癌细胞ME180、S180肉瘤及细胞瓦克癌瘤W-256的生长，同时在低浓度下对人的正常细胞ccC-HPF-1无明显抑制作用。含有白英的复方中药注射液能抑制胃癌细胞BGC-823细胞的DNA合成，诱导BEL-7404肝癌细胞死亡[4-5]。

2. 抗氧化和提高细胞免疫功能作用　白英提取物可明显降低小鼠血清、肝、肾组织中MDA的含量，增加SOD的活性和提高POD的含量，从而具有明显的抗脂质过氧化作用；多糖均在体外具有明显提高正常小鼠胸腺淋巴细胞免疫活性的作用[6]。

3. 抗病毒和抑菌作用　以白英为主药的复方注射剂具有明显的抑菌作用和抗病毒作用，且能提高小白鼠的特异性及非特异性免疫功能，对鸡新城疫病的治愈率为72.8%，仔猪大肠埃希菌病的治愈率为94.3%[7]。

4. 抗过敏作用　白英水提取液对白鼠的实验结果证实，由聚合物48/80导致的过敏性休克、皮肤肥大细胞的抑制率为100%；对皮肤过敏症的抑制率为69.3%。并且能够显著的降低L-组胺脱羧酶作为信使核糖核酸的水平，经过重组干扰素处理后能有效地刺激白鼠腹膜巨噬细胞NO的合成[8, 9]。

5. 护肝作用　白英的化学成分莨菪亭具有明显的护肝作用。可减少了聚丙酮转氨酶和山梨醇脱氢酶的释放，分别达53%和58%。当莨菪亭浓度为10μmol/L时，能保留过氧歧化酶36%的活性，并同时抑制丙二醛（MDA）的生成[9-10]。

【用药警戒或禁忌】体虚无湿热者忌用。白英中含有异味的糖苷生物碱，超过一定含量会有中毒致畸的危险。白英果实能引起小猪先天颜面畸形，且发生率极高，服用未成熟的果实会有毒性反应。

主要参考文献

[1] 广西壮族自治区卫生厅. 广西中药材标准（第二册）[S]. 南宁：广西科学技术出版社，1996：84.

[2] 陕西省食品药品监督管理局.陕西省药材标准[S].西安：陕西科学技术出版社，2016：9.

[3] 王文昌，胡德禹，杨松.白英化学成分及生物活性研究进展[J].广州化工，2011，39(9)：3-6.

[4] 孙立新，任靖，王敏伟，等.白英水提物抗肿瘤作用的初步研究[J].中草药，2006，37(1)：98-100.

[5] 万春霞，杨香生.白英抗肿瘤研究进展[J].江西中医药，2010，41(12)：75-78.

[6] 谢永芳，廖系晗，梁亦龙，等.白英提取物的抗氧化作用研究[J].时珍国医国药，2006，17(6)：899-900.

[7] 孙志良，卢向阳，董伟，等.复方白毛藤注射剂对仔猪大肠杆菌病的疗效研究[J].畜牧兽医杂志，2003，22(4)：6-7.

[8] Bookyung Kang, Eunhee Lee, Insup Hong, et al. Abolition of anaphylactic hock by *Solanum lyratum* Thunb[J]. International Journal of Immunopharmacology, 1997, 19(11/12): 729-734.

[9]Kim HM, Lee EJ. *Solanum lyratum* inhibit sanaphylactic reaction and suppresses the expression of L-histidine decarboxylase mRNA [J]. Immunopharmacology and Immunotoxicology, 1998, 20(1): 135-146.

[10] So Young Kang, Sang Hyun Sung, Jong Hee Parket, et al. Hepatoprotective activity of scopoletin, a constituent of *Solanum lyratum* [J]. Archives of Pharmacal Research, 1998, 21(6): 718-722.

（河南中医药大学　乔璐）

26. 白前

Baiqian

CYNANCHI STAUNTONII RHIZOMA ET RADIX

【别名】石蓝、嗽药。

【来源】为萝藦科植物柳叶白前*Cynanchum stauntonii*（Decne.）Schltr. ex Levi.或芫花叶白前*Cynanchum glaucescens*（Decne.）Hand.-Mazz的干燥根茎和根。

【本草考证】本品始载于《名医别录》，载："白前，出近道。似细辛而大，色白易折。主气嗽方多用之。"《唐本草》载："白前，叶似柳，或似芫花，苗高尺许，生洲渚沙碛之上。根白，长于细辛，味甘。俗以酒渍服，主上气。不生近道。今用蔓生者，味苦，非真也。"《开宝本草》载："别本注云，（白前）二月、八月采根，暴干。根似牛膝、白薇。"《图经本草》载："白前，今蜀中及淮、浙州郡皆有之。"本草记载与现今所用白前基本一致。

【原植物】

1. 柳叶白前　直立半灌木，高约1m，无毛，分枝或不分枝；须根纤细、节上丛生。叶对生，纸质，狭披针形，长6～13cm，宽3～5mm，两端渐尖；中脉在叶背显著，侧脉约6对；叶柄长约5mm。伞形聚伞花序腋生；花序梗长达1cm，小苞片众多；花萼5深裂，内面基部腺体不多；花冠紫红色，辐状，内面具长柔毛；副花冠裂片盾状，隆肿，比花药为短；花粉块每室1个，长圆形，下垂；柱头微凸，包在花药的薄膜内。菁葖果单生，长披针形，长达9cm，直径6mm。花期5～8月，果期9～10月。（图26-1）

柳叶白前生长于低海拔的山谷湿地、水旁以至半浸在水中。产于甘肃、安徽、江苏、浙江、湖南、江西、福建、广东、广西和贵州等地。

2. 芫花叶白前　直立矮灌木，高达50cm；茎具二列柔毛。叶无毛，长圆形或长圆状披针形，长1～5cm，宽0.7～1.2cm，稀7×1cm，顶端钝或急尖，基部楔形或圆形，近无柄；侧脉不明显，约3～5对。伞形聚伞花序腋内或腋间生，比叶为短，无毛或具微毛，着花10余朵；花萼5深裂，内面基部有腺体5个，极小；花冠黄色、辐状；副花

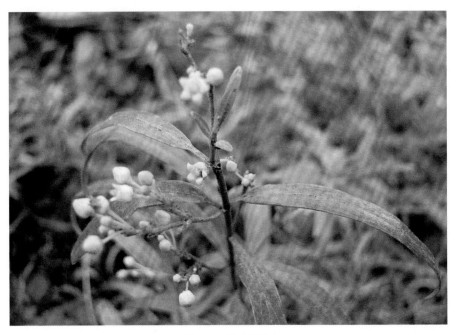

图26-1　柳叶白前

冠浅杯状，裂片5，肉质，卵形，龙骨状内向，其端部倾倚于花药；花粉块每室1个，下垂；柱头扁平。蓇葖果单生，纺锤形，先端渐尖，基部紧窄，长6cm，直径1cm；种子扁平，宽约5mm；种毛白色绢质，长2cm。花期5～11月，果期7～11月。

芜花叶白前生长于海拔100～300m的江边河岸及沙石间，也有在路边丘陵地区。产于江苏、浙江、福建、江西、湖南、广东、广西和四川等地。

芜花叶白前生长环境及分布与柳叶白前同。两者常一起群生。

【主产地】主产于浙江、江苏、安徽、湖北[5]。家种产区湖北省新洲区、来凤县及团风县，其产量占全国总产量的90%左右，此外，其他产区如江西樟树、吉安等地。

【栽培要点】

1. 生物学特性　喜温暖湿润气候，忌干燥，适宜土层深厚肥沃的腐殖土壤栽培。

2. 栽培技术　用种子或分根繁殖。种子繁殖：春季2月、3月播种育苗，4月底或5月初苗高15cm左右即可移栽。分根繁殖：宜在春季3月、4月进行，每株根茎应带有芽1～2个，穴栽，每穴1株，覆土压实。生长期应注意除草、浇水。苗高30cm左右，追肥1次。

3. 虫害　主要为蚜虫。可用乐果乳油杀灭[5]。

【采收与加工】栽后第2年秋后地上部分枯萎时挖取全株，取其根及根茎，洗净，晒干或烘干。

【商品规格】统货。

【药材鉴别】

（一）性状特征

1. 柳叶白前　根茎呈细长圆柱形，有分枝，稍弯曲，长4～15cm，直径1.5～4mm。表面黄白色或黄棕色，节明显，节间长1.5～4.5cm，顶端有残茎。质脆，断面中空。节处簇生纤细弯曲的根，长可达10cm，直径不及1mm，有多次分枝呈毛须状，常盘曲成团。气微，味微甜。（图26-2）

2. 芜花叶白前　根茎较短小或略呈块状；表面灰绿色或灰黄色，节间长1～2cm。质较硬。根稍弯曲，直径约1mm，分枝少。

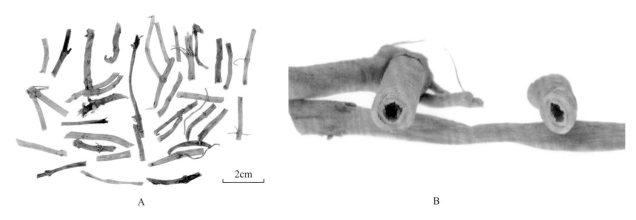

图26-2　白前药材图

A.干燥药材　B.药材断面

（二）显微鉴别

1.柳叶白前　根茎横切面　表皮细胞1列，外侧壁增厚，可见分泌细胞弯折成"弯月形"；下皮为1列较小的细胞；皮层有乳汁管，有时可见中柱鞘纤维断续排列成环，散有单个或成群的石细胞；维管束双韧型，韧皮部狭窄，木质部导管、木纤维及木薄壁细胞均木化；髓多成空腔；薄壁细胞含淀粉粒或草酸钙簇晶。（图26-3，图26-4）

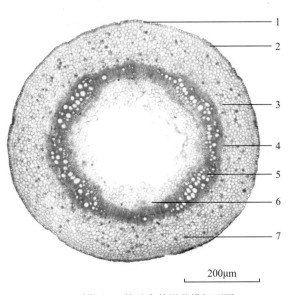

图26-3　柳叶白前根茎横切面图

1.表皮　2.下皮　3.皮层　4.韧皮部　5.木质部
6.髓　7.草酸钙簇晶

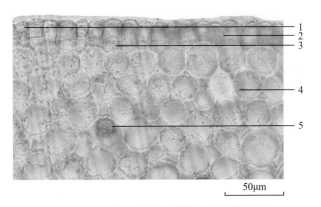

图26-4　柳叶白前根茎横切面局部放大图

1.表皮　2.下皮　3.皮层　4.乳汁管　5.草酸钙簇晶

根横切面　表皮细胞外侧壁增厚，可见分泌细胞弯折成"弯月形"；皮层薄壁细胞含淀粉粒或草酸钙簇晶；内皮层明显；中柱鞘为1列薄壁细胞；韧皮部狭窄，木质部二原型。

2.芫花叶白前　根茎皮层没有乳汁管，其余与柳叶白前相似。

【质量评价】以茎粗壮、须根长、无泥土和杂质者为佳。

【化学成分】主要成分为皂苷类、有机酸类。

1.皂苷类　海罂粟苷元A、B（glaucogenin A，B）、海罂粟苷A（glaucoside A）、海罂粟苷元C、黄花夹竹桃单糖苷（glaucogenin-C-mono-D-theve-toside）、白前皂苷A、B、C、D、E、F、G、H、I、J、K（glaucosideA、B、C、

D、E、F、G、H、I、J、K）、白前皂苷式C单-D-黄花夹竹桃糖苷（glaucogenin C-mono-D-thevetlside）、白前新皂苷A、B（neoglaucoside A, B）等。

2. 有机酸类　苯甲酸、对羟基苯酚、熊果酸等。

3. 其他　β-谷甾醇、白前二糖（glaucobiose）、华北白前醇（hancokind）、β-胡萝卜苷[2]、二（2-乙基己基）邻苯二甲酸酯等[3]。

【性味归经】辛、苦，微温。归肺经。

【功能主治】降气，消痰，止咳。用于肺气壅实，咳嗽痰多，胸满喘急。

【药理作用】

1. 祛痰作用　白前中所含皂苷有祛痰作用。

2. 镇咳平喘作用　柳叶白前及芫花叶白前醇提物、醚提物均有明显的镇咳作用，芫花叶白前水提物也有镇咳作用。两者水提物均有明显的平喘作用[1]。

3. 抗肿瘤作用　白前所含有的C_{21}甾体类化合物具有良好的抗肿瘤作用[4]。

4. 其他　柳叶白前醇提物和醚提物均有明显的抗炎镇痛作用。柳叶白前醇提物能显著抑制应激性、盐酸性及吲哚美辛-乙醇性胃溃疡的形成，并具有一定的止泻作用。白前水提取物对乙酰胆碱和组胺混合液诱发的豚鼠哮喘有明显的预防作用，白前醇提物还具有抗血栓形成、诱导白血病细胞分化作用等[1]。

【分子生药】采用ITS2序列可鉴定白前及其易混伪品。白前ITS2序列长度在246～270bp范围内，种内变异少且种间存在明显差异，与所有混伪品种间遗传距离为0.026～0.309。邻接系统树（NJ树）显示白前独聚一支，白前尚有明显ITS2二级结构特征，可明显区分其与混伪品[5]。

【附注】注意柳叶白前与芫花叶白前化学成分及药理作用差异。

白前为常用中药，其市场需求量较大，混伪品较多，除了传统鉴别方法外，分子生药学也是准确有效的鉴别方法。

主要参考文献

[1] 周祯祥，唐德才. 中药学[M]. 北京：中国中医药出版社，2016：305-306.

[2] 余舒乐，马林，吴正凤，等. 柳叶白前中非C_{21}甾体类化学成分[J]. 中国药科大学学报，2015，46(04)：426-430.

[3] 李婷婷. 柳叶白前化学成分及其抗氧化活性研究[D]. 延边大学，2015.

[4] 刘廷霞，张甘，黄琴，等. 萝藦科植物C_{21}甾体成分抗肿瘤活性近5年研究进展[J]. 中国现代药物应用，2018，12(15)：217-218.

[5] 林好，陈镜安，李斯璐，等. 白前及其混伪品的ITS2分子鉴定[J]. 中药材，2017，40(11)：2531-2536.

（河南中医药大学　郑岩）

27. 冬凌草

Dolingcao

RABDOSIAE RUBESCENTIS HERBA

【别名】六月令、冰凌草、野藿香。

【来源】为唇形科植物碎米桠*Rabdosia rubescens*（Hemsl.）Hara的干燥地上部分。

【本草考证】古代本草对本品无相关记载，为20世纪70年代发掘的民间草药。冬凌草被收入《中国药典》1977

年版，并编入《全国中草药汇编》（1977年）[1]。

【原植物】小灌木，茎直立，多数，基部近圆柱形，灰褐色或褐色，无毛。叶对生，卵圆形或菱状卵圆形，先端锐尖或渐尖，基部宽楔形，骤然渐狭下延成假翅，边缘具粗圆齿状锯齿，齿尖具胼胝体，膜质至坚纸质。聚伞花序3～5花，狭圆锥花序，花梗及序轴密被微柔毛，常带紫红色；苞叶菱形或菱状卵圆形至披针形，被微柔毛。花萼钟形，外密被灰色微柔毛及腺点，内面无毛，二唇形。花柱丝状，伸出，先端相等2浅裂。小坚果倒卵状三棱形，长1.3mm，淡褐色，无毛。花期7～10月，果期8～11月。（图27-1）

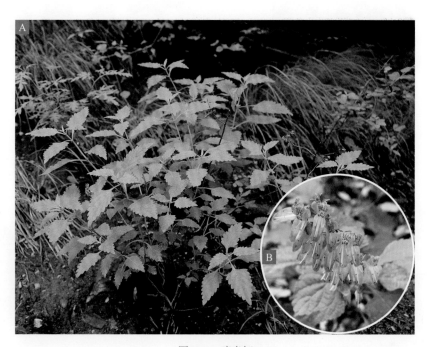

图27-1　碎米桠

A.植株　B.花

主要为栽培，亦野生于海拔100～2800m的山坡、灌木丛、林地、砾石地及路边等向阳处。主要分布于黄河、长江流域，主产于河南济源太行山一带[2]。

【主产地】主产于河南、山西、湖北、四川、贵州、广西、陕西、甘肃、河北、浙江、安徽、江西及湖南等地。

【栽培要点】

1.生物学特性　冬凌草喜生于阳坡，抗寒性强，萌蘖力强，耐干旱、瘠薄；冬凌草适应性强，对土壤要求不严；土层深厚，土壤肥沃、砂质壤土、pH值6.5～8.0，冬凌草生长最佳。

2.栽培技术　种子繁殖、分根繁殖、扦插繁殖、分株繁殖和根茎繁殖[3]。

3.病虫害　一般不会有严重病虫害，长期干旱之后，叶上蚜虫较多[3]。

【采收与加工】夏、秋二季茎叶茂盛时采割，晒干[4]。

【药材鉴别】

（一）性状特征

茎基部近圆形，上部方柱形，长30～70cm。表面红紫色，有柔毛；质硬而脆，断面淡黄色。叶对生，有柄；叶片皱缩或破碎，完整者展平后呈卵形或卵形菱状，长2～6cm，宽1.5～3cm；先端锐尖或渐尖，基部宽楔形，急缩下延呈假翅，边缘具粗锯齿；上表面棕绿色，下表面淡绿色，沿脉被疏柔毛。有时带花，聚伞状圆锥花序顶生，花萼筒状钟形，5裂齿，花冠二唇形。气微香，味苦、甘。（图27-2）

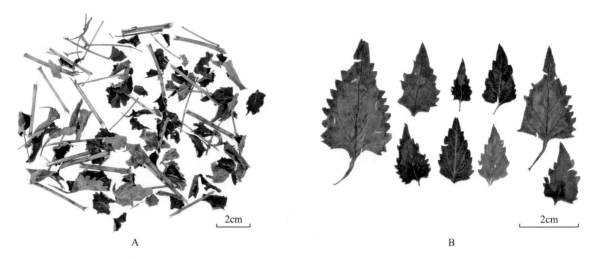

图27-2　冬凌草药材图

A. 饮片　B. 叶片

（二）显微鉴别

1. 茎横切面　呈四方形；表皮为一层长方形细胞，外壁较厚，角质化，四棱角处有厚角组织；外被有腺鳞、非腺毛和腺毛，非腺毛较多，直立或弯曲，1～4个细胞；腺毛头部呈类球形，柄为单细胞；皮层3～4列细胞，略切向延长；韧皮部狭窄，木质部主要位于髓的周边四角处，导管大，壁较薄，非木化；中央髓部大，薄壁细胞多角形，无内含物。

2. 叶横切面　上、下表皮均为一列细胞，上表皮细胞呈长方形，下表皮细胞较小，排列紧密；上、下表皮具有腺鳞、腺毛和非腺毛；叶内栅栏组织细胞呈圆柱形，排列整齐紧密；海绵组织有数层近圆形或不规则形状的薄壁细胞，排列疏松；维管束外侧有厚角或厚壁组织。（图27-3）

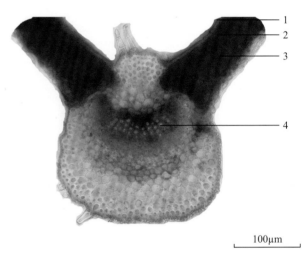

图27-3　冬凌草叶横切面图

1. 上表皮　2. 栅栏组织　3. 海绵组织　4. 维管束

3. 粉末特征　粉末灰绿色。多细胞腺毛常见，3～8个细胞组成，直径10.1～22.1μm，偶见单细胞；腺鳞常见，薄壁细胞呈多面体状；气孔直轴式；纤维多见；导管多为环纹；偶见梯形及具缘纹孔导管；草酸钙簇晶常见；非腺毛多为2～3个细胞，偶见单细胞或5～6个细胞，长65～143μm，表面具微细疣点[5]。（图27-4）

（三）理化鉴别

薄层色谱　取本品干燥细粉1g，加甲醇30ml超声处理30分钟，滤过，滤液浓缩至1ml，作为供试品溶液。另取冬凌草对照药材1g，同法制成对照药材溶液。再取冬凌草甲素对照品，加甲醇制成每1ml含1mg的溶液，作为对照品溶液。照薄层色谱法试验，吸取上述三种溶液各5μl，分别点于同一GF$_{254}$薄层板上，使成条带状，以二氯甲烷-乙醇-丙酮（36∶3∶1）为展开剂，展开，取出，晾干，喷以30%硫酸乙醇溶液，在105℃加热5分钟，分别置日光和紫外光灯（254nm）下检视。供试品色谱中，在与对照药材色谱和对照品色谱相应的位置上，显相同颜色的斑点。

【质量评价】以叶多、色绿者为佳。采用高效液相色谱法测定，本品按干燥品计算，含冬凌草甲素（C$_{20}$H$_{28}$O$_6$）不得少于0.25%。

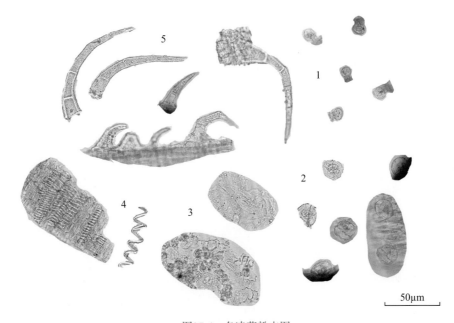

图27-4　冬凌草粉末图

1.腺毛　2.腺鳞　3.气孔　4.导管　5.非腺毛

【化学成分】主要成分为二萜类、黄酮类、氨基酸类、生物碱、挥发性成分和多糖等，其中二萜类是其特征成分和有效成分[6, 7]。

1. 二萜类　有冬凌草甲素、冬凌草乙素、冬凌草丙素、冬凌草丁素、冬凌草戊素、信阳冬凌草甲素、信阳冬凌草乙素、卢氏冬凌草甲素、卢氏冬凌草乙素、二萜形成的糖苷等[8]。

2. 黄酮类　有线蓟素、槲皮素、5,3′,4′-三羟基-6,7-二甲氧基黄酮、胡麻素（peda-litin）、苜蓿素（tricin）、sideritofla vone、芦丁（quercetin-3-O-rutinoside）、芹菜素-6,8-二-C-β-D-葡萄糖苷、kaempferol-3,7-di-O-rhamnoside、quercitrin、isorhamnetin、kaempferol-3-O-rhamnoside等。

3. 氨基酸　有谷氨酸、蛋氨酸、亮氨酸、异亮氨酸、苏氨酸、缬氨酸、色氨酸、苯丙氨酸、组氨酸、脯氨酸等。

4. 生物碱　有冬凌草碱等。

5. 挥发油类　含有棕榈酸、1,8-桉叶素、柠檬烯、α-蒎烯、β-蒎烯等挥发油类。

【性味归经】味苦，甘；性微寒。归肺、胃、肝经。

【功能主治】清热解毒，活血止痛。用于咽喉肿痛，癥瘕痞块，蛇虫咬伤。

【药理作用】

1. 抗肿瘤作用　冬凌草中的二萜类成分对癌细胞有抑制作用，其中代表性抗癌活性成分为冬凌草甲素和冬凌草乙素。一些多糖类物质亦具有抗肿瘤活性；冬凌草对20多种肿瘤细胞均有较强的抑制作用[6]。

2. 抗菌、抗炎作用　冬凌草对革兰阳性菌抑制作用较强，对革兰阴性菌抑制作用弱。冬凌草醇提物对金黄色葡萄球菌抑制效果明显，对大肠埃希菌作用较弱。冬凌草黄酮类物质能够抑制巨噬细胞中亚硝酸盐的产生，从而产生抗炎作用[7]。

3. 抗脑缺血作用　冬凌草提取物可显著性提高小鼠常压耐缺氧能力。

4. 其他　水溶性冬凌草甲素衍生物HAO472可显著抑制抗CD3/CD28磁珠刺激下的小鼠淋巴细胞体外增殖及细胞因子分泌[7]，从而发挥其免疫调节作用。

【分子生药】

1. 遗传标记　采用ISSR分子标记可在物种水平对冬凌草进行遗传多样性分析。基于ITS和psbA-trnH分子系统发育树分析可成功鉴别碎米桠及其近缘种[9]。

2.功能基因 现已成功克隆出冬凌草二萜类化合物生物合成中的关键酶：乙酰辅酶A酰基转移酶AACT、HMG-CoA还原酶HMGR、DXR、IDI、IrCYP71、下游合成途径5种*CPS*基因和6种*KSL*基因，冬凌草二萜化合物的合成过程解析成为可能的研究方向[11]。

主要参考文献

[1] 崔璨.冬凌草种质资源研究[D].河南中医学院，2010.

[2] 陈川川，刘越，郭凤仙，等.冬凌草生物学研究进展[J].湖北农业科学，2016，55(19)：4901-4906，4955.

[3] 王新民，李明，介晓磊，等.冬凌草GAP栽培技术标准操作规程[J].安徽农学通报，2006(06)：142-144.

[4] 李洋，董诚明，徐鹏，等.冬凌草适宜采收期的研究[J].中国现代中药，2014，16(10)：824-828.

[5] 罗晓铮，董诚明，苏秀红，等.冬凌草的性状及显微鉴别[J].时珍国医国药，2010，21(02)：423-424.

[6] 高世勇，王珑.冬凌草的化学和药理作用研究[J].哈尔滨商业大学学报（自然科学版），2014，30(01)：1-6.

[7] 郭琳，程永现，白明，等.冬凌草现代研究分析[J].中医学报，2015，30(03)：412-414.

[8] 夏栩如，曲雪峰，蒋臻，等.冬凌草对SD大鼠的致畸性研究[J].中国卫生检验杂志，2018，28(17)：2060-2063.

[9] 陈延清，胡志刚，黄必胜，等.冬凌草IrCYP71基因的克隆和功能[J].中国实验方剂学杂志，2018，24(14)：29-35.

（河南中医药大学 董诚明 苏迪）

28. 玄参

Xuanshen

SCROPHULARIAE RADIX

【别名】元参、黑参、水萝卜、浙玄参、八秽麻。

【来源】为玄参科植物玄参*Scrophularia ningpoensis* Hemsl.的干燥根。

【本草考证】本品始载于《神农本草经》，列为中品。《开宝本草》载："茎方大，高四五尺，紫赤色，而有细毛，叶如掌大而尖长。根，生青白，干即紫黑。"《图经本草》载："叶似脂麻，又如槐柳，细茎青紫色。七月开花青碧色，八月结子黑色……其根尖长……一根可生五、七枚。"本草记载与现今所用玄参基本一致。

【原植物】多年生高大草本，高度可达1m以上。支根数条，呈纺锤形或胡萝卜状，膨大处直径可达3cm以上。茎方形，有浅槽，无翅或具极狭的翅，无毛或被白色卷毛。叶多对生，茎上部有时可见互生叶；叶柄长可达4cm，向上渐短；叶片卵形至披针形，长可达30cm，宽可达19cm，基部楔形、圆形或近心形，边缘有细锯齿。顶生和腋生的聚伞圆锥花序合成大而疏松的圆锥花序；花梗长3～30mm，有腺毛；花萼5裂，裂片圆形，长2～3mm，边缘膜质，宿存；花冠褐紫色，长8～9mm，呈二唇形，裂片圆形，上唇具2裂片，下唇具3裂片，上唇明显长于下唇；雄蕊4枚，2强，花丝肥厚，着生于花冠，还有1枚已退化雄蕊呈鳞片状，贴生于花冠管上；子房上位，花柱细长，长约3mm。蒴果卵圆形，先端有短喙，长8～9mm。花期6～10月，果期9～11月。（图28-1）

生于海拔1700m以下的竹林、溪边、丛林和高草丛中。分布于河北南部、河南、山西、陕西南部、湖北、湖南、安徽、江西、江苏、浙江、广东、福建、四川、重庆、贵州等地。

【主产地】主产于浙江、重庆、湖北、贵州，均为栽培品[1]。玄参道地产区古代记载有江州（今江西九江）、衡

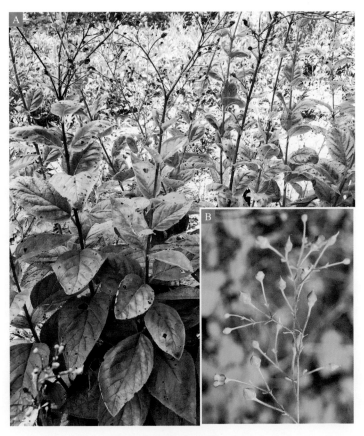

图28-1 玄参（尚明英 摄）

A. 植株 B. 花枝

州（今湖南衡阳）、邢州（今河北邢台）。今多认为玄参的道地产区是浙江，为"浙八味"之一。

【栽培要点】

1. 生物学特性 喜温暖湿润气候，耐寒、耐旱、怕涝，以土层深厚、疏松肥沃、排水良好的砂质壤土栽培为宜。吸肥能力较强，病虫害多，忌连作。可与禾本科作物轮作。有积水时注意及时排除，避免根部腐烂[2]。

2. 栽培技术 子芽繁殖为主，种子繁殖率低，分株扦插繁殖可作为辅助繁殖方法。子芽繁殖方法：采收时剥脱子芽留待栽培，根据不同地区不同气候，采用冬种或春种[2]。

3. 病虫害 病害：斑枯病、白绢病、叶斑病等。虫害：蜗牛、棉红蜘蛛等。

【采收与加工】10～11月地上部分枯萎时采收，挖起全株，除去根茎、须根、泥土，剥脱子芽留待栽培，取块根部晒或烘至半干，堆积发汗3～6天，如此反复数次至根内部发黑，再晒至全干。

【商品规格】分为选货和统货。选货分为三等，均为干货。一等：每1kg在36支以内，个头均匀，无芦头、空泡、杂质、虫蛀、霉变；二等：每1kg在72支以内，无芦头、空泡、杂质、虫蛀、霉变；三等：每1kg在72支以上，个头最小在5g以上，间有破块，无芦头、杂质、虫蛀、霉变。

【药材鉴别】

（一）性状特征

本品呈类圆柱形，长6～20cm，直径1～3cm，中间略粗或上粗下细，微弯曲。表面灰黄色或棕褐色，有明显纵沟、横向皮孔样突起及稀疏的横裂纹和须根痕。质坚实，不易折断，断面乌黑色，微有光泽。气特异似焦糖，味甘、微苦。以水浸泡，水呈墨黑色。（图28-2）

（二）显微鉴别

1. 根横切面　后生皮层细胞壁木栓化；皮层较宽；石细胞单个散在或2~5个成群，多角形、类方形或类圆形，壁较厚，有明显层纹和孔沟；韧皮部射线多裂隙；形成层成环；木质部射线宽广，亦多裂隙；导管呈断续放射状排列，类多角形，直径约至113μm，伴有木纤维。薄壁细胞中含有深色类圆形或类椭圆形核状物。（图28-3）

2. 粉末特征　粉末灰棕色。石细胞较多，多单个散在或2~3个成群，黄棕色、淡棕色或无色，呈多角形、类方形或类圆形等，直径22~94μm，壁厚5~26μm，纹孔和层纹明显，胞腔一般较大。薄壁细胞淡棕色，细胞呈类多角形，壁稍弯曲，细胞中含有深色类圆形或类椭圆形核状物。木纤维末端钝圆或斜尖，直径17~34μm，壁厚约3μm，微木化，有细小纹孔。导管以网纹导管和具缘纹孔导管为主，直径17~68μm。后生皮层细胞棕黄色，表面观细胞呈类长方形或多角形，壁稍增厚，木栓化，常与石细胞相连。（图28-4）

（三）理化鉴别

薄层色谱　取粉末2g，加甲醇25ml浸泡1小时后，超声处理30分钟，滤过，滤液蒸干后加水25ml溶解，用水饱和的正丁醇振摇提取2次，每次30ml，合并提取液，蒸干后加甲醇5ml溶解，得供试品溶液。另取玄参对照药材2g，同法制得对照药材溶液。再取哈巴俄苷对照品，加甲醇制成每1ml含1mg的溶液，作为对照品溶液。照薄层色谱法试验，吸取上述3种溶液各4μl，分别点于同一硅胶G薄层板上。以三氯甲烷–甲醇–水（12:4:1）的下层溶液为展开剂，展开，取出，晾干，喷以5%香草醛硫酸溶液，热风吹至斑点显色清晰。供试品色谱中，在与对照药材色谱和对照品色谱相应位置上，显相同颜色的斑点。（图28-5）

【质量评价】以条粗壮、质结实、断面色黑者为佳。采用高效液相色谱法测定，本品按干燥品计算，含哈巴苷（$C_{15}H_{24}O_{10}$）和哈巴俄苷（$C_{24}H_{30}O_{11}$）的总量不得少于0.45%。

【化学成分】主要成分为环烯醚萜类、苯丙素类、有机酸类，还含有萜类、苯酚及苯乙醇苷、黄酮及甾体等[3]。其中环烯醚萜类和苯丙素类是其特征成分和主要活性成分。

1. 环烯醚萜及其苷类　有哈巴俄苷（harpagoside）、

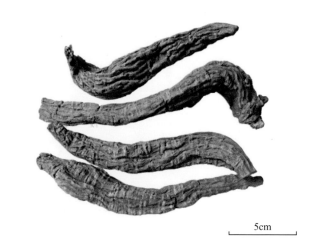

5cm

图28-2　玄参药材图

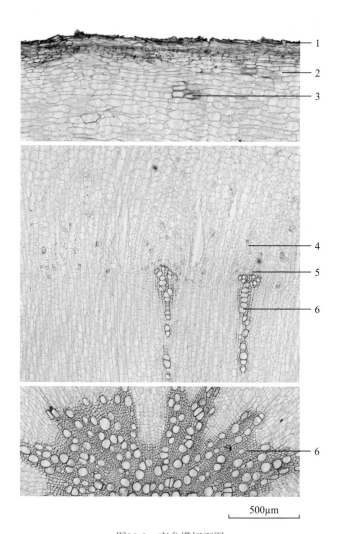

500μm

图28-3　玄参横切面图

1.后生皮层　2.皮层　3.石细胞　4.韧皮部
5.形成层　6.木质部

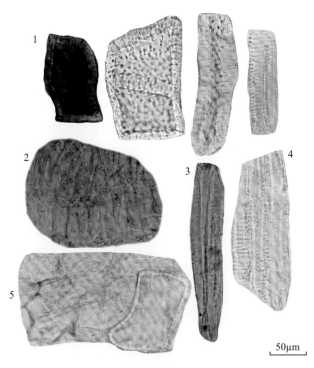

50μm

图28-4 玄参粉末图

1. 石细胞　2. 薄壁细胞（含核状物）　3. 木纤维
4. 导管　5. 后生皮层细胞与石细胞

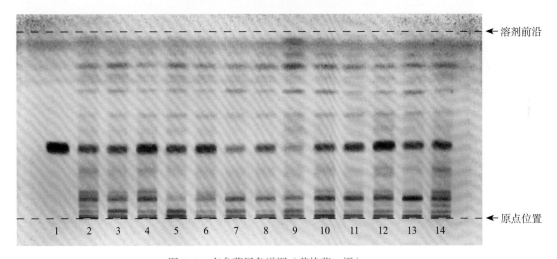

←溶剂前沿

←原点位置

图28-5 玄参薄层色谱图（黄艳菲　摄）

1. 哈巴俄苷对照品　2. 玄参对照药材　3～14. 玄参样品

哈巴苷（harpagide）、6'-O-乙酰哈巴苷（6'-O-acetylharpagide）、桃叶珊瑚苷（aucubin）、京尼平苷（geniposide）、梓醇（catalpol）、6-O-甲基梓醇（6-O-methylcatalpol）等，以及变异的环烯醚萜类如浙元参苷元（ningpogenin）、浙元参苷A（ningpogoside A）、浙元参苷B（ningpogoside B）等。

2. 苯丙素及其苷类　有安格洛苷C（angoroside C）、肉苁蓉苷C（cistanoside C）、肉苁蓉苷D（cistanoside D）、毛蕊花糖苷（acteoside）、去咖啡酰毛蕊花糖苷（decaffeoylacteoside）、3-O-乙酰基-2-O-阿魏酰基-α-L-鼠李糖（ningposide A）、4-O-乙酰基-2-O-阿魏酰基-α-L-鼠李糖（ningposide B）、3-O-乙酰基-2-O-对羟基肉桂酰基-α-L-鼠李糖（ningposide C）、3-O-乙酰基-2-O-对甲氧基肉桂酰基-α-L-鼠李糖（ningposide D）[3]等。

3. 有机酸类　有肉桂酸（cinnamic acid）、咖啡酸（caffeic acid）、阿魏酸（ferulic acid）、富马酸（fumaric acid）、对羟基肉桂酸（p-hydroxycinnamic acid）、对甲氧基肉桂酸（p-methoxycinnamic acid）等[4]。

【性味归经】味甘、苦、咸；微寒。归肺、胃、肾经。

【功能主治】清热凉血，滋阴降火，解毒散结。用于热入营血，温毒发斑，热病伤阴，舌绛烦渴，津伤便秘，骨蒸劳嗽，目赤，咽痛，白喉，瘰疬，痈肿疮毒。

【药理作用】

1. 对心血管系统的影响　降压作用，给正常犬和肾型高血压犬口服玄参煎液均可使血压降低，对后者的降压作用更明显；冠脉扩张作用，玄参乙醇提取物可明显增加离体兔心冠脉流量[3]；抗凝作用，玄参的醚、醇、水提取物均可抗血小板聚集，促进纤溶[3]；抗脑缺血损伤作用，给缺血24小时后大鼠尾静脉注射玄参提取物，可显著减少脑梗死体积[5]。

2. 抗炎作用　玄参醇提取液对角叉菜胶和眼镜蛇毒诱导的大鼠足趾肿胀具有较强的抑制活性，高剂量玄参提取物可显著降低炎症因子IL-6、IL-1β、TNF-α的浓度，并能提高抗炎因子IL-10的浓度[3]。

3. 保肝作用　玄参中的苯丙素类如毛蕊花糖苷、去咖啡酰毛蕊花糖苷等对肝细胞有保护作用，毛蕊花糖苷还能抑制肝细胞凋亡[3]。

4. 其他　玄参中的哈巴俄苷能增强免疫；玄参提取物还有神经保护作用，抗氧化作用及抗菌作用，毛蕊花糖苷可抑制黄嘌呤氧化酶，有抗痛风作用[3]等。

【用药警戒或禁忌】不宜与藜芦同用。

【分子生药】

遗传标记　采用ISSR标记技术及特异性序列扩增（SCAR）分子标记，可明确鉴定出浙江种源的栽培玄参[6]。采用trnL-F和psbA-trnH序列检测结合扩增长度片段多态性（AFLP）分子标记技术研究玄参野生和栽培群体的遗传多样性发现，栽培玄参的遗传多样性远远低于野生玄参，两者已出现明显的遗传分化[7]。

主要参考文献

[1] 蔡少青，秦路平. 生药学[M]. 7版. 北京：人民卫生出版社，2016：221.

[2] 张家春，林绍霞，张清海，等. 玄参生物学特性及GAP栽培技术研究[J]. 耕作与栽培，2013，(2)：56-58.

[3] 许福泉，许旭东，陈士林. 玄参化学成分及药理活性研究进展[J]. 中国现代中药，2013，15(9)：752-759.

[4] 王胜男，华愉教，邹立思，等. 不同加工玄参药材中多元功效成分的含量测定及灰色关联度分析[J]. 质谱学报，2017，38(3)：328-341.

[5] 黄前，贡沁燕，姚明辉，等. 玄参提取物对大鼠局灶性脑缺血的保护作用（英文）[J]. 中国新药与临床杂志，2004，23(6)：323-327.

[6] Chen C, Duan L, Zhou X, et al. Molecular authentication of geo-authentic Scrophularia ningpoensis[J]. Journal of Zhejiang University SCIENCE B, 2011, 12(5): 393-398.

[7] Chen C, Li P, Wang R, et al. The Population Genetics of Cultivation: Domestication of a Traditional Chinese Medicine, Scrophularia ningpoensis Hemsl. (Scrophulariaceae)[J]. PLoS ONE, 2014, 9(8): e105064.

（北京大学药学院　欧阳菁　李耀利　蔡少青）

29. 半夏

Banxia

PINELLIAE RHIZOMA

【别名】三叶半夏、三步跳、麻玉果、荆半夏、唐半夏。

【来源】为天南星科植物半夏*Pinellia ternata*（Thunb.）Breit. 的干燥块茎[1]。

【本草考证】半夏始载于《神农本草经》，列为下品。《图经本草》载："二月生苗一茎，茎端出三叶，浅绿色，颇似竹叶而光，江南者似芍药叶。根下重生，上大下小，皮黄肉白"，并附半夏图。《植物名实图考》载："有长叶、圆叶二种，同生一处，夏亦开花，如南星而小，其梢上翘似蝎尾……半夏，一茎三叶，诸书无异词"。本草记载及附图与现今所用半夏基本一致。

【原植物】多年生宿根草本植物，高15~35cm。须根分布较浅，着生于块茎盘下。块茎圆球形，直径1~2cm，表面有黄棕色叶基残体。叶2~5枚，有时1枚，着生于块茎顶端。叶柄长15~20cm，基部具鞘，鞘内、鞘部以上或叶片基部（叶柄顶头）有直径3~5mm的珠芽，珠芽在母株上萌发或落地后萌发；幼苗叶片卵状心形至戟形，为全缘单叶；老株叶片3全裂，裂片绿色，背淡，长圆状椭圆形或披针形，两头锐尖；侧裂片稍短；全缘或具不明显的浅波状圆齿，侧脉8~10对。花序柄长于叶柄。佛焰苞绿色或绿白色，管部狭圆柱形，长1.5~2cm；檐部长圆形，绿色，有时边缘青紫色，长4~5cm。花单性，无花被，雌雄同株。肉穗花序：雌花序长2cm，雄花序长5~7mm，其中间隔3mm；附属器绿色变青紫色，长6~10cm，直立，有时"S"形弯曲。浆果卵圆形，黄绿色。花期5~7月，果期8月。（图29-1）

一般生于海拔2500m以下，常见于草坡、荒地、玉米地、田边或疏林下。除内蒙古、新疆、青海、西藏尚未发现野生半夏外，全国各地广布。

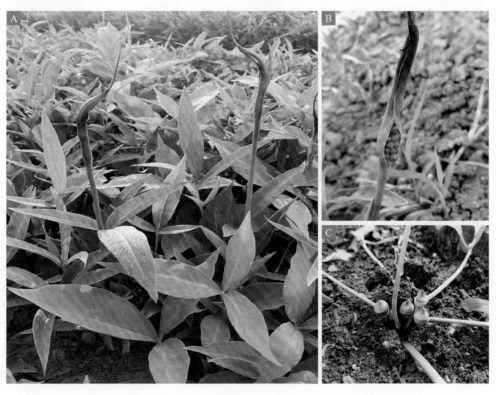

图29-1 半夏

A.植株 B.佛焰苞 C.叶基部珠芽

【主产地】主产于湖北、贵州、甘肃、四川、山东、湖南、云南、河北等地，现已大规模人工栽培。半夏道地产区魏晋南北朝为山东中部，此外江苏、安徽等地亦产；唐朝以产于河南、江苏、安徽一带半夏质量最佳；宋、元、明、清时期以山东济南及其周边地区（古齐州）为道地产区；自民国以来，以湖北荆州为道地产区。

【栽培要点】

1. 生物学特性　系浅根系植物，喜温暖、湿润气候，怕炎热，忌高温，畏强光；耐阴、耐寒，块茎能自然越冬，在阳光直射或水分不足的条件下，易发生倒苗。宜选土层深厚、疏松肥沃、排水良好的砂质壤土栽培，土壤黏重不宜种植。忌连作，可与果树和农作物间、套作。

2. 栽培技术　珠芽和块茎无性繁殖为主，种子有性繁殖较少用。繁殖和个体的更新主要靠珠芽和块茎。以开高厢和玉米间作种植产量高、质量好。

3. 病虫害　病害：叶斑病、软腐病、病毒病、炭疽病等。虫害：红天蛾、芋双线天蛾、蚜虫、蛴螬、蓟马、叶螨等。

【采收与加工】珠芽和块茎繁殖的当年或第2年采收。生产上多在秋季7月下旬至9月初采收。

【商品规格】干货按每1kg粒数分为三等或统装。一等：每1kg 800粒以内；二等：每1kg 1200粒以内；三等：每1kg 3000粒以内。

【药材鉴别】

（一）性状特征

呈类球形，有的稍偏斜，直径1～1.5cm，表面白色或浅黄色，顶端有凹陷的茎痕，周围密布麻点状根痕；下面钝圆，较光滑。质坚实，断面洁白，富粉性。气微，味辛辣、麻舌而刺喉。（图29-2）

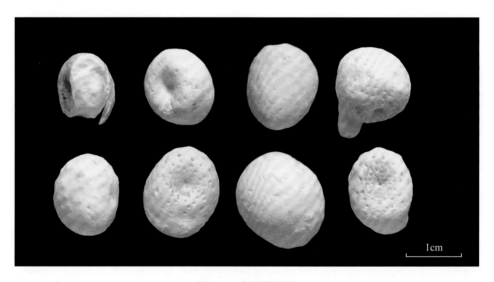

图29-2　半夏药材图

（二）显微鉴别

粉末特征　粉末类白色。淀粉粒甚多，单粒类圆形、半圆形或圆多角形，直径2～20μm，脐点裂缝状、人字状或星状；复粒由2～6分粒组成。草酸钙针晶束长20～144μm，存在于椭圆形黏液细胞中，或随处散在。螺纹导管直径10～24μm。（图29-3）

（三）理化鉴别

薄层色谱　（1）取本品粉末1g，加甲醇10ml，加热回流30分钟，滤过，滤液挥至0.5ml，作为供试品溶液。另取精氨酸对照品、丙氨酸对照品、缬氨酸对照品、亮氨酸对照品，加70%甲醇制成每1ml各含1mg的混合溶液，作为对照品溶液。照薄层色谱法试验，吸取供试品溶液5μl、对照品溶液1μl，分别点于同一硅胶G薄层板上，以正丁醇-冰

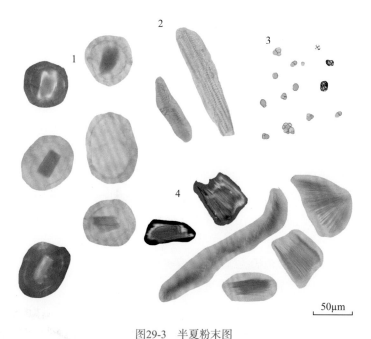

图29-3　半夏粉末图

1.椭圆形黏液薄壁细胞　2.螺纹导管　3.淀粉粒　4.草酸钙针晶束

醋酸-水（8：3：1）为展开剂，展开，取出，晾干，喷以茚三酮试液，在105℃加热至斑点显色清晰。供试品色谱中，在与对照品色谱相应的位置上，显相同颜色的斑点。

（2）供试品溶液制备方法同（1）。取本品粉末1g，加乙醇10ml，加热回流1小时，滤过，滤液浓缩至0.5ml，作为供试品溶液。另取半夏对照药材1g，同法制成对照药材溶液。照薄层色谱法试验，吸取上述两种溶液各5μl，分别点于同一硅胶G薄层板上，以石油醚（60～90℃）-乙酸乙酯-丙酮-甲酸（30：6：4：0.5）为展开剂，展开，取出，晾干，喷以10%硫酸乙醇溶液，在105℃加热至斑点显色清晰。供试品色谱中，在与对照药材色谱相应的位置上，显相同颜色的斑点。（图29-4）

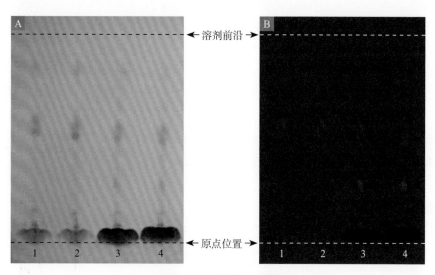

图29-4　半夏薄层色谱图

A. 可见光显色　B. 365nm荧光显色

1,2. 半夏对照药材　3,4. 半夏样品

【质量评价】以个大、色白、质坚实、粉性足者为佳。

【化学成分】主要成分为生物碱、挥发油、脂肪酸、甾醇、氨基酸、蛋白质、多糖、鞣质、无机元素等[1-3]。

1. 生物碱　半夏块茎中生理活性的主要物质。包括左旋麻黄碱（L-ephedrine）、葫芦巴碱（gynesine）、胆碱（choline）、鸟苷（guanosine）、胸苷（thymidine）、次黄嘌呤核苷（inosine）等。

2. 挥发油　其中含量较高的有丁基乙烯基醚（butyl-ethylene ether）、3-乙酰氨基-5-甲基异唑（3-acetoamino-5-methylisooxazole）、茴香脑（anethole），其他还有柠檬醛（citral）、棕榈酸乙酯（ethyl palmitate）等约60种成分。

3. 其他　还有如甾醇类β-谷甾醇、胡萝卜苷（daucosterol）等；氨基酸包括精氨酸（arginine）、谷氨酸（L-glutamic acid）、鸟氨酸（ornithine）、甘氨酸（glycine）等；无机元素类Al, Fe, Ca, Mg, K, Na, Ti, Mn, P等；直链淀粉amylose；脑苷类1-O-glucosyl-N-2′acctoxypalmytoyl-4,8-sphingadienine（2′-O- acetylsoya- cerebrosidel）；三萜类化合物环阿尔廷醇（cycloartenol）等；以及姜辣醇（gingerol）、胡萝卜苷（daucosterol）、姜辣烯酮（shogaol）等。

【性味归经】辛、温，有毒。归脾、胃、肺经。

【功能主治】燥湿化痰，降逆止呕，消痞散结。用于湿痰寒痰，咳喘痰多，痰饮眩悸，风痰眩悸，痰厥头痛，呕吐反胃，胸脘痞闷，梅核气；外治痈肿痰核。

【药理作用】

1. 镇咳祛痰作用　镇咳、祛痰是半夏最主要的药效作用之一，半夏中总生物碱与镇咳祛痰作用的相关性最大[4]。

2. 止呕作用　半夏生物碱预处理对顺铂、阿扑吗啡所致呕吐均有止呕作用，但对硫酸铜及运动病所致呕吐无效，说明半夏生物碱能抑制中枢止呕[6]。

3. 抗炎作用　半夏总生物碱部位对多种炎症模型均有明显的对抗作用，为半夏抗炎作用的主要有效部位之一，且此作用部分是与炎症因子PGE2的产生和释放受抑制有关[7]。

4. 抗癌作用　半夏具有确切的抗癌作用，对食管癌、胃癌、上颌癌、舌癌、皮肤癌、恶性淋巴癌有一定疗效[4]。

5. 其他作用　半夏还有抑菌、抗肿瘤、抗惊厥、抗溃疡、抗早孕、抗病毒、抗心律失常、降血脂、镇静催眠等作用。

【用药警戒或禁忌】生半夏具有一定神经毒性、黏膜刺激性、生殖毒性及肝毒性。误食生半夏0.1～1.8g可中毒。刺激作用主要表现为对局部黏膜（胃、肠、眼、咽喉）的强烈刺激。生半夏对眼有刺激作用，口尝有强烈麻舌和刺激感觉，但是生半夏的煎剂并无明显的毒性，入传统汤剂中可以服用[4]。半夏不宜与乌头类药材同用。

阴虚燥咳、津伤口渴、血证及燥痰者禁服，孕妇慎服。

【分子生药】

1. 遗传标记　基于DNA条形码序列的分子鉴定：通过测定半夏及近缘种的DNA叶绿体的非编码区序列，发现其中psbK-psbI序列较atpF-atpH有更好的鉴别能力，在半夏种内具有较丰富的变异位点，为半夏的分子鉴别和遗传多样性研究提供依据[7]。

2. 功能基因研究　通过转录组测序数据较全面地提供了半夏叶基部长珠芽和不长珠芽基因的差异表达情况，为半夏珠芽功能基因的克隆和功能分析等提供了研究基础和理论依据[8]。

主要参考文献

[1] 何萍，李帅，王素娟.半夏化学成分的研究[J].中国中药杂志，2005，30(9)：671-674.

[2] 翟兴英，张凌，李冰涛，等.采用UPLC-Q-TOF-MS/MS分析半夏药材中的化学成分[J].中国实验方剂学杂志，2019，25(7)：173-183.

[3] 高振杰，罗沙，周建雄，等.半夏的研究进展[J].四川中医，2019，37(4)：212-215.

[4] 曾颂，李书渊，吴志坚，等.半夏镇咳祛痰的成分–效应关系研究[J].中国现代中药，2013，15(6)：452-455.

[5] 王蕾，赵永娟，张媛媛，等.半夏生物碱含量测定及止呕研究[J].中国药理学通报，2005，21(7)：864-867.

[6] 周倩，吴皓.半夏总生物碱抗炎作用研究[J].中药药理与临床，2006，22(Z1)：87-89.

[7] 郑丹书，张君毅，郭巧生.半夏及近缘种叶绿体非编码区序列分析[J].中草药，2013，44(7)：881-886.

[8] 马琛，汪雷，叶德，等.基于高通量测序的半夏变异珠芽转录组分析[J].浙江农业科学，2018，59(10)：1833-1838.

（湖北中医药大学　黄必胜　刘大会　罗丹丹）

30. 丝棉木

Simianmu

EUONYMI BUNGEANI HERBA

【别名】白杜、鸡血兰、野杜仲。

【来源】为卫矛科植物丝棉木*Euonymus bungeanus* Maxim.的根、茎皮、果实或枝叶。

【本草考证】古代本草无记载，现代文献最早载于《贵州民间药物》(1965年版)，云："止血，清热。治衄血。"《天目山药用植物志》(1965年)载："治膝关节酸痛。"《黑龙江常用中草药》(1970年)载："消肿止痛、强筋骨。治肺痈，痔疮痛，痈疽疔疮。"《内蒙古中草药》(1972年)载："祛风湿，止痛。治风湿性关节炎。"《浙江民间常用草药》载："消炎解毒，活血，补肾。治腰痛"。《安徽中草药》(1975年)载："清热解毒，祛风活血。"《青岛中草药手册》(1975年)载："壮腰膝，强筋骨。主治腰腿疼痛。"

【原植物】小乔木，高达6m。叶卵状椭圆形、卵圆形或窄椭圆形，长4～8cm，宽2～5cm，先端长渐尖，基部阔楔形或近圆形，边缘具细锯齿，有时极深而锐利；叶柄通常细长，常为叶片的1/4～1/3，但有时较短。聚伞花序3至多花，花序梗略扁，长1～2cm；花4基数，淡白绿色或黄绿色，直径约8mm；小花梗长2.5～4mm；雄蕊花药紫红色，花丝细长，长1～2mm。蒴果倒圆心状，4浅裂，长6～8mm，直径9～10mm，成熟后果皮粉红色。种子长椭圆状，长5～6mm，直径约4mm，种皮棕黄色，假种皮橙红色，全包种子，成熟后顶端常有小口。花期5～6月，果期9月。（图30-1）

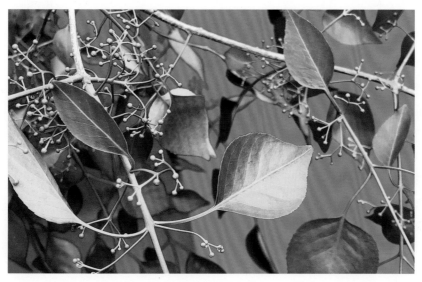

图30-1　丝棉木

生于山坡林缘、山麓、山溪路旁。全国大部分地区有分布。

【主产地】丝棉木产地广阔，北起黑龙江，南到长江南岸，西至甘肃，除陕西、西南和广东、广西未见野生外，其他各省区均有野生分布，长江以南常以栽培为主。

【栽培要点】

1. 生物学特性　暖温带阳性树种，对气候适应性强，对二氧化硫、氟化氢、氯气的抗性和吸收能力皆较强，对粉尘的吸滞能力也强。耐寒、耐干旱、耐湿、耐瘠薄，适生于肥沃、湿润之地，中性土、微酸性土均能适应。根系深而发达，能抗风，根蘖萌发力强，耐修剪，生长较缓慢，直干性差[1]。

2. 栽培技术　种子发芽率高，生产上以播种为主。丝棉木也可扦插繁育，于秋季叶落至春季树液流动前的休眠期采集插条，选择一年生、健壮、木质化充分、无病害的枝条，进行"沙藏"。一般于3月下旬至4月上旬进行，宜早不宜晚，通常土壤解冻、腋芽萌动前进行[2]。

3. 虫害　金星尺蛾和甘蓝夜蛾[3]。

【采收与加工】根、树皮、枝叶全年可采；果实秋季采收。

【药材鉴别】

（一）性状特征

茎皮呈板状、卷片状、半圆筒状，厚2～8mm，外表面灰黄色或灰黑色相间，粗糙，具纵裂或纵横皱纹，内表面黄白色或淡黄棕色，有细纵纹，质脆，易折断，断面有白色胶丝，拉之即断，无弹性，微臭。味苦，用嘴嚼之无颗粒感及棉花感[4]。（图30-2）

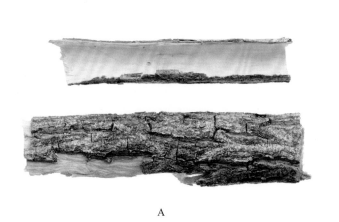 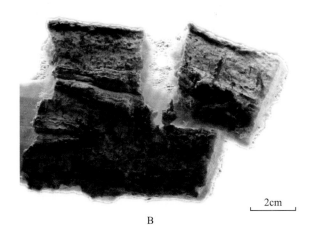

2cm

A　　　　　　　　　　　　B

图30-2　丝棉木药材图

A. 茎皮　B. 胶丝

（二）显微鉴别

1. 茎皮横切面　通常在每条木栓层带外侧具2～4列厚壁的木化细胞，含棕色块状物的木栓细胞通常较少；韧皮薄壁细胞中晶体少或无，均具韧皮纤维；韧皮束间的射线向外逐渐增宽呈阔喇叭形；组织中无石细胞，胶丝稀少。

2. 粉末特征　粉末中韧皮纤维细长；胶丝条形或不规则交接；石细胞少见；另含草酸钙簇晶[4, 5]。（图30-3）

【化学成分】主要成分为萜类、有机酸类等。

1. 萜类化合物　雷公藤内酯A（wilforlide A）、雷公藤内酯B（wilforlide B）、齐墩果酸（oleanolic acid）、模绕酮酸（moronic acid）、丝木棉酸（bungeanic acid）等[6, 7]。

2. 有机酸类　没食子酸（gallic acid）等。

【性味归经】味苦、辛，性凉。归肝、脾、肾经。

【功能主治】祛风除湿，活血通络，解毒止血。用于风湿性关节炎，腰痛，跌打伤肿，血栓闭塞性脉管炎，肺痈，

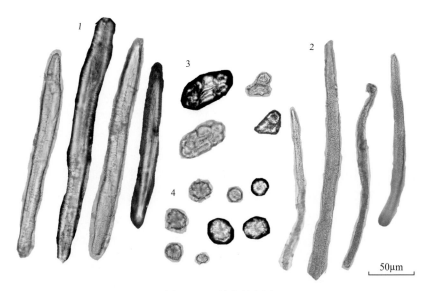

图30-3　丝棉木粉末图

1. 纤维　2. 胶丝　3. 石细胞　4. 草酸钙簇晶

衄血，疗疮肿毒。

【药理作用】

1. 杀虫作用　丝棉木中含有倍半萜吡啶生物碱类化合物，其具有杀虫作用[6]。

2. 抗炎及免疫调节作用　丝棉木中所含卫矛醇能明显减轻骨破坏程度，从而改善关节炎发病率[7]。

3. 体外抑瘤活性作用　丝棉木果实多糖对小鼠骨髓瘤细胞SP2/0有明显抑制作用[8]。

【用药警戒或禁忌】有小毒。孕妇慎用。

主要参考文献

[1] 房义福，王翠香，吴晓星，等.丝棉木特性及播种育苗技术[J].山东农业科技，2005，(01)：60.

[2] 伊宏岩，高超利.丝棉木的繁育及栽培技术[J].河北林业科技，2014，(01)：96-97.

[3] 叶建根.杜仲真伪鉴别[J].中药通报，1983，8(5)：17.

[4] 顾哲明.杜仲民间代用品生药学研究[J].中国中药杂志，1991，16(5)：262.

[5] 涂永强，吴大刚，周俊，等.昆虫拒食活性倍半萜的研究[J].植物学报，1991，33(11)：876-880.

[6] Hongquan Duan, Takaishi Yakaishi, Imakura Yasuhiro, et al. Sesquiterpene alkaloids from Tripterygium hypoglaucum and Tripterygium wilfordii: a new class of potent anti-HIV agents [J].Journal of natural products, 2000, 63(3): 357-61.

[7] 方振峰，华会明.卫矛属植物化学成分及药理活性研究进展[J].国外医药 植物药分册，2007，(01)：6-11.

[8] 丁业，张继元.丝棉木果实多糖制备及其体外抑瘤活性[J].西北农林科技大学学报（自然科学版），2018，46(12)：122-129.

（河南中医药大学　张丽萍）

31. 地黄

Dihuang

REHMANNIAE RADIX

【别名】酒壶花、山菸根、婆婆丁。

【来源】为玄参科植物地黄Rehmannia glutinosa Libosch. 的新鲜或干燥块根。

【本草考证】本品始载于《神农本草经》，列为上品。《图经本草》载："根如人手指，通黄色，粗细长短不常，种之甚易，根入土即生。"《本草纲目》载："今人惟以怀庆地黄（即今怀地黄）为上……根长三、四寸，细如手指，皮亦黄色，如羊蹄根及胡萝卜根，曝干乃黑。"本草记载与现今所用地黄基本一致。

【原植物】多年生直立草本，高10～30cm，全株密被白色长腺毛。根肉质。基生叶丛生，倒卵形或长椭圆形，长3～10cm，宽1.5～4cm，先端钝圆，基部渐狭，下延成柄，叶面多皱缩；茎生叶较小。总状花序顶生，有时自茎基部生花；花多少下垂。花萼钟状，5裂；花冠宽筒状，稍弯曲，先端5裂，略呈二唇形，紫红色，长3～4cm，内面常有黄色带紫的条纹；雄蕊4，二强；子房上位，卵形，幼时2室，老时因隔膜撕裂而成一室，花柱单一，柱头膨大。蒴果卵形或卵圆形，具宿存花柱及宿萼；种子多数。花期4～6月，果期7～8月。（图31-1）

主要为栽培，亦野生于海拔50～1100m的山坡、田埂及路旁荒地等处。分布于辽宁、河北、河南、山东、山西、内蒙古、江苏、安徽、浙江、湖北、湖南、陕西、四川等地。

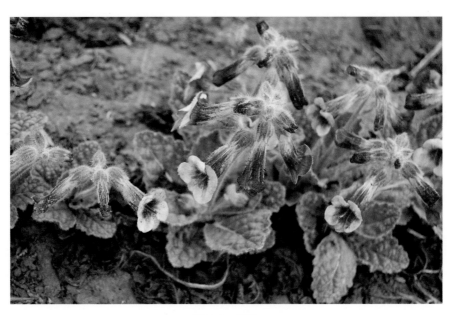

图31-1 地黄

【主产地】主产于河南、山西、山东、河北等黄河中下游沿岸地带。地黄道地产区古代记载有咸阳、彭城（今江苏徐州）、冀州（今河北冀县）、沂州（今山东临沂县）、同州（今山西大荔县）等地，自明朝以后，以怀庆（今河南焦作）为道地产区[1]。

【栽培要点】

1. 生物学特性　喜温暖气候，较耐寒，以阳光充足、土层深厚、疏松、肥沃的砂质土壤栽培为宜。忌连作。前作宜选禾本科作物，不宜选棉花、芝麻、豆类、瓜类等作物，否则病害严重。

2. 栽培技术　块根繁殖为主，种子繁殖多在繁育新品种时应用。种用块根来源于倒栽法、窖藏及春地黄露地越冬等，以倒栽法的地黄种产量高、质量好。

3.病虫害 病害：轮纹病、斑枯病、枯萎病等。虫害：棉红蜘蛛、蛺蝶、大豆胞囊线虫等[2-4]。

【采收与加工】怀地黄最佳采收期为11月中下旬顶芽枯萎至第二年2月底萌发芽之前，采挖时有人工采挖和机械采挖两种方式。

1.鲜地黄 采挖时深挖，不要挖断根部，除净茎叶、芦头及须根，洗净泥土即成。

2.生地黄 采挖后随即用无烟火烘炕，控制火力先大后小，炕时每日要翻动1～2次，当块根变软，外皮变硬、里面变黑即可取出，堆放1～2日，使其回潮后，再炕至干即成。

【商品规格】生地黄按每1kg支数分为五等。一等：每1kg16支以内；二等：每1kg32支以内；三等：每1kg60支以内；四等：每1kg100支以内；五等：每1kg100支以外。

【药材鉴别】

（一）性状特征

1.鲜地黄 呈纺锤形或条状，因栽培种的不同块根形状有差别。长9～20cm，直径2～6cm。表面黄色、浅红色或黄褐色，具弯曲皱纹，有芽痕及横长皮孔。肉质，断面皮部淡黄白色，可见橘红色油点，木部有放射状纹理，皮部木部交界处显灰棕色圈环。气微，味微甜而略苦，以粗长直、色红黄者为佳。（图31-2）

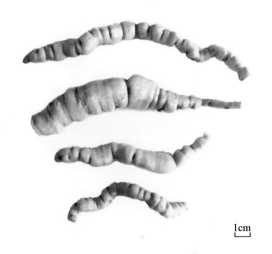

图31-2 鲜地黄药材图

2.生地黄 亦名"干地黄"或"生地"。多呈不规则的团块或长圆形，中间膨大，两端稍细，长6～12cm，直径2～6cm。有的细长条状，稍扁而扭曲。表面灰黑色或棕色，极皱缩，具不规则的横曲纹，体重，质较软而韧，干后坚实。断面灰黑色、棕黑色或乌黑色，微有光泽、具黏性。味微甜。（图31-3）

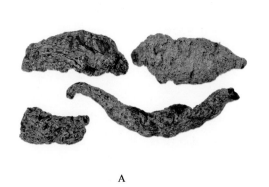

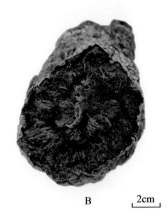

A B

图31-3 生地黄药材图

A.干燥药材 B.药材断面

（二）显微鉴别

1.鲜地黄 根横切面 木栓层为数列细胞；栓内层薄壁细胞排列疏松；散有多数分泌细胞，内含橘红色油滴，偶有石细胞；韧皮部分泌细胞较少，近形成层处筛管群较明显；形成层成环；木质部导管稀疏，呈放射状排列，木射线宽广。

2. 生地黄　粉末特征　生地黄粉末黄棕色。薄壁细胞较多，淡黄棕色，呈类多角形或不规则状，内含类圆形核状物；木栓细胞淡棕色，表观类方形，排列整齐；草酸钙方晶和石细胞少见；分泌细胞类圆形或椭圆形，直径52～102μm，分泌细胞内含橙黄色颗粒及油滴；导管主要为具缘纹孔及网孔导管，直径25～95μm，并有少数螺纹导管。（图31-4）

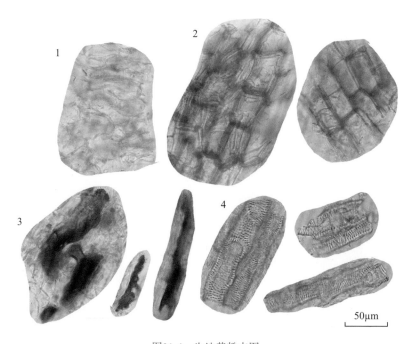

图31-4　生地黄粉末图

1. 薄壁细胞　2. 木栓细胞　3. 分泌细胞　4. 导管

（三）理化鉴别

薄层色谱　取本品粉末2g，加甲醇20ml，加热回流1小时，放冷，滤过，滤液浓缩至5ml，作为供试品溶液。另取梓醇对照品，加甲醇制成每1ml含0.5mg的溶液，作为对照品溶液。照薄层色谱法试验，吸取上述两种溶液各5μl，分别点于同一硅胶G薄层板上，以三氯甲烷–甲醇–水（14：6：1）为展开剂，展开，取出，晾干，喷以茴香醛试液，在105℃加热至斑点显色清晰。供试品色谱中，在与对照品色谱相应的位置上，显相同颜色的斑点。

【质量评价】生地黄传统以块根肥大、体重、断面乌黑者为佳，小条者为次。生地黄按干燥品计算，含梓醇（$C_{15}H_{22}O_{10}$）不得少于0.20%；含地黄苷D（$C_{27}H_{42}O_{20}$）不得少于0.10%。

【化学成分】地黄中的主要成分为环烯醚萜类、紫罗兰酮类、苯乙醇苷类、糖类等，其中环烯醚萜类是其特征成分和有效成分。鲜地黄、生地黄成分有所不同。

1. 环烯醚萜及其苷类　地黄新苷A～E及J～K(rehmaglutosides A～E，J～K)、桃叶珊瑚苷（aucubin）、梓醇（catalpol）、益母草苷A（ajugol）、京尼平苷、焦地黄苷（jioglutoside）A，B、地黄苷（rehmannioside）A，B，C，D等。

2. 紫罗兰酮及其苷类　frehmaglutinA～D，rehmamegastig-mane，rehmapicrogenin A，aeginetic acid 5-O-β-D-quinovoside等。

3. 苯乙醇及其苷类　地黄苷（martynoside）、毛蕊花糖苷、红景天苷（salidroside）、焦地黄苯乙醇苷D、焦地黄苯乙醇苷A1及B1（jionosideA1，B1）、异地黄苷（isomartynoside）等。

4. 糖类　水苏糖（stachyose）、棉子糖、甘露三糖（manninitriose）、毛蕊花糖（verbascose）以及地黄多糖a、b等糖类成分[4]。

【性味归经】鲜地黄　性寒，味甘、苦。归心、肝、肾经。

生地黄　性寒，味甘。归心、肝、肾经。

【功能主治】鲜地黄　清热生津，凉血，止血。用于热病生阴，舌绛烦渴，湿毒发斑，吐血，衄血，咽喉肿痛。

生地黄　清热凉血，养阴生津。用于热入营血，湿毒发斑，吐血衄血，热病生阴，舌绛烦渴，津伤便秘，阴虚发热，骨蒸劳热，内热消渴。

【药理作用】

1. 对血液系统影响　生地黄水煎剂可促进失血性血虚小鼠红细胞及血红蛋白（Hb）的恢复，对小鼠造血干细胞有一定的增殖分化作用。生地黄和生地黄炭均可缩短小鼠血液凝固时间。地黄甲醇提取物具有抗弥漫性血管内凝血的作用[5]。

2. 降血糖作用　地黄提取物对四氧嘧啶所致实验性糖尿病小鼠具有降低血糖的作用[4]。

3. 增强免疫作用　地黄可提高机体免疫功能。鲜地黄汁能增强ConA诱导的脾脏淋巴细胞转化功能。干地黄水煎液对类阴虚小鼠的脾脏B淋巴细胞功能有明显的增强作用。地黄苷A可促进免疫低下小鼠的体液和细胞免疫功能[5, 6]。

4. 其他　地黄中的梓醇具有心肌保护作用。地黄还具有保护胃黏膜、调血脂、抗肿瘤等作用[4]。

【分子生药】

1. 遗传标记　基于DNA条形码序列的分子鉴定：ITS和psbA-trnH序列可以准确鉴别地黄与同属近缘种。不同品种地黄的遗传多态性较为丰富，采用ISSR标记技术及相关序列扩增多态性（SRAP）分子标记可进行地黄遗传多样性分析[7]。采用目标起始密码子多态性分子标记（SCoT）对地黄种质遗传多样性分析发现地黄物种水平上的遗传多样性指数较高，而种质内遗传多样性指数较低，与品种选育和区域化种植有关[8]。

2. 功能基因研究　现已成功克隆怀地黄3-酮酯酰CoA-硫解酶cDNA全长序列，为怀地黄分子育种提供候选基因和理论依据。

【附注】

1. 注意鲜地黄和生地黄功效、化学成分及药理作用差异。栽培地黄品种容易退化。近年通过选种育苗，培育出一些具有抗旱，抗涝能力强、产量高的品种；地黄栽培品种的不断更新，防止退化，仍是保证地黄产量和质量的关键。

2. 由于受到贮藏保鲜技术限制，鲜地黄的临床应用不是很广泛，研究鲜地黄，以其为原料开发新型食品、保健品、药品等具有良好前景。

主要参考文献

[1] 温学森，杨世林，魏建和，等.地黄栽培历史及其品种考证[J].中草药，2002，33(10)：946-949.

[2] 王旭，李西文，陈士林，等."四大怀药"地黄、牛膝、山药、菊花的无公害栽培体系研究[J].世界中医药，2018，13(12)：2941-2948，2955.

[3] 杜云峰，张艳丽，李洪连.地黄几种主要病虫害防治技术[J].河南农业，2005(08)：28-29.

[4] 李红伟，孟祥乐.地黄化学及药理作用研究进展[J].药物评价研究，2015，38(2)：218-228.

[5] 梁爱华，薛宝云，王金华，等.鲜地黄与干地黄止血和免疫作用比较研究[J].中国中药杂志，1999，24(11)：663-666.

[6] 王军，于震，李更生，等.地黄苷A对"阴虚"及免疫功能低下的小鼠的药理作用[J].中国药学杂志，2002，37(1)：20-22.

[7] 周春娥，谷凤平，周延清，等.基于SRAP分析怀地黄种质的遗传多样性[J].贵州农业科学，2012，(2)：4-7.

[8] 石海霞，肖承鸿，周涛，等.地黄种质资源的ScoT分子标记遗传多样性分析[J].中药材，2018，41(7)：1577-1581.

（中国医学科学院药用植物研究所　姚霞　　河南中医药大学　付钰）

32. 竹茹

Zhuru

BAMBUSAE CAULIS IN TAENIAS

【别名】竹皮、青竹茹、淡竹皮茹、淡竹茹、麻巴。

【来源】为禾本科植物青秆竹*Bambusa tuldoides* Munro、大头典竹*Sinocalamus beecheyanus*（Munro）McClure var. *pubescens* P. F. Li或淡竹*Phyllostachys nigra*（Lodd.）Munro var. *henonis*（Mitf.）Stapf ex Rendle的茎秆的干燥中间层。

【本草考证】竹茹入药始载于《金匮要略》，其载成方橘皮竹茹汤及竹茹大丸。《图经本草》载：竹处处有之，入药惟用篁竹、淡竹、苦竹。按竹谱：篱竹坚而促节，体圆而质劲，皮白如霜。苦竹有白有紫。甘竹似篁而茂，即淡竹也。《本草纲目》载有淡竹茹、苦竹茹、篁竹茹三种，对其植物记载：大抵皆土中苞笋，各以时而出，旬日落箨而成竹也。茎有节，节有枝；枝有节，节有叶。叶必三之，枝必两之，根下之枝，一为雄，二为雌，其根鞭喜行东南。《本草蒙筌》谓：皮茹削去青皮，唯取向里黄皮。综上可知，古代竹茹来源于多种竹类杆的中间层，且本草记载植物与现今所用竹茹原植物基本一致。

【原植物】

1. 青秆竹　常绿乔木状，秆丛生，高6~9m。直径3~5cm，顶端稍下弯；节间长21~36cm，幼时被白粉；秆环、箨环均被毡毛、秆箨长，短于节间，脱落性，箨鞘背面无毛；箨耳显著；箨舌高3~4mm；箨叶呈狭三角形；分枝常于秆基部第一节开始分出，枝簇生，主枝较粗长。小枝具3~4叶，叶片狭披针形，长10~20cm。宽11~17cm，上面无毛，下面密生短柔毛。花枝每节有单生或簇生的假小穗，近圆柱形而微压扁，先端尖，长3~6cm，淡绿色，小穗有小花5~8朵[1]。（图32-1）

青秆竹多生于平地、丘陵；分布于广东、广西。

2. 大头典竹　与青秆竹类似，节与节间微作"之"字形折屈；箨耳极小；箨叶小，卵状披针形；叶片矩形兼披针形，宽1~4.5cm。花枝每节有单生或簇生之假小穗，极扁。（图32-2）

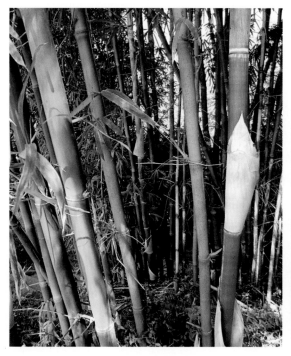

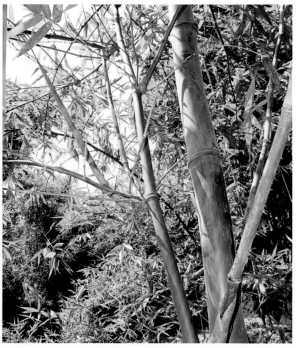

图32-1　青秆竹　　　　　　　　　　　　图32-2　大头典竹

大头典竹生于山坡、平地公路旁；分布于广东、广西及海南。

3. 淡竹 秆不为紫黑色，秆壁厚；箨鞘上有灰黑色斑点和条纹；箨叶长披针形；叶片狭披针形，宽1～2cm，无毛，边缘一侧具小锯齿。穗状花序排成覆瓦状圆锥花序，每小穗有2～3花。（图32-3）

淡竹通常栽植于庭园；分布于河南、山东及长江流域以南各地。

【主产地】据"南人以（淡竹）烧竹沥"的记载。过去淡竹主要分布于河南、山东及长江流域以南各地；青秆竹广泛分布于广东、广西等华南地区。今青杆竹茹主产于广东、广西，其中珠江三角洲栽培面积大；大头典竹主产地同青秆竹；淡竹主产于河南、山东及长江流域各省。

【栽培要点】

1. 生物学特性 淡竹：喜温暖潮湿气候，忌严寒及强风。宜选择背风向阳山坡、村庄附近缓坡平地及水旁栽种。以湿润、肥沃、排水良好中性或微酸性、微碱性的砂质填土栽培，不宜在瘠薄、黏重的土壤上栽种。

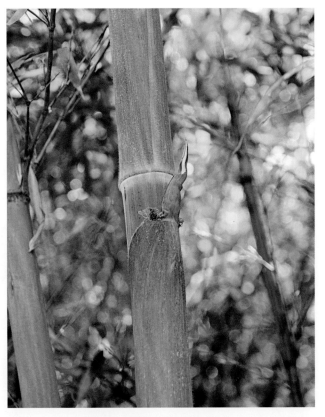

图32-3 淡竹

2. 栽培技术 用母竹移栽。2月中旬至3月下旬，选择竹竿健壮、节间稠密、分枝矮、枝叶茂盛、竹鞭生长势强、粗壮、鞭芽新鲜、芽饱满新鲜、无病虫害的二年生竹为母竹。挖掘长60cm、宽40cm、深30cm的根盘，2～3株或多至5株均可，应多带鞭根及泥土，不损伤芽胞及须根，切口要砍平。竹梢要切去一部分，留4～7丛丫枝，按行林距5m×3m挖穴。穴比原来根盘稍大，将竹栽入穴内。常浇水，保持土壤湿润。竹喜氮肥，其所需氮、磷、钾肥比例为5∶1∶2。一般追肥2～3次，以勤施少施为原则。

3. 病虫害 病害：竹锈病，危害叶片。虫害：竹大象虫，危害竹笋。

【采收与加工】全年皆可生产，以冬季采伐当年之新竹为宜，除去枝叶，将砍取的新鲜茎截成65cm左右，用特制刮刀刮取，先将外层表皮刮去后，第二层俗称"二青竹茹"，质量佳，将稍带绿色的中间层刮成丝条或削成薄片，捆扎成束，晾干，前者称"散竹茹"，后者称"齐竹茹"。其内层黄白色质次，一般不用，亦有部分地区利用竹器生产刮下的竹丝作竹茹用，质次。

【商品规格】竹茹药材分为竹茹球和散竹茹（统货）两个规格。竹茹球一等品：竹丝宽度厚度均匀，色泽青绿、黄绿或黄白色；二等品：竹丝宽度厚度不均匀，色泽青绿、黄绿或黄白色。

【药材鉴别】

（一）性状特征

本品为卷曲成团的不规则丝条或呈长条形薄片状。宽窄厚薄不等，浅绿色、黄绿色或黄白色。纤维性，体轻松，质柔韧，有弹性。气微，味淡。（图32-4）

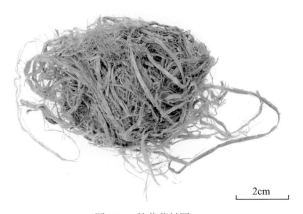

2cm

图32-4 竹茹药材图

（二）显微鉴别

粉末特征　粉末黄白色；含草酸钙方晶；纤维众多，成束或散离，绿色或无色，长菱形，长608～3850μm，直径12～30μm，两端锐尖，木化；导管多为梯纹、螺纹，环纹导管少，梯纹导管直径达180μm，侧壁有缝隙状的单孔纹，成行或散列，螺纹环纹导管直径5～15μm；石细胞单个散离或2～3个成群，淡黄绿色或无色，长方形（近髓环的石细胞，壁较薄，胞腔大），类圆形或椭圆形（近皮层的石细胞，壁较厚，胞腔小），直径17～32μm，纹孔及孔沟明显。（图32-5）

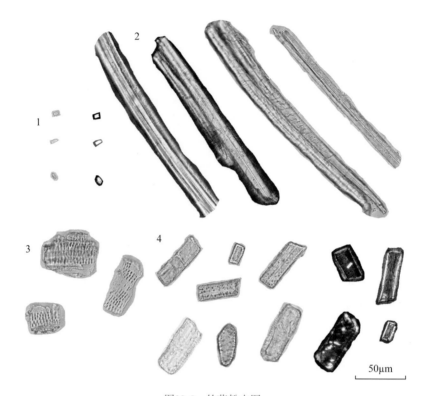

图32-5　竹茹粉末图

1. 草酸钙方晶　2. 木纤维　3. 网纹导管　4. 石细胞

（三）理化鉴别

薄层色谱　取本品粗粉4g，加70%乙醇溶液30ml，加热回流30分钟，放冷，滤过，滤液置水浴上蒸干，残渣加70%乙醇溶液2ml溶解，作供试品溶液。另取L-缬氨酸对照品，加70%乙醇溶液制成1ml含0.5mg的溶液，作为对照品溶液。照薄层色谱法试验，吸取供试品溶液和对照品溶液各10μl，分别点于同一硅胶G薄层板上，以正丁醇–冰醋酸–水（4∶1∶5）为展开剂，展开，取出，晾干，喷以茚三酮试液。供试品色谱中，在与对照品色谱相应的位置上，显相同颜色的荧光斑点。

【质量评价】以身干、色绿、丝细均匀、质柔软、有弹性者为佳。

【化学成分】主要含有黄酮、木脂素、有机酸和氨基酸等。

1. 黄酮类　异荭草苷（isoorientin），荭草苷（orientin），牡荆葡基黄酮（vitexin），luteolin6-C-（6″-O-trans-caffeoyl-glucoside），vittariflavone，tricin[1]。

2. 木脂素类　oxyneolignans A–D[2]。

3. 有机酸、醛类　对香豆酸、对羟基苯甲醛、对羟基苯甲醛、丁香醛（syringaldehyde）、松柏醛。

4. 氨基酸　鲜竹茹含天门冬氨酸、谷氨酸、丝氨酸、异亮氨酸、亮氨酸、丙氨酸、苏氨酸、甘氨酸、缬氨酸、蛋氨酸、脒氨酸、组氨酸、精氨酸及苯丙氨酸等[2]。

【性味归经】味甘，性微寒。归肺、胃、心、胆经。

【功能主治】清热化痰，除烦止呕。用于痰热咳嗽，肝火挟痰，烦热呕吐，惊悸失眠，中风痰迷，舌强不语，胃热呕吐，妊娠恶阻，胎动不安。

【药理作用】

1. 抗氧化作用　竹茹黄酮可促进皮肤角质形成细胞增殖，促进成纤维细胞的增殖活力，竹茹黄酮及内酯可降低MDA（丙二醛）的生成、增高超氧化物歧化酶的活性，具有良好的抗氧化损伤作用[3]。

2. 降血糖及血脂作用　竹茹多糖可降低高脂膳食喂养小鼠的体重、附睾周围的脂肪含量及血清中甘油三酯（TG）、总胆固醇（T-CHO）、低密度脂蛋白胆固醇（LDL-C）及游离脂肪酸（FFA）含量，也可改善高脂膳食喂养小鼠的胰岛素敏感性[4]。

3. 提高免疫作用　竹茹多糖能刺激小鼠脾淋巴细胞增殖，并对经刀豆蛋白A（ConA）或脂多糖（LPS）适度刺激的淋巴细胞增殖有促进作用，还可改善环磷酰胺所致免疫低下小鼠的免疫功能[5]。

【附注】同属的一些植物茎的中间层也作竹茹用，但一般均在产地使用。

1. 慈竹（《杜甫诗集》）　别名：丛竹（湖北、贵州），绵竹（陕西），甜慈，酒米慈，钓鱼慈（四川）。秆高5～10m，顶端细长，作弧形弯曲，粗3～6cm；箨鞘背部密披白色短柔毛和黑棕色刺毛；箨叶上面密生白色小刺毛；枝条簇生，约20余枝，成半轮生状；小枝具数叶至10叶，叶鞘无毛；每枝小穗2～4，棕紫色，各有4～5花，花期多在7～9月，但可持续数月之久。分布于四川、贵州、云南、广西、湖南、湖北西部、陕西南部及甘肃南部等地。

2. 刚竹（《中国主要植物图说》-禾本科）　别名：桂竹（江苏）。秆高8～22m，粗3.5～7（13）；秆环及箨环隆起；箨鞘背面疏生黄色小刺毛，并具淡黑色大小不等的块斑；箨耳2或无，箨叶带状；小叶具2～6叶，叶鞘口有坚硬放射状的毛；小穗丛长椭圆状披针形，基部托有4～10片佛焰苞，小穗有2～5花。分布于长江流域以南至黄河流域。

3. 毛竹　别名：南竹、猫头竹（《中国树木分类学》），江南竹（《拉汉种子植物名称》）。秆高10～20m或更高，直径10～20cm，箨环下初披白色蜡粉，后渐变黑色，箨鞘背面密生棕紫色小刺毛和斑点；箨舌窄长型；小叶具2～8叶，叶片窄披针形，边缘具细锯齿；花枝单生，小穗丛形似穗状花序，长5～10cm，外披有覆瓦状佛焰苞，小穗具1～2花，花期5～8月。分布自秦岭、汉水流域至长江流域以南和台湾。黄河流域也有栽培。

20世纪80年代的竹茹约有70%是竹器厂用毛竹加工制作土特产提供的副产品。竹器厂在保存毛竹过程中，一般将毛竹浸入水中，以防干裂，有的浸泡时间长达2年以上，以致使副产品竹茹变为棕色，且有酒糟气味。

主要参考文献

[1] Lee Hee Ju, Kim Kyung, Kang Kui Dong, et al. The compound isolated from the leaves of *Phyllostachys nigra* protects oxidative stress-induced retinal ganglion cells death [J]. Food and Chemical Toxicology, 2010, 48: 1721–1727.

[2] Sun Jia., Yu Jin., Zhang Peicheng, et al. Enantiomeric determination of four diastereoisomeric oxyneolignans from *Bambusa tuldoides* Munro [J]. Phytochemical Analysis, 2015, 26(1): 54-60.

[3] 洪新宇，朱云龙，金锡鹏，等. 竹茹提取物黄酮和内酯延缓皮肤细胞衰老的效能[J]. 日用化学工业，2003，(5)：302-304.

[4] 金露. 竹茹多糖预防小鼠膳食诱导型肥胖及调节其肠道菌群的功效研究[D]. 浙江大学，2017.

[5] 黄菊青. 竹茹多糖的化学结构和免疫活性研究[D]. 浙江大学，2015.

（河南中医药大学　郭涛）

33. 血散薯

Xuesanshu

STEPHANIAE DIELSIANA RADIX

【别名】金不换、山乌龟、独脚乌柏、一滴血。

【来源】为防己科植物血散薯*Stephania dielsiana* Y. C. Wu的块根[1]。

【本草考证】历代本草未见记载，广西、湖南、贵州、广东等地民间使用，《全国中草药汇编》（1975年）收载。

【原植物】草质、落叶藤本，长2～3m，枝、叶含红色液汁；块根硕大，露于地面，褐色，表面有凸起的皮孔；枝稍肥壮，常紫红色，无毛。叶纸质，三角状近圆形，长5～15cm，宽4.5～14cm，顶端有凸尖，基部微圆至近截平，两面无毛；掌状脉8～10条，向上和平伸的5～6条，网脉纤细，均紫色；叶柄与叶片近等长或稍过之。复伞形聚伞花序腋生或生于具小型叶的短枝上，雄花序1至3回伞状分枝，小聚伞花序有梗，常数个聚于伞梗的末端；雄花：萼片6，倒卵形至倒披针形，长约1.5mm，内轮稍阔，均有紫色条纹；花瓣3，肉质，贝壳状，长约1.2mm，常紫色或带橙黄；雌花序近头状，小聚伞花序几无梗；雌花：萼片1，花瓣2，均较雄花的小。核果红色，倒卵圆形，甚扁，长约7mm；果核背部两侧各有2列钩状小刺，每列18～20颗，胎座迹穿孔。花期夏初，果期7～8月。（图33-1）

生于林中、林缘或溪边多石砾的地方。产于广东、广西、贵州南部和湖南南部。

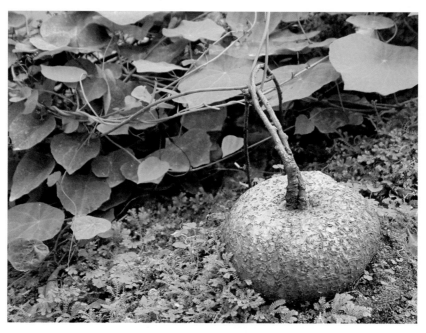

图33-1 血散薯

【主产地】主产于广东南部、西部、北部，广西西南部，贵州罗甸、安龙，湖南桑植、武陵源。

【栽培要点】主要为野生资源，暂无栽培。

【采收与加工】秋、冬季采挖，洗净，晒干[3]。

【药材鉴别】

（一）性状特征

块根略呈扁球形或球形，直径6～13cm，顶端微凹陷，残留茎基直径5～7cm。表面深棕色，粗糙，有纵向突起的皮孔，长1～3mm。商品多为类圆形的横切块片，直径3～7cm，厚2～5mm，略卷曲，切面可见维管束（三生构造）

排列成3～4个同心环。气微，味苦。

（二）显微鉴别

块根横切面 木栓层有数列木栓细胞。靠近栓内层处有石细胞3～5个或多个成群，断续排列成环，石细胞类圆形或类方形者直径31～70μm，类长方形者长70～122μm，壁厚5～14μm；薄壁细胞内含多数草酸钙方晶、棒晶或针晶，长3.5～21μm。中柱占根的大部分，为三生构造，有多数外韧型维管束环状排列成数个同心环，靠中央的木质部束较大。薄壁细胞充满淀粉粒，单粒呈圆形、盔帽形或椭圆形，直径4～28μm，脐点裂隙状或点状，层纹隐现；少复粒，由2～3个分粒组成。

（三）理化鉴别

1. 取本品粗粉1g，加乙醇10ml，冷浸过夜，滤过。滤液蒸干，残渣加稀盐酸4ml溶解，滤过。取滤液1ml，加改良碘化铋钾试液2滴，产生橙色沉淀；加碘化汞钾试液2滴，产生大量黄白色沉淀。

2. 取本品块片新断面，置紫外光灯（254nm）下观察，靠外方显黄色，中部显淡蓝紫色。

【化学成分】血散薯主要含生物碱类、甾醇类、三萜类及黄酮类化合物，其中以生物碱类为主[1-2]。

1. 生物碱类 包括克列班宁，青风藤碱，千金藤碱，去氢千金藤碱，番荔枝宁，左旋-四氢掌叶防己碱，异粉防己碱，头花千金藤碱，高阿罗莫灵碱及小檗胺等，其中最主要成分为千金藤碱。

2. 甾醇类 β-谷甾醇、豆甾醇和α-波甾醇。

3. 三萜类 β-乳香酸。

4. 黄酮类 芦丁和槲皮素。

【性味归经】苦，寒。归肺、胃经。

【功能主治】清热解毒，散瘀止痛。用于上呼吸道感染，咽炎，疮痈，胃痛，胃肠炎，牙痛，神经痛，跌打损伤。

【药理作用】千金藤碱具有抗癌、抗肿瘤、抑制中枢神经系统及解痉的作用，在动物耐受剂量下，千金藤碱对小鼠移植性肉瘤S180有一定程度的抑制作用，抑制率为16%～34%；对大鼠移植性癌肉瘤W256有明显抑制作用，抑制率为31.3%～64%。甾醇类化合物有抗氧化、抗炎、降胆甾醇、促进生长作用；黄酮类化合物具有抗氧化、降血脂、抑菌、抗癌、抗病毒等生理活性[3]。

【用药警戒或禁忌】孕妇禁服。

主要参考文献

[1] 张毅，张盛，章海燕，等.血散薯的化学成分（英文）[J]. Chinese Journal of Natural Medicines, 2009，7(3)：199-202.

[2] 梁艳，周德雄，薛佳津，等.中药血散薯中非生物碱类化学成分研究[J].广西师范大学学报（自然科学版），2018, 36(1)：95-98.

[3] 钮燕，靳小青，何晓文，等.依地红皮肤消毒剂的抗菌及抗炎实验研究[J].海军医学杂志，2003，24(1)：8-9.

（湖南省中医药研究院 刘浩）

34. 刘寄奴

Liujinu

ARTEMISIAE ANOMALAE HERBA

【别名】南刘寄奴、六月霜、六月雪。

【来源】为菊科植物奇蒿*Artemisia anomala* S. Moore 的干燥地上部分。

【本草考证】本品始载于《雷公炮炙论》。《新修本草》载："刘寄奴草生江南。茎似艾蒿，上有四棱，长三四尺，叶似兰草尖长，子似稗而细，一茎上有数穗，叶互生。"《蜀本草》载："叶似菊，高四五尺，花白，实黄白色作穗，蒿之类也。"《图经本草》载："今河中府、孟州、汉中亦有之。春生苗，茎似艾蒿，上有四棱，高三、二尺已。叶青似柳，四月开碎小黄白花，形如瓦松，七月结实似黍如细，根淡紫色似萝苣。"《本草纲目》载："一茎直上。叶似苍术，尖长糙涩，面深背淡。九月茎端分开数枝，一枝攒簇十朵小花，白瓣黄蕊，如小菊花状。花罢有白絮，如苦荬花之絮。其子细长，亦如苦荬子。"根据以上所述，结合《图经本草》所附之"滁州刘寄奴"图，本草记载与现今所用刘寄奴基本一致。

【原植物】多年生草本。茎单生，高80～150cm，具纵棱，黄褐色或紫褐色，上半部有分枝。叶厚纸质或纸质，上面绿色或淡绿色，背面黄绿色；下部叶卵形或长卵形，稀倒卵形，不分裂或先端有数枚浅裂齿，先端锐尖或长尖，边缘具细锯齿，基部圆形或宽楔形，具短柄，叶柄长3～5cm；中部叶卵形、长卵形或卵状披针形，长9～12cm，宽2.5～4cm，先端锐尖或长尖，边缘具细锯齿，基部圆形或宽楔形，叶柄长2～4mm；上部叶与苞片叶小，无柄。头状花序长圆形或卵形，直径2～2.5mm，无梗或近无梗，在分枝上端或分枝的小枝上排成密穗状花序，并在茎上端组成狭窄或稍开展的圆锥花序；总苞片3～4层，半膜质至膜质，背面淡黄色，无毛；雌花4～6朵，花冠狭管状，檐部具2裂齿，花柱长，伸出花冠外，先端2叉，叉端钝尖；两性花6～8朵，花冠管状，花药线形，先端附属物尖，长三角形，基部圆钝，花柱略长于花冠，先端2叉，叉端截形，并有睫毛。瘦果倒卵形或长圆状倒卵形。花期6～10月，果期7～11月。（图34-1）

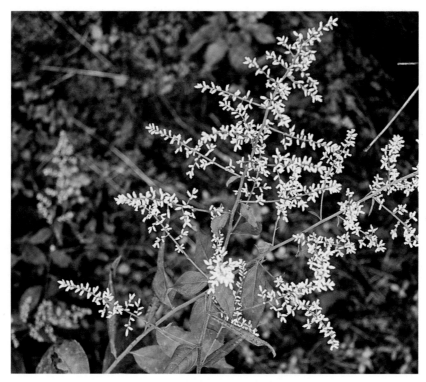

图34-1　奇蒿

分布于河南、江苏、浙江、安徽、江西、福建、台湾、湖北、湖南、广东、广西、四川、贵州等地。生于低海拔地区林缘、路旁、沟边、河岸、灌丛及荒坡等处。

【主产地】主产于江苏、浙江、江西等地。

【采收与加工】夏、秋季开花时采收，除去泥沙、杂质，晒干，扎成捆。

【药材鉴别】

（一）性状特征

茎圆柱形，长60～130cm，直径2～9mm；表面棕黄色或棕褐色，具纵脊纹，常被稀疏白色柔毛，质硬而脆，易折断，断面黄白色，边缘有纤维，中间有白色疏松的髓。叶互生，叶片皱缩或脱落，易破碎；完整者展平后呈卵状披针形或披针形，长7～10cm，宽3～4cm；先端渐尖，基部渐狭呈短柄，边缘有锐锯齿；上表面暗绿色，具稀疏毛茸，下表面灰绿色，密被白毛。枝梢带花穗，枯黄色。气芳香，味淡。（图34-2）

（二）显微鉴别

粉末特征 粉末暗绿色。非腺毛有两种：一种为T形非腺毛，多脱落，柄2～7个细胞；另一种非腺毛较粗大，2～20个细胞，向上部细胞渐小。腺毛顶面呈椭圆形或鞋底形，6～8个细胞，常皱缩，两两相对排成3～4层。薄壁细胞中可见草酸钙簇晶。叶表皮细胞垂周壁波状弯曲，气孔不定式。多见螺纹导管和具缘纹孔导管。花粉粒细小，类球形，具3个萌发孔。柱头表皮细胞呈乳头状突起[1]。（图34-3）

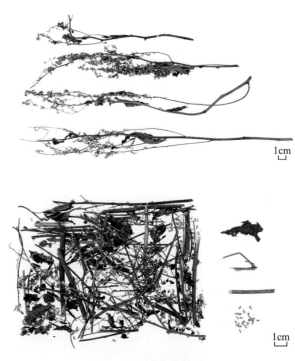

图34-2 刘寄奴药材图

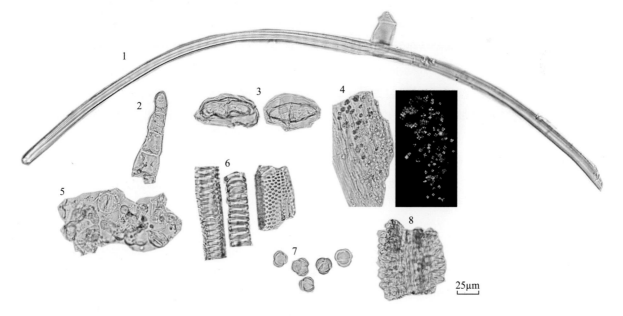

图34-3 刘寄奴粉末图

1.T形非腺毛 2.非腺毛 3.腺毛 4.草酸钙簇晶 5.叶表皮细胞 6.导管 7.花粉粒 8.柱头表皮细胞

（三）理化鉴别

薄层色谱 取本品粉末2g，加95%乙醇50ml，超声处理30分钟，滤过，滤液蒸干，残渣加2ml甲醇溶解，静置，取上清液，作为供试品溶液。另取刘寄奴对照药材2g，同法制成对照药材溶液。照薄层色谱法试验，吸取上述两种溶液各5μl，分别点于同一硅胶薄层板上，以甲苯-甲酸乙酯-甲酸（5∶4∶1）为展开剂，展开，取出，晾干，喷以1%

三氯化铝乙醇溶液，晾干，105℃加热，在紫外光灯（365nm）下观察。供试品色谱中，在与对照药材色谱相应的位置上，显相同颜色的斑点。（图34-4）

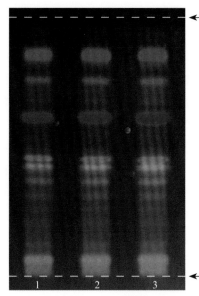

图34-4 刘寄奴薄层色谱图

1. 对照药材 2,3. 样品（产地浙江）

【质量评价】以叶绿、穗多而黄者为佳。

【化学成分】主要成分为倍半萜内酯、黄酮和香豆素等，其中黄酮类是特征成分和主要活性成分。

1. 倍半萜内酯及其二聚体类 愈创木烷倍半萜内酯，如dehydromatri-carin[2]，artanomalide C[3]，anomalactone A[4]等；裂环愈创木烷型倍半萜内酯，如secotanapartholide等；桉叶烷型倍半萜内酯，如artanoate，eudesmanomolide[5]等；愈创木烷型二聚倍半萜，如artanomaloide[2]，artanomadimers A-F[6]等。

2. 黄酮类 奇蒿黄酮，异泽兰黄素，大波斯菊苷，山奈酚-3-O-α-L-吡喃鼠李糖苷，广寄生苷[7]。

3. 香豆素类 香豆素，7-甲氧基香豆素，莨菪亭，异嗪皮啶[8, 9]。

4. 前列腺素类似物 anomalone A-D[10]。

【性味归经】苦，温。归心、肝、脾经。

【功能主治】破血痛经，敛疮消肿。用于经闭癥瘕，产后血瘀，跌打损伤，金创出血，痈毒胀肿。

【药理作用】

1. 抗氧化作用 奇蒿提取物对O_2^-·最高清除率高达88.41%，对OH·的最大清除率为84.02%，清除效果比维生素C和苯甲酸好。

2. 抗炎作用 不同型号大孔树脂纯化的刘寄奴总黄酮对IFN-γ和LPS协同诱导RAW264.7细胞中NO表达有抑制作用，起作用是通过抑制iNOS mRNA和蛋白的表达，从而下调NO产量。刘寄奴总黄酮可能是刘寄奴抗炎药效的物质基础，有望进一步开发成为iNOS抑制剂。

3. 抗缺氧作用 刘寄奴水煎醇沉液5g（生药）/kg腹腔注射，对由氰化钾或亚硝酸钠所致小鼠组织性缺氧和结扎颈总动脉所致脑循环障碍性缺氧有明显的保护作用。刘寄奴溶液对由密闭所致小鼠减压缺氧有降低氧耗速度，保护其在减压缺氧环境中的生存和延长生存时间的作用。

4. 对血液系统的作用 刘寄奴水煎液能降低由ADP诱导的血小板聚集的电阻值，且呈良好的量效关系，有显著的抑制血小板聚集反应的作用；刘寄奴还能显著减轻病理状态下大鼠体内静脉血栓形成的湿重，降低血栓形成的百分率，显示出显著的血栓抑制作用。

主要参考文献

[1] 葛建华，胡浩彬，龚旭东，等. 刘寄奴质量标准修订[J]. 药学与临床研究，2016，24(05)：381-382.

[2] J. Jakupovic, Chen Z. L., F. Bohlmann. A dimeric guaianolide and phenylalanine derivatives from *Artemisia anomala* [J]. Phytochemistry, 1987, 26(10): 2777-2779.

[3] Jing Wen, Hai-Ming Shi, Zheng-Ren Xu, et al. Dimeric guaianolides and sesquiterpenoids from *Artemisia anomala*[J]. Journal of Natural Products, 2010, 73(1): 67-70.

[4] Ke Zan, Shi-Po Shi, Qiang Fu, et al. New sesquiterpenoids from *Artemisia anomala*[J]. Helvetica Chimica Acta, 2010, 93(10): 2000-2006.

[5] Ke Zan, Xiao-Qing Chen, Xing-Yun Chai, et al. Two new cytotoxic eudesmanesesquiterpenoids from *Artemisia anomala*[J]. Phytochemistry Letters, 2012, 5(2): 313-315.

溶剂前沿

原点位置

[6] Ke Zan, Xing-Yun Chai, Xiao-Qing Chen, et al. Artanomadimers A-F: six new dimeric guaianolides from *Artemisia anomala*[J]. Tetrahedron, 2012, 68(25): 5060-5065.

[7] 林秀云，张树德. 奇蒿内酯晶体结构及绝对构型的测定[J]. 化学学报，1985，43(8)：724-727.

[8] 田富饶，张琳，田景奎，等. 南刘寄奴的化学成分研究[J]. 中国药物化学杂志，2008，18(5)：362-365.

[9] 肖永庆，屠呦呦. 中药南刘寄奴化学成分研究[J]. 植物学报，1986，28(3)：307-310.

[10] Ke Zan, Si-Xiang Zhou, Xiao-Qing Chen, et al. Prostaglandin-like fatty acid derivatives from Artemisia anomala[J]. Journal of Asian Natural Products Research, 2010, 12(6): 492-497.

（北京大学药学院　赵明波　屠鹏飞）

35. 阴地蕨

Yindijue

BOTRYCHII HERBA

【别名】一朵云、一支箭、小春花、蛇不见、独脚蒿。

【来源】为阴地蕨科植物阴地蕨*Botrychium ternatum*（Thunb.）Sw. 带根全草。

【本草考证】本品始载于《图经本草》，载"甘苦，微寒，无毒"，"疗肿毒，风热"。《民间常用草药汇编》载："消肝火，明目，消散翳膜。"《天宝本草》载："利膀胱，治头晕脑痛。"阴地蕨应用历史悠久，是一种常见的中草药，属湖北等地道地药材。本草记载与现今所用阴地蕨基本一致。

【原植物】陆生蕨类植物，短根状茎，直立草本；肉质根，具少分枝。总叶柄短，偏细瘦；营养叶柄长1.5～7cm，宽约2mm，光滑无毛；叶片宽三角形；三回羽状分裂；羽片3～4对，互生，下部有柄；第一对羽片最大，阔三角形；第二对及以上羽片逐渐缩小；叶片厚质；叶脉不明显。另有一长柄上生有孢子叶，比营养叶的叶柄长很多。孢子囊穗长3～6cm，二至三回羽状分裂，分枝疏散；孢子囊圆球形，黄色。（图35-1）

主要为野生，多生长于海拔400～1000m阴凉潮湿的丘陵、山坡或灌木丛中。常分布于湖北、福建、江苏、浙江、江西、湖南和安徽等地。

【主产地】湖北、福建、江苏等地。

【采收与加工】冬季或初春采收，连根挖取，洗净晒干。

【商品规格】统货。

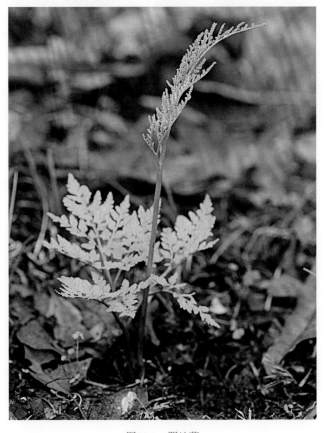

图35-1　阴地蕨

【药材鉴别】

（一）性状特征

根茎长0.5～1cm，直径2～3mm；表面棕褐色或灰褐色，下部簇生数条细根，根长约5cm，直径1.5～2.5mm，棕褐色，具横皱纹，易折断，断面白色，粉性。总叶柄长1.8～4cm，棕黄色，上部分两枝，营养叶柄长6～10cm，扁平面扭曲，淡红棕色，具纵条纹，叶片卷缩，黄绿色，展平后呈宽三角形，三回羽状分裂，侧生羽叶3～4对；孢子叶绿黄色，有的脱落或仅留叶柄，孢子圆球形，黄色。气微，味微甘。

（二）显微鉴别

粉末特征　粉末灰绿黄色。淀粉粒甚多，单粒类圆形，直径3～9μm，脐点点状或叉状；复粒多由3粒组成，有的可至10余粒。营养叶表皮气孔大，保卫细胞哑铃状。（图35-2）

孢子囊碎片细胞多角，壁略呈连珠状增厚。孢子类三角形、圆形或椭圆形，直径32μm，外壁疣状隆起。具缘纹孔管胞细长，大多碎断，具缘纹孔排列整齐。（图35-3）

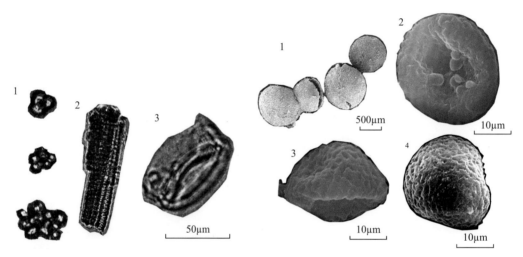

图35-2　阴地蕨粉末图　　　　　　图35-3　阴地蕨孢子囊及孢子表面图
1.淀粉粒　2.管胞　3.气孔器　　　1.开裂孢子囊　2.自然干燥法处理的孢子外观
　　　　　　　　　　　　　　　　3.叔丁醇干燥法处理的孢子外观
　　　　　　　　　　　　　　　　4.戊二醇干燥法处理的孢子外观

（三）理化鉴别

薄层色谱　取本品粉末2.5g，置于索氏提取器中，加石油醚50ml，回流提取至石油醚无色，取出晾干。加无水乙醇50ml，回流提取3.5小时，滤液浓缩至25ml，作为供试品溶液。另取木犀草素对照品，加无水乙醇制成每1ml含0.1mg的对照品溶液。照薄层色谱法试验，取上述两种溶液各4μl，分别点于同一硅胶G薄层板上，以环己烷-乙酸乙酯-甲醇-甲酸（20：10：3：1.5）为展开剂，展开，取出，晾干，喷以1% AlCl₃乙醇溶液。置紫外光灯（365nm）下检视。供试品色谱中，在与对照品色谱相应位置上，显相同颜色的荧光斑点。

【质量评价】 传统认为以根多、叶绿者为佳。药材中阴地蕨总黄酮含量不低于1.255%，木犀草素含量不低于0.00138%。

【化学成分】 主要化学成分为黄酮、山柰酚、三萜、皂苷、香豆素、挥发油等。

黄酮类　包括阴地蕨素，槲皮素3-O-α-L-鼠李糖-7-O-β-D-葡萄糖苷及木犀草素。

【性味归经】 味甘、苦，性微寒。归肺、肝经。

【功能主治】 清热解毒，止咳平喘，平肝息风。用于风热感冒，咽喉肿痛，百日咳，肺结核，乳腺炎，腮腺炎，小儿惊风，疮痈肿毒，目生翳障，火眼肿痒等。

【药理作用】

1. 利尿作用　阴地蕨酊剂有显著利尿作用。

2. 祛痰作用　阴地蕨口服液具有清肝解热、散风解毒、平喘祛痰的功效；对慢性支气管炎模型小鼠病理形态改变有显著改善。

3. 抗菌作用　阴地蕨水浸剂对大肠埃希菌有抑制作用。阴地蕨加潘生丁具有抗菌消炎作用。

4. 抑制肿瘤作用　25μg/ml的阴地蕨对肿瘤细胞增殖有抑制作用，能明显抑制肿瘤细胞的黏附，浓度5μg/ml以上的阴地蕨可抑制肿瘤细胞的迁移和侵袭。阴地蕨素（ternatin）具有很好的抗过敏、抗氧化、抗炎的作用，可以对抗化学诱癌物所致细胞增生。

主要参考文献

[1] 赵之丽.阴地蕨药材质量标准及其总黄酮抗氧化活性研究 [D]：湖北中医药大学，2018.

[2] 东伟，周超.苗药一朵云3种阴地蕨属来源孢子电镜研究[J].贵阳中医学院学报，2012，34(5)：238-240.

[3] 赵之丽，罗颖，刘义梅.阴地蕨药材质量标准研究[J].中南药学，2017，15(9)：1228-1232.

[4] 何可群.高效液相色谱法测定阴地蕨中山奈酚和槲皮素含量[J].医药导报，2015，(10)：1360-1363.

[5] 刘美玲，袁雯婷.阴地蕨急性中毒15例救治分析[J].世界临床医学，2016，10(4)：227.

[6] 刘芹，黎远军，鲁宗成，等.阴地蕨生物学功能的研究进展[J].中国医药导报，2014，(23)：151-153.

[7] 阮君山，庄捷，周欢，林少兵，王少明.小春花对肝纤维化小鼠肝功能及TGFβ1、CTGF水平的影响[J].福建医药杂志，2011，33(6)：86-88.

[8] 陈晓清，陈郑斌.半边旗和阴地蕨粗多糖抗鱼病病原菌活性初步研究[J].亚热带植物科学，2009，38(2)：48-50.

[9] 王少明，阮君山.阴地蕨对A549肿瘤细胞增殖、黏附及迁移能力的影响[J].中国医院药学杂志，2011，31(24)：2008-2011.

（湖北中医药大学　森林　龚玲　　湖北福人药业股份有限公司　王磊）

36. 防己

Fangji

STEPHANIAE TETRANDRAE RADIX

【别名】 汉防己、瓜防己、石蟾蜍、长根金不换。

【来源】 为防己科植物粉防己 *Stephania tetrandra* S. Moore的干燥根。

【本草考证】 春秋时期《范子计然》首次载："防己，出汉中、洵阳。"汉中产防己是历史上最早使用的防己。《神农本草经》载："防己，味辛平，主风寒，温疟热气诸痫，除邪，利大小便，一名解离。生川谷。"《名医别录》载："文如车辐理解者良，生汉中。"《新修本草》《图经本草》《本草品汇精要》《本草蒙筌》《本草崇原》等都记载有"车辐解"的特征，初步确认其为防己科植物或马兜铃科植物，《本草品汇精要》强调"根大而有粉者为好。"民国时期《中国药学大辞典》载："防己为山野自生之蔓草。蔓茎细小丽颇长，呈绿色，具有木质者。叶互生，作心脏形。夏月于叶腋丛生淡绿色小形花。雌雄异株。后结圆形实，作青黑色，大三分许。"根据书中的手绘图和文字描述，与现代植物学分类中的防己科植物粉防己 *Stephania tetrandra* S. Moore一致，可认为从民国时期开始，粉防己已经作为防己的主要药用来源。本草记载与现今所用防己基本一致。

【原植物】多年生落叶藤本。块根通常圆柱状，肉质，深入地下，长3～15cm，直径1～5cm；外皮淡棕色或棕褐色；具横纹。茎枝纤细，有直条纹。叶互生；叶柄盾状着生；叶片三角状宽卵形或阔三角形，先端钝，具小突尖，基部平截或略呈心形，全缘，上面绿色，下面灰绿色或粉白色，两面均被短柔毛，下面较密，掌状脉5条。花小，单性，雌雄异株；雄株为头状聚伞花序，总状排列；雄花：萼片4，排成1轮，绿色，匙形，基部楔形；花瓣4，绿色，倒卵形，肉质，边缘略内弯，有时具短爪；雄蕊4，花丝合生成柱状，上部盘状，花药着生其上；雌株为缩短的聚伞花序，呈假头状，总状排列；雌花：萼片4，排成1轮；花瓣4；子房椭圆形，花柱3，乳头状。核果球形，红色，直径5～6mm；内果皮长、宽均为4～5mm，背部有4行雕文，中间2行呈鸡冠状隆起，每行有15～17颗，胎座迹不穿孔。花期5～6月，果期7～9月。（图36-1）

生于山坡、丘陵地带的草丛及灌木林缘。主要分布于湖南、湖北、浙江、江西、河南、福建、安徽、广东、广西、海南等地。

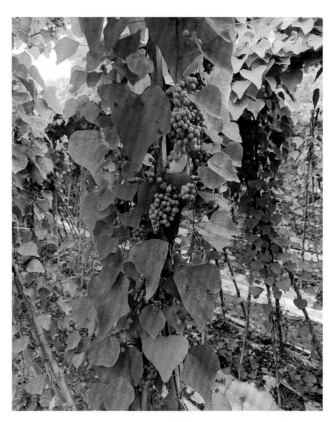

图36-1　粉防己

【主产地】主产于浙江、安徽、湖北、湖南、江西等地。

【栽培要点】

1. 生物学特性　喜温暖湿润环境，忌干旱、水涝。宜选排水良好，土层深厚、肥沃的砂质壤土或壤土栽培；山坡、林缘，以石灰岩山地栽培为好。

2. 栽培技术　分根繁殖。早春萌芽前，挖出老根，切成3～6cm的根断，按行、株距40～60cm，沟深9～12cm穴栽，每穴栽1段，覆土压实，浇水。生长期，每年中耕、除草、施肥2～3次。肥料宜选人粪及厩肥。藤蔓长30～45cm时搭棚架，以利植株生长。

【采收与加工】秋季采挖，洗净，刮去栓皮，晒至半干，切段，个大者再纵切，干燥。

【药材鉴别】

（一）性状特征

不规则圆柱形、半圆柱形或块状，多弯曲，长5～10cm，直径1～5cm。表面淡灰黄色，在弯曲处常有深陷横沟而成结节状的瘤块样。体重，质坚实。断面平坦，灰白色，富粉性，有排列较稀疏的放射状纹理。气微，味苦。（图36-2）

（二）显微鉴别

1. 块根横切面　木栓层常已除去，或有残存，完整者约为20列木栓细胞。韧皮部外缘有单个或2～3个成群的石细胞或纤维散在。形成层成环。木质部导管径向断续排列成放射状，导管旁具木纤维。射线宽广。薄壁细胞中充满淀粉粒，并常有细小草酸钙方晶和柱晶。（图36-3）

2. 粉末特征　粉末灰白色。淀粉粒众多，单粒球形或多角形，直径3～40μm，脐点点状、裂缝状、人字状或星状，层纹不明显；复粒由2～4个分粒组成，偶见6～7个分粒者。草酸钙柱晶众多，长3～10μm，方晶长7～10μm。石细胞椭圆形、类方形或不规则形，壁稍厚，胞腔大，孔沟明显。木纤维黄色，壁稍厚，木化。此外，有木栓细胞，具缘纹孔与网状导管。（图36-4）

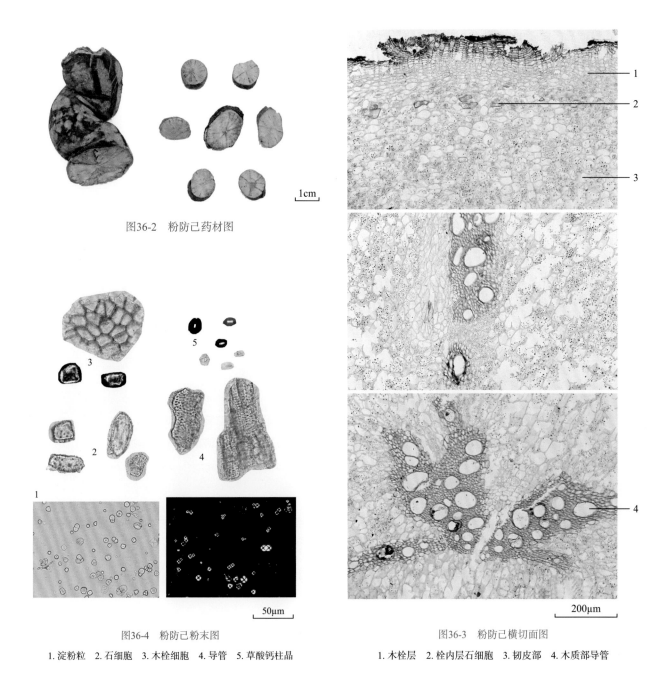

图36-2　粉防己药材图

图36-4　粉防己粉末图
1.淀粉粒　2.石细胞　3.木栓细胞　4.导管　5.草酸钙柱晶

图36-3　粉防己横切面图
1.木栓层　2.栓内层石细胞　3.韧皮部　4.木质部导管

（三）理化鉴别

薄层色谱　取本品粉末1g，加乙醇15ml，加热回流1小时，放冷，滤过，滤液蒸干，残渣加乙醇5ml使溶解，作为供试品溶液。另取粉防己碱与防己诺林碱对照品，加三氯甲烷制成每1ml中各含1mg的混合溶液，作为对照品溶液。照薄层色谱法试验，吸取上述两种溶液各5μl，分别点于同一硅胶G薄层板上，以三氯甲烷-丙酮-甲醇-5%浓氨试液（6∶1∶1∶0.1）为展开剂，展开，取出，晾干，喷以稀碘化铋钾试液。供试品色谱中，在与对照品色谱相应的位置上，显相同颜色的斑点。

【质量评价】本品药材按干燥品计，含粉防己碱（$C_{38}H_{42}N_2O_6$）和防己诺林碱（$C_{37}H_{40}N_2O_6$）的总量不得少于1.6%；炮制后的饮片含粉防己碱（$C_{38}H_{42}N_2O_6$）和防己诺林碱（$C_{37}H_{40}N_2O_6$）的总量不得少于1.4%。

【化学成分】主要成分为生物碱类化合物，还含有多糖等，生物碱是其主要有效成分。粉防己植物地上部分还含有黄酮类、甾体类化合物。

1.生物碱类　有防己碱（tetrandrine），防己诺灵碱（fangchinoline），轮环藤酚碱（cyclanoline），氧防己碱（oxofangchirine），防己斯任碱（stephanthrine），小檗胺（berbamine），2,2'-N,N-二氯甲基粉防己碱（2,2'-N,N-dichloromethyltetrandrine），粉防己碱（fenfangjiane）A、B、C、D等。

2. 黄酮类　防己双黄酮甲（stephaniaflavone A）和防己双黄酮乙（stephaniaflavone B）。

3. 甾体类　甾醇（Sitosterol）和豆甾醇（Stigmasterol）。

【性味归经】性寒，味苦。归肺、膀胱经。

【功能主治】祛风止痛，利水消肿。用于风湿痹痛，水肿脚气，小便不利，湿疹疮毒。

【药理作用】

1. 抗炎作用　粉防己碱具有广谱抗炎作用，对位急、慢性炎症均有抑制作用。

2. 对心血管系统的作用　粉防己中的多种生物碱对多种动物均具有降低血压的作用。粉防己碱能通过降低自由基损伤、细胞凋亡以及炎症反应的影响来降低心肌损伤，保护心肌细胞，还能抑制心室细胞T和L型钙通道，是一慢控的钙激活钾通道的特异性阻滞剂，具有良好的抗心律失常作用。

3. 抗肿瘤作用　粉防己碱对于多种肿瘤细胞均具有明显的抑制增殖和诱导凋亡作用，且其抑制率、凋亡率与时间、浓度呈正相关[1]。粉防己碱和防己诺林碱还能改善肿瘤化疗中多药抗药性。

4. 抗氧化作用　粉防己中提取的总多糖有一定的清除羟自由基和超氧阴离子自由基的作用[2]。

5. 利尿作用　粉防己的总提取物对SD大鼠具有明确的利尿作用[3]。

主要参考文献

[1] 裴晓华，樊英怡. 粉防己碱对人乳腺癌细胞MCF-7细胞株的作用[J]. 河南中医学院学报，2007，(5)：12.

[2] 甄攀，梁惠花，张万明，等. 粉防己多糖的组成及其清除活性氧自由基的作用[J]. 河北北方学院学报，2005(05)：6-9.

[3] 张良，江振洲，卞勇，等. 中药广防己与粉防己总提取物利尿效应及肾毒性比较研究[J]. 安徽医药，2009，13(12)：1471-1473.

（湖南中医药大学　潘清平　刘灿黄　刘塔斯）

37. 苎麻根

Zhumagen

BOEHMERIAE RHIZOMA ET RADIX

【别名】苎根、野苎根、野麻、白麻。

【来源】为荨麻科植物苎麻*Boehmeria nivea* (L.) Gaud.的根和根茎。

【本草考证】本品始载于《名医别录》。《本草经集注》载："苎麻，即今之绩苎尔，又有山苎亦相似，可入用也。"《图经本草》载："苎根旧不载所出州土，今闽、蜀、江、浙多有之。其皮可以绩布。苗高七、八尺；叶如楮叶，面青背白，有短毛；夏秋间著细穗青花；其根黄白而轻虚。二月、八月采。又一种山苎亦相似。"《本草纲目》载："苎，家苎也；又有山苎，野苎也；有紫苎，叶面紫；白苎，叶面青；其背皆白。"《本草纲目拾遗》载："野苎麻，生山土河堑旁。立春后生苗，长一、二尺，叶圆而尖，面青背白，有麻纹，结子细碎，根捣之有滑涎，入药用根，取松土者良，肥白无筋。"本草记载与今所用苎麻基本一致。

【原植物】多年生亚灌木或灌木，高0.5～2m。茎直立，圆柱形，多分枝，青褐色，长毛。叶互生，草质，呈卵形或宽卵形，长6～15cm，宽4～12cm，顶端渐尖，基部近截形或宽楔形，边缘在基部之上有牙齿，上面绿色、稍粗糙，疏被短伏毛，下面密被雪白色毡毛，基出侧脉3条；托叶分生，钻状披针形，长7～11mm，背面被毛。圆锥花序腋生，或植株上部的为雌性，其下的为雄性，或同一植株的全为雌性，长2～9cm；雄团伞花序直径1～3mm，有少数雄花；雌团伞花序直径0.5～2mm，有多数密集的雌花。雄花：花被片4，狭椭圆形，长约1.5mm，合生至中部，顶端急尖，外面有疏柔毛；雄蕊4，长约2mm，花药长约0.6mm；退化雌蕊狭倒卵球形，长约0.7mm，顶端有短柱头。雌花：花被椭圆形，长0.6～1mm，顶端有2～3小齿，外面有短柔毛，果期菱状倒披针形，长0.8～1.2mm；柱头丝形，长0.5～0.6mm。瘦果近球形，长约0.6mm，光滑，基部突缩成细柄。花期8～10月。（图37-1）

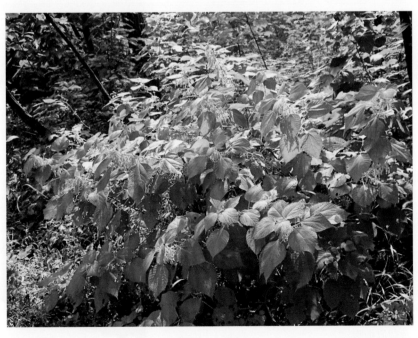

图37-1 苎麻

野生于海拔200～1700m的山谷林边或草坡。产于云南、贵州、广西、广东、福建、江西、台湾、浙江、湖北、湖南、四川、江苏、安徽以及甘肃、陕西、河南等地。湖南、湖北、四川广泛栽培。

【**主产地**】主产于湖北、湖南、四川、浙江、江苏、安徽、山东、陕西、福建、广东、云南等地。以湖南汉寿县、湖北咸宁、四川大竹县最多。

【**栽培要点**】

1. **生物学特性** 喜温暖湿润气候，发芽适宜气温22～25℃，生长最适温度为23～30℃。怕风，忌渍水。对土壤适应性强，以土层深厚、疏松肥沃、富含腐殖质、排水良好、pH5.5～6.5的砂质壤土或黏壤土栽培为宜。

2. **栽培技术** 用种子、分根、扦插、压条、分株繁殖。一般在早春晚秋季采用分根繁殖。

种子繁殖 用育苗移栽法。春季3月上、中旬或秋季8月上、中旬播种，出苗后，待有10～12片真叶时，即可移栽。

分根繁殖 将种根挖出，分切成数块，选健壮、无病虫害的带有节及芽的种块，随即栽种。或切成小段，早春育苗，待苗高20cm时移栽。

3. **病虫害** 病害：立枯病、根腐线虫病、青枯病、疫霉病、白纹羽病、茎腐病、角斑病、褐斑病等。虫害：苎麻赤蛱蝶、苎麻天牛、银纹夜蛾、卷叶虫、苎麻黄蛱蝶、金龟子等。

【**采收与加工**】冬、春季采挖，除去地上茎和泥土，晒干。

【**药材鉴别**】

（一）性状特征

根茎呈不规则圆柱形，稍弯曲，长4～30cm，直径0.4～5cm；表面灰棕色，有纵纹及多数皮孔，并有多数疣状突起及残留须根；质坚硬，不易折断，折断面纤维性，皮部棕色，木部淡棕色，有的中间有数个同心环纹，中央有髓或中空。根略呈纺锤形，长约10cm，直径1～1.3cm；表面灰棕色，有纵皱纹及横长皮孔；断面粉性。气微，味淡，嚼之略有黏性。（图37-2）

（二）显微鉴别

1. **根茎横切面** 木栓层为数列木栓细胞，外侧破碎。皮层约10余列细胞，近中柱鞘纤维处为厚角细胞。中柱鞘纤维壁极厚，胞腔小。韧皮射线明显；韧皮纤维单个或数个成束，壁厚，非木化。形成层成环。木质部射线宽2～10列细胞；导管单个散在或数个径向排列，少数切向排列。髓部薄壁细胞较大。薄壁细胞含淀粉粒，并含草酸钙簇晶，木射线细胞尚含方晶；另有黏液道及鞣质细胞。

2. **根横切面** 韧皮部狭窄，韧皮纤维较少，韧皮射线不明显；木质部主要为薄壁细胞，充满淀粉粒，导管稀少；无髓。（图37-3）

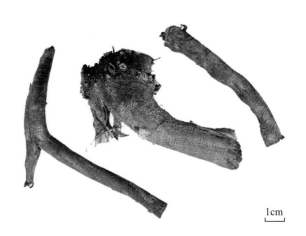

1cm

图37-2 苎麻根药材图

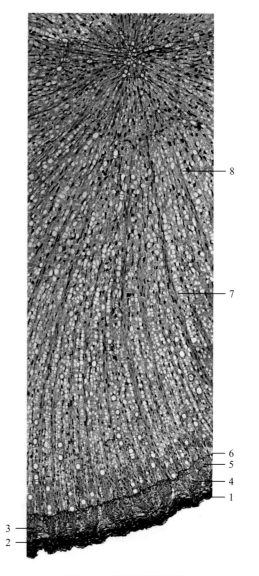

图37-3 苎麻根横切面图

1. 木栓层 2. 中柱鞘纤维 3. 韧皮纤维 4. 韧皮射线
5. 韧皮部 6. 形成层 7. 木射线 8. 木质部导管

3. 粉末特征　木栓细胞表面观类方形或多边形，垂周壁呈连珠状增厚；淀粉粒，单粒类球形、椭圆形，脐点飞鸟状、三叉状、裂缝状或点状，复粒由2～3分粒组成。中柱鞘纤维壁厚，胞腔小；韧皮纤维壁厚，非木化；导管为具缘纹孔导管和梯纹导管，直径17.5～75μm；黏液道内有棕色黏液；含鞣质细胞类方形。（图37-4）

（三）理化鉴别

1. 取本品粗粉1g，加乙醇10ml，加热回流10分钟，滤过，取滤液1ml，加三氯化铁试液1～2滴，显污绿色。

2. 取理化鉴别1.项下的乙醇液1ml，置蒸发皿中蒸干，滴加三氯化锑饱和溶液，再蒸干，显紫色。

【质量评价】以色灰棕、无空心者为佳。

【化学成分】主要成分有黄酮类、有机酸、生物碱、三萜类化学成分，如2, 4, 4′-三羟基查耳酮、芦丁、齐墩果酸、19α-羟基乌苏酸、委陵菜酸、2α-羟基乌苏酸、反式对羟基桂皮酸胡萝卜苷、白桦酸、马斯里酸、β-谷甾醇、三油酸甘油酯、常春藤皂苷元等[2-4]。

【性味归经】味甘、性寒。归肝、心、膀胱经。

【功能主治】凉血止血，清热安胎，利尿，解毒。用于血热妄行所致的咯血，吐血，衄血，血淋，便血，崩漏，紫癜，胎动不安，胎漏下血，小便淋沥，痈疮肿毒，虫蛇咬伤。

【药理作用】苎麻根提取液有止血[5]、清除自由基、抗氧化作用[6]、抑制乙肝病毒活性和产生、提高白细胞水平、抑菌及安胎[7, 8]等作用。

【用药警戒或禁忌】无实热者慎服。

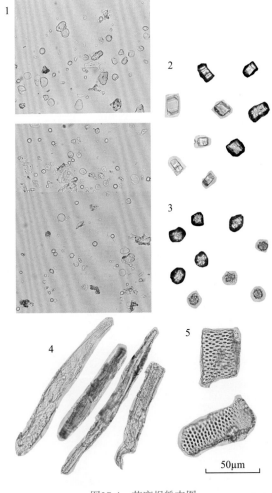

图37-4　苎麻根粉末图

1. 淀粉粒　2. 草酸钙方晶　3. 草酸钙簇晶　4. 中柱鞘纤维　5. 导管

主要参考文献

[1] 白玉超，杨瑞芳，李雪玲，等.苎麻根系研究进展[J].农学学报，2015，6(7)：19-23.

[2] 邵立军，王建农.苎麻根化学成分研究[J].中药材，2010，33(7)：1091-1093.

[3] 陈国庆，刘艳丽，谢茜，等.苎麻根化学成分研究[J].中草药，2009，40(5)：683-686.

[4] 李文武，丁立生，李伯刚.苎麻根化学成分的初步研究[J].中国中药杂志，1996，21(7)：427-428.

[5] 朱方，赵春，顾洪璋.苎麻根止血作用的实验研究[J].辽宁中医杂志，1995，22(1)：41-42.

[6] 张贤，陈悟，周文聪，等.苎麻根抗氧化活性部位研究[J].时珍国医国药，2011，22(4)：896-898.

[7] 邵立军.中药苎麻根抗乙肝病毒活性及其化学成分研究[D].中国中医科学院，2010.

[8] Huang K L, Lai Y K, Lin C C, et al. Inhibition of hepatitis B virus production by Boehmeria nivea root extract in HepG2. 2. 2. 15 cell[J]. World J Gastroenterol, 2006, 12(35): 5721-5725.

（湖南省中医药研究院　刘浩）

38. 杜仲

Duzhong

EUCOMMIAE CORTEX

【别名】思仙、丝楝树皮、丝棉皮、扯丝皮。

【来源】为杜仲科植物杜仲*Eucommia ulmoides* Oliv. 的干燥树皮。

【本草考证】本品始载于《神农本草经》，列为上品。《图经本草》载："其皮类浓朴，折之内有白丝相连。二月、五月、六月、九月采皮用。"《本草纲目》载："杜仲皮中有银丝如绵，色紫而润，味甘微辛，其气温平，甘温能补，微辛能润，故能入肝而补肾。"清代《植物名实图考》载："树皮中有白丝如胶芽。"杜仲的植物形态在宋、明、清本草中均有附图。本草记载与现今所用杜仲基本一致。

【原植物】落叶乔木。树皮折断后有银白色橡胶丝。小枝具片状髓心。单叶互生，卵状椭圆形，先端尖锐，基部宽楔形或圆形，边缘锯齿状，背面脉上有长绒毛。花单性，雌雄异株，无花被，雄蕊5～10，常8，花药条形，花丝极短；雌花单生，绿色，形如花瓶，也有短柄，子房上位，2心皮合生，仅1心皮发育，一室。胚珠2枚，倒生。翅果扁平，长椭圆形，长3～3.5cm，宽1～1.3cm，先端2裂，基部楔形，周围具薄翅。花期4～5月，果期9～10月。（图38-1）

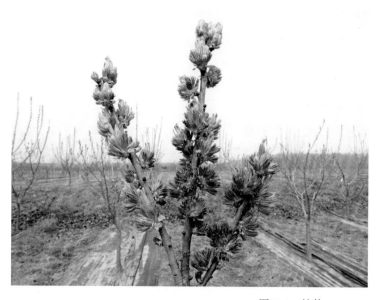
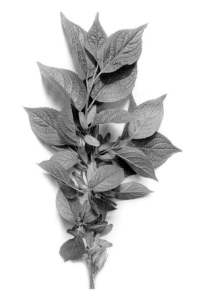

图38-1　杜仲

多生长于海拔300～500m的低谷或低坡的疏林里。分布于陕西、甘肃、河南、湖北、四川、云南、贵州、湖南、安徽、陕西、江西、广西及浙江等省区，现各地广泛栽种。

【主产地】杜仲是中国的特有树种。杜仲产区分布是不连续的，为插花式形状各自独立的产区。根据杜仲栽培分布区生态条件的特点和杜仲的产量及质量水平，可划分为中心栽培区和主要栽培区。中心栽培区为我国中亚热带的中段，地理位置为北纬27° 25′～32° 30′，东经105°47′~111°33′，地处湘、黔、川、鄂四省交会的武陵山区。主要栽培区为中亚热带及北亚热带南部一些局部地区，地理位置为北纬26° 05′～33° 30′，东经104° 30′～115° 50′，包括贵州、湖南的全部，湖北西南部，四川东北部，陕西南部，云南东北部，河南西北部[1]。

【栽培要点】

1. 生物学特性　喜温暖湿润气候，耐寒性较强。自然分布区年平均温度13～17℃，年降水量500～1500mm。以阳光充足，土层深厚肥沃、富含腐殖质的砂质壤土、黏质壤土栽培为宜。

2. 栽培技术　以种子繁殖为主，嫁接繁殖主要在接种良种时采用。

3. 病虫害　病害：立枯病、叶枯病、根腐病等。虫害：六星黑点木蠹蛾、褐蓑蛾、黄刺蛾、扁刺蛾、相夜蛾、樱桃双斜带卷叶蛾、黑色甲虫[2]。

【采收与加工】4～6月剥取树皮，刮去粗皮，堆置"发汗"，经5～7天，至内皮呈紫褐色，晒干。

【商品规格】杜仲以宽度和厚度为确定等级的主要标准，长度只作参考，共分为四等。特等：整张长70～80cm，宽50cm以上，厚0.7cm以上，碎块不超过10%。一等：整张长40～70cm以上，宽40～50cm，厚0.5～0.7cm，碎块不超过10%；二等：整张长小于40cm，宽30～40cm以上，厚0.3～0.5cm，碎块不超过10%；三等：厚度最薄不得小于0.3cm，包括枝皮、根皮、碎块，均属此等。

【药材鉴别】

（一）性状特征

呈板片状或两边稍向内卷，大小不一，厚3～7mm。外表面淡棕色或灰褐色，有明显的皱纹或纵裂槽纹，有的树皮较薄，未去粗皮，可见明显的皮孔。内表面暗紫色，光滑。质脆，易折断，断面有细密、银白色、富弹性的橡胶丝相连。气微，味稍苦。（图38-2）

（二）显微鉴别

粉末特征　粉末棕色。橡胶丝成条或扭曲成团，表面显颗粒性；木栓细胞表面观多角形，直径15～40μm，壁不均匀增厚，木化，有细小纹孔；侧面观长方形，壁三面增厚，一面薄，孔沟明显；石细胞甚多，大多成群，呈类长方形、类圆形、长条形或形状不规则，长约至180μm，直径20～80μm，壁厚，有的胞腔内含橡胶团块。（图38-3）

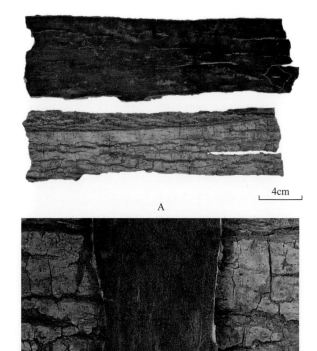

图38-2　杜仲药材图

A. 干燥药材　B. 药材断面橡胶丝

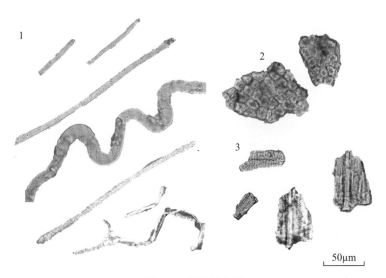

图38-3　杜仲粉末图

1. 橡胶丝　2. 木栓细胞　3. 石细胞

（三）理化鉴别

取本品粉末1g，加三氯甲烷10ml，浸渍2小时，滤过。滤液挥干，加乙醇1ml，产生具弹性的胶膜。

【质量评价】传统以皮厚、块大、去净粗皮、内表面暗紫色、断面丝多者为佳。本品按干燥品计算，含松脂醇二葡萄糖苷（$C_{32}H_{42}O_{16}$）不得少于0.10%。

【化学成分】含有丰富的化学成分，主要成分有木脂素类、环烯醚萜类、黄酮类、苯丙素类、多糖类、氨基酸和杜仲胶等有机化合物，还有一些无机元素[3]。

1. 木脂素类　主要有松脂素双糖苷［（+）-pinoresinol-4',4''-di-O-β-D- glucopyranoside］、松脂素单糖苷［（+）-pinoresinol 4'-O-β-D-glucopyranoside］、松脂素［（+）-pinoresinol］、1-羟基松脂素［（+）-1-hydroxypinoresinol］、1-羟基松脂素-4'-葡萄糖苷［（+）-1-hydroxypinoresinol-4'-O-β-D-glucopyranoside］、1-羟基松香素双糖苷［（+）-1-hydroxypinoresinol-4',4''-di-O-β-D-glucopyranoside］、丁香脂素二葡萄糖苷等。

2. 环烯醚萜类　主要有京尼平苷酸（geniposidic acid）、京尼平苷（geniposide）、桃叶珊瑚苷（aucubin）和车叶草苷（asperuloside）等。

3. 苯丙素类　主要有绿原酸（chlorogenic acid）、咖啡酸（caffeic acid）、咖啡酸乙酯（caffeic acid ethyl ester）、阿魏酸（ferulic acid）等。

4. 黄酮类　主要有山柰酚、槲皮素、紫云英苷、陆地锦苷、芦丁等。

【性味归经】甘、温。归肝、肾经。

【功能主治】补肝肾，强筋骨，安胎。用于肝肾不足，腰膝酸痛，筋骨无力，头晕目眩，妊娠漏血，胎动不安。

【药理作用】

1. 降血压作用　杜仲所含的木脂素类化合物具有双向调节血压的功效。

2. 预防骨质疏松作用　杜仲皮60%乙醇提取物对尾悬吊所致骨质疏松及雌激素缺乏引起的骨质疏松具有明显的预防作用。

3. 抗氧化、延缓衰老作用　杜仲所含的黄酮类化合物有较强的抗氧化活性，可以减轻氧化应激对机体的损伤。杜仲所含的环烯醚萜类化合物可促进人体皮肤、骨骼和肌肉中胶原蛋白的合成，延缓机体衰老。

4. 保肝作用　杜仲皮醇提物能明显改善CCl_4对肝脏造成的损伤，减轻肝脏的炎症反应，增强谷草转氨酶和谷丙转氨酶的活性。

5. 其他　杜仲还具有抗心衰、抑制心脏重构、保护神经系统、抗炎、松弛子宫平滑肌和改善勃起功能等作用[4]。

【分子生药】杜仲为单科单属单种植物，ITS2序列可有效鉴别杜仲及其伪品[5]。

主要参考文献

[1] 何方，张康健，王承南，等. 杜仲产区的划分[J]. 经济林研究，2010，28(02)：86-87.

[2] 李容辉. 杜仲栽培与加工[M]. 北京：金盾出版社，2002：165.

[3] Xirui He, Jinhui Wang, Maoxing Li. et al. *Eucommiaulmoides Oliv.*: Ethnopharmaco-logy, phytochemistry and pharmacology of an important traditional Chinese medicine[J]. Journal of Ethnopharmacology, 2014, 151: 78–92.

[4] 刘聪，郭非非，肖军平，等. 杜仲不同部位化学成分及药理作用研究进展[J]. 中国中药杂志，2020，(45)3：497-512.

[5] 彭梓，朱金国，谭建锡，等. 基于ITS2序列的杜仲及其主要混伪品的鉴定[J]. 中草药，2013，44(21)：3042-3047.

（河南大学药学院　丁艳霞　李钦）

39. 杜仲叶

Duzhongye

EUCOMMIAE FOLIUM

【来源】为杜仲科植物杜仲*Eucommia ulmoides* Oliv.的干燥叶。

【本草考证】【原植物】【主产地】【栽培要点】同"杜仲"。

【采收与加工】夏、秋二季枝叶茂盛时采收，晒干或低温烘干。

【药材鉴别】

（一）性状特征

本品多破碎，完整叶片展平后呈椭圆形或卵形，长7～15cm，宽3.5～7cm。表面黄绿色或黄褐色，微有光泽，先端渐尖，基部圆形或广楔形，边缘有锯齿，具短叶柄。质脆，搓之易碎，折断面有少量银白色橡胶丝相连。气微，味微苦。（图39-1）

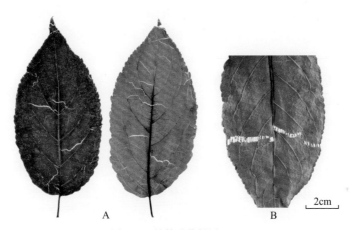

图39-1 杜仲叶药材图

A. 杜仲叶 B. 橡胶丝

（二）显微鉴别

粉末特征 粉末棕褐色。橡胶丝较多，散在或贯穿于叶肉组织及叶脉组织碎片中，灰绿色，细长条状，多扭结成束，表面显颗粒性；非腺毛单细胞，直径10～31μm，有细小疣状突起，可见螺状纹理，胞腔内含黄棕色物。上、下表皮细胞表面观呈类方形或多角形，垂周壁近平直或微弯曲，呈连珠状增厚，表面有角质条状纹理；下表皮可见气孔，不定式，较密，保卫细胞有环状纹理。（图39-2）

（三）理化鉴别

薄层色谱 取本品粉末（过三号筛）约1g，精密称定，置具塞锥形瓶中，精密加入50%甲醇25ml，称定重量，加热回流30分钟，放冷，再称定重量，再用50%甲醇补足减失的重量，摇匀，滤过，取续滤液，作为供试品溶液。另取杜仲叶对照药材1g，加甲醇25ml，加热回流1小时，放冷滤过，滤液作为对照药材溶液。再取绿原酸对照品，加甲醇制成每1ml含1mg的溶液，作为对照品溶液。照薄层色谱法试验，吸取上述三种溶液各5～10μl，分别点于同一硅胶H薄层板上，以乙酸丁酯-甲醇-水（7：2.5：2.5）的上层溶液为展开剂，展开，取出，晾干，置紫外光灯（365mn）下检视。供试品色谱中，在与对照药材和对照品色谱相应的位置上，显相同颜色的荧光斑点。

【质量评价】传统以色黄绿者为佳，黄褐色者为次。本品按干燥品计算，含绿原酸（$C_{16}H_{18}O_9$）不得少于0.080%。

【化学成分】杜仲叶主要含有环烯醚萜类、苯丙素类、木脂素类、黄酮类等。

1. 环烯醚萜类 车叶草苷、京尼平苷酸、桃叶珊瑚苷、哈帕苷乙酸酯、筋骨草苷、杜仲苷、杜仲醇和雷扑妥苷[1]。

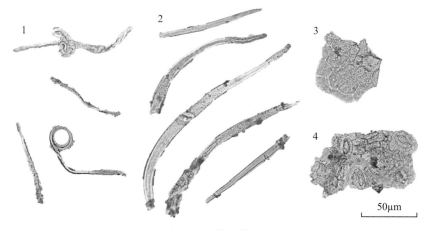

图39-2　杜仲叶粉末图

1.橡胶丝　2.非腺毛　3.上表皮细胞　4.下表皮细胞

2.苯丙素类　绿原酸、香豆酸、松柏酸、二氢咖啡酸、咖啡酸、丁香苷、间羟基苯丙酸等[2]。

3.木脂素类　松脂素、橄榄脂素、二氢脱氢二松柏醇、丁香脂素二葡萄糖苷等[3]。

4.黄酮类　槲皮素、紫云英苷、山奈酚、异槲皮素、芦丁、陆地锦苷等[4]。

5.其他　杜仲叶中含有丰富的维生素、矿物质、氨基酸等。

【性味归经】微辛，温。归肝、肾经。

【功能主治】补肝肾，强筋骨。用于肝肾不足，头晕目眩，腰膝酸痛，筋骨痿软。

【药理作用】

1.对心血管系统作用　杜仲叶水提醇沉液具有降压和减慢心率的作用。杜仲叶中的粗黄酮具有降低营养性高血脂小鼠血脂的作用。杜仲叶醇提取物能明显减轻冠状动脉粥样硬化病变程度及心肌损伤程度。

2.对代谢性疾病作用　杜仲嫩叶提取物中的曲徽酸可以明显减轻小鼠体重、减少白色脂肪组织质量、降低血浆甘油三酯及总胆固醇水平，抑制小鼠肥胖。杜仲叶粉末及其水提物，均能降低糖尿病大鼠血糖水平，改善高血糖症状并在一定程度上增强胰岛B细胞的功能。

3.抗炎、抗病毒、抑菌作用　杜仲叶提取物对耳肿胀具有抑制作用，具有一定的抗炎作用。绿原酸对单纯疱疹病毒Ⅰ型(HSV-1)具有体外抑制作用。桃叶珊瑚苷具有明显的保肝活性，能明显抑制乙型肝炎病毒DNA的复制。杜仲叶的乙酸乙酯提取物对黄曲霉和黑曲霉有特殊的抑制作用。

4.其他作用　杜仲叶提取物能诱导羊骨髓间充质干细胞向成骨细胞分化增殖，抑制其向脂肪细胞分化，起到强筋健骨作用。杜仲叶水提物和甲醇提取物都可促进胶原蛋白的合成，达到延缓衰老的目的。杜仲叶醇提物能显著增强腹腔巨噬细胞的吞噬功能。杜仲叶中所含的黄酮类化合物能显著延长小鼠负重游泳时间[5]。

主要参考文献

[1] 左月明，张忠立，王彦彦，等.杜仲叶环烯醚萜类化学成分研究[J].中药材，2014，37(2)：252-254.

[2] 张忠立，左月明，李于益，等.杜仲叶苯丙素类化学成分研究[J].中药材，2014，37(03)：421-423.

[3] 左月明，张忠立，李于益，等.杜仲叶木脂素类化学成分研究[J].时珍国医国药，2014，25(6)：1317-1319.

[4] 成军，赵玉英，崔育新，等.杜仲叶黄酮类化合物的研究[J].中国中药杂志，2000(05)：28-30.

[5] 袁天翊，方莲花，吕扬，等.杜仲叶的药理作用研究进展[J].中国中药杂志，2013，38(06)：781-785.

（河南大学药学院　丁艳霞　李钦）

40. 吴茱萸

Wuzhuyu

EUODIAE FRUCTUS

【别名】吴萸、茶辣、漆辣子、臭辣子树、米辣子。

【来源】为芸香科植物吴茱萸*Euodia rutaecarpa*（Juss.）Benth.、石虎*Euodia rutaecarpa*（Juss.）Benth. var. *officinalis*（Dode）Huang或疏毛吴茱萸*Euodia rutaecarpa*（Juss.）Benth. var. *bodinieri*（Dode）Huang的干燥近成熟果实。

【本草考证】本品始载于《神农本草经》，列为中品，载："味辛，温，主温中下气，止痛，咳逆寒热，除湿血痹，逐风邪，开腠理。"《图经本草》载："吴茱萸，生上古川谷及冤句，今处处有之，江、浙、蜀、汉尤多。木高丈余，皮青绿色，叶似椿而阔厚，紫色，三月开花，红紫色。七月八月结实，似椒子，嫩时微黄，至成熟则深紫。九月九日采，阴干。"《本草纲目》载："茱萸枝柔而肥，叶长而皱，其实结于梢头，累累成簇而无核，与椒不同。一种粒大，一种粒小，小者入药为胜。"本草记载与现今所用吴茱萸基本一致。

【原植物】

1. 吴茱萸（原变种）*Evodia rutaecarpa* var. *rutaecarpa*　小乔木或常绿灌木，嫩枝暗紫红色，与嫩芽同被灰黄或红锈色绒毛。叶对生，羽状复叶，小叶5～9片，彼此靠拢，叶片椭圆形至卵形，长6～15cm，宽3～7cm，先端骤狭成短尖，基部楔形至广楔或圆形，侧脉不明显，两面均被淡黄褐色长柔毛，有明显的油腺点。花小，雌雄异株，顶生花序，花序轴粗壮，密被黄褐色长柔毛；萼片及花瓣均5片，偶有4片；雄花花瓣长3～4mm，花丝粗短，被毛，退化雌蕊4～5裂，雄蕊伸出花瓣之上；雌花花瓣长4～5mm，退化雄蕊鳞片状，下部及花丝均被白色长柔毛。蒴果扁球形，成熟时裂开成5个果瓣，紫红色，表面有粗大油腺点，每分果有种子1粒，黑色有光泽。花期7～8月，果期9～10月。（图40-1）

2. 石虎（变种）*Evodia rutaecarpa* var. *officinalis*　有特殊刺激性气味，小叶3～11片，叶片较狭，长圆形至披针形，先端渐尖，小叶相距较疏远，侧脉较明显，两面均被长柔毛，脉上最密，油腺点粗大。花序轴常被淡黄色或无色长柔毛。成果果序较稀疏，种子带蓝紫色。花期6～8月，果期9～10月。

3. 疏毛吴茱萸（变种）*Evodia rutaecarpa* var. *bodinieri*　小枝被黄锈色或丝光质的疏长毛，叶轴被长柔毛。小叶5～11片，叶形变化较大，长圆形、披针形、卵状披针形，表面中脉略被疏短毛，背面脉上被短柔毛，侧脉清晰，油腺点小。花期7～8月，果期9～10月。

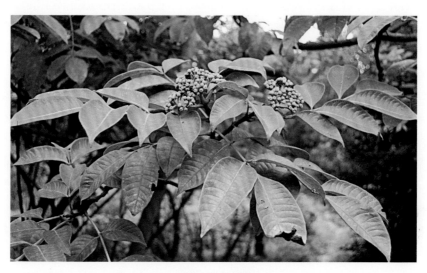

图40-1　吴茱萸

在我国云南、贵州、四川、江西、湖南、浙江、江苏、甘肃、陕西等地均有分布，最适海拔100～800m。

【主产地】吴茱萸产秦岭以南各地（海南未见分布），主要分布于湖南、贵州、广西、江西、浙江、湖北、重庆等地。其中，吴茱萸主要分布于安徽、湖北及江西、贵州、重庆；石虎主要分布在江西、湖南、广西等地；疏毛吴茱萸主要分布在贵州、浙江、陕西及湖南、广西、重庆。

【栽培要点】

1. 生物学特性　喜温暖湿润气候，不耐寒冷、干燥；土壤要求不严，一般山坡地、平原、房前屋后、路旁均可种植，中性，微碱性或微酸性的土壤都能生长，但作苗床时以土层深厚、较肥沃、排水良好的壤土或砂壤土为佳，低洼积水地不宜种植。

2. 栽培技术　吴茱萸为异花授粉植物，常因授粉不全而影响种子发育，故多用无性扦插繁殖，主要为根插和枝插。

3. 病虫害　病害：煤污病、锈病、根腐病。虫害：褐天牛、凤蝶、小地老虎、红蜡蚧、铜绿丽金龟等。

【采收与初加工】吴茱萸幼苗移栽后2～3年便可结果，一般于每年7～10月，当果实由青绿色变为黄绿色，尚未充分成熟时即可采收。用剪刀将果穗成串剪下，轻采轻摘，避免落果损失。采回的果实应及时摊开晾晒，切勿堆放。如遇阴雨天气，可将果实在60℃下烘干，以防霉烂变质。晒至足干，揉去果柄，簸去杂质，置于阴凉干燥处密闭贮存。

【商品规格】吴茱萸商品分为中花和小花两个规格，中花为吴茱萸果实，小花为石虎和疏毛吴茱萸果实。

1. 中花规格标准　分为一等和二等两个规格。一等：直径2.5～4.0mm，枝梗等杂质率≤3%；二等：直径2.5～4.0mm，枝梗等杂质率≤7%。无霉变。

2. 小花规格标准　统货，直径2.5～4.0mm，顶端五角星状裂缝不明显，枝梗等杂质率≤7%，无霉变。

【药材鉴别】

（一）性状特征

果实类球形或略呈五角状扁球形，直径2～5mm。表面暗绿黄色至褐色，粗糙，有多数点状突起或凹下油点。顶端有五角星状的裂隙，基部有花萼及果柄，被有黄色茸毛。质硬而脆。气芳香浓郁，味辛辣而苦。以饱满、色绿、香气浓郁者为佳。（图40-2）

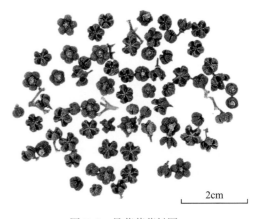

2cm

图40-2　吴茱萸药材图

（二）显微鉴别

粉末特征　粉末为褐色，非腺毛2～6细胞，长140～350μm，壁疣明显，有的胞腔内含棕黄色至棕红色物。腺毛头部7～14细胞，椭圆形，常含黄棕色内含物，柄2～5细胞。草酸钙簇晶较多，直径10～25μm；偶有方晶。石细胞类圆形或长方形，直径35～70μm，胞腔大。油室碎片有时可见淡黄色。（图40-3）

（三）理化鉴别

薄层色谱　取本品粉末0.4g，加乙醇10ml，静置30分钟，超声提取30分钟，过滤，取滤液作为供试品。分别取吴茱萸次碱、吴茱萸碱对照品，加乙醇分别制成0.2mg/ml和1.5mg/ml溶液，作为对照品溶液。照薄层色谱法试验，吸取上述三种溶液各2μl，分别点于同一硅胶G薄层板上，以石油醚（60～90℃）-乙酸乙酯-三乙胺（7：3：0.1）为展开剂，展开，取出，晾干，置紫外灯（365nm）下检视。供试品色谱中，在与对照品色谱相应的位置上，显相同颜色的荧光斑点。

【质量评价】以籽粒饱满、干燥未开裂、气香浓烈、味辛辣而苦、黄绿色者为优。采用高效液相色谱法测定，按干燥品计算，吴茱萸碱和吴茱萸次碱的总量不得少于0.15%，柠檬苦素不得少于0.20%。

【化学成分】主要成分为生物碱、苦味素、挥发油、香豆素、黄酮及其苷类等，其中生物碱类是其主要特征成分和有效成分。

1. 生物碱　主要包括吲哚类、喹诺酮类和其他类。吲哚类主要有吴茱萸碱、吴茱萸次碱、羟基吴茱萸碱、二氢

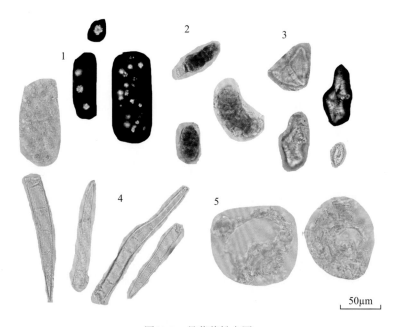

图40-3 吴茱萸粉末图

1.草酸钙簇晶 2.腺毛 3.石细胞 4.非腺毛 5.油室

吴茱萸次碱等。喹诺酮类主要有吴茱萸卡品碱、二氢吴茱萸卡品碱等；其他类主要有N-甲基氨茴酰胺等。

2.苦味素类 柠檬苦素、吴茱萸苦素、吴茱萸内酯醇等。

3.挥发油类 主要是有机烯类和一些烷烃类成分，如吴茱萸烯、罗勒烯、月桂烯、石竹烯等。

4.香豆素类 如伞形花内酯、6,7,8-三甲基香豆素、欧前胡素、佛手柑脑、花椒毒素、花椒毒酚。

5.黄酮及其苷类 主要包括黄酮、黄酮醇、二氢黄酮、二氢黄酮醇、异黄酮，如香叶木素-7-芸香糖苷、芹菜素-8-C-β-葡糖苷、柠檬黄素、异鼠李素、华良姜素、橙皮苷、淫羊藿糖苷、异鼠李黄素-3-二葡萄糖苷等。

6.其他 如大黄素、大黄素甲醚、大黄酚及辛内弗林、绿原酸等。

【功能主治】散寒止痛，降逆止呕，助阳止泻。用于厥阴头痛，寒疝腹痛，寒湿脚气，经行腹痛，脘腹胀痛，呕吐吞酸，五更泄泻。

【药理作用】

1.镇痛作用 吴茱萸水煎液及70%甲醇提取物对热刺激和醋酸所致的疼痛有抑制作用[1]。

2.抗炎作用 吴茱萸70%甲醇提取物对大鼠佐剂关节炎有明显治疗作用，能降低大鼠非造模侧后肢肿胀度，对胸腺、脾脏指数有明显改善[3-5]。

3.抗胃溃疡作用 吴茱萸水煎剂具有抗盐酸性胃溃疡和吲哚美辛加乙醇性胃溃疡作用；50%甲醇提取物具明显的抗小鼠水浸应激性溃疡的作用[2, 6]。

4.止呕作用 吴茱萸汤对硫酸铜诱导家鸽呕吐有显著抑制作用[7]。

5.止泻作用 吴茱萸能减少小鼠蓖麻油、番泻叶引起的腹泻次数，且随着剂量增大作用持续时间延长[8]。

6.扩张血管及降压作用 吴茱萸中多个生物碱具有扩张血管和降血压的作用、增加脑血流的作用。目前关于降压的物质基础仍存在争议，尚需进一步验证[9, 10]。

主要参考文献

[1] 张明发，范荣培，郭惠玲，等.温里药抗脘腹冷痛简报[J].中西医结合杂志，1987，7(12)：741-742.

[2] 张明发，陈光娟，朱自平，等.吴茱萸温中止痛药理研究[J].中药材，1991，14(3)：39.

[3] H, Matsuda, J X, Wu, T, Tanaka, et al. Antinociceptive activities of 70% methanol extract of evodiae fructus (fruit of Evodia rutaecarpa var. bodinieri) and its alkaloidal components[J]. BiolPharm Bull, 1997, 20(3): 243-248.

[4] T. C. Moon, M. Murakami, I. Kudo, et al. A new class of COX-2 inhibitor, rutaecarpine from *Evodia rutaecarpa*[J]. Inflammation Research, 1999, 48(12): 621-625.

[5] 盖玲，盖云，宋纯清，等. 吴茱萸B对大鼠佐剂性关节炎的治疗作用[J]. 中成药，2001，23(11)：807-808.

[6] 山原条二，井村藤埂. 吴茱萸提取物抗溃疡作用机理探讨[J]. 生药学杂志，1974，28：31-34.

[7] 邱赛红，窦昌贵. 吴茱萸汤温胃止呕作用的实验研究[J]. 中药药理与临床，1988，4(3)：9.

[8] 唐映红，窦昌贵. 吴茱萸汤温脾止泻作用的实验研究[J]. 中药药理与临床，1990，6(1)：6-9.

[9] 黎刚，余丽梅，戴支凯，等. 两种提取工艺的吴茱萸提取物对正常鼠血压的影响[J]. 遵义医学院学报，2005，28(1)：4-6.

[10] Kobayashi, Yoshinori, Hoshikuma, et al. The Positive Inotropic and Chronotropic Effects of Evodiamine and Rutaecarpine, Indoloquinazoline Alkaloids Isolated from the Fruits of Evodia rutaecarpa, on the Guinea-Pig Isolated Right Atria: Possible Involvement of Vanilloid Receptors[J]. Planta Med, 2001, 67(3): 2442-2481.

（湖南农业大学　陆英　谢红旗　曾建国）

41. 牡丹皮

Mudanpi

MOUTAN CORTRX

【别名】丹皮、粉丹皮、木芍药、洛阳花、凤凰丹。

【来源】为毛茛科植物牡丹*Paeonia suffruticosa* Andr.的干燥根皮。

【本草考证】本品始载于《神农本草经》，列为中品。《名医别录》载："牡丹生巴郡山谷及汉中，二、八月采根阴干。"《唐本草》载："牡丹生汉中，剑南所出者，苗似杨桃，夏生白花，秋实圆绿，冬实赤色，凌冬不凋，根似芍药，肉白皮丹。"《本草衍义》载："唯山中单叶花红者，根皮入药为佳。市人或以枝梗皮充之，尤谬。"《本草纲目》载："唯取红白单瓣者入药。其千叶异品，皆人巧所致，气味不纯，不可用。"综上所述，古今用之牡丹皮基本一致。早期药用牡丹皮多为野生品。随着牡丹皮入药使用量的扩大，野生品已不能满足供应，明末安徽铜陵县即进行栽培，清末至民国初年，牡丹皮生产扩大到南陵，已具相当规模。本草记载与现今所用牡丹基本一致。

【原植物】落叶灌木。叶通常为二回三出复叶，顶生小叶宽卵形，长7～8cm，宽5.5～7cm，3裂至中部，裂片不裂或2～3浅裂，表面绿色，无毛，背面淡绿色，有时具白粉，沿叶脉疏生短柔毛或近无毛，小叶柄长1.2～3cm；侧生小叶狭卵形或长圆状卵形，长4.5～6.5cm，宽2.5～4cm，不等2裂至3浅裂或不裂，近无柄；叶柄长5～11cm。花单生枝顶，直径10～17cm；花梗长4～6cm；苞片5，长椭圆形，大小不等；萼片5，绿色，宽卵形，大小不等；花瓣5，或为重瓣，玫瑰色、红紫色、粉红色至白色，倒卵形，长5～8cm，宽4.2～6cm，顶端呈不规则的波状；蓇葖果长圆形，密生黄褐色硬毛。花期5月，果期6月。（图41-1）

生于向阳及土壤肥沃的地方，常栽培于庭园。分布于河北、河南、山东、四川、陕西、甘肃等地。

【主产地】主要为栽培，主产于安徽、四川、河南、山东等地，其中以安徽铜陵产品质量最优，为"道地药材"。其他如四川都江堰、重庆垫江、湖南邵东等都是历史上牡丹皮的主要产地。上述产品都冠以产地之名，如产于安徽铜陵的名"凤凰丹"，产于重庆和四川的名"川丹皮"，产于湖南的名"湖丹皮"。中华人民共和国成立后牡丹皮产

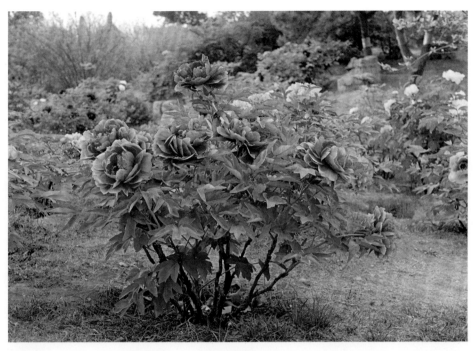

图41-1　牡丹

地发展很快，如安徽亳州、山东菏泽、河南洛阳，陕西商洛以及山西浙江等地均有栽培。尤其是近年来亳州牡丹皮种植面积很大，为牡丹皮的主要产地[1]。

【栽培要点】

1. 生物学特性　喜温暖湿润、日照充足、雨量适中、四季分明，种植地以土层深厚、排水良好的中性或微酸性沙质土壤或粉沙土为好。

2. 栽培技术　牡丹皮分种子繁殖和分株繁殖。安徽铜陵多用种子繁殖。山东菏泽等地多用无性繁殖。

3. 病害　灰霉病、斑点病等。

【采收与加工】栽培后3～5年于8～11月采收，刨出根，抖去泥土。用刀纵割根皮，抽去木心，按粗细分别晾晒，习称"连丹皮"。或用水洗去泥土，用竹片或玻璃片刮去外表栓皮，再抽去木心，晒干后称"刮丹皮"或"粉丹皮"[1-2]。

【商品规格】牡丹皮商品规格分为"凤丹皮"、"连丹皮"和"刮丹皮"三种。安徽铜陵凤凰山产者称"凤丹皮"，在产地加工中不刮去栓皮；其他产地的牡丹皮按是否去除栓皮分为"连丹皮"和"刮丹皮"两种规格[2]。在各项规格下，根据药材长度和中部直径进行等级划分，各分为三个等级及统货。

【药材鉴别】

（一）性状特征

连丹皮呈筒状或半筒状，有纵剖开的裂缝，略向内卷曲或张开，长5～20cm，直径0.5～1.2cm，厚0.1～0.4cm。外表面灰褐色或黄褐色，有多数横长皮孔样突起和细根痕，栓皮脱落处粉红色；内表面淡灰黄色或浅棕色，有明显的细纵纹，常见发亮的结晶。质硬而脆，易折断，断面较平坦，淡粉红色，粉性。气芳香，味微苦而涩。

刮丹皮外表面有刮刀削痕，外表面红棕色或淡灰黄色，有时可见灰褐色斑点状残存的外皮[2, 3]。（图41-2）

（二）显微鉴别

粉末特征　粉末淡红棕色。连丹皮可见木栓细胞长方形，壁稍厚，浅红色；草酸钙簇晶直径9～45μm，有时含晶细胞连接，簇晶排列成行，或一个细胞含数个簇晶；淀粉粒甚多，单粒类圆形或多角形，直径3～16μm，脐点点状、裂缝状或飞鸟状；复粒由2～6分粒组成。（图41-3）

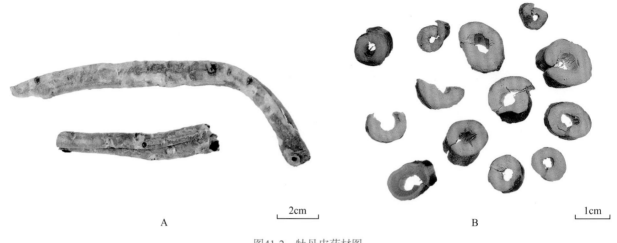

图41-2 牡丹皮药材图

A. 干燥药材　B. 药材断面

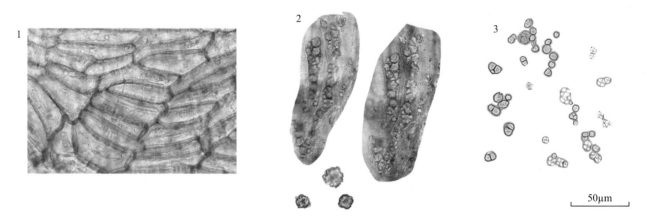

图41-3 牡丹皮粉末图

1. 木栓细胞　2. 草酸钙簇晶　3. 淀粉粒

（三）理化鉴别

薄层色谱　取本品粉末1g，加乙醚10ml，密塞，振摇10分钟，滤过，滤液挥干，残渣加丙酮2ml使溶解，作为供试品溶液。另取丹皮酚对照品，加丙酮制成每1ml含2mg的溶液，作为对照品溶液。照薄层色谱法试验，吸取上述两种溶液各10μl，分别点于同一硅胶G薄层板上，以环己烷-乙酸乙酯-冰醋酸（4：1：0.1）为展开剂，展开，取出，晾干。喷以2%香草醛硫酸乙醇溶液（1：10），105℃加热至斑点显色清晰。供试品色谱中，在与对照品色谱相应的位置上，显相同颜色的斑点。

【质量评价】以条粗、皮厚、断面淡粉红色、气芳香、香气浓者为佳。采用高效液相色谱法测定，本品含丹皮酚（$C_9H_{10}O_3$）不得少于1.2%。

【化学成分】含有单萜及其苷类、酚及酚苷类、三萜及其苷类和挥发油等，其中单萜及其苷类化合物是其特征成分和主要活性成分。

1. **单萜及其苷类**　芍药苷（paeoiflorin）、氧化芍药苷（oxy-paeoniflorin）、苯甲酰芍药苷（benzoyl-paeoniflorin）、苯甲酰氧化芍药苷（benzoyloxy-paeoniflorin）、没食子酰芍药苷（galloyl-paeoniflorin）、没食子酰氧化芍药苷（galloyl-oxypaeoniflorin）等。

2. **酚及其苷类**　丹皮酚（paeonol）、丹皮酚原苷（paeonolide）、丹皮酚新苷（apiopaeonoside）等。

3. 三萜及其苷类　齐墩果酸（oleanic acid）、白桦脂酸（betulinic）、白桦脂醇（betulin）等。

【性味归经】苦、辛，微寒。归心、肝、肾经。

【功能主治】清热凉血，活血化瘀。用于热入营血，温毒发斑，吐血衄血，夜热早凉，无汗骨蒸，经闭痛经，跌扑伤痛，痈肿疮毒。

【药理作用】

1. 中枢抑制作用　牡丹皮流浸膏对小鼠有抗惊厥作用。丹皮酚具有催眠、镇静作用。

2. 对心脑血管作用　丹皮酚可拮抗小鼠再灌注引起的细胞内钙超载，具有抗心律失常作用。牡丹皮对心肌缺血有保护作用，可降低心肌耗氧量，降低心输出量等。

3. 抗菌抗炎作用　体外试验表明，牡丹皮煎剂对金黄色葡萄球菌、溶血性链球菌、大肠埃希菌、痢疾杆菌、伤寒杆菌、副伤寒杆菌、变形杆菌、肺炎双球菌、霍乱弧菌等均具有较强的抑制作用。牡丹皮水煎剂在发挥抗炎作用的同时不影响正常的体液免疫功能。

4. 降糖作用　牡丹皮多糖粗品对正常及葡萄糖诱发的小鼠高血糖有显著的降低作用。丹皮多糖能改善T2DM大鼠葡萄糖耐量，提高肝细胞膜低亲和力胰岛素受体最大结合容量及胰岛素敏感性指数。

5. 对免疫系统的影响　牡丹皮对体液及细胞免疫均有增强作用。丹皮酚可使小鼠脾脏指数和胸腺指数明显提高，增强淋巴细胞转化率，对特异性细胞免疫功能有明显的作用[5]。

【用药警戒或禁忌】血虚、虚寒诸证，孕妇及妇女月经过多者不宜服用。

【分子生药】牡丹皮ITS2序列长度为227bp，种内最大K2P距离为0，它与各混伪品的种间最小K2P距离为0.041，种间平均K2P距离为0.222。由NJ树可知：不同产地来源的牡丹皮药材个体聚为一支，自展支持率为99%，呈现出明显的单系性，能很好地与其混伪品芍药、川赤芍、白鲜皮、朱砂根区分。应用ITS2序列可以准确鉴别牡丹皮药材及其混伪品，该方法可以作为传统鉴别方法的有效补充[6]。

【附注】通过对观赏牡丹与药用牡丹的来源进行历代本草考证，表明药用牡丹应为野生的单瓣花类群，而栽培的观赏牡丹不宜入药。历代本草记载药用牡丹的产区并没有这些观赏牡丹的栽培中心。实地调查表明，道地药材凤丹皮及重庆垫江产的牡丹都是单瓣花，与历代本草记载一致。因此，彭华胜等认为自古以来药用牡丹与观赏牡丹是并行发展的2个不同种质[7]。

主要参考文献

[1] 白晓红，雷晓明. 药用牡丹栽培繁殖技术[J]. 陕西农业科学，2015，61(10)：127-128.

[2] 金世元. 金世元中药材传统鉴别经验[M]. 北京：中国中医药出版社，2010：176.

[3] 康廷国. 中药鉴定学[M]. 北京：中国中医药出版社，2016：223.

[4] 曹春泉. 牡丹皮的化学成分研究进展[J]. 广州化工，2013，41(12)：44-45+51.

[5] 杨小龙，张珂，许俊锋，等. 牡丹皮药理作用的研究进展[J]. 河南科技大学学报（医学版），2012，30(02)：157-158.

[6] 魏蒙，邬兰，涂媛，等. 基于ITS2序列鉴别牡丹皮药材及其混伪品[J]. 中国中药杂志，2014，39(12)：2180-2183.

[7] 彭华胜，王德群，彭代银，等. 药用牡丹基原的考证和调查[J]. 中国中药杂志，2017，42(09)：1632-1636.

（河南中医药大学　杨晶凡）

42. 何首乌

Heshouwu

POLYGONI MULTIFLORI RADIX

【别名】首乌、地精、赤首乌、铁秤砣、红内消。

【来源】为蓼科植物何首乌*Polygonum multiflorum* Thunb.的干燥块根。

【本草考证】何首乌之名始见于唐代李翱的《何首乌传》。宋代《开宝本草》将何首乌正式收入本草著作，载："蔓紫，花黄白，叶如薯蓣而不光。生必相对，根大如拳，有赤白二种，赤者雄，白者雌。"《图经本草》载："春生苗，叶叶相对，如山芋而不光泽，其茎蔓延竹木墙壁间。夏秋开黄白花，似葛勒花；结子有棱，似荞麦而细小，才如粟大。秋冬取根，大者如拳，各有五棱瓣，似小甜瓜。此有二种：赤者雄，白者雌。"本草记载赤首乌与现今所用何首乌基本一致。

【原植物】多年生缠绕草本。块根肥厚，长椭圆形，红褐色。茎长2～4m，多分枝，下部木质化。叶卵形或长卵形，长3～7cm，宽2～5cm，顶端渐尖，基部心形或近心形，两面粗糙，全缘；托叶鞘膜质。圆锥花序顶生或腋生，分枝开展；苞片三角状卵形，具小突起，顶端尖，每苞内具2～4花；花梗细弱，长2～3mm，下部具关节，果时延长；花被5深裂，白色或淡绿色，花被片椭圆形，大小不等，外面3片较大，背部具翅，果时增大，花被果时外形近圆形，直径6～7mm；雄蕊8，花丝下部较宽；花柱3，极短。瘦果卵形，具3棱，长2.5～3mm，黑褐色，有光泽，包于宿存花被内。花期8～9月，果期9～10月。（图42-1）

栽培及野生均有，野生于海拔200～3000m的山谷灌丛、山坡林下、沟边石隙。分布于陕西南部、甘肃南部、华东、华中、华南、四川、云南及贵州。

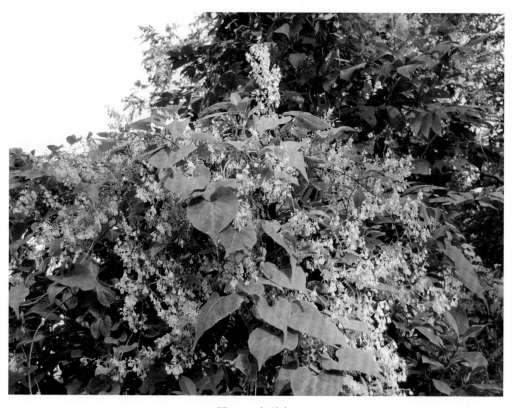

图42-1 何首乌

【**主产地**】主产于贵州、四川、云南、广东、广西、湖南、湖北等地[1]。道地产区古代记载有南河县（今广西陆川）、西洛、嵩山（今河南洛阳、嵩山）及南京柘城县（今河南省商丘市柘城县）等，自民国以后，以广东省德庆县为道地产区。

【**栽培要点**】

1. 生物学特性　喜温暖潮湿气候。忌干燥和积水，以选上层深厚、疏松肥沃、排水良好、腐殖质丰富的砂质壤土栽培为宜。黏土不宜种植。

2. 栽培技术　用种子和扦插繁殖。其中种子繁殖以直播为主，也可育苗移栽。

3. 病虫害　病害：叶斑病。虫害：蚜虫。

【**采收与加工**】秋、冬二季叶枯萎时采挖，削去两端，洗净，个大的切成块，干燥。

【**商品规格**】根据加工方法不同，将何首乌分为"何首乌个""何首乌片""何首乌块"三个规格。

根据市场流通情况，何首乌个均为统货。何首乌片与何首乌块依据均匀与否划分等级，分为统货及选货。统货：形状规则，大小均匀，中心片多；选货：形状不一、大小不一、边皮片多。

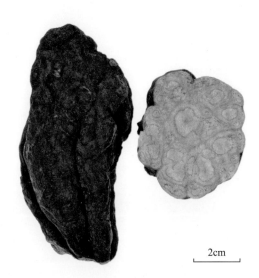

图42-2　何首乌药材图

【**药材鉴别**】

（一）性状特征

本品呈团块状或不规则纺锤形，长6～15cm，直径4～12cm。表面红棕色或红褐色，皱缩不平，有浅沟，并有横长皮孔样突起和细根痕。体重，质坚实，不易折断，断面浅黄棕色或浅红棕色，显粉性，皮部有4～11个类圆形异型维管束环列，形成云锦状花纹，中央木部较大，有的呈木心。气微，味微苦而甘涩。（图42-2）

（二）显微鉴别

1. 块根横切面　木栓层为数列细胞，充满棕色物。韧皮部较宽，散有类圆形异型维管束4～11个，为外韧型，导管稀少。根的中央形成层成环；木质部导管较少，周围有管胞和少数木纤维。薄壁细胞含草酸钙簇晶和淀粉粒。（图42-3，图42-4）

2. 粉末特征　粉末黄棕色。具缘纹孔导管直径17～178μm。草酸钙簇晶直径10～80（160）μm，偶见簇晶与较大的方形结晶合生。棕色块散在，形状、大小及颜色深浅不一。淀粉粒单粒类圆形，直径4～50μm，脐点人字形、星状或三叉状，大粒者隐约可见层纹；复粒由2～9分粒组成。棕色细胞类圆形或椭圆形，壁稍厚，胞腔内充满淡黄棕色、棕色或红棕色物质。（图42-5）

（三）理化鉴别

薄层色谱　取本品粉末0.25g，加乙醇50ml，加热回流1小时，滤过，滤液浓缩至3ml，作为供试品溶液。另取何首乌对照药材0.25g，同法制成对照药材溶液。照薄层色谱法试验，吸取上述两种溶液各2μl，分别点于同一以羧甲基纤维素钠为黏合剂的硅胶H薄层板上，使成条状，以三氯甲烷-甲醇（7∶3）为展开剂，展至约3.5cm，取出，晾干，再以三氯甲烷-甲醇（20∶1）为展开剂，展至约7cm，取出，晾干，置紫外光灯（365nm）下检视。供试品色谱中，在与对照药材色谱相应的位置上，显相同颜色的荧光斑点。

【**质量评价**】以个大、质坚实而重、红褐色、断面显云锦花纹、粉性足者为佳。

1. 二苯乙烯苷　采用高效液相色谱法测定，本品按干燥品计算，含2,3,5,4′-四羟基二苯乙烯-2-O-β-D-葡萄糖苷（$C_{20}H_{22}O_9$）不得少于1.0%。

2. 结合蒽醌　采用高效液相色谱法测定，本品按干燥品计算，含结合蒽醌以大黄素（$C_{15}H_{10}O_5$）和大黄素甲醚（$C_{16}H_{12}O_5$）的总量计，不得少于0.10%。

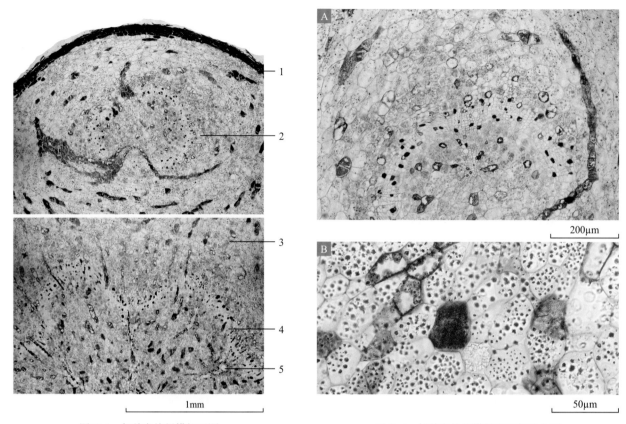

图42-3 何首乌块根横切面图

1.木栓层 2.异型维管束 3.韧皮部 4.形成层 5.木质部

图42-4 何首乌块根横切面局部放大图

A.异型维管束 B.草酸钙簇晶

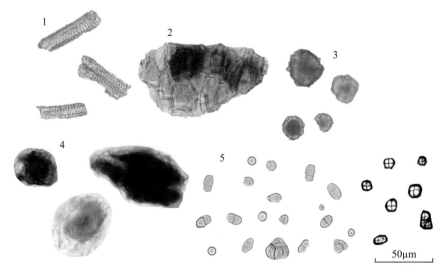

图42-5 何首乌粉末图

1.具缘纹孔导管 2.棕色块 3.草酸钙簇晶 4.棕色细胞 5.淀粉粒

【化学成分】 主要成分为蒽醌及蒽醌苷类和二苯乙烯苷类化合物。

1.蒽醌及蒽醌苷类 大黄素（emodin）、大黄素甲醚（physcion）、大黄素-8-O-β-D-吡喃葡萄糖苷（emodin-8-O-β-D-glucopyranoside）、大黄酸（rhein）、大黄酚（chrysophano1）、芦荟大黄素（aloe-emodin）等。

2.二苯乙烯苷类 2,3,5,4′-四羟基二苯乙烯-2-O-β-D-葡萄糖苷为何首乌中的主要水溶性成分[2]。

【性味归经】苦、甘、涩，微温。归肝、心、肾经。

【功能主治】解毒，消痈，截疟，润肠通便。用于疮痈，瘰疬，风疹瘙痒，久疟体虚，肠燥便秘。

【药理作用】

1. 对血液系统的作用　何首乌二苯乙烯苷类提取物能降低脂质过氧化作用对大鼠心血管的损伤[3]。

2. 抗炎作用　何首乌醇提物对金黄色葡萄球菌、四联球菌和大肠埃希菌显示出较强的抑制活性，水提物对金黄色葡萄球菌和荧光假单胞菌显示出一定的抑菌活性[4]。

3. 对神经系统的作用　何首乌对淀粉样β蛋白致海马神经元损伤引起的大鼠学习记忆损害具有保护作用[5]。

4. 通便、泻下作用　生何首乌含有结合性蒽醌衍生物，能促进肠蠕动，产生泻下作用，对老年便秘有良好的治疗效果[6]。

5. 免疫保护作用　何首乌正丁醇和醋酸乙酯萃取物具有免疫增强作用[7]。

【分子生药】基于何首乌与其近缘种及常见混淆品的nrDNA ITS和trnL-trnF序列差异建立的何首乌PCR-RFLP分子鉴别方法，可以对何首乌及其近缘种和混淆品进行鉴别[8]。

主要参考文献

[1] 黄志海，徐文，张靖，等.中药何首乌全球生态适宜性分析[J].世界中医药，2017，12(05)：33-36.

[2] 朱培芳，赵紫伟，赵荣华.高效液相色谱法测定12个市售地何首乌中有效成分的含量[J].中华中医药杂志（原中国医药学报），2014，29(11)：3605-3607.

[3] 相聪坤，王蕊，袁志芳.何首乌二苯乙烯苷类提取物对高脂血症大鼠血脂代谢的影响及其抗氧化作用[J].中国药业，2009，18(24)：19-20.

[4] 张绵松，刘新，孟秀梅，等.生何首乌体外抗氧化活性及抗菌活性的研究[J].食品科技，2012(8)：228-231.

[5] 周琳，杨期东，袁梦石，等.何首乌对淀粉样β蛋白致海马神经元的凋亡和学习记忆障碍的作用[J].中国临床康复，2005，9(9)：131-133.

[6] 俞捷，谢洁，毛晓健，等.何首乌、制何首乌及何首乌发酵炮制品致泻作用与抗氧化活性的比较研究（英文）[J].中国天然药物，2012，10(01)：63-67.

[7] 葛朝亮，刘颖.何首乌多糖对免疫功能低下小鼠的免疫保护作用[J].中国新药杂志，2007，16(24)：2040-2042.

[8] 郑传进.基于ARMS、PCR-RFLP及DNA探针技术的何首乌（Fallopia multiflora）分子鉴别[D].华南理工大学，2009.

（海军军医大学　张磊　卜其涛　　上海中医药大学　陈万生）

43. 皂角刺

Zaojiaoci

GLEDITSIAE SPINA

【别名】天丁、皂角针、皂针、皂刺。

【来源】为豆科植物皂荚Gleditsia sinensis Lam.的干燥棘刺。

【本草考证】皂角刺始载于《本草衍义补遗》。《本草图经》载："皂荚，出雍州川谷及鲁邹县，今所在有之，以怀、孟者为胜。"《本草蒙筌》载："皂荚所在各处有生，怀孟州（并属河南）者独胜。"《本草纲目》载："皂树高大。

叶如槐叶，瘦长而尖，枝间多刺……其树多刺难上。"《班草汇言》载："沈氏曰：皂荚刺，宜用头刺，极尖锐者佳。刺下节如枝硬（梗）者，力薄不及也"。本草记载与现今所用皂角刺基本一致。

【原植物】乔木，高达15cm。刺粗壮，通常分枝，长可达16cm，圆柱形。小枝无毛。一回偶数羽状复叶，长12～18cm；小叶6～14片，长卵形、长椭圆形至卵状披针形，长3～8cm，宽1.5～3.5cm，先端钝或渐尖，基部斜圆形或斜楔形，边缘有细锯齿，无毛。花杂性，排成腋生的总状花序；花萼钟状，有4枚披针形裂片；花瓣4，白色；雄蕊6～8；子房条形，沿缝线有毛。荚果条形，不扭转，长12～30，宽2～4cm，微厚，黑棕色，被白色粉霜。花期4～5月，果期9～10月。（图43-1）

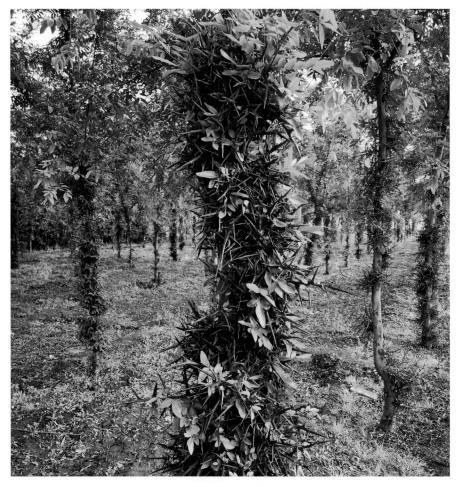

图43-1　皂荚

生于路边、沟旁、住宅附近或山地林中。分布于东北、华北、华东、华南、四川、贵州等地，亦分布于吉林、辽宁、河北、山东、江苏、安徽、浙江、河南等地。

【主产地】皂角刺主产于河南、山东、山西、河北、江苏、湖北。此外，广东、广西、四川、安徽、浙江、贵州、陕西、江西、甘肃等地亦产。目前皂角刺道地产区主要为河南沁阳、博爱、辉县、卫辉等地。

【栽培要点】

1. 生物学特性　皂荚为深根性树种，喜光不耐庇荫，耐干旱，耐寒耐热，抗污染，喜生于土层深厚肥沃的壤土、沙壤土，在石灰性、盐碱性、砂砾质土壤上也能健康生长[1]。

2. 栽培技术　皂荚栽培多采用播种苗，也可采用嫁接苗、扦插苗。栽植前应保证根系完整，苗木新鲜，不伤根皮，无病虫害。以秋冬季栽植为好，冬季严寒干燥的地区以春季土壤解冻后栽植为宜。植前施底肥，栽植时采用截干、蘸泥浆、生根粉蘸根、应用保水剂、地膜覆盖等技术，可提高栽植成活率。

3.病虫害　病害：炭疽病、立枯病、白粉病、褐斑病、煤污病等。虫害：皂荚豆象、皂荚食心虫、蚜虫、凤蝶、疥虫、天牛等[1]。

【采收与加工】落叶后至翌年春萌芽前采收，但综合考虑皂角刺的发育动态特点（见附注2）以及槲皮素、总多酚的动态积累特点（见附注3），最佳采收期应在9～10月，即成熟早期采收最好。采收时在皂角树茎上选择较长、较粗的棘刺从基部割下。将皂角的茎刺全枝摊干置太阳下晒至足干即成皂角刺。若趁鲜时用利刀将皂角茎刺削成1mm厚的斜片，摊在竹席上晒干即成皂角刺片。

【商品规格】皂角刺分为选货和统货两个规格。根据直径大小、主刺及分刺长度，将皂角刺选货分为"一等"、"二等"和"三等"三个等级。一等：树干棘刺，主刺长10～13cm或更长，直径大于0.4cm，分刺长1～7cm。二等：树枝上的棘刺，主刺长4～8cm或更长，直径大于0.3cm，分刺长1～4cm。三等：树枝上的棘刺，主刺长2～5cm或更长，直径小于0.3cm，分刺长1～3cm。

【药材鉴别】

（一）性状特征

完整的棘刺为主刺及1～2次分枝；扁圆柱状，长5～18cm，基部粗8～12mm，末端尖锐；分枝刺螺旋形排列，与主刺成60°～80°角，向周围伸出，一般长约1～7cm；于次分枝上又常有更小的刺，分枝刺基部内侧常呈小阜状隆起；全体紫棕色，光滑或有细皱纹。体轻，质坚硬，不易折断。商品多切成斜薄片，一般是长披针形，长2～6cm，宽3～7mm，厚1～3mm。常带有尖细的刺端，切面木质部黄白色，中心髓部松软，呈淡红色。质脆，易折断，无臭。味淡。（图43-2）

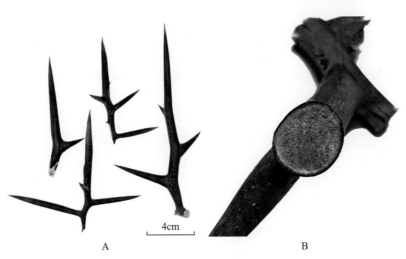

4cm

A　　　　　　　　　　　　B

图43-2　皂角刺药材

A.干燥药材　B.药材断面

（二）显微鉴别

1.横切面　表皮细胞1列，外被角质层，有时可见单细胞非腺毛。皮层为2～3列薄壁细胞，细胞中有时含棕红色物。中柱鞘纤维束断续排列成环，纤维束周围的薄壁细胞有的含草酸钙方晶，偶见簇晶，纤维束旁常有单个或2～3个相聚的石细胞，壁薄。韧皮部狭窄。形成层成环。木质部连接成环，木射线宽1～2列细胞。髓部宽广，薄壁细胞含少量淀粉粒。（图43-3）

2.粉末特征　粉末棕褐色，纤维性。含石细胞；薄壁细胞含草酸钙方晶；淀粉粒较小；表皮细胞有棕色内含物及小颗粒状晶体，表面观可见气孔。中柱鞘纤维多碎断，微黄色，壁厚，胞腔不明显，周围薄壁细胞含草酸钙结晶，直径

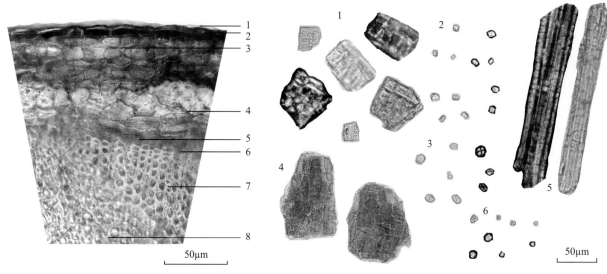

图43-3　皂角刺横切面图
1.角质层　2.表皮层　3.皮层　4.中柱鞘纤维束
5.韧皮部　6.形成层　7.木质部　8.髓

图43-4　皂角刺粉末图
1.石细胞　2.草酸钙方晶　3.淀粉粒　4.表皮细胞
5.纤维或晶鞘纤维　6.簇晶

17～22μm，簇晶直径6～8μm，形成晶鞘纤维。（图43-4）

（三）理化鉴别

1.取本品粉末1g，加乙醇20ml，置水浴上回流15分钟，滤过。取滤液1ml，加镁粉少量与盐酸3～4滴，显红色。

2.薄层色谱　取皂角刺粉末1g，加甲醇10ml，超声处理30分钟，取滤液蒸干，残渣加水10ml使溶解，加乙酸乙酯10ml，振摇提取，取乙酸乙酯液，蒸干，残渣加甲醇1ml使溶解，作为供试品试液。另取皂角刺对照药材1g，同法制成对照药材溶液。照薄层色谱法试验，吸取供试品溶液5～10μl、对照药材溶液5μl，分别点于同一硅胶G薄层板上，以二氯甲烷–甲醇–浓氨试液（9∶1∶0.2）的下层溶液为展开剂，展开，取出，晾干，置紫外光灯（365nm）下检视。供试品色谱中，在与对照药材色谱相应的位置上，显相同颜色的荧光斑点。

【质量评价】以片薄、纯净、无核梗、色棕紫、切片中间棕红色、糠心者为佳。

【化学成分】含黄酮及其苷、酚酸、三萜及其苷、香豆素、甾醇等成分，其中黄酮及其苷类化合物是其特征成分和主要活性成分[2]。

1.黄酮类　双氢山奈素、北美圣草素、槲皮素、3,3',5,5',7-五羟基双氢黄酮醇、表儿茶素、黄颜木素。此外皂角刺中黄酮类化合物还包括非瑟素、少许无色花青素。

2.酚酸类　3-O-甲基鞣花酸-4'-O-α-L-鼠李糖苷、没食子酸乙酯、3-O-甲基鞣花酸-4'-（5''-乙酰基）-α-L-阿拉伯糖苷、咖啡酸。

3.萜类　刺囊酸、皂荚皂苷C。

【性味归经】性辛，味温。归肝、胃经。

【功能主治】消肿托毒，排脓，杀虫。用于痈疽初起或脓成不溃；外治疥癣麻风。

【药理作用】

1.抗癌作用　皂角刺可用于治疗乳腺癌、宫颈癌、前列腺癌、直肠癌、鼻咽癌、软腭乳头状癌、鼻咽癌淋巴结转移及胃癌，均有很好的疗效。

2.抗菌、抗炎作用　皂角刺能抑制或杀灭多种革兰阴性或阳性菌。皂角刺还可抗麻风杆菌，外治麻风。皂角刺抗炎作用显著。

3.免疫调节作用 皂角刺可调节体内的免疫系统。

4.抗过敏作用 皂角刺可抑制肥大细胞依赖性过敏反应。皂角刺水提物可抑制大鼠全身过敏反应，同时也显著抑制由anti DNP IgE致敏的局部过敏反应。

5.其他 皂角刺水煎剂明显延长小鼠凝血时间。皂角刺可降低血脂。皂角刺还可治疗慢性功能性便秘、乳腺增生、异位妊娠、输卵管阻塞不孕、重度痤疮等[6]。

【用药警戒或禁忌】凡痈疽已溃不宜服皂角刺，孕妇忌皂角刺。

【附注】

1.皂角刺及其伪品鉴别

皂角刺 为皂荚树的主刺及1～2次分枝的棘刺，刺粗直、坚挺，端极尖。主刺长3～15cm，分枝刺长1～6cm，刺中段直径为0.4～1cm，表面较平滑，为紫棕色或棕褐色，幼枝刺为棕红色。木部黄白色，髓疏松，呈淡红棕色。皂角刺体轻，质硬，不易折断。无臭，味淡。

野皂荚刺 为豆科皂荚属野皂荚*Gleditsiasinensis heterophylla* Bunge.的干燥带枝棘刺。棘刺1～3个附于圆柱形的茎枝上，有一次分枝或不分枝，分枝刺多两两相对排列于主刺两侧。主刺长2～10cm，基部粗0.2～0.5cm，分枝刺长0.5～1.5cm，表面光滑，为紫红色。枝条表面灰绿色，有纵皱纹及黄白色皮孔。木部黄白色，髓疏松，呈黄棕色。野皂荚刺质硬，易折断。气无，味淡。

酸枣刺 为鼠李科枣属酸枣*Ziziphus jujuba* Mill. var. *spinosa*（Bunge）Hu ex H. F. Chow的带刺枝条，具有两种刺，对生，一种刺为针状直形，另一刺短小、反曲。直形刺长1.5～2.5cm，反曲刺长0.2～0.4cm，枝直径为0.3～0.6cm，表面具细纵纹及点状皮孔，为棕褐色或灰褐色。枝断面木部黄白色，髓小，呈类白色。酸枣刺体轻，质硬，易折断。气微香，味淡[3]。

2.皂角刺发育动态及特点 发育过程中，皂角刺形态前期变化较大，后期变化较小。在4～7月迅速生长，单枝重大幅增加，4～7月皂角刺彼此差异极显著；8月以后形态基本稳定，单枝重基本不变，8～11月差异不显著[4]。

3.皂角刺槲皮素、总多酚积累动态 皂角刺槲皮素积累动态呈先增后降趋势，总多酚积累动态呈先降后增再降趋势。速生期：槲皮素含量缓慢增加，总多酚含量先大幅降低后缓慢增加；褐变期：槲皮素、总多酚含量持续增加；成熟期：槲皮素含量9月后开始大幅降低，多酚含量10月后开始降低。

主要参考文献

[1] 夏从忠，夏尚光.皂荚栽培技术[J].安徽林业，2004，(4)：14-15.

[2] 杨晓峪，李振麟，濮社班，等.皂角刺化学成分及药理作用研究进展[J].中国野生植物资源，2015，34(3)：38-41.

[3] 卓尚振.皂角刺及四种伪品的鉴别[J].湖南中医药导报，1997，3(4)：47-48.

[4] 李建军，尚星晨，马静潇，等.皂角刺发育过程形态特征变化规律与槲皮素、总多酚积累动态研究[J].中国中药杂志，2018，43(16)：3249-3254.

（河南师范大学生命科学学院 李建军）

44. 谷芽

Guya

SETARIAE FRUCTUS GERMINATUS

【别名】蘖米、谷蘖、粟芽。

【来源】为禾本科植物粟*Setaria italica*（L.）Beauv.的成熟果实经发芽干燥的炮制加工品。

【本草考证】本品始载于《名医别录》，列为中品。《本草经集注》载："此是以米为蘖尔，非别米名也。"《新修本草》载："蘖者，生不以理之名也，皆当以可生之物为之。陶称以米为蘖，其米岂更能生乎？止当取蘖中之米尔。案《食经》称用稻蘖。稻即谷之名，明非米作。"《本草纲目》载："…有粟、黍、谷、麦、豆诸蘖，皆水浸胀，候生芽曝干去须，取其中米，炒研面用。其功皆主消导。粟蘖一名粟芽。苦，温，无毒。主寒中，下气，除热。…稻蘖一名谷芽。甘，温，无毒。主快脾开胃，下气和中。"从古代文献记载可知，古代以稻、粟、黍、谷、麦等植物的果实生芽。北方地区习用粟*Setaria italica*（L.）Beauv.的颖果发芽后作谷芽，南方习用稻*Oryza sativa* L.的颖果发芽后作谷芽。

【原植物】一年生。植物体细弱矮小，高20～70cm。叶鞘松裹茎秆，密具疣毛或无毛，毛以近边缘及与叶片交接处的背面为密，边缘密具纤毛；叶舌为一圈纤毛；叶片长披针形或线状披针形，长10～45cm，宽5～33mm，先端尖，基部钝圆，上面粗糙，下面稍光滑。圆锥花序呈圆柱状，紧密，长6～12cm，宽5～10mm。小穗卵形或卵状披针形，长2～2.5mm，黄色，刚毛长约小穗的1～3倍，小枝不延伸。第一颖长为小穗的1/3～1/2，具3脉；第二颖稍短于或长为小穗的3/4，先端钝，具5～9脉；第一外稃与小穗等长，具5～7脉，其内稃薄纸质，披针形，长为其2/3，第二外稃等长于第一外稃，卵圆形或圆球形，质坚硬，平滑或具细点状皱纹，成熟后，自第一外稃基部和颖分离脱落；鳞被先端不平，呈微波状；花柱基部分离。花期6～8月，果期9～10月。（图44-1）

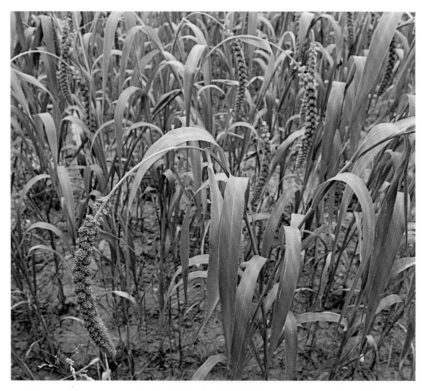

图44-1 粟

为栽培植物。广泛栽培于欧亚大陆的温带和热带，我国黄河中上游为主要栽培区，其他地区也有少量栽培。

【主产地】我国南北各地均有栽培，黄河中上游为主要栽培区。

【栽培要点】

1. 生物学特性　喜温暖、干燥气候，较耐寒，耐旱耐瘠、抗逆性强。以阳光充足、地势较高、排水方便、土层深厚、疏松、肥沃中性或微碱性的壤土或砂质壤土栽培为宜。对前作虽无严格要求，但不宜连作，以豆类-粟谷最佳，其次为甘薯-粟、小麦-粟、玉米-粟、油菜-粟等。

2. 栽培技术　种子繁殖。选用抗病优良品种，播种前进行种子处理。

3. 病虫害　黑穗病、红蜘蛛等[1]。

【采收与加工】一般在春、秋两季加工。取拣净的粟，用水浸泡1～2天，捞出置排水良好的容器中，上盖潮湿蒲包，每日淋水，保持湿润，至初生根（俗称芽）长约2～6mm时，取出晒干。

【药材鉴别】

（一）性状特征

干燥的谷芽，类圆球形，直径约2mm，顶端钝圆，基部略尖。外壳为革质的稃片，淡黄色，具点状皱纹，下端有初生的细须根，长约3～6mm，剥去稃片，内含淡黄色或黄白色颖果（小米）1粒。气微，味微甘。（图44-2）

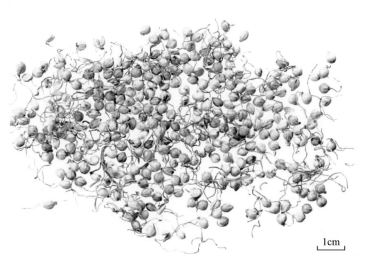

图44-2　谷芽药材图

（二）显微鉴别

粉末特征　粉末类白色。淀粉粒单粒，类圆形，直径约30μm，脐点星状深裂。稃片表皮细胞淡黄色，回行弯曲，壁较厚，微木化，孔沟明显。下皮纤维成片长条形，壁稍厚，木化。（图44-3）

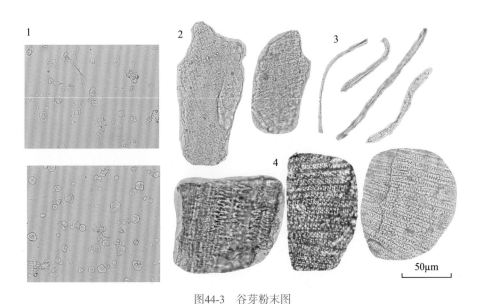

图44-3　谷芽粉末图

1.淀粉粒　2,3.纤维　4.稃片表皮细胞

（三）理化鉴别

1. 取本品粉末2g，加水4ml置乳钵中研磨，静置片刻，吸取上清液，滤过。滤液点于滤纸上，喷洒茚三酮试剂，在100℃左右的供箱中，放置1～2分钟，呈现紫色斑块。

2. 取上述的水提取液，点于滤纸上，喷洒苯胺–邻苯二甲酸试剂，在105℃烘5分钟，呈现棕色斑点。

【质量评价】以身干、粒饱满、大小均匀、有芽、色黄、无杂质者为佳。出芽率不得少于85%。

【化学成分】本品颖果70%乙醇提取物中含木糖、果糖、葡萄糖、蔗糖、麦芽糖、棉子糖、麦芽三糖及高级低聚糖；水溶部分中主要含阿拉伯糖，还含少量甘露糖、半乳糖和葡萄糖。另外，本品芽和颖果中还含氢氰酸[2]。

【性味归经】甘，温。归脾、胃经。

【功能主治】消食和中，健脾开胃。用于食积不消，腹胀口臭，脾胃虚弱，不饥食少。炒谷芽偏于消食，用于不饥食少。焦谷芽善化积滞，用于积滞不消。

【药理作用】本品所含β-淀粉酶能将糖淀粉完全水解成麦芽糖，α-淀粉酶则使之分解成短直链缩合葡萄糖，有助于淀粉消化[4]。所含多糖具有抗氧化作用，并在一定浓度范围内其抗氧化作用与浓度呈现良好的量效关系[4]。

【用药警戒或禁忌】胃下垂者忌用[4]。

主要参考文献

[1] 田波. 粟谷高产栽培技术研究[J]. 四川农业与农机，2015，(6)：49-50.

[2] 凌俊英，李相臣，盖自宽. Somogyi比色法测定谷芽中还原糖含量[J]. 中药材，1997，(4)：194-195.

[3] 程世嘉，黄莹，齐梁煜，等. 谷芽多糖的提取工艺及其抗氧化活性研究[J]. 食品工业，2016，(1)：123-125.

[4] 吕兰薰. 助消化中药的研究与应用[J]. 现代中医药，2001，(2)：35-37.

（湖南省中医药研究所　刘浩　张水寒）

45. 辛夷

Xinyi

MAGNOLIAE FLOS

【别名】侯桃、房木、新雉、迎春、木笔。

【来源】为木兰科植物望春花*Magnolia biondii* Pamp.、玉兰*Magnolia denudata* Desr. 或武当玉兰*Magnolia sprengeri* Pamp. 的干燥花蕾。

【本草考证】本品始载于《神农本草经》，列为上品。《本草经集注》载："今出丹阳近道。形如桃子，小时气辛香"。《新修本草》载："此是树花，未开时收之，正月二月好采。……其树大，连合抱，高数仞。叶大于柿叶，所在皆有。"《蜀本草》引《新修本草图经》载："树高数仞，叶似柿叶而狭长，正月二月花似著毛小桃，色白而带紫，花落而无子。夏杪复著花如小笔。又有一种，三月花开，四月花落，子赤似相思子。花、叶与无子者同，取花欲开者胜。所在山谷皆有此二种。"《图经本草》载："今处处有之。人家园庭亦多种植。木高数丈，叶似柿而长，正月二月生花，似著毛小桃子，色白带紫，花落无子。至夏复开花，初生如笔，故北人呼为木笔花。又有一种，枝叶并相类，但岁一开花，四月花落时有子如相思子。"《本草衍义》载："辛夷先花后叶，即木笔花也。最先春已具花，未开时，其花苞有毛，光长如笔，故取象曰木笔。有红紫二本，一本如桃花色者，一本紫者。今入药当用紫色者，仍须未开时收取。入药当去毛苞。"根据以上本草所述考证,与木兰科植物相符。其中花"白色者",与现今的玉兰*Magnolia denudata* Desr.相符。而"色白而带紫"者,则与现今的武当玉兰*Magnolia sprengeri* Pamp.相似。本草记载与现今所用辛夷基本一致。

【原植物】

1. 望春花 *Magnolia biondii* Pamp.　落叶乔木,高可达12m,胸径达1m;树皮淡灰色,光滑;小枝细长,灰绿色,直径3~4mm,无毛;顶芽卵圆形或宽卵圆形,长1.7~3cm,密被淡黄色展开长柔毛。叶椭圆状披针形、卵状披针形,狭倒卵或卵形长10~18cm,宽3.5~6.5cm,先端急尖,或短渐尖,基部阔楔形,或圆钝,边缘干膜质,下延至叶柄,上面暗绿色,下面浅绿色,初被平伏棉毛,后无毛;侧脉每边10~15条;叶柄长1~2cm,托叶痕为叶柄长的1/5~1/3。花先叶开放,直径6~8cm,芳香;花梗顶端膨大,长约1cm,具3苞片脱落痕;花被9,外轮3片紫红色,近狭倒卵状条形,长约1cm,中内两轮近匙形,白色,外面基部常紫红色,长4~5cm,宽1.3~2.5cm,内轮的较狭小;雄蕊长8~10mm,花药长4~5mm,花丝长3~4mm,紫色;雌蕊群长1.5~2cm。聚合果圆柱形,长8~14cm,常因部分不育而扭曲;果梗长约1cm,径约7mm,残留长绢毛;蓇葖浅褐色,近圆形,侧扁,具凸起瘤点;种子心形,外种皮鲜红色,内种皮深黑色,顶端凹陷,具V形槽,中部凸起,腹部具深沟,末端短尖不明显。花期3月,果熟期9月。(图45-1)

2. 玉兰*Magnolia denudata* Desr.　落叶乔木,高达25m,胸径1m,枝广展形成宽阔的树冠;树皮深灰色,粗糙开裂;小枝稍粗壮,灰褐色;冬芽及花梗密被淡灰黄色长绢毛。叶纸质,倒卵形、宽倒卵形或、倒卵状椭圆形,基部徒长枝叶椭圆形,长10~18cm,宽6~12cm,先端宽圆、平截或稍凹,具短突尖,中部以下渐狭成楔形,叶上深绿色,嫩时被柔毛,后仅中脉及侧脉留有柔毛,下面淡绿色,沿脉上被柔毛,侧脉每边8~10条,网脉明显;叶柄长1~2.5cm,被柔毛,上面具狭纵沟;托叶痕为叶柄长的1/4~1/3。花蕾卵圆形,花先叶开放,直立,芳香,直径10~16cm;花梗显著膨大,密被淡黄色长绢毛;花被片9片,白色,基部常带粉红色,近相似,长圆状倒卵形,长6~10cm,宽2.5~6.5cm;雄蕊长7~12mm,花药长6~7mm,侧向开裂;药隔宽约5mm,顶端伸出成短尖头;雌蕊群淡绿色,无毛,圆柱形,长2~2.5cm;雌蕊狭卵形,长3~4mm,具长4mm的锥尖花柱。聚合果圆柱形,长12~15cm,直径3.5~5cm;蓇葖厚木质,褐色,具白色皮孔;种子心形,侧扁,高约9mm,宽约10mm,外种皮红色,内种皮黑色。花期2~3月(亦常于7~9月再开一次花),果期8~9月。(图45-2)

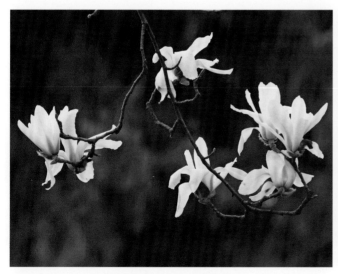

图45-1　望春花

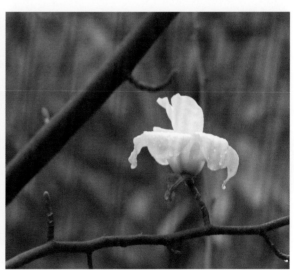

图45-2　玉兰

3. 武当玉兰*Magnolia sprengeri* Pamp.　落叶乔木,高可达21m,树皮淡灰褐色或黑褐色,老干皮具纵裂沟成小块片状脱落。小枝淡黄褐色,后变灰色,无毛。叶倒卵形,长10~18cm,宽4.5~10cm,先端急尖或急短渐尖,基部楔形，上面仅沿中脉及侧脉疏被平伏柔毛，下面初被平伏细柔毛，叶柄长1~3cm；托叶痕细小。花蕾直立，被淡灰黄色绢毛，花先叶开放，杯状，有芳香，花被片12（14），近相似，外面玫瑰红色，有深紫色纵纹，倒卵状匙形或匙形，长5~13cm，宽2.5~3.5cm，雄蕊长10~15mm，花药长约5mm，稍分离，药隔伸出成尖头，花丝紫红色，宽扁；雌蕊群圆柱形，长2~3cm，淡绿色，花柱玫瑰红色。聚果圆柱形，长6~18cm；蓇葖扁圆，成熟时褐色。花期3~4月，果期8~9月。（图45-3）

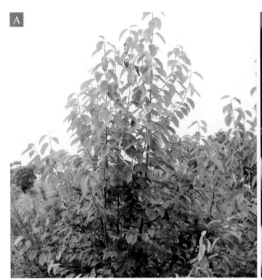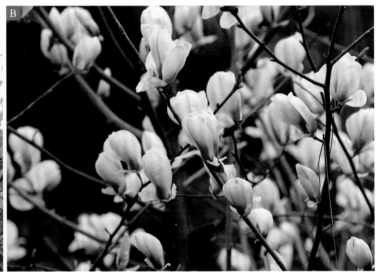

图45-3 武当玉兰

A.植株 B.花

主要为栽培，亦野生于海拔300~1600m的山坡林缘。分布于湖北（原产地）、陕西、四川、福建、河南等地。

【主产地】主产于湖北、安徽、河南、四川等地带。辛夷道地产区古代记载有汉中（今陕西西南部）、魏兴（今陕西东南部）、梁州（今陕西西南部）等地的山川河谷地带，近代以湖北五峰、湖南南召、四川江油为道地产区[1]。

【栽培要点】

1. 生物学特性 喜温暖湿润气候，较耐寒、耐旱，忌积水。幼苗怕强光和干旱。以选阳光充足、肥沃、微酸性的砂壤土栽培为宜。

2. 栽培技术 用种子、嫁接、扦插繁殖，亦可用压条繁殖。种子繁殖，培育2年，即可定植。嫁接繁殖芽接比枝接成活率高，在初春幼芽萌发前和秋季新梢成熟后进行芽接为宜。扦插繁殖培育1年即可定植，一般在秋季落叶和早春萌芽前定植。

3. 病虫害 病害：极腐病。虫害：大蓑蛾。

【采收与加工】冬末春初之时，齐花梗处剪下未开放的花蕾，白天置阳光下晾晒，晚上堆成垛发汗，使里外干湿一致。晒至五成干时，堆放1~2日，再晒至全干。如遇雨天，可烘干。

【商品规格】望春花：干货。除去枝梗，阴干，呈长卵形，似毛笔头，直径0.8~1.5cm。体轻，质脆，气芳香，味辛凉而稍苦。一等，花蕾长度≥3cm，花蕾完整无破碎，含杂率<1%。二等，2cm≤花蕾长度<3cm，花蕾偶见破碎，含杂率<1%。三等，花蕾长度<2cm，含杂率<3%。统货，无杂质、虫蛀、霉变。花蕾长度1.2~3cm，含杂率<3%。玉兰和武当玉兰因流通较少，故不做等级划分。

【药材鉴别】

（一）性状特征

1. 望春玉兰 花蕾长卵形，似毛笔头，长1.2~2.5cm，直径0.8~1.5cm，基部常具木质短梗，长约5mm，梗上有类白色点状皮孔。苞片2～3层，每层2片，两层苞片间有小鳞芽，苞片外表面密被灰白色或灰绿色长茸毛，内表面棕褐色，无毛。花被片9，3轮，棕褐色，外轮花被片条形，约为内两轮长的1/4，呈萼片状；雄蕊多数，螺旋状着生于花托下部，花丝扁平，花药线形；雌蕊多数，螺旋状着生于花托上部。体轻，质脆。气芳香，味辛凉而稍苦。（图45-4）

2. 玉兰　花蕾长1.5～3cm，直径1～1.5cm，基部枝梗较粗壮，皮孔浅棕色。苞片外表面密被灰白色或灰绿色茸毛。花被片9，内外轮无显著差异。

3. 武当玉兰　花蕾长3～4cm，直径1～2cm，枝梗粗壮，皮孔红棕色。苞片外表面密被淡黄色或淡黄绿色茸毛，有的外层苞片茸毛已脱落，呈黑褐色。花被片10～15，内外轮无显著差异。

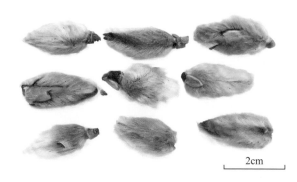

图45-4　辛夷（望春玉兰）药材图

（二）显微鉴别

1. 花梗（苞片下）横切面

（1）望春玉兰　表皮细胞1列，呈石细胞状；非腺毛1～3细胞。皮层有少数油细胞及石细胞群，石细胞类圆形、梭形或不规则形，长30～80μm，直径30～40μm，多数可见层纹。维管束环列。髓部有少数油细胞和石细胞群。

（2）玉兰　表皮细胞长方形不呈石细胞状，内含红棕色色素，无非腺毛。皮层石细胞较多。中柱鞘部位石细胞群环列。髓部无油细胞。

（3）武当玉兰　表皮细胞略呈石细胞状，无非腺毛。皮层有少数外韧型或周韧型维管束。髓部石细胞较少，油细胞较多。

2. 粉末特征　粉末灰绿色或淡黄绿色。非腺毛甚多，散在，多碎断；完整者2～4细胞，亦有单细胞，壁厚4～13μm，基部细胞短粗膨大，细胞壁极度增厚似石细胞；石细胞多成群，呈椭圆形、不规则形或分枝状，壁厚4～20μm，孔沟不甚明显，胞腔中可见棕黄色分泌物；油细胞较多，类圆形，有的可见微小油滴；苞片表皮细胞扁方形，垂周壁连珠状。（图45-5）

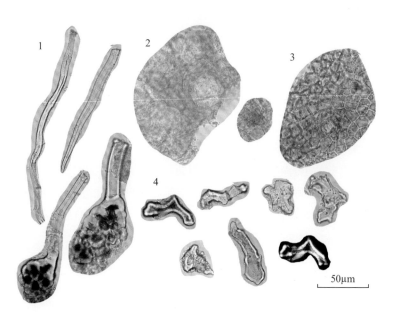

图45-5　辛夷（望春玉兰）粉末图

1. 非腺毛　2. 油细胞　3.（苞片）表皮细胞　4. 石细胞

（三）理化鉴别

薄层色谱　取本品粗粉1g，加三氯甲烷10ml，密塞，超声处理30分钟，滤过，滤液蒸干，残渣加三氯甲烷2ml使溶解，作为供试品溶液。另取木兰脂素对照品，加甲醇制成每1ml含1mg的溶液，作为对照品溶液。吸取上述两种溶液各2~10μl，分别点于同一硅胶H薄层板上，以三氯甲烷-乙醚（5∶1）为展开剂，展开，取出，晾干，喷以硫酸乙醇溶液，在105℃加热至斑点显色清晰。在供试品色谱中，在与对照品色谱相应的位置上，显相同的紫红色斑点。

【质量评价】以花蕾未开、毛茸黄绿、无枝梗者为佳。采用挥发油测定法测定，本品含挥发油不得少于1.0%（ml/g）。采用高效液相色谱法测定，本品按干燥品计算，含木兰脂素（$C_{23}H_{28}O_7$）不得少于0.40%。

【化学成分】主要成分为挥发油类、木脂素类、生物碱类、黄酮类等。其中，挥发油类是其特征性成分和有效成分。望春花、玉兰和武当玉兰成分有所不同。

1. 挥发油类　α-蒎烯（α-pinene）、β-蒎烯（β-pinene）、香桧烯（sabinene）、月桂烯（myrcene）、1, 8-桉叶素（1, 8-cineole）、柠檬烯（limonene）、萜品烯-4-醇（terpinen-4-ol）、α-松油醇（α-terpineol）、反-石竹烯（trans-caryophyllene）、β-依兰烯（β-ylangene）、δ-荜澄茄烯（δ-cadinene）、α-荜澄茄醇（α-cadinol）、β-水芹烯（β-phellandrene）等。

2. 木脂素类　木兰脂素（magnolin）、辛夷脂素（fargesin）、松脂酚二甲醚（pinoresinol dimethyl ether）、里立脂素B二甲醚（syringaresinol）、鹅掌楸树脂醇B二甲醚（lirioresinol B dimethyl ether）、刚果草澄茄脂素（aschantin）、去甲氧基刚果单澄茄脂素（demethoxyaschantin）、玉兰脂酮（denudatone）等。

3. 生物碱类　柳叶木兰碱（salicifoline）、木兰箭毒碱（magnoeurarine）、武当木兰碱（magnospren gerine）等。

4. 黄酮类　芸香苷（rutin）、槲皮素-7-葡萄糖苷（quercetin-7-O-β-D-glucoside）等[2]。

【性味归经】辛，温。归肺、胃经。

【功能主治】散风寒，通鼻窍。用于风寒头痛，鼻塞流涕，鼻衄，鼻渊。

【药理作用】

1. 抗炎作用　辛夷油能减低发炎组织的毛细血管的通透性、减轻炎性反应引起的水肿、坏死、充血和发炎细胞浸润等反应，辛夷油对炎症有较强的拮抗效应。辛夷油可以通过抑制花生四烯酸代谢酶脂氧酶活性，减少相关致炎代谢产物的生成而达到抗炎作用[3-4]。

2. 抗过敏作用　辛夷水提取物组、醇提取物组、挥发油组均有对抗过敏性毛细血管通透性增强的作用，对抗小鼠皮肤被动过敏反应有极其显著的作用，其中醇提取物是抗过敏的主要有效成分。辛夷油具有抗致敏豚鼠回肠过敏性收缩，对豚鼠过敏性哮喘具有明显的保护作用[3-5]。

3. 降压作用　辛夷脂素通过体外血管环扩张试验证明其具有体外血管环扩张作用，能够改善高血压伴随的心肌肥厚症状，通过抑制氧化应激和促进NO的释放来发挥降压作用[6]。

4. 对横纹肌的作用　辛夷的酚性生物碱对腹直肌和坐骨神经缝肌，能呈现箭毒作用[7]。

5. 其他作用　辛夷二氯甲烷提取物具有舒张平滑肌的作用。辛夷木质素类成分具有抗氧化作用。辛夷还具有神经保护、镇痛、保护酒精性肝脏、平喘等作用[4-7]。

【用药警戒或禁忌】对辛夷不同组分滴鼻液制剂的安全性进行实验研究，观察比较辛夷不同组分滴鼻液制剂的急性毒性和多次给豚鼠鼻腔滴入所产生的黏膜刺激反应情况，实验结果表明辛夷不同组分滴鼻液制剂具有较高的安全性[8]。

辛夷醇浸膏以18g（生药）/kg，水浸膏以30g、15g（生药）/kg，给予大鼠口服，一段时间后与各对照组比较，大鼠各项生化检查及病理切片均未见异常变化[9]。

主要参考文献

[1] 马蕊，张飞，陈随清. 辛夷（望春花）本草考证[J]. 亚太传统医药，2017，13(16)：53-56.

[2] 罗会昆. 辛夷化学成分及药理活性研究[D]. 中南民族大学，2013.

[3] 王甜甜，曹赟，蒋运斌，等. 中药辛夷研究进展[J]. 亚太传统医药，2017，13(18)：74-78.

[4] 杨西晓，庄志诊.辛夷化学成分和药理作用研究进展[J].中草药，1998，29(7)：490-492.

[5] 王永慧，叶方，张秀华，等.辛夷药理作用和临床应用研究进展[J].中国医药导报，2012，9(16)：12-14.

[6] 沙莎.辛夷脂素对两肾一夹高血压大鼠降压作用及其作用机制的研究[D].山西医科大学，2016.

[7] 于培明，田智勇，许启泰，等.辛夷研究的新进展[J].时珍国医国药，2005，16(7)：17-19.

[8] 李寅超，赵宜红.辛夷挥发油半数致死量（LD_{50}）的测定[J].中国医院药学杂志，2009，29(21)：1885-1886.

[9] 吕莉莉，钱晓路，孙蓉.辛夷不同组分滴鼻液制剂安全性试验研究[J].中国药物警戒，2013，10(2)：74-76.

（中南民族大学　李竣）

46. 青风藤

Qingfengteng

SINOMENII CAULIS

【别名】青藤、寻风藤、滇防己、大青木香、青防己。

【来源】为防己科植物青藤*Sinomenium acutum*（Thunb.）Rehd. et Wils.和毛青藤*Sinomenium acutum*（Thnnb.）Rehd. et Wils. var. *cinereum* Rehd. et Wils. 的干燥藤茎。

【本草考证】本品始载于《图经本草》，载："清风藤，生天台山中。其苗蔓延木上，四时常有，彼土人采其叶入药，治风有效。"《草药图》载："清风藤又名青藤，其木蔓延木上，四时常青，采茎用治风疾，流注。"《本草拾遗》载："扶芳藤以枫树上者为佳，恐即一物。清风，扶芳，一音之转，土音大率如此。"上述描述过于简略，无法确认始载于《图经本草》的清风藤究系何物。《植物名实图考》载："南城县寻风藤，即清风藤……余遣人求得，大抵与木莲相类。厚叶木强，藤硬如木，粗可一握，黑子隆起，盖即络石一种，而所缘有异。"与现用青风藤不符。《植物名实图考》另载："滇防己，绿蔓细须，一叶五歧，黑根粗硬，切之作车辐纹。"以及《本草纲目》所附清风藤之图单叶互生，掌状五裂。据以上本草所载图文考证，与现今药用青风藤相似[1]。

【原植物】

1. 青藤　多年生木质藤本，长可达20m。根块状。茎圆柱形，灰褐色，具细沟纹。叶互生，厚纸质或革质，卵圆形，长7～15cm，宽5～12cm，先端渐尖或急尖，基部稍心形或近截形，全缘或3～7角状浅裂，上面绿色，下面灰绿色，近无毛，基出脉5～7；叶柄长5～15cm。花单性异株，聚伞花序排成圆锥状；花小，雄花萼片6，淡黄色，2轮，花瓣6，淡绿色，雄蕊9～12；雌花萼片、花瓣与雄花相似，具退化雄蕊9，心皮3，离生，花柱反曲。核果扁球形，熟时暗红色。种子半月形。花期6～7月，果期8～9月。（图46-1）

生于山坡林缘、沟边及灌丛中，攀援于树上或岩石上。分布于河南、安徽、江苏、浙江、福建、广东、广西、湖北、湖南、四川、贵州、陕西等地。

2. 毛青藤　与青藤的区别仅在于叶下面被柔毛。《中国植物志》已将其与青藤合并。分布基本同青藤。（图46-1）

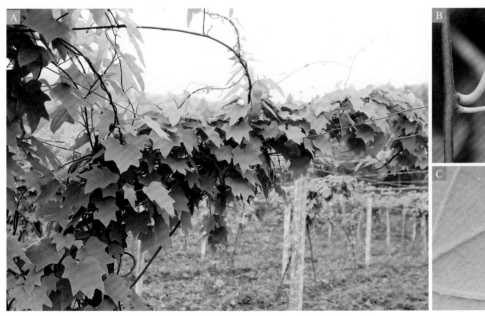
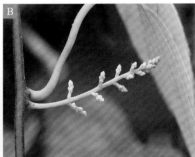
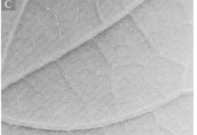

图46-1　青藤与毛青藤

A.青藤植株　B.青藤未开花的花序　C.毛青藤叶（背面有毛）

【**主产地**】主产于陕西、安徽、湖北、湖南、江苏、浙江等地。道地产区主要为陕西平利、安徽霍山及湖北宣恩等地，资源量约占全国的54.5%。

【**采收与加工**】秋末冬初采割，扎把或切长段，晒干。

【**药材鉴别**】

（一）性状特征

藤茎呈长圆柱形，常微弯曲，长20～70cm或更长，直径0.5～2cm。表面绿褐色至棕褐色，有的灰褐色，有细纵纹和皮孔。节部稍膨大，有分支。体轻，质硬而脆，易折断，断面不平坦，灰黄色或淡灰棕色，皮部窄，木部射线呈放射状排列，髓部淡黄白色或黄棕色。气微，味微苦。（图46-2）

（二）显微鉴别

1. 横切面　最外层为表皮，外被厚角质层，或为木栓层。皮层散有纤维和石细胞。中柱鞘纤维束新月形，其内侧常为2～5列石细胞，并切向延伸与射线中的石细胞群连接成环。维管束外韧型。韧皮射线向外渐宽，可见锥形或分枝状石细胞；韧皮部细胞大多颓废，有的散有1～3个纤维。木质部导管单个散在或数个切向连接。髓细胞壁稍厚，纹孔明显。薄壁细胞含淀粉粒和草酸钙针晶。（图46-3）

2. 粉末特征　粉末黄褐色或灰褐色。表皮细胞黄色或黄棕色，断面观类圆形或矩圆形，直径24～78μm，被有角质层。石细胞淡黄色或黄色，类方形、梭形、椭圆形或不规则形，壁较厚，孔沟明显。皮层纤维微黄色或黄色，直径27～70μm，壁极厚，胞腔狭窄。草酸钙针晶细小，存在于薄壁细胞中。（图46-4）

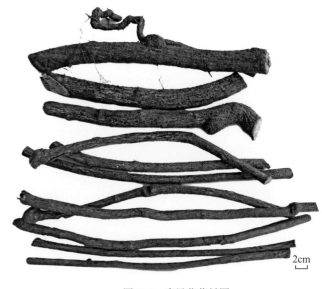

图46-2　青风藤药材图

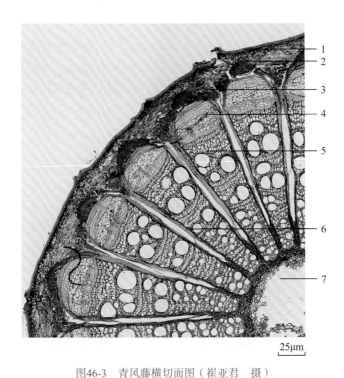

图46-3　青风藤横切面图（崔亚君　摄）

1. 木栓层　2. 中柱鞘纤维　3. 表皮细胞　4. 韧皮部　5. 木质部　6. 射线　7. 髓

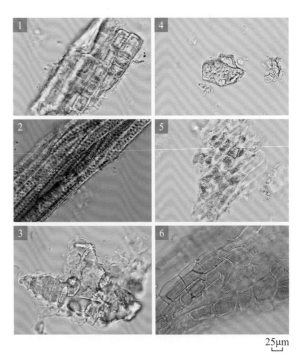

图46-4　青风藤粉末图

1. 木栓细胞　2. 纤维　3. 石细胞（大）　4. 石细胞（小）　5. 草酸钙针晶　6. 表皮细胞

（三）理化鉴别

薄层色谱 取青风藤粉末2g，加乙醇25ml，加热回流1小时，滤过，滤液蒸干，残渣加乙醇1ml使溶解，作为供试品溶液。另取青藤碱对照品，加乙醇制成每1ml含1mg的溶液，作为对照品溶液。采用硅胶G薄层板点样，将供试品浓度稀释为原来的一半，青藤碱对照品10μl，供试品4μl，以甲苯–乙酸乙酯–甲醇–水（2：4：2：1）10℃以下放置的上层溶液为展开剂，置于用浓氨试液预饱和20分钟的展开缸内展开，喷以碘化铋钾试液和亚硝酸钠乙醇试液，105℃加热至斑点清晰，置于日光下观察。（图46-5）

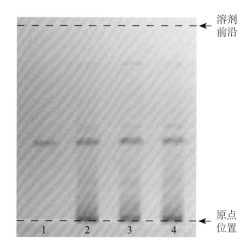

图46-5 青风藤薄层色谱图
1. 青藤碱对照品 2. 青风藤样品（安徽）
3. 青风藤样品（湖北）4. 青风藤样品（江苏）

【质量评价】以条粗、粗细均匀者为佳。采用高效液相色谱法测定，本品按干燥品计算，含青藤碱（$C_{19}H_{23}NO_4$）不得少于0.50%。

【化学成分】青风藤主要含挥发油、生物碱类、脂类、甾醇类等成分，其中生物碱为祛风止痛的主要有效成分，具有镇痛、抗炎、免疫抑制与免疫调节等作用[2-4]。青藤碱为其主要成分和有效成分。

1. 生物碱类 目前从青风藤中共分离了30种生物碱类化学成分，结构母核包括吗啡烷类、异喹啉类、吖啶酮三大类。主要生物碱包括：青藤碱（sinomenine）、紫堇杷明碱（isocorypalmine），8-氧代小檗碱（8-oxoberberine），N-甲酰基番荔枝碱（N-formylanonaine），N-甲酰基原荷叶碱（N-formylnuciferin），巴马亭（Ⅰ），表小檗碱（Ⅱ），telitoxine（Ⅴ），去氢碎叶紫堇碱（Ⅵ），1-hydroxy-10-oxo-sinomenine和4,5-epoxy-14-hydroxy青藤碱N-氧化物。

2. 脂类及甾醇 从青风藤中还分离得到dl-紫丁香树脂酚（dl-syringaresinol）、十六烷酸酯、β-谷甾醇、豆甾醇等。

【性味归经】苦、辛，平。归肝、脾经。

【功能主治】祛风湿，通经络，利小便。用于风湿痹痛，关节肿胀，麻痹瘙痒。

【药理作用】青风藤的药理作用研究主要集中在有效成分青藤碱，其具有抗炎、免疫抑制、抗肿瘤、镇静镇痛、降压、抗心律失常和心肌缺血等多种药理作用。

1. 抗炎作用 盐酸青藤碱能抑制佐剂关节炎大鼠血清和关节液内致炎因子如IL-1、TNF-α分泌，减轻致炎因子引起的炎症反应；同时上调抗炎因子如IL-4、IL-10表达，增强细胞因子的抗炎效应[5]。此外，盐酸青藤碱可选择性抑制前列腺素E2终极合成酶-1（mPGES-1），进而抑制炎症介质前列素E2的生成和释放，缓解炎症反应[6]。

2. 免疫抑制作用 盐酸青藤碱优先抑制辅助性T细胞1的免疫应答[7]，使小鼠肠淋巴组织中的辅助性T细胞17细胞减少，同时增加调节性T细胞[8]，抑制CD4$^+$T细胞的增殖，使细胞周期停滞在G0/G1期[9]。可见，盐酸青藤碱在一定程度上阻止了T细胞的异常活化，通过重建T细胞稳态而发挥免疫抑制作用。

3. 镇痛作用 在小鼠热板法及家兔光热刺激法试验中，证明青藤碱有肯定的镇痛作用。脑内注射产生镇痛作用所需的剂量相当于腹腔注射的1/2000，说明其镇痛作用部位在中枢神经系统，但连续应用无成瘾性。盐酸青藤碱明显抑制小鼠腹腔注射冰醋酸的扭体反应，其镇痛作用较布洛芬强而弱于哌替啶（杜冷丁），且镇痛作用与其抗炎活性有关[10, 11]。

4. 对心脑血管系统作用 青藤碱能抑制血管运动中枢，阻断神经节，反射性扩张血管，降低血压，且其降压作用不受阿托品影响，但可被抗组胺药所对抗，提示其降压作用与促组胺释放有关[12]。静脉注射青藤碱对乌头碱、毒毛花苷G、氯化钙等诱发的心律失常模型均有拮抗作用。青藤碱明显降低垂体后叶素诱导的大鼠心肌缺血模型心电图ST段及T波抬高，但不影响心率，表明青藤碱对垂体后叶素造成的急性心肌缺血有对抗作用[13]。

5. 其他作用 通过离体试验发现，盐酸青藤碱可以对豚鼠组织释放组胺[14]，局部给予盐酸青藤碱可促使局部肥大细胞聚集，过敏性相关蛋白白介素-33表达和血管渗透，表明青藤碱诱导产生了局部的过敏反应。另外，青藤碱还通过诱导产生系统性过敏反应发生，使动物体温迅速下降，增加血浆组胺及炎性介质[15]。

主要参考文献

[1] 曾秋初. 青风藤及其混淆品称钩风的本草考证与鉴别[J]. 中草药，1991，1：42-45.

[2] 刘溦溦，朱尧，汪悦. 青风藤生物碱的活性成分及药理作用研究进展[J]. 辽宁中医杂志，2016，43(8)：1765-1769.

[3] 宋少辉，张援虎，黄筑艳. 青风藤中生物碱的研究[J]. 时珍国医国药，2011，22(2)：327-328.

[4] 曹吉慧，赵桂森，冯延江. 青风藤的化学成分与药理作用[J]. 国外医药（植物药分册），2008，23(2)：62- 66.

[5] 杨德森，刘芳，曾繁典，等. 青藤碱对佐剂性关节炎大鼠血清及关节液细胞因子的影响[J]. 中国现代应用药学，2006，23(4)：274-277.

[6] Zhou H, Liu JX, Luo JF, et al. Suppressing mPGES-1 expression by sinomenine ameliorates inflammation and arthritis[J]. Biochemical Pharmacology, 2017, 142: 133-144.

[7] Feng H, E Yamaki K, Takano H, et al. Suppression of Th1 and Th2 immune responses in mice by sinomenine, an alkaloid extracted from the Chinese medicinal plant sinomenium acutum[J]. Planta Medica, 2006, 72(15): 1383-1388.

[8] Tong B, Yu J, Wang T, et al. Sinomenine suppresses collagen-induced arthritis by reciprocal modulation of regulatory T cells and Th17 cells in gut-associated lymphoid tissues[J]. Molecular Immunology, 2015, 65: 94-103.

[9] Shu L, Yin W, Zhang J, et al. Sinomenine inhibits primary CD4+ T-cell proliferation via apoptosis[J]. Cell biology international, 2007, 31(8): 784-789.

[10] 陈炜，沈悦娣，赵光树，等. 青藤碱对脂多糖诱导的神经细胞环氧化酶-2表达的影响[J]. 中国中药杂志，2004，29(9)：900-903.

[11] 王文君，王培训. 青藤碱对环氧化酶2活性的选择性抑制作用[J]. 广州中医药大学学报，2002，19(1)：46-47，51.

[12] 季宇彬. 中药有效成分药理与应用[M]. 哈尔滨：黑龙江科学技术出版社，1995：427-431.

[13] 刘强，周莉玲，李悦. 青藤碱研究概况[J]. 中草药，1997，28(4)：247-249.

[14] 王有志，李春荣，莫志贤，等. 青风藤化学成分与药理研究进展[J]. 医药导报，2004，23(3)：177-179.

[15] Huang L, Dong Y, Wu J, et al. Sinomenine-induced histamine release-like anaphylactoid reactions are blocked by tranilast via inhibiting NF-κB signaling[J]. Pharmacology Research, 2017; 125: 150-160.

（天津中医药大学　李文龙　　澳门科技大学中医药学院　潘胡丹　　上海中医药大学　崔亚君）

47. 青皮

Qingpi

CITRI RETICULATAE PERICARPIUM VIRIDE

【别名】四花青皮、个青皮、青皮子。

【来源】为芸香科植物橘*Citrus reticulata* Blanco及其栽培变种的干燥幼果或未成熟果实的果皮。

【本草考证】本品始载于《珍珠囊》，载："主气滞，破积结，少阳经下药也。"《本草纲目》载："青橘皮，其色青气烈，味苦而辛，治之以醋，所谓肝欲散，急食辛以散之，以酸泄之，以苦降之也。陈皮浮而升，入脾肺气分青皮沉而降，入肝胆气分，一体二用，物理自然也。"《本草通玄》载："橘之小者为青皮，功用悉同，但性较猛。青皮入肝，主肺、脾之症居多。"本草记载与现今所用青皮基本一致。

【原植物】常绿小乔木或灌木，高3～4m。枝细，多有刺。叶互生；叶柄长0.5～1.5cm，有窄翼，顶端有关节；叶片披针形或椭圆形，长4cm，宽1.5～4cm，先端渐尖微凹，基部楔形，全缘或为波状，具不明显的钝锯齿，有半透明油点。花单生或数朵丛生于枝端或叶腋；花萼杯状，5裂；花瓣5，白色或带淡红色，开时向上反卷；雄蕊15～30，长短不一，花丝常3～5个连合成组；雌蕊1，子房圆形，柱头头状。柑果近圆形或扁圆形，横径4～7cm，果皮薄而宽，容易剥离，囊瓣7～12，汁胞柔软多汁。种子卵圆形，白色，一端尖，数粒至数十粒或无。花期3～4月，果期10～12月。（图47-1）

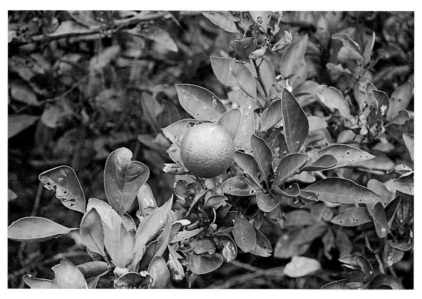

图47-1　橘

【主产地】四花青皮主产于福建、四川、广西、贵州、广东、云南。多自产自销；个青皮主产于福建、江西、四川、湖南、浙江、广西、广东。青皮药材，除用橘类的未成熟果实外，其同属植物甜橙（广东、广西、贵州、福建、陕西、云南）、香橼（浙江、福建）以及茶枝柑（广东、广西）等柑类的未成熟果实亦有作青皮使用者。

【栽培要点】

1. 生物学特性　喜高温多湿的亚热带气候，不耐寒，稍能耐荫，萌芽有效温度15℃，生长适宜温度23～27℃，高到37℃则停止生长，低于-5℃则造成冻害，以选阳光充足，地势高燥，土层深厚，通气性能良好的砂质壤上栽培为宜。

2. 栽培技术　有高枝压条法、嫁接法、播种法。以嫁接繁殖为主，春季嫁接用切接法，一般在2月下旬至4月中旬进行。田间管理栽种后幼树期可在行间间作豆类或蔬菜作物。冬季培土保暖防寒。雨季覆盖可防止土壤冲刷。

3. 病虫害　病害：溃疡病、流胶病、疮痂病、脚腐病。虫害：柑橘木虱、潜叶蛾、柑橘实蝇、柑橘天牛等。

【采收与加工】5～6月收集自落的幼果，晒干，习称"个青皮"或"青皮子"；7～8月采收未成熟的果实，在果皮上纵剖成四瓣至基部，除尽瓤瓣，晒干，习称"四花青皮"，又称"四化青皮"。

【商品规格】现行商品分为四花青皮和个青皮2类，由于产地不同，有各种规格，如浙江、福建个青皮1～2等及四川个统等。但大多数分为一、二、三等。习惯认为福州产品为优，个匀味正，俗称"福州子"。

【药材鉴别】

（一）性状特征

1. 四花青皮　果皮剖成4裂片，裂片长椭圆形，长4～6cm，厚0.1～0.2cm。外表面灰绿色或黑绿色，密生多数油室；内表面类白色或黄白色，粗糙，附黄白色或黄棕色小筋络。质稍硬，易折断，断面外缘有油室1～2列。气香，味苦、辛。（图47-2）

2. 个青皮　呈类球形，直径0.5～2cm。表面灰绿色或黑绿色，微粗糙，有细密凹下的油室，顶端有稍突起的柱基，基部有圆形果梗痕。质硬，断面果皮黄白色或淡黄棕色，厚0.1～0.2cm，外缘有油室1～2列。瓤囊8～10瓣，淡棕色。气清香，味酸、苦、辛。（图47-3）

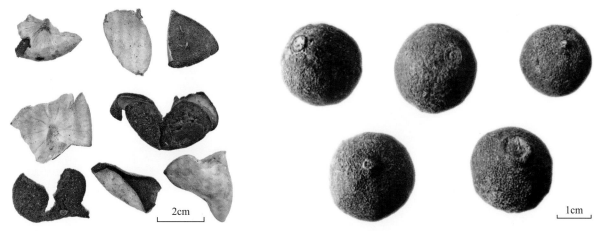

图47-2　四花青皮药材图　　　　　　　　　　　　图47-3　个青皮药材图

（二）显微鉴别

1. 果皮横切面

（1）四花青皮　表皮由1列极小的细胞组成，外被角质层，有气孔。表皮以下均为中果皮薄壁细胞，有橙皮苷结晶和少数草酸钙方晶，长15～30μm；大型油室不规则排列成1～2列（有时油室位于中果皮中部），油室卵圆形或椭圆形，径向长250～740μm，切向长200～500μm。维管束细小，纵横散布。（图47-4）

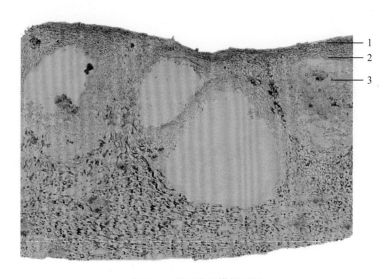

图47-4　四花青皮横切面图

1. 表皮　2. 中果皮薄壁细胞　3. 油室

（2）个青皮　表皮为1列扁方形细胞，壁稍厚；外被角质层，厚3～5μm；有气孔。中果皮薄壁细胞壁稍厚，近表皮的3～5列细胞扁长方形，内含橙黄色颗粒物质；内侧细胞径向延长，排列疏松；油室不规则排列成1～2列，卵圆形或椭圆形，径向长125～800μm，切向长100～765μm；维管束纵横散布。中轴数个维管束排列成环。薄壁细胞含草酸钙方晶，长10～30μm，并含橙皮苷结晶。

2. 粉末特征

（1）四花青皮　粉末灰绿色或淡灰棕色。中果皮薄壁细胞形状不规则，壁稍增厚，有的作连珠状。果皮表皮细胞表面观多角形或类方形，垂周壁增厚，气孔长圆形，副卫细胞5～7个；侧面观外被角质层，靠外方的径向壁稍增厚。草酸钙方晶存在于近表皮的薄壁细胞中，呈多面形、菱形或方形，直径8～28μm，长24～32μm。橙皮苷结晶棕黄色，呈半圆形、类圆形或无定形团块。螺纹、网纹导管细小。（图47-5）

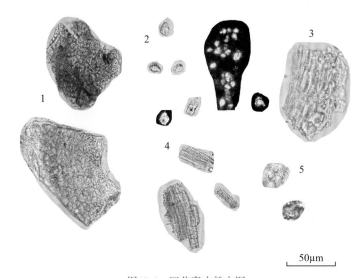

50μm

图47-5　四花青皮粉末图

1.果皮表皮细胞　2.草酸钙晶体　3.中果皮薄壁细胞　4.导管　5.橙皮苷结晶

（2）个青皮　除具四化青皮特征外，尚可见瓤囊表皮细胞狭长，壁薄，有的呈微波状，细胞中含草酸钙方晶及橙皮苷结晶。

（三）理化鉴别

薄层色谱　取本品粉末0.3g，加甲醇10ml，加热回流20分钟，滤过，取滤液5ml，浓缩至约1ml，作为供试品溶液。另取橙皮苷对照品，加甲醇制成饱和溶液，作为对照品溶液。照薄层色谱法试验，吸取上述两种溶液各2μl，分别点于同一用0.5%氢氧化钠溶液制备的硅胶G薄层板上，以乙酸乙酯–甲醇–水（100∶17∶13）为展开剂，展开，取出，晾干，再以甲苯–乙酸乙酯–甲酸–水（20∶10∶1∶1）的上层溶液为展开剂，展开，取出，晾干，喷以三氯化铝试液，置紫外光灯（365nm）下检视。供试品色谱中，在与对照品色谱相应的位置上，显相同颜色的荧光斑点。

【质量评价】

1.四花青皮　以皮黑绿色、内面白色、油性足者为佳。

2.个青皮　以坚实、个整齐、皮厚、香气浓者为佳。

采用高效液相色谱法测定，本品按干燥品计算，含橙皮苷（$C_{28}H_{34}O_{15}$）不得少于5.0%。

【化学成分】主要成分为挥发油、黄酮类化合物、氨基酸类及其他类成分。

1.挥发油　柠檬烯（limonene）、β-月桂烯（β-myrcene）、香桧烯（sabiene）、α-松油烯（α-terpinene）、α-侧柏烯（α-thujene）、α-蒎烯及β-蒎烯、α-水芹烯（α-phellandrene）、辛醛（octanal）、对-聚伞花素（p-cymene）、α-罗勒烯（α-ocimene）、芳樟醇（linalool）、γ-松油烯（γ-terpinene）、异松油烯（terpinolene）、3,7-二甲基-7-辛烯醛（3,7-dimethyl-7-octenal）、4-松油醇（4-terpineol）、α-松油醇（α-terpineol）、香茅醇（citronellol）、4-叔丁基苯甲醇［4-（1,1-dimethylethyl）-benzene-emethanol］、癸醛（decanal）、香荆芥酚（carvacrol）、紫苏醛（perillaldehyde）、α-金合欢烯（α-farnesene）、水化香桧烯（sabinenehydrate）、苯甲醇（benzyl alcohol）、百里香酚（thymol）、橙花醇（nerol）、橙花醛（neral）、辛酸（octanol）、香茅醛（citronellal）。

2.黄酮类　黄姜味草酸、苏达齐黄酮、甜橙素、福橘素和多种二甲氧基黄酮、三甲氧基黄酮、四甲氧基黄酮、五甲氧基黄酮、六甲氧基黄酮、七甲氧基黄酮[3]。近年来，有国外学者从冷压缩后的橘皮油固体中分离出了黄酮类化合物[4-5]。

3. 氨基酸类　谷氨酸、门冬氨酸、脯氨酸、丙氨酸、缬氨酸、甘氨酸、异亮氨酸、苯丙氨酸、亮氨酸、组氨酸、精氨酸、半胱氨酸和酪氨酸[5]。

4. 其他　左旋辛弗林乙酸盐（synephrine acetate）以及胺类成分[5]。

【性味归经】苦、辛，温。归肝、胆、胃经。

【功能主治】疏肝破气，消积化滞。用于胸胁胀痛，疝气，乳核，乳痈，食积腹痛。

【药理作用】

1. 祛痰、平喘作用　青皮中所含挥发油有祛痰作用，其有效成分为柠檬烯。麻醉猫静脉注射自青皮甲醇浸膏中分得的对羟福林草酸盐1mg/kg，可完全对抗组胺引起的支气管收缩，作用持续约1小时。对豚鼠离体气管有较强的松弛作用、有对抗组胺收缩气管的作用，但持续时间均较短。

2. 对平滑肌的作用　青皮注射液能降低离体豚鼠胃、肠、胆囊及小鼠子宫的紧张性收缩，并使膀胱平滑肌兴奋。对乙酰胆碱引起的豚鼠离体胃、肠及家兔在体胃平滑肌以及氨甲酰胆碱引起的胆囊收缩有显著的解痉作用。对组胺引起的豚鼠离体肠和水杨酸毒扁豆碱引起的家兔在体肠紧张性收缩有显著的抑制作用。能对抗脑垂体后叶素引起的小鼠子宫紧张性收缩。对豚鼠在体膀胱及家兔主动脉条的兴奋效应，主要通过兴奋肾上腺素能α受体，且对主动脉的兴奋作用比去甲肾上腺素弱。能显著拮抗豚鼠肺因组胺引起的灌流量减少，并能解除组胺对支气管的痉挛作用。也能显著增加大鼠的胆汁流量，并使胆道张力增加。

3. 升压作用　青皮水煎醇沉注射液有显著的升压作用，且能兴奋呼吸。短时间内反复给药可产生快速耐受性。其他途径给药则升压作用不明显。1g（中药）/kg青皮注射液的升压性质及强度，大致与10mg/kg去甲肾上腺素相似，但维持时间较长。从乙酸乙酯提得的成分，15mg/kg静脉注射亦有类似注射剂的升压效果。预先给予六烃季铵、利血平或普萘洛尔（心得安）不影响其升压作用，但可被妥拉苏林或酚苄明所阻断，表明青皮提取物为一种α受体兴奋药。

4. 抗休克作用　对犬、猫、兔及大鼠等多种动物的创伤性休克、输血性休克、中草药肌松剂（粉叶轮环藤总碱）过量引起的休克、内毒素休克以及麻醉意外及催眠药中毒等，青皮注射液均取得显著疗效；对豚鼠和家兔的急性过敏性休克及组胺性休克，均具一定的保护和预防作用[5]。

主要参考文献

[1] 叶定江，张世臣. 中药炮制学[M]. 北京：人民卫生出版社，1999：579.

[2] 冉懋雄. 现代中药炮制手册[M]. 北京：中国中医药出版社，2002：528.

[3] 陈康，叶桥. 炮制对青皮中黄酮类成分的影响[J]. 中药材，1996，19(4)：185-186.

[4] Chen J, Montanari AM, Widmer W. Two new polymethoxylated flavones a class of compounds with potential anticancer activity, isolated from cold pressed Dancy tangerine peel oil solids[J]. J Agric Food Chem, 1997, 45(2): 364-368.

[5] Montanari A, Chen J, Widmer W. Ctrus flavonoids: a review of past biological activity against disease. Discovery of new flavonoids from Dancy tangerine cold pressed peel oil solids and leaves[J]. Adv Exp Med Biol, 1998, 439: 103-116.

（湖南中医药大学　曾晓艳　刘塔斯）

48. 苦楝皮

Kulianpi

MELIAE CORTEX

【别名】川楝皮、楝皮、楝根木皮、楝木皮。

【来源】为楝科植物川楝*Melia toosendan* Sieb. et Zucc.或楝*Melia azedarach* L.的干燥树皮和根皮。

【本草考证】本品始载于《日华子本草》，称为"楝皮"。《图经本草》载："木高丈余，叶密如槐而长。三四月开花，红紫色，芬香满庭，实如弹丸，生清熟黄，十二月采之，根采无时。"《本草纲目》载："楝长甚速，三五年即可做橼，其子大如圆枣，以川中者为良。"本草记载与现今所用苦楝皮基本一致。

【原植物】

1. 楝　落叶乔木，高达10余米。树皮灰褐色，纵裂。分枝广展，小枝有叶痕。叶为2～3回奇数羽状复叶，长20～40cm；小叶对生，卵形、椭圆形至披针形，顶生一片通常略大，先端短渐尖，基部楔形或宽楔形，多少偏斜，边缘有钝锯齿，幼时被星状毛，后两面均无毛，侧脉每边12～16条，广展，向上斜举。圆锥花序约与叶等长，无毛或幼时被鳞片状短柔毛；花芳香；花萼5深裂，裂片卵形或长圆状卵形，先端急尖，外面被微柔毛；花瓣淡紫色，倒卵状匙形，长约1cm，两面均被微柔毛，通常外面较密；雄蕊管紫色，无毛或近无毛，长7～8mm，有纵细脉，管口有钻形、2～3齿裂的狭裂片10枚，花药10枚，着生于裂片内侧，且与裂片互生，长椭圆形，顶端微凸尖；子房近球形，5～6室，无毛，每室有胚珠2颗，花柱细长，柱头头状，顶端具5齿，不伸出雄蕊管。核果球形至椭圆形，长1～2cm，宽8～15mm，内果皮木质，4～5室，每室有种子1颗；种子椭圆形。花期4～5月，果期10～12月。（图78-1）

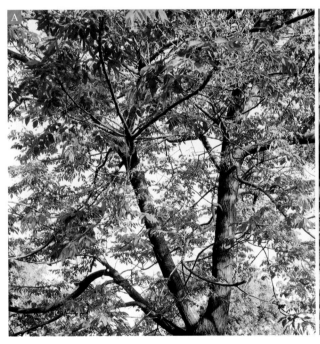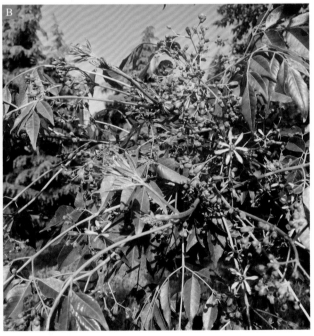

图48-1　楝

A. 植株　B. 花枝

　　生于低海拔旷野、路旁或疏林中，目前已广泛引为栽培。产于我国黄河以南各省区，广布于亚洲热带和亚热带地区，温带地区也有栽培。

2. 川楝　乔木。幼枝密被褐色星状鳞片，老时无，暗红色，具皮孔。小叶对生，膜质，两面无毛，全缘或有不明显钝齿，侧脉12～14对。圆锥花序长约为叶的1/2，密被灰褐色星状鳞片；子房近球形，6～8室，花柱近圆柱状，柱头不明显的6齿裂。核果大，长约3cm，宽约2.5cm，果皮薄，熟后淡黄色；核稍坚硬，6～8室。花期3～4月，果期10～11月。

生于土壤湿润，肥沃的杂木林和疏林内。产甘肃、湖北、四川、贵州和云南等省，其他省区广泛栽培。

【主产地】主产于四川、湖北、贵州等地。陕西、山东、云南、甘肃等地亦产。道地产区为四川简阳、三台。

【栽培要点】

1. 生物学特性　喜温暖湿润气候，喜阳，不耐荫蔽。选阳光充足，土层深厚，疏松肥沃的砂质土壤栽培为宜。

2. 栽培技术　用种子繁殖，育苗移栽法。幼树栽种后，每年要松土除草、施肥2～3次，冬季进行培土，遇雨季要及时开沟排出积水。

3. 病虫害　病害：溃疡病、褐斑病、丛枝病、花叶病、叶斑病。虫害：黄刺蛾、扁刺蛾、斑衣蜡蝉、星天牛等。

【采收与加工】四季可采，以春、秋二季剥取疗效佳。晒干，或除去粗皮，洗净、晒干。[1]

【商品规格】统货。

【药材鉴别】

（一）性状特征

本品呈不规则板片状、槽状或半卷筒状，长宽不一，厚2～6mm；外表面灰棕色或灰褐色，粗糙，有交织的纵皱纹和点状灰棕色皮孔，除去粗皮者淡黄色；内表面类白色或淡黄色；质韧，不易折断，断面纤维性，呈层片状，易剥离。气微，味苦。（图48-2）

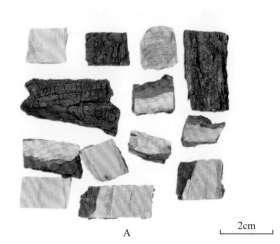

2cm

图48-2　苦楝皮药材图

A. 饮片　B. 药材断面

（二）显微鉴别

粉末特征　粉末红棕色。木化韧皮薄壁细胞常紧附纤维束旁，类长方形、长条形或类圆形，长43～130μm，直径15～37μm，壁稍厚，微木化，具稀疏纹孔；此外，有木栓组织碎片，有的含红棕色物。淀粉粒单粒直径约至13μm，复粒由3～5分粒组成。方晶正立方形或多面形，直径13～29μm。纤维甚长，多成束；纤维束周围的细胞常含草酸钙方晶，形成晶纤维；含晶细胞壁不均匀木化增厚，厚约至14μm。（图48-3）

（三）理化鉴别

薄层色谱　取本品粉末2g，加水40ml，超声处理1小时，放冷，离心，取上清液，用乙酸乙酯振摇提取3次，每次25ml，合并乙酸乙酯液，蒸干，残渣加甲醇2ml使溶解，作为供试品溶液。另取苦楝皮对照药材2g，同法制成对照药材溶液。再取儿茶素对照品，加甲醇制成每1ml含1mg的溶液，作为对照品溶液。照薄层色谱法试验，吸取上述三种溶

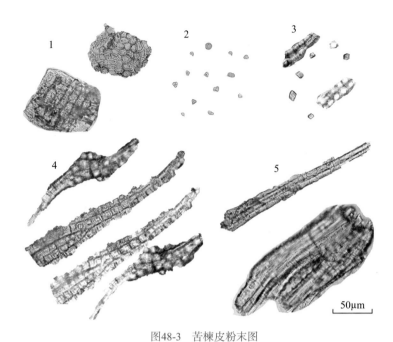

图48-3　苦楝皮粉末图

1. 木栓细胞　2. 淀粉粒　3. 草酸钙方晶　4,5. 晶鞘纤维

液各1μl，分别点于同一硅胶GF$_{254}$薄层板上，以二氯甲烷–甲醇–甲酸（5∶1∶1）为展开剂，展开，取出，晾干，置紫外光灯（254nm）下检视。供试品色谱中，在与对照药材色谱和对照品色谱相应的位置上，显相同颜色的斑点；喷以10%硫酸乙醇溶液，在105℃加热至斑点显色清晰。供试品色谱中，在与对照药材色谱和对照品色谱相应的位置上，显相同颜色的斑点。

【质量评价】根皮以干燥、皮厚、条大、无糟皮去栓皮者为佳；干皮以外表光滑、不易剥落、可见多皮孔的幼嫩树皮为佳。采用高效液相–质谱法测定，本品按干燥品计算，含川楝素（C$_{30}$H$_{38}$O$_{11}$）应为0.010%～0.20%。

【化学成分】主要化学成分有三萜类、酚性化合物、生物碱类、甾醇类及黄酮类等。其中三萜类化合物是其特征性成分和有效成分[2-4]。

1. 三萜类　川楝素（toosendanin）、异川楝素（isotoosendanin）、苦楝酮（kulinone）、苦楝萜酮内酯（kulactone）、苦楝萜醇内酯（kulolactone）、苦楝萜酸甲酯（methylkulonate）、苦楝子三醇（melianotriol）、azedarachinA, B, C等。

2. 酚性化合物　阿魏酸二十四醇酯（lignoceryl ferulate）、阿魏酸二十五醇酯（pentacosyl ferulate）、阿魏酸二十六醇酯（hexacosyl ferulate）、阿魏酸二十七醇酯（heptacosyl ferulate）、阿魏酸二十八醇酯（octacosyl ferulate）等。

3. 生物碱类　4,8-dimethoxy-1-vinyl-beta-carboline, 4-dethoxy-1-vinyl- beta-carboline等。

4. 甾醇类　2,3-seco-dicarboxylpregn-17-en-16-one, 2α,3β,4β,18- tetrahydroxy-pregn-5-en-16-one, 3α,16β,20,22-tetra-hydroxyergosta-5, 24(28)-diene，β-谷甾醇、豆甾醇、菜油甾醇等。

5. 黄酮类　儿茶素（catechine）、melianxanthone等。

【性味归经】苦，寒；有毒。归肝、脾、胃经。

【功能主治】杀虫，疗癣。用于蛔虫病，蛲虫病，虫积腹痛；外治疥癣瘙痒。

【药理作用】

1. 驱虫作用　苦楝根皮提取物对小鼠实验性曼氏血吸虫病有治疗作用。

2. 抑菌作用　苦楝子的乙醇浸液对常见致病性皮肤真菌有较明显的抑制作用，其热水提取物也有效；苦楝皮乙醚部分提取物对串珠镰孢菌有一定的抑菌作用。

3. 抗炎、镇痛作用　苦楝皮乙醇提取物能够提高小鼠痛阈，对角叉菜胶致大鼠足肿胀，二甲苯致小鼠耳肿胀均有抑制作用。

4. 对消化系统的作用　苦楝皮75%乙醇提取物能显著抑制小鼠水浸应激性和盐酸性溃疡的形成，但对吲哚美辛–乙醇性溃疡的形成无抑制作用，能减少蓖麻油及番泻叶引起的小鼠腹泻次数；能增加麻醉大鼠的胆汁分泌量。

5. 其他作用　在体外试验中发现川楝素具有抑制胃癌SGC-7901细胞的增殖作用。苦楝叶粗提物大剂量时可降低血压，并能轻微减慢心率。

【用药警戒或禁忌】苦楝皮作为驱虫剂，其副作用一般在服药后1～6小时尚未排虫之前发生，通常为头晕、头痛、思睡、恶心、腹痛等，其发生率高者可达100%，低者不到1%，持续时间大多在数分钟或1～3小时，最长16小时，可自行消失。严重反应或严重中毒时，可出现呼吸中枢麻痹、类似莨菪类植物中毒症状及内脏出血、中毒性肝炎、精神失常、视力障碍等，严重者可导致死亡。"川楝素240"系从川楝皮中提出的白色晶体，具有蓄积作用，对胃肠有刺激性，对肝脏亦有损害，为了避免中毒，不宜连续服用。苦楝根外层紫褐色皮，古人曾指出有毒，但经近人试用，并未见副作用增加。引起上述各种严重反应或中毒现象，多因药物过量或因患者机体的特殊敏感性所致，临床应用时务须注意。

苦楝素对不同动物的毒性差异颇大，对猫和犬的最小致死量分别为3～4mg/kg及30～32mg/kg，急性中毒的主要致死原因似为急性循环衰竭。由于血管壁通透性增加，引起内脏出血及血压显著降低。口服大剂量对肝脏也有毒性。苦楝素作用缓慢而持久，有一定的积蓄性，在鼠体内需1周以上才能排出[5-7]。

主要参考文献

[1] 中华人民共和国卫生部药政管理局. 全国中药炮制规范[M]. 北京：人民卫生出版社，1988：286.

[2] 李岳洋. 苦楝皮化学成分的研究[D]. 中国人民解放军空军军医大学，2018.

[3] 张方，郜红利. 苦楝皮化学成分及药理作用研究进展[J]. 内蒙古中医药，2015，34(07)：142-143.

[4] 杨烨，王祥培，徐锋，等. 苦楝皮不同部位挥发油化学成分分析[J]. 中国实验方剂学杂志，2013，19(14)：84-88.

[5] 邓志鹏，刘少超，崔淑香，等. 苦楝皮中5个柠檬苦素化合物的细胞毒活性以及构效关系（英文）[J]. 中国天然药物，2012，10(03)：238-240.

[6] 李桂英，支国. 苦楝皮提取物的抗肿瘤活性研究[J]. 安徽农业科学，2012，40(11)：6433-6434.

[7] 翟向和，宫新城，李清艳，等. 苦楝皮妊娠毒性作用及对妊娠早期小鼠子宫NK、IFN-γ和TNF-α含量的影响[J]. 畜牧兽医学报，2005(07)：747-750.

（河南中医药大学　崔永霞）

49. 枫香脂

Fengxiangzhi

LIQUIDAMBARIS RESINA

【别名】白胶香、枫脂、白胶、芸香、胶香。

【来源】为金缕梅科植物枫香树*Liquidambar formosana* Hance的干燥树脂。

【本草考证】本品始载于《新修本草》，载："枫香脂，味辛、苦，平，无毒。主瘾疹风痒，浮肿，齿痛。一名白胶香。……所在大山皆有。树高大，叶三角。商洛之间多有。五月斫树为坎，十一月采脂。"今南方及关陕多有之，

《本草图经》曰："似白杨，甚高大。叶圆而作歧，有三角而香。二月有花，白色，乃连著实，大如鸭卵，八月、九月熟，暴干，可烧。其脂为白胶香。"《本草纲目》载："枫木枝干修耸，大者连数围。其木甚坚，有赤有白，白者细腻。其实成球，有柔刺。"本草所载与现今药用枫香脂及其原植物相符。

【原植物】落叶乔木，高20～40m。树皮灰褐色，方块状剥落。叶互生；叶柄长3～7cm；托叶线形，早落；叶片心形，常3裂，幼时及萌发枝上的叶多为掌状5裂，长6～12cm，宽8～15cm，裂片卵状三角形或卵形，先端尾状渐尖，基部心形，边缘有细锯齿，齿尖有腺状突。花单性，雌雄同株，无花被；雄花淡黄绿色，成莱黄花序再排成总状，生于枝顶；雄蕊多数，花丝不等长；雌花排成圆球形的头状花序；萼齿5，钻形；子房半下位，2室，花柱2，柱头弯曲。头状果序圆球形，直径2.5～4.5cm，表面有刺，蒴果有宿存花萼和花柱，两瓣裂开，每瓣2浅裂。种子多数，细小，扁平。花期3～4月，果期9～10月。（图49-1）

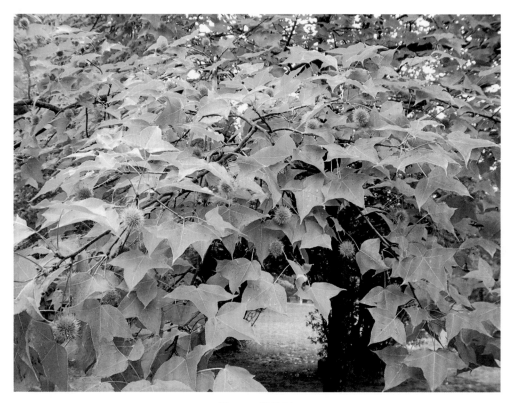

图49-1　枫香树

生长在山谷和山麓地带，经常和榆科、樟树科以及壳斗科等树种混生[1]。

【主产地】枫香树的原产地是我国的中部和南部，现产于中国秦岭及淮河以南各省，北起河南、山东，东至台湾，西至四川、云南及西藏，南至广东。

【栽培要点】

1. 生物学特性　喜温暖湿润气候，性喜光，幼树稍耐阴，耐干旱瘠薄土壤，不耐水涝。多生于平地，村落附近，及低山的次生林。在湿润肥沃而深厚的红黄壤土上生长良好。深根性，主根粗长，抗风力强，不耐移植及修剪[2]。

2. 栽培技术　应选择生长10年以上、无病虫害发生、长势健壮、树干通直的优势树作为采种母树。枫香播种可冬播，也可春播。播种可采取2种方式，分别为撒播、条播。撒播应用的一般较多[3]。

3. 病虫害　枫香幼苗具有较强的适应性，因此一般不易发生病虫害。

【采收与加工】选择生长20年以上的粗壮大树，于7～8月间凿开树皮，从树根起每隔15～20cm交错凿开一洞。到11月至翌年3月间采收流出的树脂。晒干或自然干燥。

【商品规格】一般均为统货。

【药材鉴别】

性状特征

本品呈不规则块状，或呈类圆形颗粒状，大小不等，直径多在0.5～1cm之间，少数可达3cm。表面淡黄色至黄棕色，半透明或不透明。质脆易碎，破碎面具玻璃样光泽。气清香，燃烧时香气更浓，味淡。（图49-2）

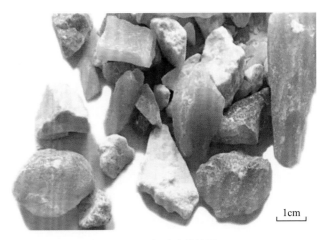

1cm

图49-2　枫香脂药材图

【质量评价】一般以淡黄色至棕黄色，质脆，断面具光泽，无杂质，气香者为佳。采用高效液相色谱法测定，本品按干燥品计算，含挥发油不得少于1.0%。

【化学成分】枫香树脂含阿姆布酮酸（ambronic acid，即模绕酮酸moronic acid）、阿姆布醇酸（ambrolic acid，即模绕酸morolic acid）、阿姆布二醇酸（ambradiolic acid）、路路通酮酸（liquidambronic acid）、路路通二醇酸（liquidambrodiolic acid）、枫香脂熊果酸（forucosolic acid）、枫香脂诺维酸（liquidambronovic acid）等。

【性味归经】辛、微苦，平。归肺、脾经。

【功能主治】活血止痛，解毒，生肌，凉血。用于跌扑损伤，痈疽肿痛，吐血，衄血，外伤出血。

【药理作用】

1. 抗血栓作用　枫香脂及其挥发油体外实验可使兔血栓长度缩短和重量（湿重和干重）减轻，体内实验显示可明显抑制大鼠血栓形成；试管法实验表明可明显提高纤溶酶活性，显著提高血小板内cAMP含量。枫香脂及其挥发油抗血栓作用与促进纤溶活性和提高血小板cAMP有关，并提示挥发油可能是枫香脂的主要止血成分。

2. 舒张血管作用　枫香脂挥发油对大鼠离体血管确实有舒张作用，其机制可能跟一氧化氮合酶和环氧合酶的合成有关[4]。

主要参考文献

[1] 程业明，宸铁梅，李承森，等.浙江宁海早上新世枫香树属和栎属化石木及其古环境意义[J].古地理学报，2013，15(1)：105-112.

[2] 缪建华，曾建雄，骆必刚，等.枫香树特征特性与主要播种繁殖技术探究[J].南方农业，2018，12(6)：30-31.

[3] 温利载，温晋强.枫香树生态特性及育苗技术[J]，现代农业科技，2013，1：173-174.

[4] 李建明，王政，陈川，等.枫香脂挥发油对大鼠离体胸主动脉的舒张作用[J].中成药，2015，37(8)：1659-1663.

（湖南中医药大学　曾晓艳　刘塔斯）

50. 虎杖

Huzhang

POLYGONI CUSPIDATI RHIZOMA ET RADIX

【别名】花斑竹、酸筒杆、酸汤梗。

【来源】为蓼科植物虎杖*Polygonum cuspidatum* Sieb. et Zucc.的干燥根茎和根。

【本草考证】本品始载于《雷公炮炙论》，载："采得（虎杖根）后，细锉，却用上虎杖叶裹一夜，出，晒干用。"《名医别录》列为中品，载："三月出苗，茎如竹笋状，上有赤斑点，七月开花，根皮黑色，破开即黄，可染赤色。"《本草纲目》载："虎杖，杖言其茎，虎言其斑也。"本草记载与现今所用虎杖基本一致。

【原植物】多年生粗壮高大草本，高1.5～3m。茎直立，丛生，多分枝，基部木质化，圆柱形，中空，具凸起的纵棱，无毛，散生红色或紫红色的斑点。单叶互生，具短柄，叶片广卵形至近圆形，长5～10cm，宽3.5～7cm，先端短尖，基部圆形或宽楔形，全缘或有极细锯齿；托叶鞘膜质，褐色，早落。夏季开绿白色或红色小花，雌雄异株，圆锥花序顶生或腋生；花梗细长，中部有关节，上端有翅；花被5深裂，裂片2轮，外轮3片在果时增大，背部有翅。雄蕊8，短于花被。花柱3，柱头头状。瘦果卵形或椭圆形，具3棱，红棕色或黑棕色，平滑光亮，包裹于扩大呈翅状的花被内。花期7～9月，果期9～11月。（图50-1）

生于山沟、溪边、林下阴湿地。分布于江苏、浙江、江西、福建、山东、河南、陕西、湖北、台湾、云南、四川和贵州等地。

【主产地】主产于江苏、浙江、安徽、陕西、甘肃、山东、河南、湖北、江西、福建、广东、广西、四川、云南及贵州。

【栽培要点】

1. 生物学特性　喜温暖、湿润性气候，对土壤要求不甚严格，但低洼易涝地不能正常生长。

2. 栽培技术　种子繁殖，开沟挖穴播种育苗，出苗后移栽。分根繁殖，选择健壮、无病的母株根茎，用带芽的种根分株繁殖。

3. 虫害　豆芫青虫、蚜虫等。

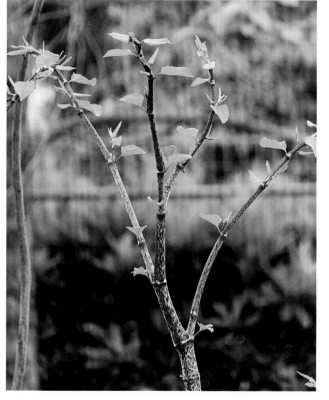

图50-1　虎杖

【采收与加工】春、秋二季采挖，除去须根，洗净，趁鲜切短段或厚片，晒干。

【商品规格】根据大小和杂质含量，将虎杖药材分为"选货"和"统货"两个规格。选货：长4.5～7.0cm，直径1.5～2.5cm，杂质含量<1%；统货：长1.0～7.0cm，直径0.5～2.5cm，杂质含量<3%。

【药材鉴别】

（一）性状特征

多为圆柱形短段或不规则厚片，长1～7cm，直径0.5～2.5cm。外皮棕褐色，有纵皱纹和须根痕，质坚硬不易折断，切面皮部较薄，木部宽广，棕黄色，射线放射状，皮部与木部较易分离。根茎髓部有隔或呈空洞状。质坚硬。

气微，味微苦、涩。（图50-2）

（二）显微鉴别

1. **根横切面** 木栓层为数列棕红色细胞。皮层可见分泌细胞，内含橘红色油滴；散有纤维束，偶见石细胞。形成层成环。木质部发达，导管稀疏，常单个或数个成束散列于木纤维及木薄壁细胞之间，呈放射状排列，木射线宽广。薄壁细胞中含有草酸钙簇晶及淀粉粒。（图50-3）

2. **粉末特征** 粉末黄棕色。草酸钙簇晶极多，较大，直径25～100μm；石细胞淡黄色，在末端常有分枝，直径25～75μm，孔沟明显；具缘纹孔导管，直径50～150μm；木栓细胞呈多角形或类方形，胞腔内充满红棕色状物；淀粉粒众多[1]。（图50-4）

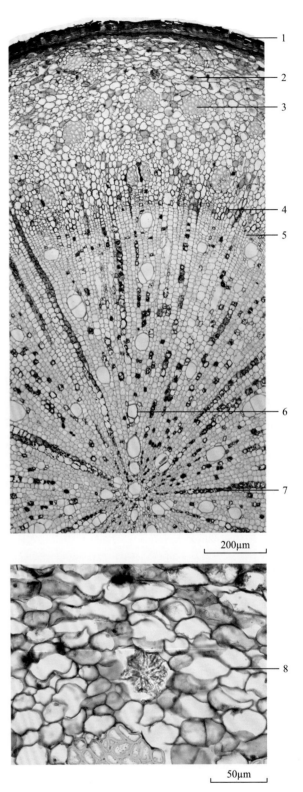

图50-3 虎杖根横切面图

1. 木栓层 2. 皮层 3. 纤维束 4. 韧皮部
5. 形成层 6. 木质部 7. 射线 8. 草酸钙簇晶

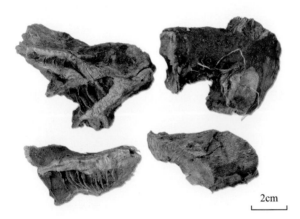

图50-2 虎杖药材图

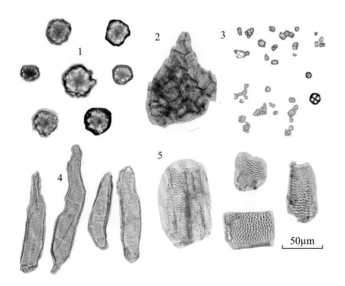

图50-4 虎杖粉末图

1. 草酸钙簇晶 2. 木栓细胞 3. 淀粉粒 4. 石细胞 5. 导管

（三）理化鉴别

薄层色谱 取本品干燥粉末0.1g，加甲醇10ml超声处理，滤过，滤液蒸干，残渣加2.5mol/L硫酸溶液，水浴加热后放冷，用三氯甲烷提取2次，合并三氯甲烷液，蒸干，残渣加三氯甲烷使溶解，作为供试品溶液。另取虎杖对照药材0.1g，同法制成对照药材溶液。再取大黄素对照品、大黄素甲醚对照品，加甲醇制成每1ml各含1mg的溶液，作为对照品溶液。照薄层色谱法试验，吸取上述供试品溶液、对照药材溶液及对照品溶液各1ml，分别点于同一硅胶G薄层板上，以石油醚（30～60℃）–甲酸乙酯–甲酸（15∶5∶1）的上层溶液为展开剂，展开，取出，晾干，置紫外光灯（365nm）下检视。供试品色谱中，在与对照药材色谱和对照品色谱相应的位置上，显相同颜色的荧光斑点；置氨蒸气中熏后，斑点变为红色。

【质量评价】以粗壮、质坚实、断面色黄、内心不枯朽者为佳。采用高效液相色谱法测定，本品按干燥品计算，含大黄素（$C_{15}H_{10}O_5$）不得少于0.6%，含虎杖苷（$C_{20}H_{22}O_8$）不得少于0.15%。

【化学成分】主要成分为蒽醌类、二苯乙烯类、黄酮类、多糖类及鞣质等。其中二苯乙烯及其苷类、蒽醌及其苷类是虎杖的主要活性成分。

1. 蒽醌类　大黄素（emodin）、大黄酚（chrysophanol）、大黄酸（rhein）、大黄素甲醚（physcion）、大黄素甲醚苷（physcion glucoside）。

2. 二苯乙烯类　白藜芦醇（resveratrol）、白藜芦醇苷（虎杖苷，polydatin）[2-3]。

【性味归经】微苦，微寒。归肝、胆、肺经。

【功能主治】利湿退黄，清热解毒，散瘀止痛，止咳化痰。用于湿热黄疸，淋浊，带下，风湿痹痛，痈肿疮毒，水火烫伤，经闭，癥瘕，跌打损伤，肺热咳嗽。

【药理作用】

1. 对心血管系统的作用　蒽醌注射液对麻醉兔有明显的降压作用。连续给药几次后，药量蓄积，小剂量即可引起血压骤降甚至死亡。

2. 保肝作用　白藜芦醇对TC、TG在肝中积聚有一定抑制作用；PD对血清TG和LDL的提高有一定抑制作用。

3. 抗菌、抗病毒作用　虎杖煎剂在体外对金黄色葡萄球菌、卡他球菌、链球菌、白色葡萄球菌、大肠埃希菌、铜绿假单胞菌等均有抑制作用。

4. 降血糖、降血脂作用　虎杖可降低实验性动物糖尿病的发生率和死亡率。白藜芦醇苷能明显降低血清胆固醇。

5. 其他作用　虎杖煎剂有明显止血作用。大黄素和大黄素甲醚有泻下作用。虎杖提取物有解热镇痛作用[4]。

【用药警戒或禁忌】虎杖中的虎杖苷可引起大鼠白细胞总数下降，肝细胞坏死，腹膜炎症，骨髓脂肪增生病变。PD对大鼠的亚急性毒性试验表明，可部分发生骨髓脂肪增生病变和肝细胞坏死。

【附注】虎杖用途广泛，可用于园林绿化和提取天然色素等。虎杖药用的主要活性成分为蒽醌类和二苯乙烯类，包括游离蒽醌及其苷类、白藜芦醇及其苷等。现行标准中对于虎杖的质量控制仅仅是针对其中的大黄素和白藜芦醇苷这两种成分的含量进行测定，因此并不能全面反映虎杖的质量。为此，建议《中国药典》中虎杖指标成分的含量规定应做相应的提高，如采用一测多评的方法，即建立同时能测量白藜芦醇及其苷（即虎杖苷）、大黄素及其苷含量的方法，不仅能更全面地控制虎杖的质量，而且操作也更加快速、简便[5-6]。

主要参考文献

[1] 徐国钧. 中药材粉末显微鉴定[M]. 北京：人民卫生出版社，1986：254-255.

[2] 刘晓秋，于黎明，吴立军. 虎杖化学成分研究[J]. 中国中药杂志，2003，28(1)：47-49.

[3] 王磊，黄澜，张勉，等. 虎杖商品药材中白藜芦醇苷的含量测定[J]. 中国中药杂志，2002，27(5)：344-347.

[4] 黄璐琦，王永炎. 中药材质量标准研究[M]. 北京：人民卫生出版社，2006：345-374.

[5] 齐辉，张勉，王峥涛. HPLC同时测定虎杖中4种成分的含量[J]. 中国中药杂志，2006，31(23)：2003-2005.

[6] 王峥涛，谢培山. 中药材质量专论[M]. 上海：上海科学技术出版社，2013：24-29.

（上海中医药大学　李西林　陈万生）

51. 罗汉松实

Luohansongshi

PODOCARPI SEMEN

【别名】土杉实、罗汉杉、长青、南罗汉。

【来源】为罗汉松科植物罗汉松*Podocarpus macrophyllus*（Thunb.）D. Don和短叶罗汉松*Podocarpus macrophyllus*（Thunb.）D. Don var. *maki* Endl. Syn. Conif.的种子及花托。

【本草考证】本品始载于《本草纲目拾遗》，载："永宁僧云罗汗松叶长者名长青，能结实，叶短者名短青，不结实，其结实俨如佛，大者如鸡子，小者如豆，味甘可食。罗汉松实味甘补肾，其香益肺，治心胃痛，大补元气。"《植物名实图考》载："罗汉松，繁叶长润，如竹而团，多植盆玩，实如罗汉形，故名。或云实可食。"罗汉松的名称由其果实像罗汉而得名。从本草记载的植物形态描述可知，用叶长者为罗汉松，叶短者为短叶罗汉松。本草记载与现今所用罗汉松基本一致。

【原植物】

1. 罗汉松　乔木，高达20m，胸径达60cm。树皮灰色或灰褐色，浅纵裂，成薄片状脱落；枝开展或斜展，较密。叶螺旋状着生，条状披针形，微弯，长7～12cm，宽7～10mm，先端尖，基部楔形，上面深绿色，有光泽，中脉显著隆起，下面带白色、灰绿色或淡绿色，中脉微隆起。雄球花穗状、腋生，常3～5个簇生于极短的总梗上，长3～5cm，基部有数枚三角状苞片；雌球花单生叶腋，有梗，基部有少数苞片。种子卵圆形，径约1cm，先端圆，熟时肉质假种皮紫黑色，有白粉，种托肉质圆柱形，红色或紫红色，柄长1～1.5cm。花期4～5月，种子8～9月成熟。

2. 短叶罗汉松　与罗汉松的区别在于植株较矮小，为小乔木或成灌木状，枝条向上斜展。叶短而密生，长2.5～7cm，宽3～7mm，先端钝或圆。（图51-1）

产于江苏、浙江、福建、安徽、江西、湖南、四川、云南、贵州、广西、广东等省区，栽培于庭园作观赏树。

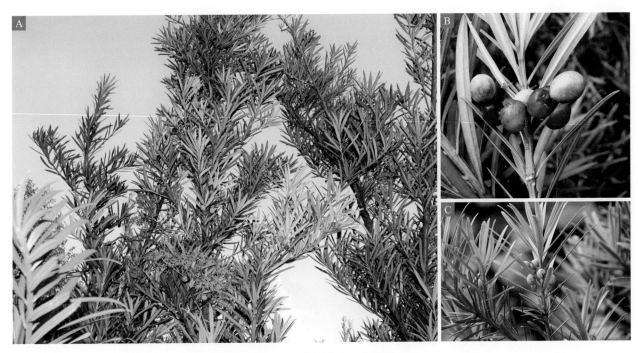

图51-1　罗汉松与短叶罗汉松

A.罗汉松　B.罗汉松种子　C.短叶罗汉松

野生的树木极少。

【**主产地**】主产于四川、广东、广西、福建等地。

【**栽培要点**】

1. 生物学特性　罗汉松喜温暖湿润气候，生长适宜温度为15～28℃。耐寒性弱，耐阴性强。喜排水良好湿润之砂质壤土，对土壤适应性强，盐碱土上亦能生存。

2. 栽培技术　分种子繁殖和扦插繁殖。种子繁殖：冬末、初春播种，播种之前将种子浸泡4天左右，播种后的40天左右，种子就会发芽，1年后移植。扦插繁殖：分嫩枝扦插和硬枝扦插两种。嫩枝扦插是指在苗木的生长季节，采用当年生半成熟的枝条作为插条的扦插方法，上半年一般在5月中下旬到7月初进行，下半年在8月中下旬到9月中下旬进行；硬枝扦插是指在早春2～3月树液尚未流动的休眠阶段，剪取前一年完全木质化的粗壮枝条进行扦插的方法。

3. 病虫害　病害：叶斑病和炭疽病。虫害：红蜘蛛。

【**采收与加工**】秋季种子成熟时连同花托一起摘下，晒干。

【**药材鉴别**】

（一）性状特征

种子椭圆形、类圆形或斜卵圆形，长8～11mm，直径7～9mm。外表灰白色或棕褐色，多数被白霜，具突起的网纹，基部着生于倒钟形的肉质花托上，质硬，不易破碎，折断面种皮厚，中心粉白色。气微，味淡。（图51-2）

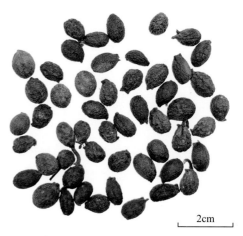

2cm

图51-2　罗汉松实药材图

（二）显微鉴别

粉末黄棕色。淀粉粒单粒类圆形或卵圆形。脐点分支状。石细胞单个散在或数个成群，长卵形、类长方形，常50～100μm，直径25～35μm，壁厚，孔沟较细。内种皮薄壁细胞黄棕色，卵形或类多角形。胚乳薄壁细胞类圆形，内充满糊化淀粉粒。（图51-3）

【**性味归经**】甘，微温。归胃、肝经。

【**功能主治**】益气补中。适用于心胃气痛，血虚面色萎黄。

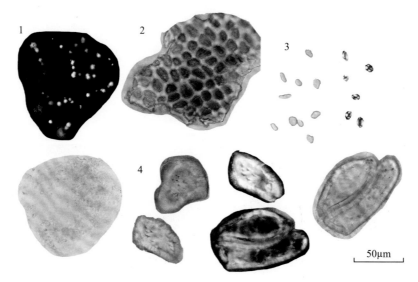

50μm

图51-3　罗汉松实粉末图

1.胚乳薄壁细胞　2.内种皮薄壁细胞　3.淀粉粒　4.石细胞

【药理作用】罗汉松实种托的提取物对人胃癌细胞（MGC-803）具有抑制作用，95%乙醇提取物能显著降低高脂血症小鼠体重、血清生化指标，并具有抗氧化、保肝护肝作用。种子提取物可抑制胃癌细胞的增殖[5-8]。

【分子生药】利用SCoT分子标记可有效分析罗汉松种质资源的遗传多样性。

【附注】同属植物大理罗汉松*Podocarpus forrestii* Craib et W. W. Sm.的种子也作罗汉松实入药，生于海拔2500～3000m地带，喜生阴湿地方，为我国特有树种，分布于云南大理苍山，部分地区栽植于庭院。

罗汉松根皮也作药用，有活血祛瘀，祛风除湿，杀虫止痒的功效。适用于跌打损伤，风湿痹痛，癣疾。

罗汉松叶作药用有止血作用。适用于吐血、咳血。

主要参考文献

[1] 杨彩琼. 云南蕊木、罗汉松、云桂暗罗三种药用植物化学成分的研究[D]. 云南师范大学，2016.

[2] 赵凯丽，黄增琼. 罗汉松种子挥发油及石油醚提取物GC-MS分析[J]. 西北药学杂志，2018，33(2).

[3] 庞逸敏，林彩琴，潘红娇，等. 罗汉松实多糖含量测定方法研究[J]. 中国药业，2016，25(13)：22-24.

[4] 孟军，纪柳梅，刘洋，等. 罗汉松实种氨基酸和矿质元素含量测定[J]. 安徽农业科学，2014，17：5518-5519，5662.

[5] 林乐珍，赵凯丽，黄增琼. 罗汉松实化学成分及药理作用研究进展[J]. 亚太传统医药，2020，16(02)：198-200.

[6] 隗磊. 罗汉松实种托醇提物降血脂、抗氧化及保肝作用的研究[D]. 湖北中医药大学，2015：25

[7] 周燕，隗磊，谭志明，等. 罗汉松种子提取物对人胃癌细胞的体外抑制作用[J]. 中国药业，2014，13：13-15.

[8] 韦泳丽，何新华，罗聪，等. 罗汉松遗传多样性的SCoT分析[J]. 广西植物，2012，32(1)：90-93.

（湖南省中医药研究所　刘浩　张水寒）

52. 金丝桃

Jinsitao

HYPERICI MONOGYNI HERBA

【别名】土连翘、金丝海棠、五心花、木本黄开口、金丝蝴蝶。

【来源】为藤黄科植物金丝桃*Hypericum monogynum* Linn.的全草。果实及根亦供药用，果作连翘代用品。

【本草考证】本品在北宋以后与"连翘"有混淆，其始载于宋代《图经本草》，记载于"连翘"项下，记载为："茎赤色，高三、四尺许。花黄可爱。秋结实似莲作房，翘出众草，以此得名。"金丝桃作为植物名始载于明代《三才图会》，又叫"金丝桃花"。《三才图会》载：金丝桃，花如桃，而心有黄须，铺散花外，若金丝然。亦以根下劈开分种。《救荒本草》载："连翘，……科苗高三四尺，茎杆赤色。"这种茎赤色的"连翘"实指金丝桃。《草药手册》（1970年）将其单独记载，具有祛风化痰止咳的功效。本草记载与现今《中国植物志》对金丝桃的描述基本一致。

【原植物】灌木，高达1.3m。叶对生，无柄或具短柄；叶坚纸质，倒披针形、椭圆形至长圆形，稀为披针形至卵状三角形或卵形，长2～11.2cm，宽1～4.1cm，先端锐尖至圆形，通常具细小尖突，基部楔形至圆形，上部叶有时平截形至心形，叶片腺体小而点状。茎红色，幼时具纵线棱及两侧压扁，后为圆柱形。花序近伞房状，花瓣金黄色或柠檬黄色，无红晕，三角状倒卵形。雄蕊5束，每束有雄蕊25～35枚，花药黄色至暗橙色。花柱长为子房的3.5～5倍。蒴果宽卵珠形或稀为卵珠状圆锥形至近球形，种子深红褐色，圆柱形，长约2mm，有狭的龙骨状突起，有浅的

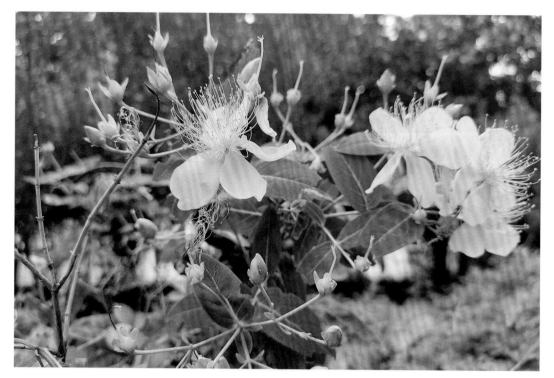

图52-1 金丝桃

线状网纹至线状蜂窝纹。花期5～8月，果期8～9月。（图52-1）

本种变异幅度很大，根据叶形、花序以及萼片大小上的变异，划分为柳叶型、钝叶型、宽萼型、卵叶型四个类型，上述四个类型由于在形态特征和地理分布上均显示出连续性质，因此似无必要作种下分类。

生于山坡、路旁或灌丛中，沿海地区海拔0～150m，但在山地上升至1500m。分布于河北、陕西、山东、江苏、安徽、浙江、江西、福建、台湾、河南、湖北、湖南、广东、广西、四川及贵州等省区。

【主产地】主产于河北、河南、湖北、陕西、江苏等地。因具有观赏性，被广泛地栽培于全国各地庭院。

【栽培要点】

1. 生物学特性 以肥沃、土层深厚、排水良好的夹沙土栽培为宜。喜温暖、耐寒，生长适宜温度为20～26℃，冬季能耐-10℃低温[1]，萌芽力强和耐修剪。

2. 栽培技术 以种子、扦插、分株等方式进行繁殖。扦插繁殖可分为春季硬枝扦插和夏季嫩枝扦插。2～3月份采用硬枝扦插，5～6月份采用嫩枝扦插[1]。因金丝桃分蘖力强，可在冬季或春季从老株边挖取带根的小苗栽种。其中扦插繁殖方法简便、育苗周期短、繁殖系数大、成苗快、所育苗能保持原有材料固有特性、并能提早开花结实等[2]。

3. 病虫害 病害：褐斑病、叶斑病、白粉病和锈病危害。虫害：蚜虫、根疣线虫[1, 3]。

【采收与加工】一年四季均可采收，晒干备用。

【药材鉴别】

（一）性状特征

全草长约80cm，光滑无毛。叶对生，略皱缩，易破碎；完整叶片展开呈长椭圆形，全缘，上面绿色，下面灰绿色，可见透明腺点，中脉明显突起；茎圆柱形，老茎较粗，直径4～6mm，表面浅棕褐色，可见对生叶痕，栓皮易成片状脱落。质脆、易折断，断面不整齐，中空明显。幼茎较细，直径1.5～3mm，表面浅棕绿色，较光滑，节间呈浅棕绿色，节部呈深棕绿色，断面中空。根呈圆柱形，表面棕褐色，栓皮易成片状剥落，断面不整齐，中心可见极小的空洞。蒴果长6～10mm，宽4～7mm。宽卵珠形或稀为卵珠状圆锥形至近球形，5裂。气微香，味微苦。（图52-2）

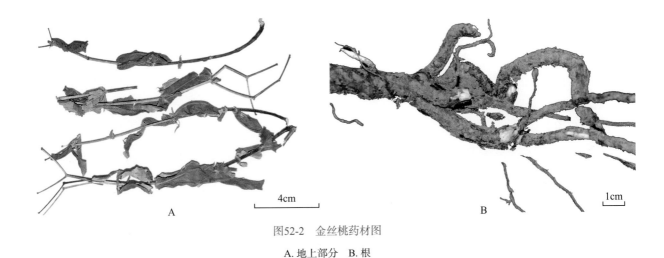

图52-2　金丝桃药材图

A.地上部分　B.根

（二）显微鉴别

1.根横切面　木栓层约10余列细胞；皮层细胞类圆形，可见少数的分泌腔，直径11～18μm；韧皮部有分泌腔，大小与皮层分泌腔相似，韧皮射线不明显；形成层明显；木质部宽广，导管呈放射状排列；髓部较小，薄壁细胞类圆形，薄壁细胞含草酸钙簇晶。

2.茎横切面

（1）老茎横切面　木栓层约8列扁长方形的棕色细胞；皮层薄壁细胞类圆形，散有分泌腔，直径10～16μm；韧皮部亦散有少量分泌腔，射线不明显；形成层明显；木质部细胞木化，木纤维较发达，导管大多为单列呈放射状排列，木射线宽1～2列细胞；髓大。薄壁细胞含草酸钙簇晶。

（2）幼茎横切面　表皮细胞长方形，细胞壁略增厚；皮层较宽，散有分泌腔，直径9～16μm，并可见微木化的纤维束断续排列呈环带状；韧皮部亦散有少量分泌腔。余同老茎。（图52-3）

3.叶横切面　上、下表皮均为1列切向延长的长方形细胞；栅栏组织为1列长柱形细胞；海绵组织散有分泌腔；主脉维管束外韧型，上、下表皮内侧有厚角组织；韧皮部宽，可见分泌腔断续排列成环。薄壁细胞含草酸钙簇晶。

【质量评价】以带根、枝嫩、叶色绿、气味浓者为佳。

【化学成分】主要成分为双苯吡酮类、黄酮类、间苯三酚类、三萜类等[4-6]。

1.双苯吡酮类　3,5-二羟基-1-甲氧基双苯吡酮、3-羟基-2-甲氧基双苯吡酮、1,3-羟基-3-甲氧基双苯吡酮、3,4-二羟基-2-甲氧基双苯吡酮、1,5,6-三羟基-3-甲氧基双苯吡酮、4,6-二羟基-2,3-二甲氧基双苯吡酮、2,6-二羟基-3,4-二甲氧基双苯吡酮、6-羟基-2,3,4-三甲氧基双苯吡酮、3,6-二羟基-1,2-二甲氧基双苯吡酮、4,7-二羟基-2,3-二甲氧基双苯吡酮、3,7-二羟基-2,4-二甲氧基双苯吡酮等。

2.黄酮类　槲皮素、槲皮黄素、槲皮苷、金丝桃苷、芦丁、二氢杨梅素。

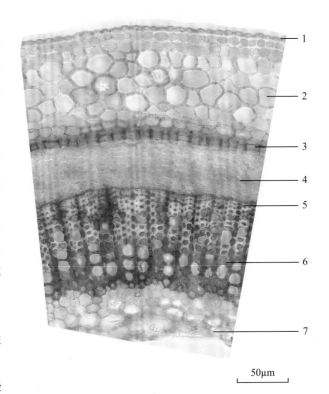

图52-3　金丝桃幼茎横切面图

1.表皮　2.皮层　3.纤维束　4.韧皮部　5.形成层
6.木质部　7.髓

3. 间苯三酚类　chinense Ⅰ，Ⅱ。

4. 三萜类　白桦脂酸、齐墩果酸。

【性味归经】甘、涩，温。归心、肝经。

【功能主治】清热解毒，祛风消肿。用于急性咽喉炎，眼结膜炎，肝炎，蛇咬伤等。果实：润肺止咳；用于虚热咳嗽，百日咳。根：祛风，化痰，止咳；用于肝炎及腰疼。

【药理作用】

1. 抗氧化作用　金丝桃提取物对活性氧自由基具有很好的清除作用，并能有效抑制活性氧引起的红细胞溶血和脂质过氧化作用以及动物离体组织的脂质过氧化作用[7, 8]。

2. 对DNA损伤的保护作用　金丝桃提取物能有效清除与捕捉·OH及链延伸自由基，对DNA损伤有明显保护作用，而且这种作用与提取物中抗氧化物质含量有关[9]。

3. 抗肿瘤活性　金丝桃提取物对人肝癌细胞Bel-7402、人鼻咽癌细胞KB以及白血病癌细胞HL-60的增殖抑制作用呈阳性，特别是对人鼻咽癌细胞KB的抑制作用非常明显。其中金丝桃中的槲皮素对人结肠癌细胞HCT-8、人胃癌细胞BGC-823、人鼻咽癌细胞KB和人白血病癌细胞HL-60的增殖均有明显抑制作用，表明槲皮素具有广谱抑制肿瘤细胞作用；金丝桃内酯丙对人鼻咽癌细胞KB增殖的抑制作用十分明显[9]。

主要参考文献

[1] 张祺超，杨银虎. 金丝桃繁育[J]. 中国花卉园艺，2016(10)：52-54.

[2] 张凌云、姚占贵，吕洪有，等. 野生金丝桃扦插繁殖试验[J]. 西南师范大学学报（自然科学版），2006，31(5)：168-171.

[3] 徐志鸿. 如何防治金丝桃褐斑病[J]. 农村实用技术，2017，(10)：42-43.

[4] 李建秀，周凤琴，张照荣. 山东药用植物志[M]. 西安：西安交通大学出版社，2013：442-443.

[5] 王玮. 金丝桃化学成分的研究[D]，复旦大学，2010.

[6] 王静，彭树林，王明奎，等. 金丝桃的化学成分[J]. 中国中药杂志，2002，27(2)：120-122

[7] 项光亚，郝巧玲，袁津玮，等. 金丝桃清除活性氧作用研究[J]. 广东药学院学报，2000，16(4)：282-284.

[8] 项光亚，杨瑜，阮金兰，等. 金丝桃抗脂质过氧化作用研究[J]. 同济医科大学学报，2001，30(3)：211-213.

[9] 项光亚. 金丝桃化学成分与生物学活性研究[D]. 武汉：同济医科大学，2000.

（河南中医药大学　苏秀红）

53. 夜交藤

Yejiaoteng

POLYGONI MULTIFLORI CAULIS

【别名】首乌藤。

【来源】为蓼科植物何首乌*Polygonum multiflorum* Thunb.的干燥藤茎。

【本草考证】本草典籍中，"交藤"多作为何首乌别名，一般不单列条目。"夜交藤"名称始于《本经逢原》，亦为何首乌别名，载："何首乌一名夜交藤，苦涩微温无毒。其形圆大者佳。"《中国药典》1963年版首次收载，规定其来源为蓼科植物何首乌的干燥茎。现今所用夜交藤为蓼科植物何首乌的干燥藤茎。

【原植物】【主产地】参见"何首乌"。

【采收与加工】秋、冬二季采割，除去残叶，捆成把或趁鲜切段，干燥。

【商品规格】统货。

【药材鉴别】

（一）性状特征

藤茎呈长圆柱形，稍扭曲，具分枝，长短不一，直径4～7mm。表面紫红色或紫褐色，粗糙，具扭曲的纵皱纹，节部略膨大，有侧枝痕，外皮菲薄，可剥离。质脆，易折断，断面皮部紫红色，木部黄白色或淡棕色，导管孔明显，髓部疏松，类白色。切段者呈圆柱形的段。气微，味微苦涩。（图53-1）

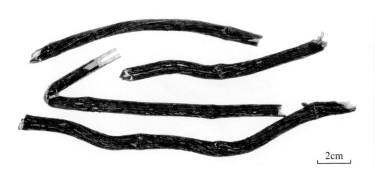
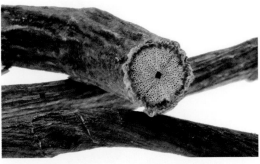

图53-1　夜交藤药材图

（二）显微鉴别

1. 藤茎横切面　表皮细胞有时残存。木栓细胞3～4列，含棕色色素。皮层较窄。中柱鞘纤维束断续排列成环，纤维壁甚厚，木化；在纤维束间时有石细胞群。韧皮部较宽。形成层成环。木质部导管类圆形，直径约至204μm，单个散列或数个相聚。薄壁细胞含草酸钙簇晶。（图53-2，图53-3）

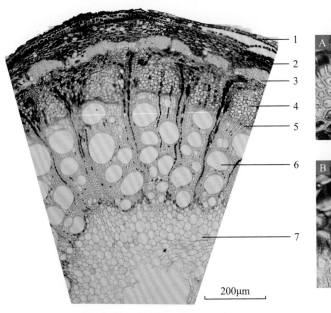
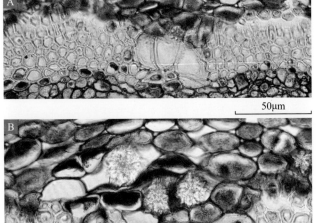

图53-2　夜交藤横切面图

1. 木栓层　2. 皮层　3. 中柱鞘纤维束
4. 韧皮部　5. 形成层　6. 木质部　7. 髓

图53-3　夜交藤横切面局部放大图

A. 石细胞群　B. 草酸钙簇晶

2.粉末特征　粉末黄棕色。木纤维较长，壁厚，胞腔较窄；导管以具缘纹孔导管为主，纹孔椭圆形，排列紧密；草酸钙簇晶多单个散在，棱角较钝，大小不一；木栓细胞类长方形、类方形或不规则形，垂周壁增厚，平直或微波状弯曲；中柱鞘纤维壁甚厚，木化。（图53-4）

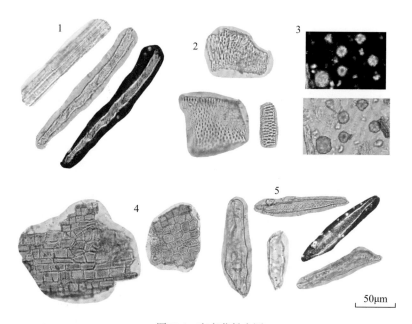

图53-4　夜交藤粉末图

1.木纤维　2.导管　3.草酸钙簇晶　4.木栓细胞　5.中柱鞘纤维

（三）理化鉴别

薄层色谱　取本品粉末0.25g，加乙醇50ml，加热回流1小时，滤过，滤液浓缩至1ml，作为供试品溶液。另取夜交藤对照药材0.25g，同法制成对照药材溶液。再取大黄素对照品，加乙醇制成每1ml含0.5mg的溶液，作为对照品溶液。照薄层色谱法试验，吸取上述三种溶液各2μl，分别点于同一硅胶H薄层板上，以石油醚（30～60℃）-甲酸乙酯-甲酸（15：5：1）的上层溶液为展开剂，展开，取出，晾干，置紫外光灯（365nm）下检视。供试品色谱中，在与对照药材色谱和对照品色谱相应的位置上，显相同颜色的荧光斑点；置氨蒸气中熏后，斑点变为红色。

【质量评价】本品以条粗壮、外皮紫红色者为佳。采用高效液相色谱法测定，本品按干燥品计算，含2,3,5,4'-四羟基二苯乙烯-2-O-β-D-葡萄糖苷（$C_{20}H_{22}O_9$）不得少于0.20%。

【化学成分】主要成分为蒽醌、蒽醌苷类、二苯乙烯苷类化合物。

1.蒽醌类　大黄素（emodin）、大黄素甲醚（physcion）、大黄素-8-O-β-D-吡喃葡萄糖苷（emodin-8-O-β-D-glucopyranoside）、大黄酸（rhein）、大黄酚（chrysophanol）等。

2.二苯乙烯苷类　2,3,5,4'-四羟基二苯乙烯-2-O-β-D-葡萄糖苷[1]。

【性味归经】甘，平。归心、肝经。

【功能主治】养血安神，祛风通络。用于失眠多梦，血虚身痛，风湿痹痛，皮肤瘙痒。

【药理作用】

1.镇静催眠作用　夜交藤石油醚和乙醚提取物能使小鼠入睡时间增加[2]。夜交藤水煎剂对正常大鼠睡眠周期有一定影响，有改善睡眠的作用[3]。夜交藤苷、夜交藤蒽醌以及夜交藤黄酮等均有改善动物睡眠的功效[4]。灌胃给予小鼠大黄素-8-O-β-D-葡萄糖苷能够延长戊巴比妥钠助睡眠时间[5]。

2.抗炎作用　夜交藤对慢性炎症作用显著，对金色葡萄球菌、大肠埃希菌、肺炎链球菌、卡他奈瑟球菌、流感嗜血杆菌、普通变形菌均有抑制作用。二苯乙烯苷和大黄素被认为是夜交藤中具有抗炎作用的物质[1]。

3. **抗氧化作用**　夜交藤提取物对大鼠脑缺血再灌注损伤有一定的保护作用，其保护机制可能和夜交藤提取物抑制NO释放及增强氧自由基的清除有关[6]。

【**附注**】夜交藤与何首乌源于同一植物不同部位，其药性与临床应用不同。

市场流通的何首乌多为栽培品种，夜交藤主要为野生品种。

主要参考文献

[1] 李明超，付亚轩，张新宇，等.夜交藤化学成分及其药理活性研究进展[J].云南中医中药杂志，2018，39(03)：81-84.

[2] 孙洲亮，文莉.夜交藤不同提取物对抗焦虑作用的比较[J].中国医院药学杂志，2008，28(2)：164-165.

[3] 闫立地，郭冷秋，刘颖，等.夜交藤对自由活动大鼠睡眠时相的影响[J].辽宁中医杂志，2008，35(3)：466-467.

[4] 李智欣，杨中平，石宝霞，等.夜交藤中改善睡眠成分的研究[J].食品科学，2007，28(4)：327-331.

[5] 汲广全，杨娟，杨小生.夜交藤改善睡眠活性成分研究[J].中成药，2011，33(3)：514-516.

[6] 刘琼丽，黄信全，易继涛，等.夜交藤提取物对大鼠完全性脑缺血再灌注损伤保护作用的研究[J].临床和实验医学杂志，2014，13(18)：1481-1483.

（海军军医大学　张磊　卜其涛　　上海中医药大学　陈万生）

54. 珍珠透骨草

Zhenzhutougucao

SPERANSKIAE HERBA

【别名】竹格叉、吉盖草、枸皮草。

【来源】为大戟科植物地构叶 *Speranski tuberculata*（Bunge）Baill.的全草。

【本草考证】本品始载于《本草原始》，载："透骨草苗春生田野间，高尺余，茎圆，叶尖有齿，至夏抽三四穗，花黄色，结实三棱，类蓖麻子，五月采苗。"据其花、果形态描述，与现今所用地构叶基本一致。

【原植物】多年生草本。茎直立，高25～50cm。分枝较多，被伏贴短柔毛。叶纸质，披针形或卵状披针形，长1.8～5.5cm，宽0.5～2.5cm，顶端渐尖，稀急尖，尖头钝，基部阔楔形或圆形，边缘具疏离圆齿或有时深裂，齿端具腺体，上面疏被短柔毛，下面被柔毛或仅叶脉被毛；叶柄长不及5mm或近无柄；托叶卵状披针形，长约1.5mm。总状花序长6～15cm，上部有雄花20～30朵，下部有雌花6～10朵，位于花序中部的雌花的两侧有时具雄花1～2朵；苞片卵状披针形或卵形，长1～2mm；雄花：2～4朵生于苞腋，花梗长约1mm；花萼裂片卵形，长约1.5mm，外面疏被柔毛；花瓣倒心形，具爪，长约0.5mm，被毛；雄蕊8～12（～15）枝，花丝被毛；雌花：1～2朵生于苞腋，花梗长约1mm，果时长达5mm，且常下弯；花萼裂片卵状披针形，长约1.5mm，顶端渐尖，疏被长柔毛，花瓣与雄花相似，但较短，疏被柔毛和缘毛，具脉纹；花柱3，各2深裂，裂片呈羽状撕裂。蒴果扁球形，长约4mm，直径约6mm，被柔毛和具瘤状突起；种子卵形，长约2mm，顶端急尖，灰褐色。花、果期5～9月。（图54-1）

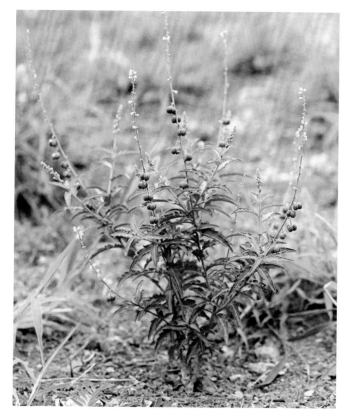

图54-1 地构叶

主要为野生，生于海拔800～1900m山坡草丛或灌丛中。分布于辽宁、吉林、内蒙古、河北、河南、山西、陕西、甘肃、山东、江苏、安徽、四川。

【主产地】主产于山东、河南、山西、陕西、甘肃、内蒙古等地[1-2]。

【栽培要点】

1. 生物学特性　喜湿润、耐寒冷的气候条件，怕涝，抗病能力强，对土壤要求不严，黏土、砂质壤土均可栽培，前茬以豆科、禾本科作物为好，并可利用沟旁、荒地、河畔及四边地栽培，前茬果菜地易发生病虫害不宜种植。

2. 栽培技术　以种子繁殖为主，种子采收后，于当年九月下旬或十月上旬播种，过晚幼苗生长期短，不利越冬。

3. 病虫害　病害：白粉病。虫害：粉蝶。

【采收与加工】夏、秋季果实近成熟时采收，除去杂质，晒干或趁鲜切段。

【药材鉴别】

（一）性状特征

茎多分枝，呈圆柱形或微有棱，通常长10～30cm，直径1～4mm，茎基部有时连有部分根茎；茎表面浅绿色或灰绿色，近基部淡紫色，被灰白色柔毛，具互生叶或叶痕，质脆，易折断，断面黄白色。叶多卷曲而皱缩或破碎，呈灰绿色，两面均被白色细柔毛，下表面近叶脉处较显著。枝梢有时可见总状花序或果序；花型小；蒴果呈三角状扁圆形。气微，味淡而后微苦。（图54-2）

（二）显微特征

1. 叶中脉横切面　珍珠透骨草叶片上、下表皮细胞各为一列细胞，表皮细胞内均含有橙皮苷结晶。上、下表皮均有非腺毛，下表皮非腺毛更多，尤其在叶脉处密集。珍珠透骨草叶片为异面叶，栅栏组织位于上表皮内侧，海绵组织位于下表皮内侧，在两者中均可见草酸钙簇晶，棱角尖锐，直径约14～53μm。叶片主脉在上、下表皮均突出，下表皮更为明显，上、下表皮内侧主脉位置均可见厚角组织。（图54-3）

2. 粉末特征　粉末淡灰绿色或黄绿色。草酸钙簇晶多见，棱角多尖锐，直径14～45μm。橙皮苷结晶橙黄色，多分布于薄壁细胞中。纤维随处可见，壁厚，长梭形。非腺毛为单细胞，壁较厚，约4μm，表面有显著疣状突起，长104～370μm，基部直径约16～29μm。可见叶肉组织碎片。导管主要为梯纹导管和螺纹导管。（图54-4）

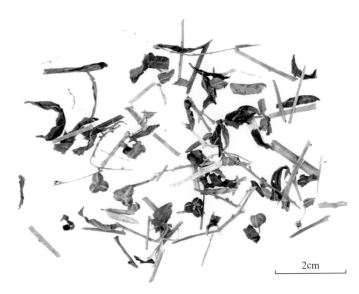

图54-2　珍珠透骨草药材图

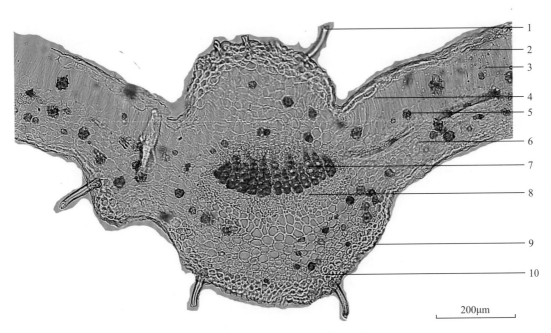

图54-3　珍珠透骨草叶中脉横切面图

1. 非腺毛　2. 上表皮细胞　3. 橙皮苷结晶　4. 栅栏细胞　5. 草酸钙簇晶　6. 海绵细胞
7. 导管　8. 韧皮部细胞　9. 下表皮细胞　10. 厚角细胞

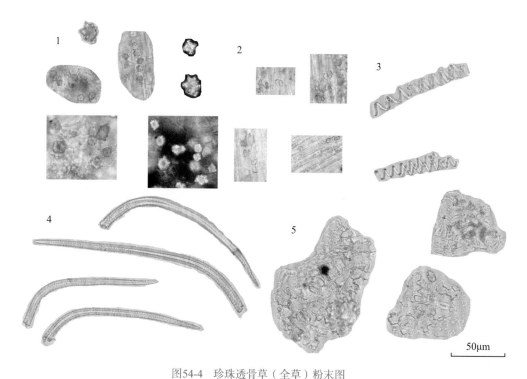

图54-4　珍珠透骨草（全草）粉末图

1. 草酸钙簇晶　2. 橙皮苷结晶　3. 螺纹导管　4. 非腺毛　5. 叶表皮细胞

【质量评价】以色绿、枝嫩、带"珍珠果"者为佳。

【化学成分】主要成分为黄酮类、生物碱类、挥发油类、有机酸等。其中黄酮类、生物碱类是其有效成分。

1. 黄酮类　香叶木素（diosmetin）、木犀草素（luteolin）、5,7,4'-三羟基二氢黄酮-7-O-β-D-（4″-对香豆酰）-吡喃葡萄糖苷[narigenin-7-O-β-D-（4″-p- coumaroyl）-glucopyranoside]、5,7,4'-三羟基二氢黄酮-7-O-β-D-（3″-对香豆酰）-吡喃葡萄糖苷[narigenin-7-O-β-D-（3″-p-coumaroyl）-glucopyranoside]、穗花杉双黄酮（amentoflavone）和木犀草素-7-O-芸香糖苷（scolymoside）等[3]。

2. 生物碱类　speranskatines A and B、speranculatines A and B、speranskilatine A1 and A2、吡啶-2,6-（1H,3H）二酮生物碱［pyridine-2,6-（1H,3H）-diketone alkaloid］等[4]。

3. 挥发油类　十六烷酸乙酯、6-甲基-5-庚烯-2-酮、十二烷、6-甲基-庚二烯-2-酮、乙酸乙酯、9,12,15-十八烷三烯酸乙酯、1,1-二乙氧基己烷等[5]。

4. 有机酸　软脂酸、香草酸、阿魏酸、对香豆酸等[6]。

【功能主治】祛风除湿，舒筋活血，散瘀消肿，解毒止痛。主治风湿痹痛，筋骨挛缩，寒湿脚气，腰部扭伤，瘫痪，闭经，阴囊湿疹，疮疖肿毒。

【药理作用】

1. 抗炎镇痛作用　珍珠透骨草的水提物对醋酸诱发的小鼠腹痛和热板引起的小鼠足痛具有镇痛作用，对巴豆油诱发的小鼠耳肿胀有弱的抗炎作用，对醋酸所致的小鼠腹腔毛细血管通透性增高有降低作用[7]。

2. 活血化瘀作用　由地构叶中提取分离得到的吡啶-2,6（1H,3H）二酮生物碱对二磷酸腺苷、氨基酸和胶原诱导的血小板聚集均有显著抑制作用，同时抑制血栓素B（TXB2）产生，提高6-酮-前列腺素$F_1\alpha$（6-keto-PGF$_1\alpha$）形成，且随剂量增加抑制作用增强[8]。

【附注】珍珠透骨草同名异物现象严重，原植物共计8科14种，在不同地区使用。地构叶、凤仙花和黄花铁线莲分别在西北、华东、华北等较大范围内使用，为主要品种；另有野豌豆属植物、角蒿、滇白珠、活血丹等作为地方习用品种分别在个别省份和地区使用。

主要参考文献

[1] 迟玉明，阎文玫，李家实，等.透骨草的原植物及商品调查[J].中国中药杂志.1999，15(5)：262-266.

[2] 王璇，蔡少青，张玉华，等.中药透骨草的商品基源研究[J].北京医科大学学报.1997，29(3)：23.

[3] Li YM, Zhao YY, Fan YB, et al. Flavonoids from Speranskia tuberculata[J]. J Chin Pharmaceut Sci, 1997，6(2)：70.

[4] Shi JG, Wang HQ, Wang M, et al. Two novel poly-oxygen biopyridine alkaloids from Speranskia tuberculata[J]. Chin Chem Lett, 2000, 11(3): 225.

[5] 高海翔，鲁润华，魏小宁，等.透骨草挥发油成分分析[J].中草药，2000，(8)：57.

[6] 范云柏，赵玉英，李艳梅，等.地构叶化学成分的研究[J].天然产物研究与开发，1996，8(1)：20.

[7] 王璇，崔景荣，肖志平，等.透骨草类药材抗炎镇痛作用的比较[J].北京医科大学学报，1998，30(2)：145.

[8] 杨俊旺，刘莉，鲁润华，等.吡啶-2,6（1H,3H）二酮生物碱对兔血小板聚集和TXB2、6-keto-PGF$_1\alpha$产生的影响[J].第四军医大学学报，2001，22(2)：128.

（武汉生物工程学院　黄帅）

55. 茯苓

Fuling

PORIA

【别名】茯灵、云苓、松苓、茯菟。

【来源】为多孔菌科真菌茯苓 *Poria cocos*（Schw.）Wolf的干燥菌核。

【本草考证】本品始载于《神农本草经》，列为上品。《图经本草》载："出大松下，附根而生，无苗叶花实，作块如拳在土底，大者数斤，似人形龟形者佳，皮黑，内有赤白两种。"《本草纲目》载："茯苓有大如斗者，有坚如石者，绝胜，其轻虚者不佳，盖年浅未坚故也"。本草记载与现今所用茯苓基本一致[1]。

【原植物】多年生寄生或腐寄生真菌。菌核球形、扁球形、长圆形、长椭圆形或稍不规则块状，大小不一；表面粗糙，呈瘤状皱缩，深灰棕色或黑褐色，内部粉质，白色稍带粉红；鲜时质软，干后坚硬。子实体平伏，生长于菌核表面成一薄层，幼时白色，老时变浅褐色，菌管单层，孔为多角形，孔缘渐变齿状。（图55-1）

主要为栽培，亦野生于海拔600~1000m山坡上的马尾松、赤松、云南松等树种的根际。分布于安徽、浙江、福建、台湾、广西、河南、湖北、四川、贵州、云南等地。

【主产地】主产于安徽、湖北、云南等地。茯苓道地产区古今变化较大，当前栽培茯苓的道地产区为安徽岳西、潜山，湖北罗田等地。野生茯苓的道地产区为云南丽江、楚雄、维西等地。

【栽培要点】

1. 生物学特性　生于海拔600~900m，坡度15°~30°的山坡，喜温暖通风和阳光充足的环境，以背风向阳、土质偏沙、中性及微酸性、排水良好的土壤为宜。

2. 栽培技术　以茯苓菌丝为引子（如人工纯培养的茯苓菌丝、肉引和木引），接种到松木上，菌丝在松木中生长一段时间后便结成菌核。

3. 病虫害　病害：腐烂病。虫害：白蚁。

【采收与加工】多于7~9月采挖，挖出后除去泥沙，堆置"发汗"后，摊开晾至表面干燥，再"发汗"，反复数次

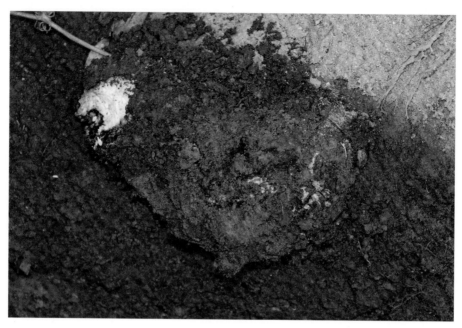

图55-1　茯苓

至现皱纹、内部水分大部散失后，阴干，称为"茯苓个"；或将鲜茯苓按不同部位切制，阴干，分别称为"茯苓块"和"茯苓片"。

【商品规格】根据加工方法和外观形状的不同，茯苓主要分为茯苓个（个苓）、茯苓片（白苓片）、白苓块、骰方、白碎苓。茯苓个、白苓片常分为两等，其他为统货。

【药材鉴别】

（一）性状特征

1. 茯苓个　呈类球形、椭圆形、扁圆形或不规则团块，大小不一。外皮薄而粗糙，棕褐色至黑褐色，有明显的皱缩纹理。体重，质坚实，断面颗粒性，有的具裂隙，外层淡棕色，内部白色，少数淡红色，有的中间抱有松根。气微，味淡，嚼之粘牙。（图55-2）

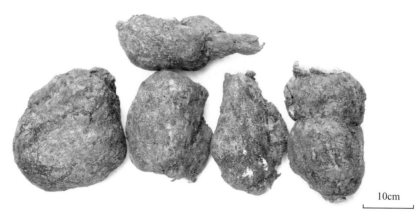

10cm

图55-2　茯苓个

2. 茯苓块　为去皮后切制的茯苓，呈立方块状或方块状厚片，大小不一。白色、淡红色或淡棕色。（图55-3）

3. 茯苓片　为去皮后切制的茯苓，呈不规则厚片，厚薄不一。白色、淡红色或淡棕色。（图55-4）

（二）显微鉴别

粉末特征　粉末灰白色。不规则颗粒状团块和分枝状团块无色，遇水氯醛液渐溶化。菌丝无色或淡棕色，细长，

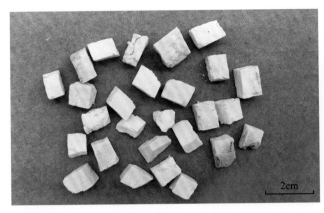
图55-3　茯苓块

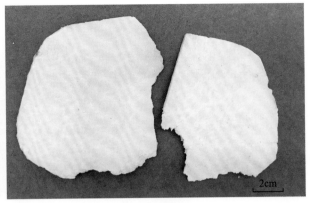
图55-4　茯苓片

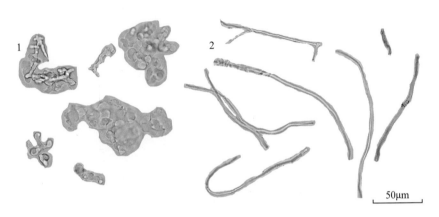
图55-5　茯苓粉末图
1. 团块　2. 菌丝

稍弯曲，有分枝，直径3～8μm，少数至16μm。（图55-5）

（三）理化鉴别

薄层色谱　取本品粉末1g，加乙醚50ml，超声处理10分钟，滤过，滤液蒸干，残渣加甲醇1ml使溶解，作为供试品溶液。另取茯苓对照药材1g，同法制成对照药材溶液。照薄层色谱法试验，吸取上述两种溶液各2μl，分别点于同一硅胶G薄层板上，以甲苯-乙酸乙酯-甲酸（20：5：0.5）为展开剂，展开，取出，晾干，喷以2%香草醛硫酸溶液-乙醇（4：1）混合溶液，在105℃加热至斑点显色清晰。供试品色谱中，在与对照药材色谱相应的位置上，显相同颜色的主斑点。

【质量评价】茯苓个以体重坚实、外皮黑褐色、有光泽、无裂隙、断面白色细腻、黏齿力强者为佳。照醇溶性浸出物测定法项下的热浸法测定，用稀乙醇作溶剂，浸出物不得少于2.5%。

【化学成分】主要成分为多糖类、三萜类、甾醇类等。其中多糖类、三萜类为其特征性成分和有效成分。

1. 多糖类　茯苓聚糖（pachyman）[2]、茯苓次聚糖（pachymaran）[2]等。茯苓多糖是茯苓中兼具免疫与抗癌的有效成分。

2. 三萜类　茯苓酸（pachymic acid）[2]、依布里酸（Eburicoic acid）[2]、土莫酸等。

3. 甾醇类　9,11-脱氢甾醇过氧化物（9,11-dehydroergosterol peroxide）[3]、22-tetraen-3β-ol[4]、麦角甾醇过氧化物等。

【性味归经】甘、淡、平。归心、肺、脾、肾经。

【功能主治】利水渗湿，健脾，宁心。用于水肿尿少，痰饮眩悸，脾虚食少，便溏泄泻，心神不安，惊悸失眠。

【药理作用】

1. 对免疫功能的影响　茯苓多糖能促进小鼠血清中IgA、IgG和IgM的生物合成，从而提高机体免疫功能[5]。茯苓水煎液和粗糖组分能明显升高小鼠的脾系数和胸腺系数，增强免疫功能[6]。

2. 利尿作用　茯苓水煎剂能对盐水负荷大鼠、小鼠产生明显的利尿作用，对其机体内的酸碱平衡没有任何影响[7]。

3. 镇静催眠作用　茯苓酸能通过γ-氨基丁酸能系统增强镇静催眠效果[8]。茯苓水煎液具有协同戊巴比妥钠的中枢抑制作用。

4. 抗肿瘤作用　茯苓多糖和乙酸乙酯组分对胃癌和乳腺癌细胞均有较好的抑制活性。茯苓酸也能显著抑制结肠癌、胰腺癌、肺癌等多种肿瘤细胞的增殖和侵袭[8]。

5. 其他作用　茯苓总三萜具有保肝作用，茯苓酸具有抗炎、抗氧化、降血糖等作用。茯苓还具有改善记忆力、抗菌、抗排斥等作用。

【分子生药】

1. 遗传标记　基于DNA条形码序列的验证，其ITS2序列长度为463bp，有1个变异位点为184位点G-A变异，为茯苓基原鉴定提供了依据[9]。

2. 功能基因　现已成功克隆茯苓甾醇C-24甲基转移酶基因，并对其控制的合成途径进行了验证，从而为未来茯苓酸的发酵工程提供可能[10]。

【附注】根据茯苓的药用部位及加工方法不同，还有茯神、茯神木、赤茯苓、茯苓皮等商品药材。

主要参考文献

[1] 陈卫东，彭慧，王妍妍，等.茯苓药材的历史沿革与变迁[J].中草药，2017，48(23)：5032-5038.

[2] 徐硕，姜文清，邝咏梅，等.茯苓的化学成分及生物活性研究进展[J].西北药学杂志，2016，3(31)：327-330.

[3] Seulah Lee, Eunyong Choi, Su-Man Yang, et. Bioactive compounds from sclerotia extract of Poria cocos that control adipocyte and osteoblast differentiation[J]. Bioorganic Chemistry, 2018, 81: 27-34.

[4] Yasunori Y, Masafumi K, Masao K. Sterol constituents from Poria cocos（Natural Medicine Note）[J]. Nat Meds, 2002, 56(2): 63-67.

[5] 张志军，冯霞，蒋娟，等. 茯苓多糖对小鼠血清IgA、IgG和IgM生物合成水平的影响[J]. 中国免疫学杂志，2013，29(11)：1213-1215.

[6] 徐旭，窦德强.茯苓对免疫低下小鼠免疫增强的物质基础研究[J].时珍国医国药，2016(3)：592-593.

[7] 刁铁成.茯苓药理作用的初步研究[J].中医临床研究，2015，7(08)：23-24.

[8] 黄斯，潘雨薇，蓝海，等.茯苓酸药理学研究进展[J].中成药，2015，37(12)：2719-2721.

[9] 陈士林.中国药典中药材DNA条形码标准序列[M].北京：科学出版社，2015，314.

[10] 郭继云.茯苓甾醇C-24甲基转移酶基因克隆与功能验证[D].华中农业大学，2007.

（中南民族大学　梅之南　刘新桥　王静）

56. 茯苓皮

Fulingpi

PORIAE CUTIS

【别名】苓皮。

【来源】为多孔菌科真菌茯苓*Poria cocos*（Schw.）Wolf菌核的干燥外皮。

【本草考证】【原植物】【主产地】【栽培要点】参见"茯苓"。

【采收与加工】多于7～9月采挖，加工"茯苓片"、"茯苓块"时，收集削下的外皮，阴干。

【商品规格】统货。

【药材鉴别】

（一）性状特征

本品呈长条形或不规则块片，大小不一。外表面棕褐色至黑褐色，有疣状突起，内面淡棕色并常带有白色或淡红色的皮下部分。质较松软，略具弹性。气微、味淡，嚼之粘牙。（图56-1）

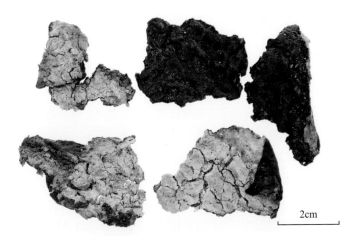

图56-1　茯苓皮药材图

（二）显微鉴别

粉末特征　粉末棕褐色。菌丝淡棕色，细长，直径3～8μm，密集交结成团。（图56-2）

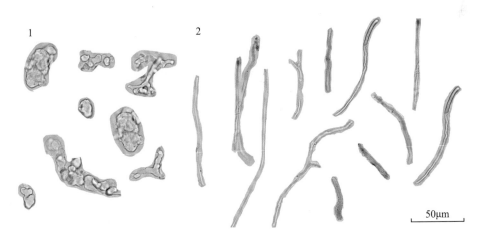

图56-2　茯苓皮粉末图

1. 团块　2. 菌丝

（三）理化鉴别

薄层色谱　取本品0.5g，加乙醚50ml，超声处理10分钟，滤过，滤液蒸干，残渣加甲醇1ml使溶解，作为供试品溶液。另取茯苓对照药材1g，同法制成对照药材溶液。照薄层色谱法试验，吸取上述两种溶液各2μl，分别点于同一硅胶G薄层板上，以甲苯-乙酸乙酯-甲酸（20：5：0.5）为展开剂，展开，取出，晾干，喷以2%香草醛硫酸溶液-乙醇（4：1）混合溶液，在105℃加热至斑点显色清晰。供试品色谱中，在与对照药材色谱相应的位置上，显相同颜色的主斑点。

【质量评价】以外皮黑褐色、内面灰白色、体轻、质松、略具弹性者为佳。

【化学成分】主要成分为三萜类、多糖类、挥发性成分。其中，三萜类和多糖类为茯苓皮的特征性成分和有效成分。

1. 三萜类　茯苓酸A（poricoic acid A）[1]、茯苓酸B（poricoic acid B）[1]、3-氢化松苓酸（trametenolic acid）[2]、poricoic acid AE[3]、poricoic acid CE[3]等。

2. 多糖类　β-茯苓聚糖、木聚糖、茯苓次聚糖、μ-茯苓多糖等[2]。

3. 挥发性成分　α-杜松烯（α-cadinene）、α-衣兰油烯（α-muurolene）、α-紫穗槐烯（α-amorphene）、橙花叔醇（nerolidol）等[4]。

【性味归经】甘、淡，平。归肺、脾、肾经。

【功能主治】利水消肿。用于水肿，小便不利。

【药理作用】

1. 利尿作用　茯苓皮的醇提取物对生理盐水负荷的水潴留大鼠具有明显的利尿效应[5]。

2. 抗氧化作用　茯苓皮多糖和三萜类提取液均具有较强的抗氧化活性[2]。

3. 抗菌作用　茯苓皮三萜能较好抑制大肠埃希菌、金黄色葡萄球菌、铜绿假单胞菌[2]。

4. 其他作用　茯苓皮乙醇提取液中的三萜类物质能显著降低高脂血症模型小鼠的血脂指标和动脉粥样硬化指数[6]。茯苓皮水提取物能通过抑制机体脂质过氧化，改善CCl_4诱导的大鼠肝纤维化[7]。茯苓皮总三萜能明显抑制MES、scPTZ实验诱发的癫痫发作和癫痫放电，而且神经毒性较低[8]。茯苓皮还具有细胞毒活性、增强免疫功能[2]等作用。

主要参考文献

[1] 李慧，黄帅，单连海. 等. 茯苓皮中三萜酸类成分的研究[J]. 华西药学杂志，2016，31(1)：006-010.

[2] 冯亚龙，赵英永，丁凡，等. 茯苓皮的化学成分及药理研究进展(Ⅰ)[J]. 中国中药杂志，2013，38(7)：1098-1102.

[3] Yang C H, Zhang S F, Liu W Y, et al. Two new triterpenes from the surface layer of Poria cocos [J]. Helv Chim Acta, 2009, 92(4): 660.

[4] 张洁，刘建华，武晨，等. 茯苓皮的挥发性成分[J]. 中国实验方剂学杂志，2014，20(18)：66-69.

[5] Zhao Y Y, Feng Y L, Du X, et al. Diuretic activity of the ethanol and aqueous extracts of the surface layer of Poria cocos in rat[J]. Journal of Ethnopharmacology, 2012, 144(3): 775-778.

[6] 毛跟年，张诗韵，付超，等. 茯苓皮总三萜的降血脂活性研究[J]. 陕西科技大学学报，2015，33(3)：130-134.

[7] 蒋征奎，王学方. 茯苓皮水提物对四氯化碳诱导大鼠肝纤维化的改善作用[J]. 中国药房，2017，28(22)：3065-3068.

[8] 吁诚铭，李金平，胡先明. 茯苓皮提取物抑制癫痫活性作用[J]. 中成药，2017，39(6)：1288-1290.

（中南民族大学　梅之南　刘新桥　王静）

57. 南五味子

Nanwuweizi

SCHISANDRAE SPHENANTHERAE FRUCTUS

【别名】西五味子、华中五味子、红木香、紫金藤。

【来源】为木兰科植物华中五味子*Schisandra sphenanthera* Rehd. et Wils.的干燥成熟果实。

【本草考证】本品始载于《神农本草经》，列为上品。《图经本草》载："五味皮肉甘酸，核中辛苦，都有咸味"，故名五味子，历代本草中对五味子基原的描述主要以《图经本草》中的描述为主。《本草纲目》载："五味今有南北之分，南产者色红，北产者色黑"，首次根据药材颜色明确将五味子分为南北两种。本草记载与现今木兰科植物华中五味子的干燥成熟果实基本一致。

【原植物】藤本植物，各部无毛。叶长圆状披针形、倒卵状披针形或卵状长圆形，长5～13cm，宽2～6cm，先端渐尖或尖，基部狭楔形或宽楔形，边有疏齿，侧脉每边5～7条；上面具淡褐色透明腺点，叶柄长0.6～2.5cm。花单生于叶腋，雌雄异株；花托椭圆体形，顶端伸长圆柱状，不凸出雄蕊群外；雄蕊群球形，药隔与花丝连成扁四方形，药隔顶端横长圆形，药室几与雄蕊等长，花丝极短。花梗长0.7～4.5cm；子房宽卵圆形，花柱具盾状心形的柱头冠，胚珠3～5叠生于腹缝线上。聚合果球形，小浆果倒卵圆形，外果皮薄革质，干时显出种子，种子肾形或肾状椭圆体形。花期6～9月，果期9～12月。（图57-1）

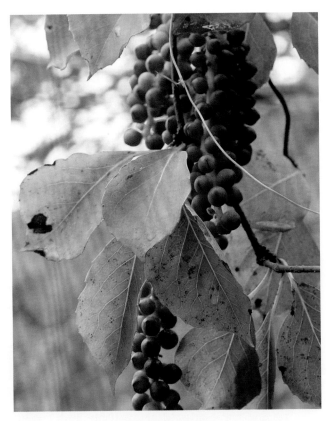

图57-1 华中五味子

野生于海拔1000m以下山区的杂木林中、林缘或山沟的灌木丛中。分布于黄河流域以南，主要分布于华中、西南，包括山西、陕西、甘肃、山东、江苏、安徽、浙江、江西、福建、河南、湖南、湖北、四川、贵州、云南等省。

【主产地】主产于陕西、甘肃、河南、四川、云南等省，道地产区为陕西南部、河南伏牛山一带。

【栽培要点】

1. 生物学特性 喜温润气候，适应性强，耐旱性差，在肥沃、排水好、湿度均衡适宜的土壤上发育最好。

2. 栽培技术 种子繁殖、压条繁殖或扦插繁殖，以种子繁殖为主[1]。一般播种为条播或撒播，以条播为好。秋栽、春栽均可，秋栽成活率高。

3. 病虫害 病害：叶枯病、白粉病、锈病等。虫害：卷叶虫、金龟子、蛴螬等。

【采收与加工】8月下旬至10月上旬，待果实呈紫红色时随熟随采，晒干或烘干。烘干时起始温度在60℃左右，达半干时将温度降至40～50℃，达到八成干时挪到室外日晒至全干，去除果柄、杂质，挑出黑粒即可入库贮藏。

【商品规格】按照所需分为统货或选货。选货：直径≥0.5cm；统货：直径0.4～0.5cm。

【药材鉴别】

（一）性状特征

果实较小，呈球形或扁球形，直径4～6mm，表面棕红色至暗棕色，果皮干瘪，皱缩而无光泽，无起白霜现象或仅微有白霜；果肉质较薄，常紧贴于种子上，气微，味微酸。内含种子1～2粒，肾形，直径约为2mm，表面棕黄色，有光泽，种皮薄而脆，种子破碎后无香气。（图57-2）

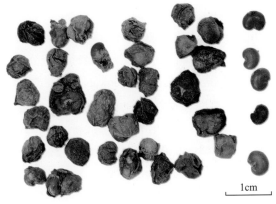

1cm

图57-2 南五味子药材图

（二）显微鉴别

1. **果实横切面** 外果皮为1列方形或长方形细胞，壁稍厚，外被角质层，散有油细胞；薄壁细胞10余层，内侧细胞切向延长，散有小型外韧型维管束；内果皮为1列小方形薄壁细胞；种皮表皮最外层为1列径向延长的石细胞，壁厚，纹孔及孔沟细密，其下为数列类圆形、三角形或多角形石细胞，纹孔较大而疏；油细胞层为1列长方形细胞，含棕黄色油滴；种皮内表皮为1列小细胞，壁稍厚；胚乳细胞含脂肪油滴及糊粉粒。（图57-3）

2. **粉末特征** 粉末棕红色或暗棕色。种皮表皮石细胞，外侧壁表面观呈多角形或长多角形，大小均匀，壁厚，界限不清；内侧壁细胞表面观孔沟极细密，胞腔明显，内含棕色物；纵断面观呈长方形，壁孔及孔沟细小或不明显；种皮内层石细胞表面观呈多角形、类圆形或不规则形，壁稍厚，纹孔及孔沟明显；果皮表皮细胞表面观类多角形，垂周壁呈连珠状增厚，表面有角质纹线，表皮中散有油细胞及气孔[2]。（图57-4）

（三）理化鉴别

薄层色谱 取本品1g，加环己烷10ml，超声处理30分钟，滤过，滤液蒸干，残渣加甲醇2ml溶解，离心，取上清液蒸干，残渣加环己烷1ml使溶解，作为供试品溶液。另取南五味子对照药材1g，同法制成对照药材溶液。再取安五脂素对照品，加环己烷制成每1ml含2mg的溶液，作为对照品溶液。吸取三种溶液各2μl，分别点于同一硅胶G薄层板上，以三氯甲烷–丙酮（60：1）为展开剂，展开，晾干，喷以磷钼酸试液，在105℃加热至斑点显色清晰。供试品色谱中，在与对照药材色谱和对照品色谱相应的位置上，显相同的深蓝色斑点。

【**质量评价**】以粒大肉厚、色紫红、有油性者为佳。采用高效液相色谱法测定，本品按干燥品计算，含五味子酯甲（$C_{30}H_{32}O_9$）不得少于0.20%。

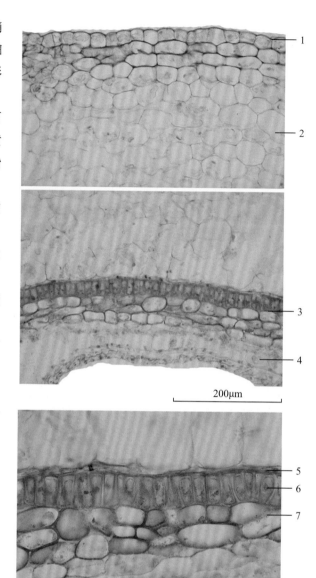

200μm

50μm

图57-3 南五味子横切面图[2]

1. 外果皮 2. 中果皮 3. 种皮表皮 4. 胚乳 5. 内果皮
6. 种皮外层石细胞 7. 种皮内层石细胞

【**化学成分**】主要成分为木脂素类化合物、挥发油、糖类及有机酸等。其中，木脂素类是其特征性成分和有效成分。

1. **木脂素类** 安五脂素（anwulignan），五味子酯甲、乙、丙、丁、戊（schisantherin A，B，C，D，E），五味子甲、乙、丙素（schizandrin A，B，C）等，此外还含有安五酸（anwuweizic acid），d-表加巴辛（d-epigalbacin）等[3]。

2. **挥发油** 主要为倍半萜类（包括萜烃及含氧衍生物），含量较高的有α-檀香烯、δ-榄香烯、β-雪松烯、γ-杜松萜烯、2-（4α,8-二甲基-1,2,3,4,4α,5,6,7-八氢萘-2）-1-丙烯醇等[4]。

【**性味归经**】酸、甘，温。归肺、心、肾经。

【**功能主治**】收敛固涩，益气生津，补肾宁心。用于久咳虚喘，梦遗滑精，遗尿尿频，久泻不止，自汗盗汗，津伤口渴，内热消渴，心悸失眠。

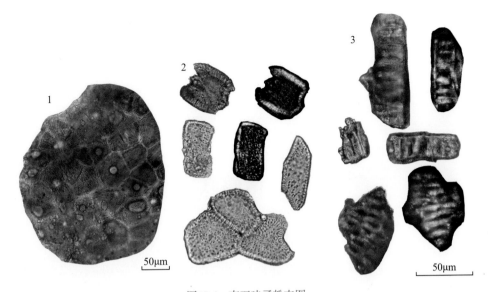

图57-4　南五味子粉末图

1. 果皮表皮细胞　2. 种皮内层石细胞　3. 种皮表皮石细胞

【药理作用】

1. 抗氧化和保肝作用　五味子乙素对·OH和·CCl₃两类自由基导致的肝细胞膜脂质过氧化损伤有保护作用。南五味子可降低实验性肾阴虚型小鼠血清中的氧自由基水平，同时升高超氧化物歧化酶（SOD）水平[5]。

南五味子的有效成分木脂素类如五味子酯甲、五味子酯乙、五味子酯丙、五味子酯丁对迁延性、慢性病毒肝炎患者有较好的降血清谷丙转氨酶的作用；五味子酯丁对肝损害有极强的抑制作用，对半乳糖胺肝损伤亦有强抑制效果[6]。

2. 抗AD作用　南五味子酮能够抑制阿尔茨海默症（AD）样大鼠海马内β淀粉样蛋白（amyloid-beta protein，Aβ）诱导的氧化应激和炎性反应，对AD具有一定的防治作用。南五味子酮可能通过影响NF-κB信号转导通路而抑制Aβ诱导的氧化应激和炎性反应，从而使其在AD发病中发挥保护作用[7]。

3. 抑菌作用　南五味子水、乙醇及乙酸乙酯提取物对金黄色葡萄球菌等致病菌均具有良好的抑菌作用，水提取物对金黄色葡萄球菌、乙型副伤寒沙门菌、大肠埃希菌有显著的抑制作用。其中乙醇提取物含有多种抑菌物质，对8种致病菌的抑制作用最强[8]。

4. 镇静安眠作用　南五味子总木脂素提取物能抑制小鼠自发活动，同戊巴比妥钠有显著协同作用，提示其具有镇静、催眠作用。南五味子总木脂素具有显著的镇静催眠作用，其作用机制可能是延长深慢波睡眠时相[5]。

【分子生药】以ITS2序列为标准的DNA条形码能够有效鉴定五味子和南五味子药材[9]。

【附注】南五味子中南五味子酮作为抗阿尔茨海默症的主要活性成分，值得深入研究。

主要参考文献

[1] 王祥明. 南五味子GAP规范化栽培技术[J]. 陕西林业科技，2013(02)：109-111.

[2] 赵中振. 中药显微鉴别图鉴[M]. 沈阳：辽宁科学技术出版社，2005.

[3] 夏继成. 南五味子化学成分及其活性研究进展[J]. 黑龙江科技信息，2012，(2)：10.

[4] 程敏. 南五味子化学成分、药理作用及炮制方法研究进展[J]. 陕西农业科学，2010(6)：26-29.

[5] 谭晓虹，田嘉铭，杨辉，等. 南五味子有效成分及其药理作用的研究进展[J]. 神经药理学报，2014，4(6)：28-32.

[6] 苏明威，王乃平，辛华雯，等. 五味子药理作用研究进展[J]. 中国药师，2009，12(7)：960-962.

[7] 于方，拓西平，吕建勇，等. 华中五味子酮对阿尔茨海默病样大鼠学习记忆功能及海马区核因子κB、诱导型一氧化氮合酶表达的影响[J]. 第二军医大学学报，2007，28(12)：1351-1355.

[8] 马永全，于新，黄雪莲，等.南药五味子提取物的抗菌及抗氧化作用[J].食品与发酵工业，2010(6)：45-48.

[9] 陈靓，吴亚男，单会娇，等.五味子与南五味子药材的DNA条形码鉴定[J].中国实验方剂学杂志，2016(1)：66-71.

（上海长征医院　位华　　上海中医药大学　孙连娜　陈万生）

58. 南鹤虱

Nanheshi

CAROTAE FRUCTUS

【别名】野胡萝卜子、鹤虱。

【来源】为伞形科植物野胡萝卜*Daucus carota* L.的干燥成熟果实。

【本草考证】本品始载于《救荒本草》，载："野胡萝卜，生荒野中。苗叶似家胡萝卜，俱细小，叶间攒生茎叉，梢头开小白花，众花攒开如伞盖状，比蛇床子花头又大，结子比蛇床亦大。其根比家胡萝卜尤细小。"本草记载与现今所用南鹤虱一致。

【原植物】二年生草本，高15～120cm。茎单生，全体有白色粗硬毛。基生叶薄膜质，长圆形，二至三回羽状全裂，末回裂片线形或披针形，长2～15mm，宽0.5～4mm，顶端尖锐，有小尖头，光滑或有糙硬毛；叶柄长3～12cm；茎生叶近无柄，有叶鞘，末回裂片小或细长。

复伞形花序，花序梗长10～55cm，有糙硬毛；总苞有多数苞片，呈叶状，羽状分裂，少有不裂的，裂片线形，长3～30mm；伞辐多数，长2～7.5cm，结果时外缘的伞辐向内弯曲；小总苞片5～7，线形，不分裂或2～3裂，边缘膜质，具纤毛；花通常白色，有时带淡红色；花柄不等长，长3～10mm。果实圆卵形，长3～4mm，宽2mm，棱上有白色刺毛。花期5～7月，果期6～8月。（图58-1）

生长于山坡路旁、旷野或田间。分布于四川、贵州、湖北、江西、安徽、江苏、浙江等省。

【主产地】主产于江苏、安徽、湖北、浙江等地。

【栽培要点】

1. 生物学特性　南鹤虱对气候、土壤要求不严，山区、半山区以及平原地区均可栽种。

2. 栽培技术　用种子繁殖。播前需浸种催芽，春季于3～4月，秋季于8月初条播、覆浅土，保持土壤湿润，5～8天出苗。发芽后，一般间苗2～3次，同时进行松土、除草与施肥。

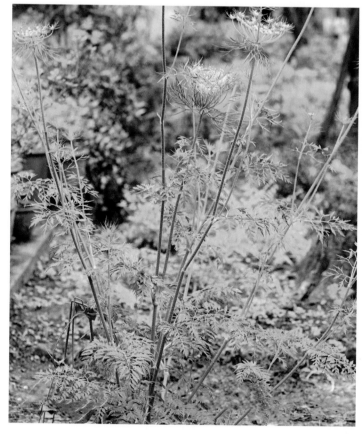

图58-1　野胡萝卜

【采收与加工】秋季果实成熟时割取果枝，晒干，打下果实，除去杂质。

【商品规格】统货。

【药材鉴别】

（一）性状鉴别

双悬果，呈椭圆形，多裂为分果，分果长3~4mm，宽1.5~2.5mm。表面淡绿棕色或棕黄色，顶端有花柱残基，基部钝圆，背面隆起，具4条窄翅状次棱，翅上密生1列黄白色钩刺，刺长约1.5mm，次棱间的凹下处有不明显的主棱，其上散生短柔毛，接合面平坦，有3条脉纹，上具柔毛。种仁类白色，有油性。体轻。搓碎时有特异香气，味微辛、苦。（图58-2）

（二）显微鉴别

分果横切面　外果皮细胞1列，主棱处有分化成单细胞的非腺毛，长86~390μm。中果皮有大型油管，在次棱基部各1个，接合面2个，扁长圆形，直径50~120μm，内含黄棕色油滴；主棱内侧有细小维管束；内果皮为1列扁平薄壁细胞。种皮细胞含红棕色物质。胚乳丰富，薄壁细胞多角形，壁稍厚，含脂肪油和糊粉粒，糊粉粒中含有细小草酸钙簇晶。（图58-3）

（三）理化鉴别

薄层色谱　取本品粉末1g，加乙醚20ml，浸渍过夜，滤过，滤液挥干，残渣加乙醚1ml使溶解，作为供试品溶液。另取南鹤虱对照药材1g，同法制成对照药材溶液。照薄层色谱法试验，吸取上述两种溶液各1~2μl，分别点于同一硅胶G薄层板上，以甲苯-乙酸乙酯-甲酸（8：1：1）为展开剂，展开，取出，晾干，置紫外光灯（365nm）下检视。供试品色谱中，在与对照药材色谱相应的位置上，显相同颜色的荧光斑点；再喷以5%香草醛硫酸溶液，加热至斑点显色清晰，供试品色谱中，在与对照药材色谱相应的位置上，显相同颜色的斑点。

【化学成分】主要含挥发油、倍半萜类化合物和黄酮类成分[1-7]。挥发油和倍半萜组分是南鹤虱研究较多的化学成分，果实中含挥发油约2%。

1. 挥发油　其中60%以上为倍半萜及单萜类化合物。包括β-红没药烯、罗汉柏二烯、香柠檬醇乙酸酯、乙酸柏木酯、α-芹子烯、α-蒎烯、β-蒎烯、细辛脑、γ-榄香烯等[7-8]。

2. 黄酮类　包括芹菜素-4'-O-β-D-葡萄糖、山柰酚-3-O-β-D-葡萄糖、芹菜素-7-O-β-D-吡喃半乳糖-（1→4）-O-β-D-甘露糖、芹菜素-7-O-葡萄糖苷、芹菜素-5-O-葡萄糖苷、木犀草素-7-O-葡萄糖、芹黄素-7-O-β-D-半乳糖-（1→4）-O-β-D-吡喃甘露糖苷等[5]。

【性味归经】苦、辛，平；有小毒。归脾、胃经。

【功能主治】杀虫消积。用于蛔虫病，蛲虫病，绦虫病，

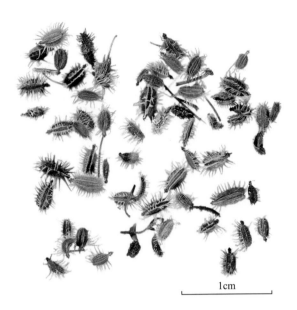

图58-2　南鹤虱药材图

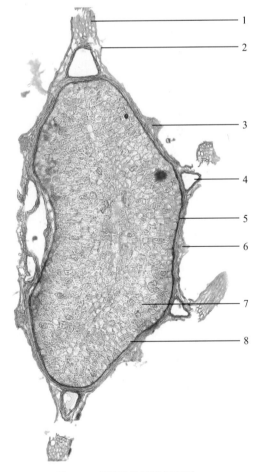

图58-3　南鹤虱分果横切面图

1. 次棱　2. 外果皮　3. 中果皮　4. 油管　5. 内果皮
6. 维管束　7. 胚乳　8. 种皮

虫积腹痛，小儿疳积。

【药理作用】

1. 抑菌作用　野胡萝卜的正己烷、二氯甲烷、甲醇提取物对蜡样芽孢杆菌活性有抑制作用[12]；野胡萝卜的挥发油成分对皮肤真菌菌株显示出有效的抗真菌活性，特别是含榄香素的活性最强[9]。南鹤虱精油可有效抑制番茄叶霉病菌、水稻稻瘟病菌和苹果炭疽病菌等7种病原真菌菌丝的生长及孢子和菌核的萌发，其中对小麦赤霉病菌和油菜菌核病菌的抑制作用最强[10-11]。

2. 杀虫作用　南鹤虱精油对白纹伊蚊和致倦库蚊幼虫的毒杀作用较强，半数致死量分别为67.87μg/ml和34.12μg/ml[12]。

3. 认知功能障碍改善作用　南鹤虱乙醇提取物通过改善小鼠记忆力及降低胆固醇和抗胆碱酯酶活性等作用来改善认知功能障碍[13]。

4. 对心血管系统的作用　野胡萝卜果实的醇提取物，对离体猫心冠状动脉有扩张作用。种子中的苷类成分，对麻醉犬有短暂的降压作用。

5. 对平滑肌的作用　野胡萝卜种子醇提取物，对离体豚鼠和大鼠小肠、大鼠子宫、猫支气管平滑肌等均显示舒张作用。种子中的苷类成分能松弛大鼠和兔小肠及未孕子宫。

6. 其他作用　野胡萝卜种子的苷类成分对麻醉犬呼吸有抑制作用；对士的宁及戊四氮引起的蛙惊厥有轻度保护作用。

主要参考文献

[1] Ahmed AA, Bishr MM, El-Shanawany MA, et al. Rare trisubstituted sesquiterpenes daucanes from the wild Daucus carota [J]. Phytochemistry, 2005, 66: 1680-1684.

[2] Gebhardt Y, Witte S, Forkmann G, et al. Molecular evolution of flavonoid dioxygenases in the family apiaceae [J]. Phytochemistry, 2005, 66: 1273-1284.

[3] 崔兆杰，邱琴，刘廷礼，等.南鹤虱挥发油化学成分的气相色谱/质谱分析[J].分析化学，2001，29(9)：1114.

[4] 王锡宁，孙玉泉.南鹤虱挥发油化学成分的分析[J].光谱实验室，2003，20(4)：530-532.

[5] Gupta KR, Niranjan GS. A new flavone glycoside from seeds of Daucus carota[J]. Planta Medica, 1982, 46(4): 240–241.

[6] Cheng, Lei Liu, Guiyuan Pan, Yinchi Zhang, et, al. Two new sesquterpenoids from Fructus Carotae[J] Chinese Journal of Organic Chemistry, 2018, 38: 1829-1832.

[7] 刘贵园，温楠，张茂生，等.南鹤虱中愈创木烷型倍半萜类化学成分研究[J].药学学报，2017，52(7)：1146-1149.

[8] Kumarasamy Yashodharan, Cox Philip John, Jaspars Marcel, et al. screening seeds of Scottish plants for antibacterial activity[J]. Journal of ethnopharmacology, 2002, 83(1-2): 73-77.)

[9] Tavares Ana Cristina, Goncalves, Maria Jose, et al. Essential oil of Daucus carota subsp. halophilus: Composition, antifungal activity and cytotoxicity[J]. Journal of Ethnopharmacology, 2008, 119(1): 129-134.

[10] 强磊.野胡萝卜籽精油萃取工艺及抑菌活性研究[D].西北农林科技大学，2013.

[11] 强磊，康振生，邵红军.野胡萝卜籽精油对植物病原真菌的抑制活性研究[J].陕西农业科学，2013，59(4)：41-44，87.

[12] 秦巧慧，彭映辉，何建国，等.野胡萝卜果实精油对蚊幼虫的毒杀活性[J].中国生物防治学报，2011，27(3)：418-422.

[13] 俞发荣.野胡萝卜改善认知功能障碍作用的药理学证据[J].国外医药（植物药分册），2007，22(5)：216.

（湖北中医药大学　刘义梅　张颖）

59. 枸橘

Gouju

PONCIRI TRIFOLIATAE FRUCTUS

【别名】臭枳子、枸橘李、土枳实、绿衣枳实、绿衣枳壳。

【来源】为芸香科植物枳*Poncirus trifoliata*（L.）Raf.的幼果或未成熟果实。

【本草考证】枸橘一名最早出现在宋代韩彦直的《橘录》中，载："枸橘，色青气烈，小者似枳，大者似枳壳……近时难得枳实，人多植枸橘于篱藩间，收其实，剖干之，以之和药，味与商州枳实几逼真矣。"《本草纲目》载："枸橘处处有之。树、叶与橘并同，但干多刺，三月开白花，青蕊不香，结实大如弹丸，形如枳实而壳薄，不香，人家多收种为藩篱，亦或收小实，伪充枳实及青橘皮售之，不可不辨。"其描述及附图与本品相吻合，同时也说明枸橘在明代已视为枳实的伪品了。据考证，唐宋以前所用枳实的原植物即为本种。枸橘在古代最早作为枳实来使用；宋朝时期，枳实与枳壳的正品来源已发生变化，枸橘不再是枳实和枳壳的唯一正品来源；明清时期，枸橘在《本草纲目》中被单独列出，并且成为枳实与枳壳的伪品[1]。

【原植物】落叶灌木或小乔木。茎多分枝，小枝扁而具棱，青绿色，刺粗壮，基部扁平。叶互生，三出复叶，顶生小叶纸质或近革质，椭圆形或倒卵形，长1.5～6cm，宽1～3cm；侧生小叶较小，椭圆状卵形，基部稍偏斜，幼嫩时在主脉上有短柔毛，具半透明油点。叶柄有翅。花单生或成对腋生，先叶开放；萼片5；花瓣5，白色芳香；雄蕊8～20，离生；子房近球形，密被短柔毛，6～8室，花柱粗短，柱头头状。柑果球形，直径2～5cm，熟时橙黄色，具短柔毛及多数油腺，芳香，柄粗短，宿存于枝上。种子多数。花期4～5月，果期7～10月。（图59-1）

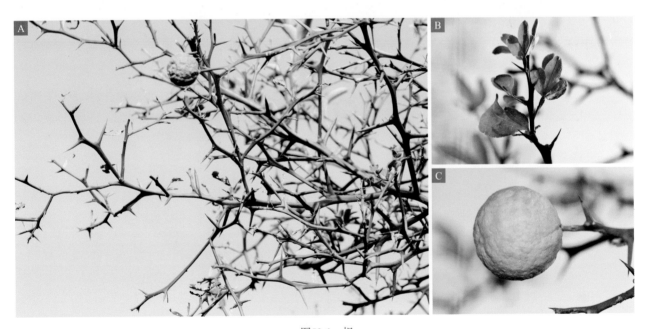

图59-1 枳

A. 植株 B. 叶 C. 果实

多栽培于路旁、庭园作绿篱。主要分布于华北、中南、华东及西南，陕西、甘肃、河北、山东、江苏、安徽、浙江、江西、福建、台湾、河南、湖北、湖南、广东、广西、四川、贵州、云南等地均有栽培。

【主产地】主产于江苏、浙江、四川、福建、江西、广东、广西等地。

【采收与加工】5～6月拾取自然脱落在地上的幼小果实，晒干；略大者自中部横切为两半，晒干者称绿衣枳实；

未成熟果实，横切为两半，晒干者称绿衣枳壳。

【药材特征】

（一）性状特征

1. 绿衣枳实　呈圆球形或剖成两半，直径0.8～1.2cm；外表面绿褐色，密被棕绿色毛茸，基部具圆盘状果柄痕；横剖面类白色，边缘绿褐色，可见凹陷的小点，瓤囊黄白色；味苦、涩。

2. 绿衣枳壳　多为半球形，直径2.5～3cm；外皮灰绿色或黄绿色，有微隆起皱纹，被细柔毛；横剖面果皮厚3～5cm，边缘有油点1～2列，瓤囊5～7瓣，中轴宽2～5mm。气香，味微苦。（图59-2）

（二）显微鉴别

粉末特征　粉末淡棕黄色或绿色。外果皮表皮细胞不规则多角形或类方形，长9～17μm，壁稍厚，厚3～6μm。气孔类圆形或长圆形，副卫细胞7～9个。表皮下几列薄壁细胞含草酸钙方晶，斜方形、菱形或多面体，长7～20μm。中果皮细胞类圆形或不规则形，壁大多不均匀增厚，厚5～11μm，非木化，有的细胞臂状延伸，细胞间隙大。非腺毛由1～14个细胞组成，平直或稍弯曲，顶端渐尖或钝圆，长75～285μm，壁疣明显，基部细胞直径17～20μm，壁厚5～7μm。此外，油室多已破碎，汁囊组织细胞界限不明显，螺纹、网纹导管及管胞直径24μm，尚有种皮碎片。（图59-3）

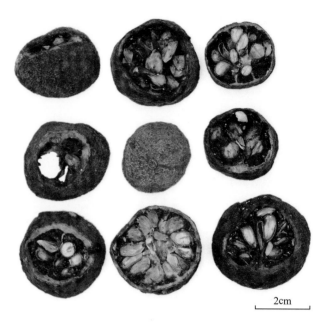

图59-2　枸橘药材图

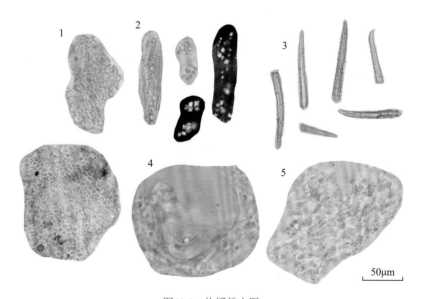

图59-3　枸橘粉末图

1. 外果皮表皮细胞　2. 草酸钙方晶　3. 非腺毛　4. 破碎的油室　5. 中果皮细胞

【化学成分】 主要成分为黄酮苷类、挥发油、香豆素类等。

1. 黄酮苷类　枸橘苷（pocirin，$C_{28}H_{34}O_{14}$）、橙皮苷（hesperidin）、马迈素（marmesin，$C_{14}H_{14}O_4$）、柚皮苷（naringin，$C_{27}H_{32}O_{14}$）、新橙皮苷（neohesperidin）等。

2. 挥发油　α-蒎烯（α-pinene）、β-蒎烯（β-pinene）、月桂烯（myrcene）、柠檬烯（limonene）、樟烯（camphene）、γ-松油烯（γ-rerpinene）、对-聚伞花素（p-cymene）、丁香烯（caryophyllene）、芳香醇（linalool）、乙酸芳樟酯（linaly

acetate）、邻氨基苯甲酸甲酯及茵芋碱（skimmianine，$C_{14}H_{13}O_4N$）等。

3. 香豆素类　欧前胡素、异欧前胡素等[2]。

【性味归经】辛、苦，温。归胃，肝经。

【功能主治】健胃消食，理气止痛。用于胃痛，消化不良，胸腹胀痛，便秘，子宫脱垂，脱肛，睾丸肿痛，疝痛。

【药理作用】

1. 抗病毒作用　将小鼠纤维细胞放置于200μg/ml的橙皮苷中预先孵化，能保护细胞不受水疱性口炎病毒的侵害维持24小时。果实中所含橙皮苷预先处理Hela细胞，能预防流感病毒的感染，但其抗病毒活性可被透明质酸酶所破坏。

2. 抗炎作用　小鼠腹腔注射橙皮苷100mg/kg可降低甲醛性踝肿胀，大鼠注射100mg/kg也有显著的抗炎作用。橙皮苷和柚皮苷对豚鼠因维生素C缺乏所导致眼球结膜血管内血细胞凝聚及微血管抵抗力降低有改善作用。

3. 抗肿瘤作用　枸橘苷通过激活外源性凋亡通路促使AGs细胞凋亡，抑制胃癌细胞增殖，从而发挥抗肿瘤作用[3]。

4. 其他作用　果皮所含橙皮苷和柚皮苷均能抑制大鼠眼晶状体的醛糖还原酶，在大鼠体内柚皮苷的10^{-4}mol/L浓度，抑制作用为80%。枸橘苷对血管内皮细胞增殖表现出良好的抑制作用，体外实验显示，枸橘苷能够明显抑制内皮细胞的黏附和迁移作用，同时体内实验显示枸橘苷在30μg剂量浓度时能显著抑制鸡胚绒毛尿囊膜新血管形成[4]。

【用药警戒或禁忌】气血虚弱、阴虚有火或孕妇慎服。

【附注】

1. 枸橘的未成熟果实，在福建等地作为枳壳（绿衣枳壳），幼果作为枳实（绿衣枳实）用。此外，在河南、陕西、青海、江苏等地将其果实作香橼用。

2. 枸橘原植物枳的其他部位亦可作药用，如种子（枸橘核）、叶（枸橘叶）、根皮（枳根皮）、棘刺（枸橘刺）、树皮屑或果皮屑（枳茹）。

主要参考文献

[1] 裴莉昕，纪宝玉，陈随清，等.枸橘药材的本草考证及质量分析[J]，中国实验方剂学杂志，2017，23(21)：39-44.

[2] 谭润雅，雷鹏，周政，等.HPLC法同时测定枸橘中欧前胡素和异欧前胡素的含量[J].中药新药与临床药理，2016，27(2)：255-258.

[3] 张黼，李忠.枸橘苷对胃癌细胞抑制作用及其机制研究[J].中国病理生理杂志，2017，33(9)：1637-1642.

[4] 李增，陈灵芝，刘晨.枸橘苷抑制血管生成作用的研究[J].时珍国医国药，2016，27(2)：277-279.

（湖北中医药大学　刘迪）

60. 厚朴

Houpo

MAGNOLIAE OFFICINALIS CORTEX

【别名】川厚朴、紫油厚朴、温厚朴。

【来源】为木兰科植物厚朴*Magnolia officinalis* Rehd. et Wils.或凹叶厚朴*Magnolia officinalis* Rehd. et Wils. var. *biloba* Rehd. et Wils.的干燥干皮、根皮及枝皮。

【本草考证】本品始载于《神农本草经》，列为中品。《图经本草》的"商州厚朴"图与正品原植物十分近似，清代《质问本草》的厚朴图已较为准确，谓之："生山中，木高数丈，春开花生叶结实。"历代也出现过多种混淆品或习用品，但并非主流。本草记载与现今所用厚朴基本一致。

【原植物】

1. 厚朴　为落叶乔木。树皮粗厚，灰色至灰褐色；皮孔突起而显著，类圆形或椭圆形。顶芽圆锥形，长4～5cm。单叶互生，常集生于小枝顶端；叶片倒卵形或椭圆状倒卵形，长20～50cm，宽10～24cm，先端具短急尖、微凸或圆钝，基部楔形或圆形，全缘。花与叶同时开放，花单生于幼枝顶端，直径10～15（20）cm，多白色，有香气；花被9～12（17）片；雄蕊多数；雌蕊心皮多数，分离。聚合果长椭圆状卵形或类圆柱形，长10～12（16）cm，直径5～6.5cm，蓇葖果木质，顶端有向外弯的喙，内含种子1～2粒。花期4～5月，果期10～11月。（图60-1）

主要为栽培，生于海拔500～1500m的山地林间。分布四川、湖北、陕西、甘肃、贵州等。

2. 凹叶厚朴　与厚朴不同之处在于叶先端凹缺，成2钝圆的浅裂片。花期4～5月，果期10月。（图60-2）

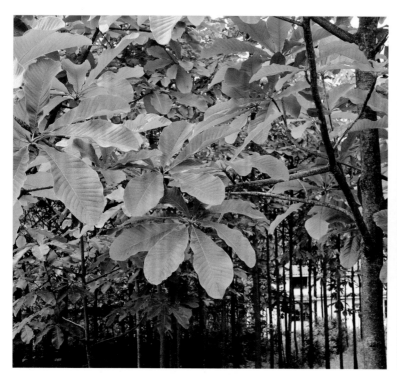 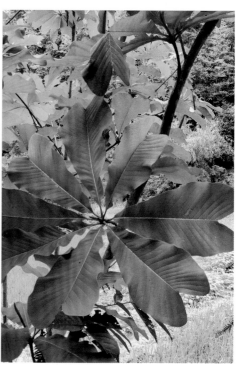

图60-1　厚朴　　　　　　　　　　　　　　　　图60-2　凹叶厚材

主要为栽培，生于海拔300～1400m的林中。分布安徽、浙江、江西、福建、湖南、广东、广西等。

【主产地】厚朴主产于四川中东部、湖北西部、陕西南部、甘肃东南部、贵州东北部。凹叶厚朴主产于安徽西南部、浙江西南部、江西中西部、福建西北部、湖南南部和西北部、广东北部、广西北部和东北部等。以四川平武，重庆城口，湖北恩施等地为道地产区，习称川朴、紫油厚朴。

【栽培要点】

1. 生物学特性　喜凉爽、湿润、光照充足，忌严寒、酷暑、积水；要求年平均气温9～20℃，年降雨量800～1800mm，海拔500～1700m；以土层深厚、疏松肥沃、排水良好、富含腐殖质的中性或微酸性砂质土壤为宜。

2. 栽培技术　种子繁殖为主。分为育苗、造林两个过程。厚朴是早期速生树种，幼林抚育必须加强，5～8月为厚朴生长高峰期，幼林的中耕除草在4～5月生长高峰期前和9～10月杂草种子成熟前进行。

3. 病虫害　病害：根腐病、叶枯病等。虫害：褐天牛、白蚁、黄刺蛾等。

【采收与加工】栽种15～20年左右可行采剥。此阶段厚朴有效成分含量较高，且产量也较大。采收时间一般为

4～6月间，此时厚朴正处于生长旺盛期，树皮易剥落；过早树皮油分含量低，过迟剥皮困难。

根皮和枝皮直接阴干；干皮置沸水中微煮后，堆置阴湿处，"发汗"至内表面变紫褐色或棕褐色时，蒸软，取出，卷成筒状，干燥[1]。

【商品规格】厚朴的规格有筒朴、根朴、蔸朴等3种。筒朴分3个等级。一等：皮厚3.0mm以上，内表面紫褐色，断面外层黄棕色、内层紫褐色；二等：皮厚2.0mm以上，内表面紫棕色，断面外层灰棕色或黄棕色，内层紫棕色；三等：皮厚1.0mm以上，内表面紫棕色或棕色，断面外层灰棕色，内层紫棕色或棕色。根朴和蔸朴均为统货。

【药材鉴别】

（一）性状特征

1. 干皮　呈卷筒状或双卷筒状，长30～35cm，厚0.2～0.7cm，习称"筒朴"；近根部的干皮一端展开如喇叭口，长13～25cm，厚0.3～0.8cm，习称"靴筒朴"。外表面灰棕色或灰褐色，粗糙，有时呈鳞片状，较易剥落，有明显椭圆形皮孔和纵皱纹，刮去粗皮者显黄棕色。内表面紫棕色或深紫褐色，较平滑，具细密纵纹，划之显油痕。质坚硬，不易折断，断面颗粒性，外层灰棕色，内层紫褐色或棕色，有油性，有的可见多数小亮星。气香，味辛辣、微苦。（图60-3）

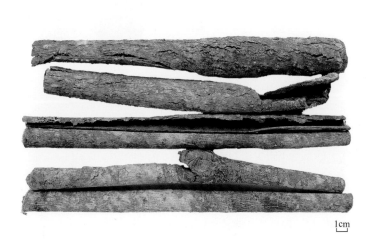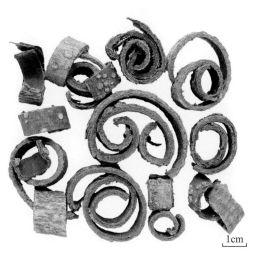

图60-3　厚朴药材

A. 干皮　B.饮片

2. 根皮（根朴）　呈单筒状或不规则块片；有的弯曲似鸡肠，称"习鸡肠朴"。质硬，较易折断，断面纤维性。

3. 枝皮（枝朴）　呈单筒状，长10～20cm，厚0.1～0.2cm。质脆，易折断，断面纤维性。

（二）显微鉴别

1. 横切面　木栓层为10余列细胞；有的可见落皮层。皮层外侧有石细胞环带，内侧散有多数油细胞和石细胞群。韧皮部射线宽1～3列细胞；纤维多数个成束；亦有油细胞散在。（图60-4）

2. 粉末特征　粉末棕色。纤维甚多，直径15～32μm，壁甚厚，有的呈波浪形或一边呈锯齿状，木化，孔沟不明显。石细胞类方形、椭圆形、卵圆形或不规则分枝状，直径11～65μm，有时可见层纹。油细胞椭圆形或类圆形，直径50～85μm，含黄棕色油状物。（图60-5）

（三）理化鉴别

薄层色谱　取本品粉末0.5g，加甲醇5ml，密塞，震摇30分钟，滤过，取滤液作为供试品溶液。另取厚朴酚对照品、和厚朴酚对照品，加甲醇制成每1ml各含1mg的混合溶液，作为对照品溶液。照薄层色谱法试验，吸取上述两种溶液各5μl，分别点于同一硅胶G薄层板上，以甲苯-甲醇（17∶1）为展开剂，展开，取出，晾干，喷1%香草醛硫酸溶液，在100℃加热至斑点显色清晰。供试品色谱中，在与对照品色谱相应的位置上，显相同颜色的斑点。

【质量评价】以内表面色紫棕、油性足、断面有小亮星、香气浓者为佳。采用高效液相色谱法测定，本品按干

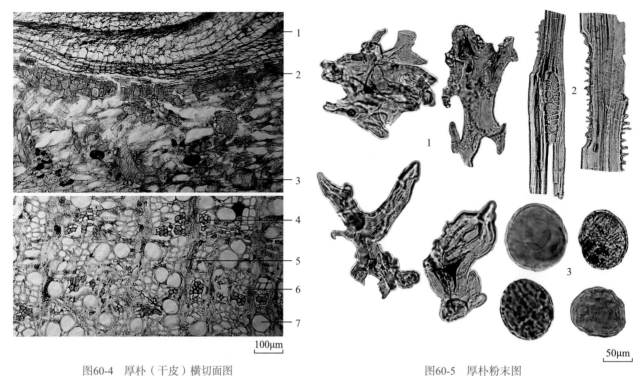

图60-4　厚朴（干皮）横切面图

1. 木栓层　2. 石细胞环带　3. 石细胞　4. 纤维束　5. 射线
6. 韧皮部　7. 油细胞

图60-5　厚朴粉末图

1. 石细胞　2. 纤维　3. 油细胞

燥品计算，含厚朴酚（$C_{18}H_{18}O_2$）与和厚朴酚（$C_{18}H_{18}O_2$）的总量不得少于2.0%。

【化学成分】主要化学成分：酚类、挥发油类和生物碱类[2-4]。

1. 酚类成分　含量较多的是厚朴酚（magnolol）及其异构体和厚朴酚（honokiol）。还有四氢厚朴酚（tetrahydro-magnolol）、异厚朴酚（isomagnolol）、厚朴三醇（magnatriol）、厚朴木脂素（magnolignan）等。

2. 挥发油类　主要为β-桉油醇（β-eudesmol）。其次有ρ-聚伞花素、δ-蛇床烯、D-柠檬烯、α-蒎烯、桉叶油素、龙脑、莰烯、樟脑、α-萜品醇（松油醇）、佳味酚、（±）-芳樟醇等。

3. 生物碱类　木兰箭毒碱（magnocurarine）、柳叶木兰花碱（salicifoline）、木兰花碱（magnoflorine）、番荔枝碱（anonaine）、鹅掌楸碱（liriodenine）等。

【性味归经】苦、辛，温。归脾、胃、肺、大肠经。

【功能主治】燥湿消痰，下气除满。用于湿滞伤中，脘痞吐泻，食积气滞，腹胀便秘，痰饮喘咳。

【药理作用】厚朴具有影响胃肠活动、抗菌、肌肉松弛和中枢抑制等作用[2-7]。

1. 对消化系统的作用　水煎剂对正常胃肠电有兴奋作用，尤其能明显改善内毒素对胃肠电的抑制，促进内毒素致休克状态下胃、十二指肠、空肠运动（平滑肌收缩），对重症感染伴发胃肠运动功能障碍有改善作用。厚朴酚、和厚朴酚等，对回肠平滑肌痉挛有解痉作用。厚朴挥发油味苦，能刺激味觉，反射性引起唾液、胃液分泌，使胃肠蠕动加快，起到健胃作用。厚朴酚、和厚朴酚为止吐有效成分，具有镇吐作用。厚朴醇提物对大鼠胆汁流量有明显促进作用。木兰箭毒碱对兔离体十二指肠平滑肌显示小剂量兴奋、大剂量抑制作用；静注可使麻醉猫在体小肠张力下降，并可抑制组胺所致大鼠十二指肠痉挛。

2. 广谱抗菌作用　厚朴煎剂在体外对金黄色葡萄球菌、大肠埃希菌、铜绿假单胞菌、痢疾杆菌、变形链球菌（致龋病原菌）、霍乱弧菌、炭疽杆菌、伤寒杆菌、副伤寒杆菌、枯草杆菌、百日咳杆菌、幽门螺杆菌、结核杆菌等有抑制作用。厚朴煎剂在15%浓度时对实验动物狗的小芽孢癣菌、同心性毛癣菌、红色毛癣菌、堇色毛癣菌等皮肤真菌有抑制作用。厚朴醇提物对致病性皮肤真菌有抑制作用。

3. 中枢抑制与肌肉松弛作用　厚朴的乙醚浸膏腹腔注射，可抑制小鼠的自发活动，对自发脑电波显示较缓和的慢波化作用，对脑干网状激活系统或丘脑下前部激活系统有抑制作用；能对抗由于甲基苯丙胺或阿扑吗啡所致的兴奋作用；对于由士的宁、印防己毒素、戊四唑等药物诱发的痉挛有强烈的抑制作用。厚朴酚、和厚朴酚对脊髓反射有强烈的抑制作用。β-桉油醇可减轻小鼠电休克癫痫发作。木兰箭毒碱对横纹肌有松弛作用，兔静注有箭毒样麻痹作用，表现为垂头、四肢麻痹；小鸡静注，呈弛缓性瘫痪；能使大鼠膈肌松弛。柳叶木兰花碱有箭毒样作用与神经节阻断作用。

4. 其他作用　有抗炎、镇痛作用，抗氧化作用，抗肿瘤作用等。

【分子生药】有研究显示，厚朴转录组SSR二核苷酸重复类型数量（3018个）多于三核苷酸重复类型数目（1414个），其中二核苷酸AG/CT和三核苷酸AAG/CCT重复基元为主导重复基元。有研究显示，应用454高通量测序技术对厚朴进行叶绿体全基因组测序；采用叶绿体81个蛋白编码基因对厚朴及同属5个种9个样本进行了分子鉴定。[8-9]

【附注】市场上时有混淆品、伪品出现，如同科同属植物武当玉兰*Magnolia sprengeri* Pamp.的树皮、胡桃科核桃属野核桃*Juglans cathayensis* Dode的树皮等，应注意鉴别。

主要参考文献

[1] 刘合刚.药用植物优质高效栽培技术[M].北京：中国医药科技出版社，2001：453-464.

[2] 楼之岑，秦波.常用中药材品种整理与质量研究（北方编）（第2册）[M].北京：北京医科大学、中国协和医科大学联合出版社，1995：211-98.

[3] 郑虎占，董泽宏，余靖.中药现代研究与应用（第四卷）[M].北京：学苑出版社，1998：3280-304.

[4] 章观德.厚朴类药用植物化学成分研究概况[J].中国中药杂志，1989，14(9)：53-6.

[5] 张淑洁，钟凌云.厚朴化学成分及其现代药理研究进展[J].中药材，2013，36(05)：838-843.

[6] 张勇，唐方.厚朴酚药理作用的最新研究进展[J].中国中药杂志，2012，37(23)：3526-3530.

[7] 王立青，江荣高，陈蕙芳.厚朴酚与和厚朴酚药理作用的研究进展[J].中草药，2005(10)：155-158.

[8] 代娇，时小东，顾雨熹，等.厚朴转录组SSR标记的开发及功能分析[J].中草药，2017，48(13)：2726-2732.

[9] 李西文，胡志刚，林小涵，等.基于454FLX高通量技术的厚朴叶绿体全基因组测序及应用研究[J].药学学报，2012，47(01)：124-130.

（湖北中医药大学　杨红兵　石磊　杨钊　王众宽　李锦周）

61. 厚朴花

Houpohua

MAGNOLIAE OFFICINALIS FLOS

【别名】朴花、川朴花、温朴花。

【来源】为木兰科植物厚朴*Magnolia officinalis* Rehd. et Wils.或凹叶厚朴*Magnolia officinalis* Rehd. et Wils. var. *biloba* Rehd. et Wils.的干燥花蕾。

【本草考证】厚朴花入药始于清末。王一仁在其《饮片新参》中将厚朴花作为理气药收载："形色：花蕊形。色紫黑。性味：温，香，微苦。功能：宽中理气。治胸闷，化脾胃湿浊"，"用法：生用，或炒用。禁忌：阴虚液燥者忌用"。[1]一百多年以来厚朴花的使用情况没有变化。

【原植物】【主产地】参见"厚朴"。

【采收与加工】春季花未开放时采摘，稍蒸后，晒干或低温干燥。

【商品规格】统货。

【药材鉴别】

（一）性状特征

花蕾长圆锥形，长4～7cm，基部直径1.5～2.5cm。红棕色至棕褐色。花被多为12片，肉质，外层的呈长方倒卵形，内层的呈匙形。雄蕊多数，花药条形，淡黄棕色，花丝宽而短。心皮多数，分离，螺旋状排列于圆锥形的花托上。花梗长0.5～2cm，密被类白色或灰黄色绒毛，偶无毛。质脆，易破碎。气香，味淡。（图61-1）

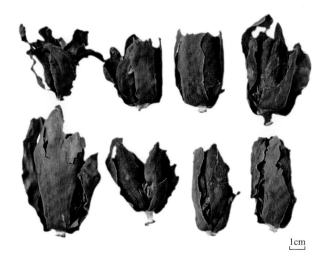

图61-1　厚朴花药材图

（二）显微鉴别

粉末特征　粉末红棕色。花被表皮细胞多角形或椭圆形，表面有密集的疣状突起，有的具细条状纹理。石细胞众多，呈不规则分枝状，壁厚7～13μm，孔沟明显，胞腔大。油细胞类圆形、椭圆形，直径37～85μm，壁稍厚，内含黄棕色物。花粉粒椭圆形，长径48～68μm，短径37～48μm，具一远极沟，表面有细网状雕纹。非腺毛1～3细胞，长820～230μm，壁极厚，有的表面具螺状角质纹理，单细胞者先端长尖，基部稍膨大，多细胞者基部细胞较短或明显膨大，壁薄。（图61-2）

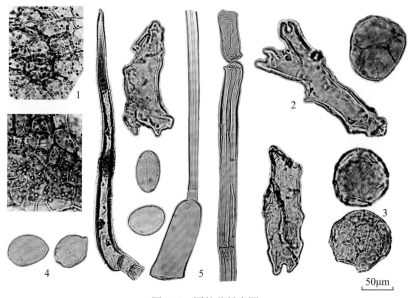

图61-2　厚朴花粉末图

1. 花被表皮细胞　2. 石细胞　3. 油细胞　4. 花粉粒　5. 非腺毛

（三）理化鉴别

薄层色谱　取本品粉末1g，加甲醇8ml，密塞，振摇30分钟，滤过，取滤液作为供试品溶液。另取厚朴酚对照品、和厚朴酚对照品，加甲醇制成每1ml各含1mg的混合溶液，作为对照品溶液。照薄层色谱法试验，吸取上述两种溶液各5μl，分别点于同一硅胶G薄层板上，以甲苯-甲醇（17：1）为展开剂，展开，取出，晾干，喷以1%香草醛硫酸溶液，在100℃加热至斑点显色清晰。供试品色谱中，在与对照品色谱相应位置上，显相同颜色的斑点。

【质量评价】以完整、色棕红、香气浓者为佳。采用高效液相色谱测定，本品含厚朴酚（$C_{18}H_{18}O_2$）与和厚朴酚（$C_{18}H_{18}O_2$）的总量不得少于0.20%。

【化学成分】厚朴花含酚类、黄酮类、苯乙醇苷类及挥发油等。酚类主要有厚朴酚、和厚朴酚；挥发油类包括萜烯类、醇类、芳香烃类、烷烃类、酯类、醛酮类和酸类等。[2-3]

【性味归经】苦、辛，温。归脾、胃经。

【功能主治】芳香化湿，理气宽中。用于脾胃湿阻气滞，胸脘痞闷胀满，纳谷不香。

【药理作用】厚朴花所含挥发油、厚朴酚类有中枢性肌肉松弛、抗溃疡、抗过敏和抗炎效果，对肠管有双向调节作用。厚朴花挥发油中的芳樟醇、香叶醇、石竹烯等成分，具有抑菌、抗炎作用、抗忧郁、抗氧化应激、抗炎症反应、抗肿瘤细胞增殖和调节血脂代谢、驱蚊等活性。[4-5]

主要参考文献

[1] 王家葵，王佳黎，贾君君.中药材品种沿革及道地性[M].北京：中国医药科技出版社，2007：207-212.

[2] 何郡，龙飞，周元雳，等.GC-MS分析不同花期厚朴花的挥发油成分[J].中药与临床，2018，9(3)：1-3.

[3] 赵慧，严颖，邹立思，等.基于超高效液相色谱-三重四极杆飞行时间串联质谱技术分析厚朴花中化学成分[J].中华中医药杂志，2017，32(12)：5621-5624.

[4] 时小红.花类中药在功能性胃肠病中的运用初探[J].浙江中医药大学学报，2015，39(12)：893-895.

[5] 周元雳，龙飞，左洁杰，等.厚朴皮和厚朴花体外抑菌作用研究[J].世界最新医学信息文摘，2017，17(91)：117.

（湖北中医药大学　杨红兵　石磊　王众宽　赵雨　骆宇燊）

62. 骨碎补

Gusuibu

DRYNARIAE RHIZOMA

【别名】猴姜、毛姜、石崖姜、申姜。

【来源】为水龙骨科植物槲蕨*Drynaria fortunei*（Kunze）J. Sm.的干燥根茎。

【本草考证】本品以"占斯"之名（即为骨碎补）始载于《名医别录》，列于中品，载："味苦，锟，无毒，主邪气、埋痹，寒热疽疮，除水坚积，血症月闭，无子。小儿不能行，诸恶疮、痛肿，上腹痛，令女人有子。一名虞及，生太山山谷，采无时。"[1]《本草拾遗》载："骨碎补本名猴姜，开元皇帝以其主伤折补骨碎，故命此名。"《本草纲目》载："其根扁长，略似姜形，其叶有柳缺，类似贯众叶。"吴其濬谓："骨碎补与猴姜一类，惟猴姜扁阔，骨碎补圆长，滇之采药者别之"。本草记载与现今所用骨碎补基本一致。

【原植物】附生草本，高20～40cm。根状茎肉质粗壮，长而横走，密被棕黄色、线状凿形鳞片。叶二型，营养叶厚革质，红棕色或灰褐色，卵形，无柄，长5～6.5cm，宽4～5.5cm，边缘羽状浅裂，很像槲树叶；孢子叶绿色，具短柄，柄有翅，叶片矩圆形或长椭圆形，长20～37cm，宽8～18.5cm，羽状深裂，羽片6～15对，广披针形或长圆形，长4～10cm，宽1.5～2.5cm，先端急尖或钝，边缘常有不规则的浅波状齿，基部2～3对羽片缩成耳状，两面均无毛，叶脉显著，细脉连成4～5行长方形网眼。孢子囊群圆形，黄褐色，在中脉两侧各排列成2～4行，每个长方形的叶脉网眼中着生1枚，无囊群盖。（图62-1）

主要为野生，附生于树上、山林石壁上或墙上。分布于浙江、福建、台湾、广东、广西、江西、湖北、四川、贵州、云南等地[2]。

【**主产地**】主产于湖南、浙江、广西、江西。福建、四川、贵州等地亦产。

【**栽培要点**】

1. 生物学特性　性喜温暖、潮湿、通风、稍遮荫的环境，生长处需有林木遮荫且靠近溪沟水源，以保证足够的湿度和郁闭度，生长地土壤一般偏碱性。

2. 栽培技术　分株繁殖和孢子繁殖为主。分株法对骨碎补资源保护有一定的意义，但需就近采挖，原根系尽可能完整，最好在原生境状态下种植，而且繁殖系数低，不便于运输。孢子繁殖是扩大蕨类植物繁殖的有效途径之一[3]。

3. 病虫害　病害：叶斑病。

【**采收与加工**】全年或夏、秋季采挖根茎，除去泥沙、刮去鳞片，鲜用或干燥后燎去鳞片。

【**商品规格**】统货。

【**药材鉴别**】

（一）性状特征

根茎扁平长条状，多弯曲，有分枝，长5~15cm，宽1~1.5cm，厚0.2~0.5cm。表面密被深棕色至暗棕色的小鳞片，柔软如毛，经火燎者呈棕褐色或暗褐色，两侧及上表面均具凸起或凹下的圆形叶痕，少数有叶柄残基及须根残留。体轻，质脆，易折断，断面红棕色，维管束呈黄色点状，排列成环。无臭，味淡，微涩。（图62-2）

（二）显微鉴别

1. 根茎横切面　呈长扁圆形。表皮细胞1列，类圆形或长圆形，外壁稍厚；鳞片基部位于表皮凹陷处，细胞3~4列，壁厚，内含红棕色色素。内皮层围绕分体中柱，细胞切向延长，凯氏点不甚清晰。分体中柱18~28个，排成扁圆形环；中柱鞘细胞多角形；木质部管胞多角形，直径6~40μm，中部较大，向两端渐次变小，发育几达两端将韧皮部分为内外两部分，内侧韧皮部有的细胞壁增厚并充满黄棕色分泌物。（图62-3）

2. 粉末特征　粉末棕褐色。鳞片碎片棕黄色或棕红色，体部细胞呈长条形或不规则状，直径13~86μm，壁稍弯曲或平直，边缘常有毛状物，两细胞并生，先端分离，柄部细胞形状不规则，基本组织细胞微木化，孔沟明显，直径37~101μm。（图62-4）

（三）理化鉴别

薄层色谱　取本品粉末0.5g，加甲醇30ml，加热回流1小时，放冷，滤过，滤液蒸干，残渣加甲醇1ml使溶解，作为供试品溶液。另取柚皮苷对照品，加甲醇制成每1ml含0.5mg的溶液，作为对照品溶液。照薄层色谱法试验，吸取上述两种溶液各4μl，分别点于同一硅胶G薄层板上，以甲苯-乙酸乙酯-甲酸-水（1:12:2.5:3）的上层溶液为展开剂，展开，取出，晾干，喷以三氯化铝试液，置紫外光灯（365nm）下检视。供试品色谱中，在与对照品色

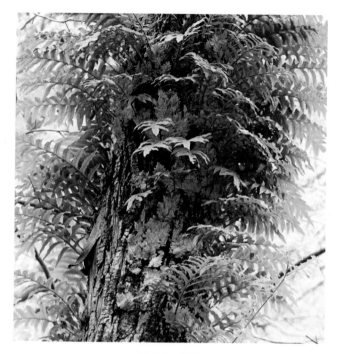

图62-1　槲蕨

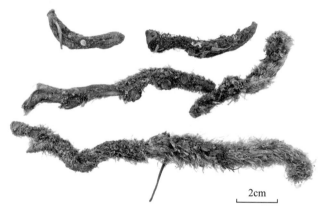

图62-2　骨碎补药材图

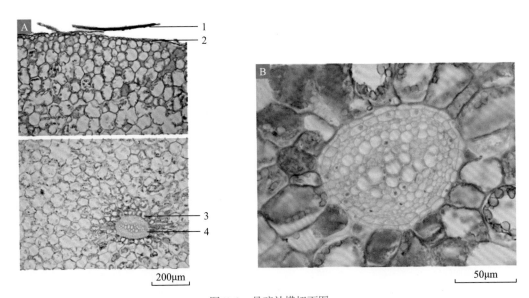

图62-3　骨碎补横切面图

A.骨碎补横切面　B.骨碎补横切面局部（维管束）放大
1.鳞片　2.表皮　3.分体中柱　4.维管束

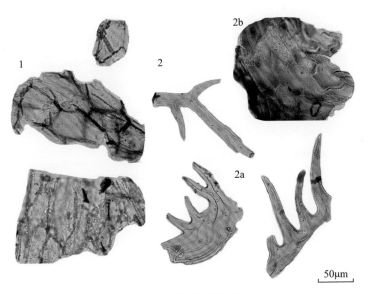

图62-4　骨碎补粉末图

1.薄壁细胞　2.鳞片碎片（2a.体部细胞　2b.柄部细胞）

谱相应的位置上，显相同颜色的荧光斑点。加甲醇5ml冷浸过夜，滤过。滤液点于聚酰胺薄膜上，以苯-甲醇-丁酮（3:1:1）展开，展距10ml，用1%三氯化铁乙醇液喷雾，柚皮苷斑点（R_f=0.3）显棕色。

【质量评价】以粗壮扁平者为佳。采用高效液相色谱法测定，本品按干燥品计算，含柚皮苷（$C_{27}H_{32}O_{14}$）不得少于0.50%。

【化学成分】主要含有黄酮类、三萜类以及苯丙素类等化学成分。

1.黄酮类　柚皮苷（naringin）、黄酮（flavone）、儿茶精（caredhieacid）、色原酮（chromone）等。其中，柚皮苷是骨碎补中的重要活性成分。

2.三萜类　何帕-21-烯（hop-21-ene）、何帕-22（29）-烯[hop-22（29）-ene]、羊齿-9（11）-烯[fern-9（11）-ene]、羊齿-7-烯（fern-7-ene）、β-谷甾醇（β-sitosterol）、豆甾醇（stingmasterol）、采油甾醇（campesterol）、环木菠萝甾醇乙酸酯（cycloardenyl acetate）、环水龙骨甾醇乙酸酯（cy-clomargenyl acetate）、环鸦片甾烯醇乙酸酯

（cyclolaudenylacetaet）、9,10-环羊毛甾-25-烯醇-3β-乙酸酯（9,10-cycloanost-25-en-3β-yl acetate）[4]。

3. 苯丙素类　阿魏酸-β-D-吡喃葡萄糖苷（E）-4-O-β-D-吡喃葡萄糖基咖啡酸、香豆酸-4-O-β-D-吡喃葡萄糖苷、反式咖啡酸钠、二氢异阿魏酸、二氢咖啡酸、（E）-p-松针酸-β-D-吡喃葡萄糖苷等[5]。

【性味归经】苦，温。归肝、肾经。

【功能主治】疗伤止痛，补肾强骨；外用消风祛斑。用于跌扑闪挫，筋骨折伤，肾虚腰痛，筋骨痿软，耳鸣耳聋，牙齿松动；外治斑秃，白癜风。

【药理作用】

1. 对肾脏的作用　骨碎补类黄酮提取物可以预防中毒性肾损害，改善肾功能，促进主要的上皮肾小管细胞再生，从而起到保护肾的作用。同时骨碎补类黄酮提取液可通过清除肾组织中的活性氧化产物，对大鼠系膜增殖性肾小球肾炎起到抑制作用。此外，骨碎补总黄酮对由大肠埃希菌脂多糖诱导的急性肾功能衰竭也具有防治作用[6]。

2. 对骨骼的作用　骨碎补粗提物对小鸡骨发育生长具有显著促进作用。骨碎补提取液可抑制破骨母细胞向成熟破骨细胞转化，抑制破骨细胞性骨吸收，可预防骨质疏松。此外，骨碎补对于骨折具有明显的修复作用[6-7]。

3. 对牙齿的作用　骨碎补能显著改善齿骨密度，使牙齿坚硬度增强，促进牙骨细胞的进一步合成，能促进人牙周组织细胞增殖与分化，可促进牙周组织的修复再生[6-7]。

4. 抗炎　骨碎补总黄酮能减少软骨基质降解和关节软骨破坏，对膝骨关节炎有一定的抑制作用。同时，对组胺、5-羟色胺引起的炎症水肿也有抑制作用[6, 8]。

5. 其他作用　骨碎补还具有活血化瘀、免疫抑制、抗氧化、抗过敏作用等[8]。

【用药警戒或禁忌】阴虚内热及无瘀血者慎服；不宜与风燥药同用；忌羊肉、羊血、芸薹菜。

【分子生药】基于DNA条形码序列的分子鉴定：ITS和psbA-trnH片段叶绿体基因组序列，考察不同物种之间的亲缘关系，可以准确鉴别骨碎补与混淆品[9]。

【附注】各地习用"骨碎补"主要有以下植物。

1. 青海、甘肃以及四川西北地区习用水龙骨科中华槲蕨Drynaria baronii（Christ）Diels根茎。

2. 广东、广西南宁以骨碎补科大叶骨碎补Davallia formosana Hay. 的根茎入药，习称"广碎补"或"硬碎补"。

3. 四川、贵州除用槲蕨根茎外，还习用光叶槲蕨Drynaria propinqua（Wall. ex Mett.）J. Sm. 的根茎，而云南只用光叶槲蕨的根茎入药。

4. 广东、福建等地还以崖姜蕨Pseudodrynaria coronans（Wall. ex Mett.）Ching根茎入药，习称"肉碎补"或"大碎补"，与"硬碎骨"一同入药。

主要参考文献

[1] 马洪娜，魏升华，檀龙颜，等.骨碎补的研究概况[J].中国民族民间医药，2017，26(9)：59-65，71.

[2] 邹珊珊，张本刚，孙红梅，等.骨碎补药材的资源调查与分析[J].中国农学通报，2011，27(6)：374-379.

[3] 李翠，黄雪彦，吕惠珍，等.骨碎补繁殖技术研究进展[J].热带生物学报，2012，3(4)：384-386.

[4] 钱茜.骨碎补化学成分和药理作用研究进展[J].中国生化药物杂志，2015，35(03)：186-188.

[5] 彭双，韩立峰，王涛，等.骨碎补中的化学成分及药理作用研究进展[J].天津中医药大学学报，2012，31(2)：122-125.

[6] 刘玲玲.骨碎补化学成分和药理作用研究进展[J].海峡药学，2012，24(1)：4-9.

[7] 檀龙颜，马洪娜.骨碎补药理作用的研究进展[J].中国民族民间医药，2017，26(11)：66-70.

[8] 陈瑶，刘忠良，赵勇.骨碎补化学成分和药理作用研究进展[J].解放军药学学报，2012，28(5)：454-457.

[9] 段元静.骨碎补及其混淆品的生药学研究[D].广东药科大学，2017.

（武汉理工大学　刘霞　赵小惠）

63. 鬼箭羽

Guijianyu

RAMULUS EUONYMI

【别名】卫矛、鬼箭、六月凌、四面锋、蓖其柴。

【来源】为卫矛科植物卫矛 *Euonymus alatus* (Thunb.) Sieb.的具翅状物枝条或翅状附属物。

【本草考证】本品以卫矛之名始载于《神农本草经》，列为中品。陶弘景云："其茎有三羽"。《本草纲目》载："鬼箭生山石间，小株成丛，春长嫩条，条上四面有羽如箭羽，视之若三羽尔。青叶，状似野茶，对生，味酸涩。三、四月开碎花，黄绿色。结实大如冬青子"。《植物名实图考》收入木类，载："卫矛，即鬼箭羽。湖南俚医谓之六月凌，用治肿毒"。本草记载与现今所用卫矛基本一致。

【原植物】落叶灌木，高2～3m。多分枝，小枝通常四棱形，棱上常具木栓质扁条状翅，翅宽约1cm或更宽。单叶对生；叶柄极短；叶片稍膜质，倒卵形、椭圆形至宽披针形，长2～6cm，宽1.5～3.5cm，先端渐尖，边缘有细锯齿，基部楔形，表面深绿色，背面淡绿色。聚伞花序腋生，有花3～9朵，花小，两性，淡黄绿色，径约3mm；萼4浅裂，裂片半圆形，边缘有不整齐的毛状齿；花瓣4，近圆形，边缘有时呈微波状；雄蕊4，花丝短，着生于肥厚方形花盘上，花盘与子房合生。蒴果椭圆形，绿色或紫色，1～3室，分离。种子椭圆形或卵形，淡褐色，外被橘红色假种皮。花期5～6月，果期9～10月。（图63-1）

生于山野。分布于东北及河北、陕西、甘肃、山东、江苏、安徽、浙江、湖北、湖南、四川、贵州、云南等地。

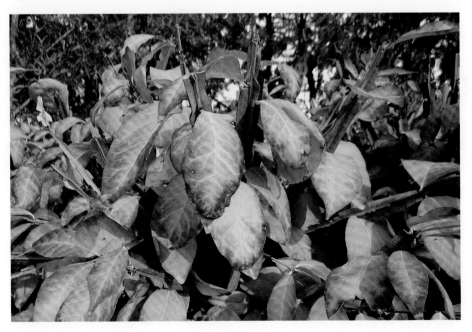

图63-1　卫矛

【主产地】主产于我国东北、华北、西北至长江流域等地。

【栽培要点】

1. **生物学特性**　卫矛性喜光，对气候适应性强，耐寒、耐旱、中性土、酸性土及石灰性土均能生长。萌生力强，耐修剪。

2. **栽培技术**　卫矛通常以播种繁殖为主，亦可扦插。在九月中下旬采收种子，日晒脱粒，用草木灰擦去外面假种皮，洗净阴干，进行砂藏。翌年2～3月播种，5月中旬发芽，幼苗喜阴，适当庇荫。卫矛好肥，生长期管理注意浇水施肥。以磷钾肥为主，少施氮肥，以免徒长。秋后宜少施肥或不施肥。

3.虫害　虫害：黄杨尺蛾、黄杨斑蛾等。

【采收与加工】全年均可采，割取枝条后，取其嫩枝，晒干。或收集其翅状物，晒干。

【药材鉴别】

（一）性状特征

为具翅状物的圆柱形枝条，顶端多分枝，长40～60cm，枝条直径2～6mm，表面较粗糙，暗灰绿色至灰黄绿色，有纵纹及皮孔，皮孔纵生，灰白色，略突起而微向外反卷。翅状物扁平状，靠近基部处稍厚，向外渐薄，宽4～10mm，厚约2mm，表面深灰棕色至暗棕红色，具细长的纵直纹理或微波状弯曲，翅极易剥落，枝条上常见断痕。枝坚硬而韧，难折断，断面淡黄白色，粗纤维性。气微，味微苦。另，市售也有用木翅的，木翅为破碎扁平的薄片，长短大小不一，宽4～10mm，两边不等厚，靠枝条生长的一边厚可至2mm，向外渐薄，表面土棕黄色，微有光泽，两面均有微细密致的纵条纹或微呈波状弯曲，有时可见横向凹陷槽纹，质轻而脆，易折断，断面平整，暗红色，气微，味微涩。（图63-2）

（二）显微鉴别

1.枝条横切面　表皮细胞1列，外壁显著突起，被厚角质层；皮层为10余列细胞组成，外侧为2～3列，形较小；有壁微增厚的厚角细胞，其下方数列不规则形薄壁细胞，内含叶绿体；内侧的薄壁细胞较大，壁有时微木化，部分细胞具壁孔；薄壁细胞中含较多的草酸钙簇晶，直径17～34μm；韧皮部较薄，细胞大多皱缩，形成层不明显；木质部较宽，由导管、管胞、木纤维等组成，胞壁厚，木化；射线细胞单列，木化，具壁孔，木质部常有年轮；髓部由薄壁细胞组成，常呈斜"十"字形，有少数草酸钙簇晶；枝翅由下皮部位的表皮破裂后，变为数列扁平薄壁性的分生细胞，并不断向外分裂和栓化而成。

2.粉末特征　粉末棕黄色。簇晶大小为17～34μm，枝翅全为木栓化细胞的碎片，淡黄棕色，细胞长方形或方形，一般长约58μm，宽约49μm，壁微增厚；枝条中常见有方形的木栓细胞，片状增厚的厚角细胞碎片、纤维及网状。螺纹增厚的导管和散在的簇晶；纤维直径17～20μm，导管直径13～17μm。（图63-3）

（三）理化鉴别

薄层色谱　取本品粉末10g，加乙醇50ml，热提1小时，滤过，滤液蒸干，残渣用三氯甲烷溶解，作为供试品溶液。另取6β-羟基豆甾-4-烯-3-酮、β-谷甾醇、豆甾-4-烯-3,6-二酮及豆甾-4-烯-3-酮作为对照品，分别加三氯甲烷制成每1ml各含1mg的溶液，作为对照品溶液。照薄层色谱法试验，吸取上述五种溶液各5μl，分别点于同一硅胶G薄层板上，以苯–乙醚（3∶2）为展开剂，展开，取出，晾干，喷以1%香草醛硫酸溶液，在105℃加热至斑点显色清晰。供试品色谱中，在与对照品色谱相应位置上，显相同颜色的斑点[1]。

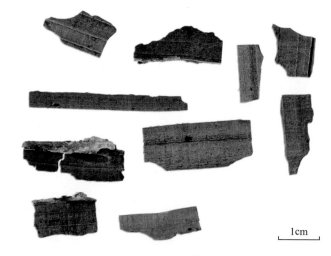

图63-2　鬼箭羽药材图

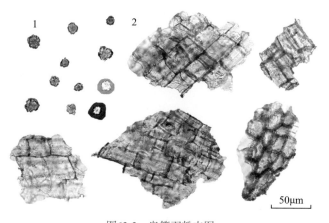

图63-3　鬼箭羽粉末图

1.草酸钙簇晶　2.木栓细胞

【质量评价】 用枝者，以枝梗嫩、条均匀、翅状物突出而齐全者为佳。用翅状物者，以纯净、色红褐、无枝条、无杂质、干燥者为佳。

水分　照水分测定法测定，不得超过14.0%。

【化学成分】 带翅枝条中含黄酮类、甾醇类、儿茶素类、生物碱类等。其中，生物碱类成分是其特征性成分和有效成分。

1. 黄酮类　4-豆甾烯-3-酮（stigmast-4-en-3-one）、4-豆甾烯-3,6-二酮（stigmast-4-en-3,6-dione）。

2. 甾醇类　β-谷甾醇（β-sitosterol）。

3. 儿茶素精类　去氧双儿茶精（dehydrodicatechin）A、d-儿茶素精（d-catechin）。

4. 生物碱类　鬼箭羽碱（alatamine）、雷公藤碱（wilfordine）、卫矛羰碱（evonine）、新卫矛羰碱（neoevonine）、卫矛碱（euonymine）、草酰乙酸钠（sodium oxaloacetate）。

【性味归经】 苦，寒。归肝经、脾经。

【功能主治】 破血通经，解毒消肿，杀虫。用于癥瘕结块，心腹疼痛，闭经，痛经，崩中漏下，产后瘀滞腹痛，恶露不下，疝气，历节痹痛，疮肿，跌打伤痛，虫积腹痛，烫火伤，毒蛇咬伤。

【药理作用】

1. 降血糖作用　鬼箭羽煎剂中提得的草酰乙酸钠对正常或四氧嘧啶性糖尿病的家兔有降低血糖、尿糖及增加体重之作用。糖尿病患者口服，100～1000mg/d，可有一定效果[2]。

2. 调节血脂作用　鬼箭羽水煎液每天3.6g/kg灌胃，共60天，对喂高胆固醇饲料的日本鹌鹑具有一定的调节血脂的作用，能降低胆固醇和血浆总胆固醇（TC），升高HSL2-c，使HSL2-c/HSL3-c比值升高，增加卵磷脂胆固醇脂酰基转移酶（LCAT）活力，从而调节脂质代谢和减轻动脉粥样硬化（AS）病变程度[2]。

主要参考文献

[1] 迟蕾, 孙雅姝, 卢广英, 等. 鬼箭羽的化学成分及药理研究进展[C]. 中华中医药学会中药化学分会第八届学术年会论文集, 2013: 65-70.

[2] 陈云华, 龚幕辛, 卢旭然, 等. 鬼箭羽及同属植物主要药理作用及有效成分研究进展[J], 北京中医药, 2010, 29(2): 143-147.

（河南中医药大学　刘孟奇）

64. 独活

Duhuo

Angelicae Pubescentis Radix

【别名】 香独活、资丘独活、巴东独活、川独活、肉独活。

【来源】 为伞形科当归属植物重齿毛当归 *Angelica pubescens* Maxim. f. *biserrata* Shan et Yuan 的干燥根。

【本草考证】 本品始载于《神农本草经》，列为上品。但将羌活与独活并述，视为一物，作为独活的别名，记有"一名独活，一方羌活……"。《名医别录》载："独活一名羌活，二物同一类"。《本草经集注》载："色微血，形虚大……基茎直上，不为风摇，故名独活。"《本草乘雅半偈》载："出蜀汉、西羌无良。春生苗，如青麻状。一茎直上，有风不动，无风自摇。"直至唐朝《药性本草》始将独活、羌活分列。《本草纲目》和《本草品汇精要》仍认为独活、羌活是"一类两种"，两者外形、功用均有不同。综上所述，独活在早期本草中与羌活合并记载，视为一物，并时有混淆，直至明代以后才逐步明确品种、产地。本草记载几经变化，但与现今所用基本一致。

【原植物】多年生直立草本，高1～2m。根粗大，肉质，多分枝。茎直立，带紫色。基生叶和茎下部叶叶柄细长，2～3回三出羽状复叶，两面均被短柔毛，边缘有不整齐重锯齿。茎上部叶退化成膨大的叶鞘。复伞形花序顶生或侧生，密被黄色短柔毛，伞幅10～25，伞幅长2～10cm，伞形花序15～30朵，白色。双悬果背部扁平，分生果扁平，长圆形，侧棱翅状，棱槽中有油管1～3，合生面油管2～6。（图64-1）

生于海拔1000m以上的林缘。分布于浙江、安徽、湖北、四川、江西等省区。多栽培于湖北、四川省海拔1000～1800m的山地。

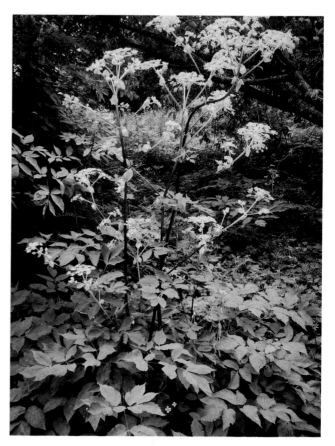

图64-1　重齿毛当归

【主产地】主产于湖北长阳、巴东、恩施、神农架，重庆的巫山、巫溪，四川的都江堰等地。尤以湖北长阳县资丘镇栽培品为道地。

【栽培要点】

1. 生物学特性　独活喜阴冷、湿润的气候，平均气温在8℃左右时则植株生长旺盛。适宜生长于海拔1000～2100m，年无霜期平均为150天，年降雪量1200～1400mm，年日照时数为1600小时，忌强烈光照直射。荫蔽度宜60%～70%。要求土层深厚、肥沃、疏松、排水良好的中性或微酸性腐殖质土，忌连作。

2. 栽培技术　以种子繁殖为主。选健壮种子，随采随播，或翌年春播，于每年4～5月应选根系发育良好的健壮种苗进行定植。

3. 病虫害　病害：独活斑枯病。虫害：蚜虫、地表虎、危害不大。

【采收与加工】种植后第二年采收，应选择秋季，最佳采收期为每年10～11月，宜深挖，以免伤主根。洗去泥土，晒干，待表面收水后，切去残苗的茎杆部分，依根条大小分层放入烘房烘架上，用炭火烘烤，温度不应超过60℃，定时翻动，待药材干燥至可折断时，取出放置至回软，再烘干。按根条粗细大小分级包装。

【商品规格】根据市场流通情况，对药材进行等级划分，将独活分为"选货"和"统货"两个规格。选货为无支根或切除直径1.0cm以下的须根。统货为下部2～3分枝或更多。

【药材鉴别】

（一）性状特征

根略呈圆柱形，下部2～3分枝或更多，长10～30cm。根头部膨大，圆锥状，多横皱纹，直径1.5～3cm，顶端有茎、叶的残基或凹陷，根头部有横环纹。表面灰褐色或棕褐色，具纵皱纹，有隆起的横长皮孔及稍突起的细根痕。质较硬，受潮则变软，断面皮部灰白色，有多数散在的棕色油室，木部灰黄色至黄棕色，略显菊花心，棕色环纹（形成层）明显。有特异香气，味苦辛，微麻舌。（图64-2）

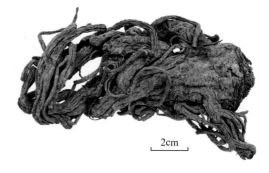

2cm

图64-2　独活药材图

（二）显微鉴别

1. 横切面　木栓细胞6～8列。皮层窄，有少数油室。韧皮部宽广，油室较多，排列数轮，油室周围分泌细胞6～10个。形成层成环。木质部射线宽1～2列细胞，导管稀少，多角形，非木化，直径约至20～80μm，常单个径向排列。薄壁细胞含淀粉粒。（图64-3）

2. 粉末特征　粉末淡棕色，有特异香气。淀粉粒较多、细小，单粒类圆形或椭圆形，直径2～9μm，脐点、层纹不明显；复粒较多，易散碎。油管多破碎，有黄色分泌物或油滴。导管多为网纹[1]。

（三）理化鉴别

薄层色谱　取本品粉末1g，加甲醇10ml，超声处理15分钟，滤过，取滤液作为供试品溶液。另取独活对照药材1g，同法制成对照药材溶液。再取二氢欧山芹醇当归酸酯对照品、蛇床子素对照品，加甲醇分别制成每1ml含0.4mg的溶液，作为对照品溶液。照薄层色谱法试验，吸取供试品溶液和对照药材溶液各8μl、对照品溶液各4μl，分别点于同一硅胶G薄层板上，以石油醚（60～90℃）–乙酸乙酯（7∶3）为展开剂，展开，取出，晾干，置紫外光灯（365nm）下检视。供试品色谱中，在与对照药材色谱和对照品色谱相应的位置上，显相同颜色的荧光斑点[2, 3]。

【质量评价】以条粗壮、质油润、香气浓者为佳。采用高效液相色谱法测定，本品按干燥品计算，含蛇床子素（$C_{15}H_{16}O_3$）不得少于0.50%，含二氢欧山芹醇当归酸酯（$C_{19}H_{20}O_5$）不得少于0.080%[4]。

【化学成分】主要含有香豆素类和挥发油类成分。

1. 香豆素类　甲氧基欧芹素、二氢欧山芹素、二氢欧山芹醇当归酸酯、佛手柑内酯、花椒毒素、当归醇B、毛当归醇、异欧前胡素等。

2. 挥发油类　β-蒎烯、月桂烯、水芹烯、蒈烯、枞油烯、桃金娘烯醛、胡椒烯等。

【性味归经】辛，苦，温。归肾、膀胱经[5-7]。

【功能主治】祛风除湿，通痹止痛。用于风寒湿痹，腰膝疼痛，少阴伏风头痛，风寒挟湿头痛。

【药理作用】

1. 镇痛、抗关节炎作用　动物实验证明，本品具有镇痛、抗关节炎的作用。

2. 对心血管系统的作用　有扩张血管、降低血压的作用。从独活中分离得到的γ-氨基丁酸可对抗多种实验性心律失常。独活的醇提物对ADP体外诱导大鼠血小板聚集、大鼠颈动静脉旁路中血小板血栓形成及体外血栓形成均有抑制作用[8, 9]。

3. 益智作用　独活能够改善模型大鼠的定位航行学习记忆能力，缩短模型大鼠在水迷宫中定位航行的时间，提

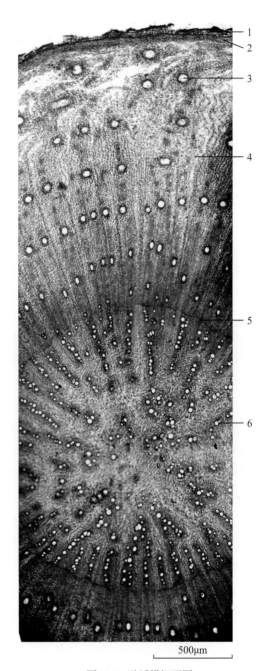

图64-3　独活横切面图

1. 木栓层　2. 栓内层　3. 油室　4. 韧皮部　5. 形成层　6. 木质部

示独活对AD模型大鼠的定位航行学习记忆能力有一定的改善作用。独活水煎剂及其醇提物能明显降低老年小鼠脑组织细胞凋亡率，且独活醇提物优于独活水煎剂[8, 9]。

【附注】

1. 独活虽始载《神农本草经》并将其与羌活视为一物，后《名医别录》、《本草经集注》、《本草纲目》等均视独活与羌活"一类两物"。唐朝《药性本草》（《药性论》）虽将独活与羌活分开，但论述仍不全面。直至民国时期《药性生产辨》（1930年）才将独活与羌活完全分开。因此独活的本草学考证仍有待进一步深入研究。

2. 伞形科独活属独活*Heracleum hemsleyanum* Diels与重齿毛当归的主要区别在：叶为1～3回羽状复叶，中间小叶片为广卵形，两侧小叶片近卵形、3浅裂，边缘有不规则锯齿，分果槽中有油管1，合生面2，油管棒状长为分果的一半或稍超过。

3. 重齿毛当归为伞形科当归属植物。当归属的常用中药主要有当归、白芷、独活等，其活性成分的研究有待深入。

4. 五加科植物短序楤木*Aralia henryi* Harms的根茎在四川、贵州、湖北、安徽、陕西部分地区称九眼独活。

主要参考文献

[1] Tang J, Feng YB, Tong Y, et al. A Distinct New Microscopic Feature for the Identification of the Crude Drug of Radix Angelicae Pubescentis[J]. Journal of Chinese Medicinal Materials, 2008, 31(12): 1796-1802.

[2] 周刚，马宝花. 中药独活的研究进展[J]. 中国当代医药，2012，19(16)：15-16.

[3] 姚琦，高宁阳，慈元，等. 中药独活激活Wnt/β-catenin信号通路对骨质疏松大鼠的作用[J]. 解剖科学进展，2019，25(05)：532-539.

[4] 王计瑞，谭均，李隆云，等. 独活的质量评价[J]. 中成药，2019，41(07)：1623-1630.

[5] Wang B, Liu X, Zhou A, et al. Simultaneous analysis of coumarin derivatives in extracts of Radix Angelicae Pubescentis (Duhuo) by HPLC-DAD-ESI-MSn technique[J]. Analytical Methods, 2014, 6(19): 7996-8002.

[6] Yang XW, Liu YF, Tao HY, et al. [GC-MS analysis of essential oils from Radix Angelicae Pubescentis][J]. China Journal of Chinese Materia Medica, 2006, 31(8): 663-666.

[7] Ge Y, Li Z, Zhang L, et al. Pharmacokinetics and tissue distribution study of bisabolangelone from Angelicae Pubescentis Radix in rat using LC–MS/MS[J]. Biomedical Chromatography, 2019，33(3)：e4433

[8] Yang YF, Xu W, Song W, et al. Transport of Twelve Coumarins from Angelicae Pubescentis Radix across a MDCK-pHaMDR Cell Monolayer-An in Vitro Model for Blood-Brain Barrier Permeability[J]. Molecules, 2015, 20(7): 11719-11732.

[9] Yang YF, Zhang L, Yang XW. Distribution Assessments of Coumarins from Angelicae Pubescentis Radix in Rat Cerebrospinal Fluid and Brain by Liquid Chromatography Tandem Mass Spectrometry Analysis.[J]. Molecules, 2018, 23(1): 225.

（湖北中医药大学　詹亚华　邓娟）

65. 莲子

Lianzi

NELUMBINIS SEMEN

【别名】藕实、水芝丹、莲实。

【来源】为睡莲科植物莲*Nelumbo nucifera* Gaertn.的干燥成熟种子。

【本草考证】本品始载于《神农本草经》，列为上品。一名水芝丹，生池泽。一名莲，生汝南，八月采。《本草纲目》载："花有红、白、粉红三色；大抵野生及红花者，莲多藕劣；种植及白花者，莲少藕佳。其花白者香、红者艳、干叶者不结实。碧莲（花碧）、绣莲（花如绣）皆是异种。"实际上已将其按花色和按用途进行了分类，并揭示了野生莲经长期栽培后向不同方向的发展，本草记载与现今所用莲子基本一致。

【原植物】多年生水生草本。根状茎横生，肥厚，节间膨大，内有多数纵行通气孔道，节部缢缩，下生须状不定根。叶圆形，盾状，直径25～90cm，全缘稍呈波状，上面光滑，具白粉；叶柄粗壮，圆柱形，长1～2m，中空，外面散生小刺。花梗和叶柄等长或稍长，散生小刺；花直径10～20cm，芳香；花瓣红色、粉红色或白色，矩圆状椭圆形至倒卵形，长5～10cm，宽3～5cm，由外向内渐小，先端圆钝或微尖；花药条形，花丝细长，着生在花托之下；花柱极短，柱头顶生；花托（莲房）直径5～10cm。坚果椭圆形或卵形，长1.8～2.5cm，果皮革质，坚硬，熟时黑褐色；种子（莲子）卵形或椭圆形，长1.2～1.7cm，种皮红色或白色。花期6～8月，果期8～10月。（图65-1）

野生或栽培在池塘或水田内。产于我国南北各省。

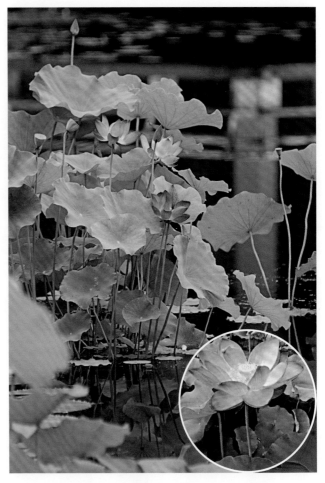

图65-1　莲

【主产地】主产于长江中下游流域和闽江上游地区。根据历代本草和史料记载，明代以前的成书均记载为产汝南郡，明代以后的本草开始记载豫章、荆、扬、益诸处湖泽陂池皆有。随着社会的发展和时间的推移而形成了新的道地及生产区域，现我国已有四大莲子品系：湘莲、建莲、白莲、宣莲，在国际市场享有盛誉。湘莲道地产区为湖南湘潭县，建莲道地产区为福建建宁县，白莲道地产区为江西广昌县，宣莲道地产区为浙江武义县。

【栽培要点】

1. 生物学特性　喜相对稳定的静水，需水量往往与栽培环境、品种及所处的生育期等因素有关。特别喜光，极不耐阴，喜温暖、极耐高温和较耐低温。对土壤的适应性较强，在各种类型的土壤中均能生长，更喜微酸性且富含有机质的黏壤土，土壤pH值过低或偏高、土壤质地过于疏散，都会影响莲的生长发育。

2. 栽培技术　以根茎繁殖为主。种藕应选择顶芽完整、色泽新鲜、藕身具膨大的二节或二节以上且健壮无损伤的主藕或子藕。

3.**病虫害** 病害：腐烂病、黑斑病、褐斑病等。虫害：蚜虫、梨青刺蛾、大蓑蛾等。

【采收与加工】6月下旬～10月中旬采收。当莲蓬出现褐色斑纹，莲子与莲蓬孔格稍分离，莲子果皮呈浅褐色时采摘，取出果实，除去果皮，干燥。

1.**圆粒莲** 采收后去掉外壳即成。

2.**钻心莲** 去掉外壳钻去莲心。

3.**磨皮白莲** 用机械方法磨去种皮的钻心莲。

4.**通心白莲** 采摘八至九成熟的鲜莲，用直径1.5～2.0mm的竹签通去莲子中间的莲心。通心前宜用清水浸泡数小时。

【商品规格】莲子主要产品有手工精选的圆粒莲、钻心莲等品种。根据形状、气味，每500g粒数、净度等分为三等。

规格	等级	性状		粒数/500g	净度（%）	缺陷率（%）
		共同点	区别点			
圆粒莲（钻心莲）	一级	有莲子固有的清香，无异味	颗粒卵圆，均匀一致，表皮粉红透白，色泽一致	≤480（≤500）	100	≤3
	二级		颗粒卵圆，均匀一致，表皮粉红色至红色	≤530（≤540）	≥99	≤6
	三级		颗粒卵圆或圆形，表皮红色或暗红色	≤560（≤580）	≥98	≤12

【药材鉴别】

（一）性状特征

种子椭圆形或类球形，长1.2～1.7cm，直径0.8～1.5cm。表面浅黄棕色至红棕色，有细纵纹和较宽的脉纹，先端中央呈乳头状突起，深棕色，常有裂口，其周围及下方略下陷。种皮菲薄，紧贴子叶，不易剥离。质硬，破开后可见黄白色肥厚子叶2枚，中心凹入成槽形，具绿色莲子心。（图65-2）

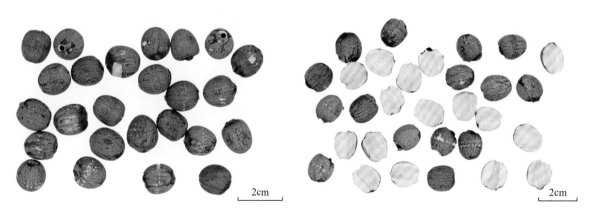

2cm　　　　　　　　　　　2cm

图65-2　莲子药材图

（二）显微鉴别

粉末特征 粉末类白色。主为淀粉粒，单粒长圆形、类圆形、卵圆形或类三角形，有的具小尖突，直径4～25μm，脐点少数可见，裂缝状或点状；复粒稀少，由2～3分粒组成。色素层细胞黄棕色或红棕色，表面观呈类长方形、类长多角形或类圆形，有的可见草酸钙簇晶。子叶细胞呈长圆形，壁稍厚，有的呈连珠状，隐约可见纹孔域。可见螺

纹导管和环纹导管。（图65-3）

（三）理化鉴别

薄层色谱　取本品粗粉5g，加三氯甲烷30ml，振摇，放置过夜，滤过，滤液蒸干，残渣加乙酸乙酯2ml使溶解，作为供试品溶液。另取莲子对照药材5g，同法制成对照药材溶液。吸取两种溶液各2μl，分别点于同一硅胶G薄层板上，以正己烷-丙酮（7∶2）为展开剂，展开，取出，晾干，喷以5%香草醛的10%硫酸乙醇溶液，在105℃加热至斑点显色清晰。供试品色谱中，在与对照药材色谱相应的位置上，显相同颜色的斑点。

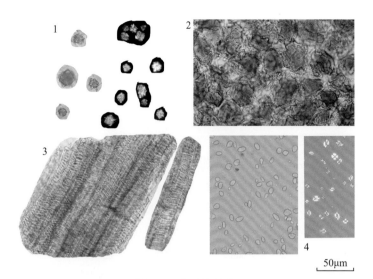

图65-3　莲子粉末图
1. 草酸钙簇晶　2. 色素层细胞　3. 导管　4. 淀粉粒

【质量评价】以颗粒卵圆，均匀一致，表皮粉红透白，色泽一致为佳。按干燥品计算，水分不得过14.0%；总灰分不得过5.0%；每1000g含黄曲霉毒素B_1不得过5μg，黄曲霉毒素G2、黄曲霉毒素G1、黄曲霉素B_2和黄曲霉毒素B_1总量不得过10μg。

【化学成分】主要化学成分为棉子糖，蛋白质，脂肪，碳水化合物，钙，磷，铁。其含量的差异就是其品质的优劣，湘莲蛋白质含量及碳水化合物、维生素和矿物质元素含量高[1]。

【性味归经】甘、涩、平。归脾、肾、心经。

【功能主治】补脾止泻，止带，益肾涩精，养心安神。用于脾虚泄泻，带下，遗精，心悸失眠。

【药理作用】

1. 对血液系统影响　抑制心肌收缩力，减慢心率，扩张冠状动脉，松弛血管，降低血压，并有抗心律失常、抗心肌缺血作用。

2. 抗氧化作用　莲子多糖提取液具有较好的清除羟基自由基（·OH）的功效。可显著提高衰老小鼠血超氧化物歧化酶（SOD）、过氧化氢酶（CAT）和谷胱甘肽（GSH-PX）的活力，可显著降低血浆、脑及肝匀浆过氧化脂质（LPO）的水平[2]。

3. 其他作用　莲子已被证实在辅助治疗如2型糖尿病、肝损伤等方面具有效果[3]。

【分子生药】建立莲DNA指纹图谱，可将形态特征与DNA指纹相结合作为莲品种的鉴定标准[4]。利用SSR标记技术进行遗传多样性分析，发现中美杂交莲类群的遗传多样性水平最高[5]。

主要参考文献

[1] 廖立，舒展，李笑然，等.莲类药材的化学成分和药理作用研究进展[J].上海中医药杂志，2010，44(12)：82-84.

[2] 苗明三，徐瑜玲，方晓艳.莲子多糖对衰老模型小鼠抗氧化作用的研究[J].中国现代应用药学，2005，22(1)：11-12.

[3] 曾绍校，陈秉彦，郭泽镔，等.莲子生理活性的研究进展[J].热带作物学报，2012，33(11)：2110-2114.

[4] 薛建华，姜莉，马晓林，等.莲品种DNA指纹图谱的构建[J].生物多样性，2016，24(1)：3-11.

[5] 向巧彦.莲种质资源遗传多样性研究及DNA指纹图谱构建[D].北京林业大学，2008.

（湖南中医药大学　周日宝　王志辉）

66. 莲子心

Lianzixin

NELUMBINIS PLUMULA

【别名】苦薏、莲薏。

【来源】为睡莲科植物莲*Nelumbo nucifera* Gaertn.的成熟种子中的干燥幼叶及胚根。

【本草考证】始载于《食性本草》，载："生取为末，以米饮调下三钱，疗血渴疾、产后渴疾。"《本草纲目》载："苦，寒，无毒"。《温病条辨》载："莲心，由心走肾，能使心火下通于肾，又回环上升，能使肾水上潮于心"。本草记载与现今所用莲子心基本一致。

【原植物】【主产地】【栽培要点】参见"莲子"。

【采收与加工】6月下旬～10月中旬采收。将莲子剥开，取出绿色胚，晒干。

【商品规格】分为统货和选货。选货根据药材长度、完整度、黑心率等分为三个等级。

【药材鉴别】

（一）性状特征

略呈细圆柱形，长1～1.4cm，直径约0.2cm。幼叶绿色，一长一短，卷成箭形，先端向下反折，两幼叶间可见细小胚芽。胚根圆柱形，长约3mm，黄白色。质脆，易折断，断面有数个小孔。（图66-1）

（二）显微鉴别

粉末特征　粉末灰绿色。表皮细胞略呈长方形，壁薄。叶肉细胞壁薄，类圆形，细胞内含众多淀粉粒与绿色色素。胚根细胞呈长方形，排列整齐，壁菲薄，有的含脂肪油滴。幼叶组织中细胞间隙较大。（图66-2）

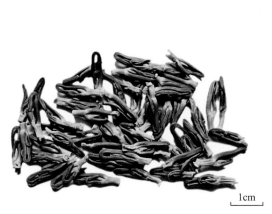

图66-1　莲子心药材图

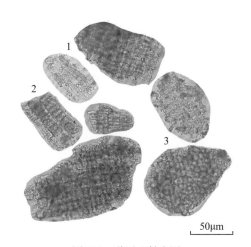

图66-2　莲子心粉末图

1. 表皮细胞　2. 胚根细胞　3. 叶肉细胞

（三）理化鉴别

薄层色谱　取本品粉末2g，加甲醇30ml，超声处理30分钟，滤过，滤液蒸干，残渣加甲醇1ml使溶解，作为供试品溶液。另取莲心碱高氯酸盐对照品，加甲醇制成每1ml含1mg的溶液，作为对照品溶液。吸取供试品溶液4～6μl、对照品溶液4μl，分别点于同一硅胶G薄层板上，以三氯甲烷–乙酸乙酯–二乙胺（5：4：1）为展开剂，展开，取出，晾干，喷以稀碘化铋钾试液。供试品色谱中，在与对照品色谱相应的位置上，显相同颜色的斑点。

【质量评价】以个大、色青绿者为佳。采用高效液相色谱法测定，本品按干燥品计算，含甲基莲心碱（$C_{38}H_{45}N_2O_6$）不得少于0.70%。

【化学成分】主要成分为生物碱类、黄酮及其苷类和甾醇类。

1. 生物碱类　莲心碱（liensinine）、异莲心碱（isoliensinine）、莲心季铵碱（lotusine）、甲基莲心碱（neferine）、荷叶碱（nuciferine）、前荷叶碱（pronuciferine）等。[1-2]

2. 黄酮及其苷类　木犀草素（galuteoline）、芦丁（rutin）、金丝桃苷（hyperin）等。

3. 甾醇类　β-谷甾醇（β-sitosterol）、β-谷甾醇脂肪酸酯（β-sitosterol fatty acid ester）[3]。

【性味归经】苦，寒。归心、肾经。

【功能主治】清心安神，交通心肾，涩精止血。用于热入心包，神昏谵语，心肾不交，失眠遗精，血热吐血。

【药理作用】

1. 抗心律失常作用　莲心碱有较好的抗心律失常作用。可显著对抗乌头碱诱发的大鼠及哇巴因诱发的豚鼠心律失常；也能预防肾上腺素所致豚鼠室颤发生；还能对抗心肌缺血复灌所致大鼠心律失常。

2. 降压作用　莲心碱结晶有短暂降压之效，改变为季铵盐，则出现强而持久的降压作用。

3. 协同抗肿瘤作用　甲基莲心碱体内抗癌活性很弱，与顺氯氨铂（CDDP）联用后产生显著协同抗肿瘤效应，能明显增强化疗药的抗癌作用，不显著增加化疗药物的肝、肾毒性[2, 4]。

4. 其他作用　莲子心煎液总碱可增强离体蛙心收缩力，具有正性肌力作用。甲基莲心碱可抑制瘢痕增生。莲子心中的黄酮类具有清除自由基和抗氧化活性功能，也具有明显的抑菌作用[5]。

主要参考文献

[1] 谢纲，曾建国.莲子心的主要成分和药理作用研究进展[J].湖南中医药大学学报，2007，27：384-386.

[2] 彭燕，张玲莉，杨小青，等.莲子心总生物碱对人肝癌细胞的抑制作用[J].中国药师，2017，20(6)：1009-1012.

[3] 陈佳丽，毕艳兰，陈帅，等.莲子心甾醇提取工艺优化及其组成分析[J].食品科学，2017，38(18)：193-200.

[4] 李娜，宋金春.莲生物碱抗肿瘤研究进展[J].中国药师，2016，19(11)：2141-2143.

[5] 吴梅青.莲子心黄酮提取测定及其抗氧化和抑菌活性进展[J].医药导报，2015，34(7)：919-922.

（湖南中医药大学　周日宝　王志辉）

67. 莲房

Lianfang

NELUMBINIS RECEPTACULUM

【别名】莲蓬。

【来源】为睡莲科植物莲 *Nelumbo nucifera* Gaertn. 的干燥花托。

【本草考证】本品始载于《本草纲目》，载："莲房入厥阴血分，消瘀散血，与荷叶同功，亦急则治标之意也。"《本经逢原》载："莲房入厥阴，功专止血。故血崩下血溺血，皆烧灰用之。虽能止截，不似棕灰之兜塞也。"本草记载与现今所用的莲房基本一致。

【原植物】【主产地】【栽培要点】参见"莲子"。

【采收与加工】秋季果实成熟时采收，除去果实，晒干。去净杂质，切成碎块。

【商品规格】莲房虽有大小之分，但价格较低，一般不按大小分等级，多为统货。

【药材鉴别】

（一）性状特征

花托倒圆锥状或漏斗状，多撕裂，直径5～8cm，高4.5～6cm。表面灰棕色至紫棕色，具细纵纹和皱纹。顶面有多数圆形孔穴，基部有花梗残基。质疏松，破碎面海绵样，棕色。气微，味微涩。莲房炭表面焦黑色，内部棕褐色。（图67-1）

（二）显微鉴别

粉末特征　粉末黄棕色。表皮细胞表面观呈多角形，乳头状突起呈双圆圈状。草酸钙簇晶多见，直径10～54μm。棕色细胞类方形或类圆形，壁稍厚，胞腔内充满红棕色物。螺纹导管、环纹导管直径8～80μm。纤维成束，直径11～35μm，具纹孔。（图67-2）

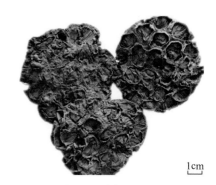

图67-1　莲房药材图

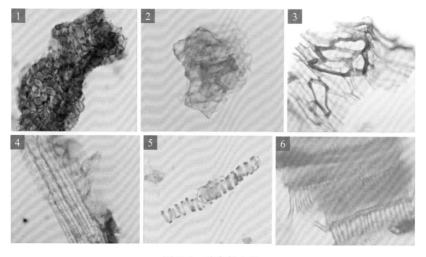

图67-2　莲房粉末图

1. 表皮细胞　2. 草酸钙簇晶　3. 棕色细胞　4. 纤维束　5,6 导管

【质量评价】以个大，紫红色者为佳。水分不得过14.0%，总灰分不得过7.0%。

【化学成分】主要化学成分有黄酮及其苷类、膳食纤维。

黄酮类　原花青素（procyanidine）、槲皮素（quercetin）、槲皮素3-O-葡萄糖醛酸苷（quercetin3-O-glucoronide）、金丝桃苷（hyperin）、异槲皮苷（isoquercitrin）、杨梅素3-O-葡萄糖（myricetin-3-O-glucoside）[1]。

【性味归经】苦、涩，温。归肝经。

【功能主治】化瘀止血。用于崩漏，尿血，痔疮出血，产后瘀阻，恶露不尽。

【药理作用】

1. 抗氧化作用　莲房原花青素能清除自由基，可显著降低细胞内ROS水平，对氧化应激所致的肝细胞DNA损伤具有抑制作用[2]。50%乙醇提取物还可调节血脂和肝脏代谢，提高肝组织抗氧化能力，从而明显改善2型糖尿病大鼠胰岛素抵抗[3]。

2. 抗心肌缺血作用　莲房原花青素对大鼠心肌缺血再灌注损伤具有保护作用[4]。

3. 其他作用　莲房还具有抗心肌缺血再灌注损伤、保护肝脏、抗辐射、抗肿瘤、抗突变和增强免疫力等多种药理作用。

主要参考文献

[1] 袁志鹰，黄惠勇，谢梦洲.莲的化学成分及药理研究进展[J].亚太传统医药，2018，14(11)：73-75.

[2] 杜宏，黄家钿，王艳芳，等.莲房原花青素对乙醇诱导的人胚肝细胞株L-02氧化损伤的保护作用[J].海峡药学，2015，27(1)：218-221.

[3] 王思为，夏道宗，方月娟，等.莲房提取物对2型糖尿病大鼠胰岛素抵抗的影响[J].中草药2015，46(5)：721-726.

[4] 张晓晖，张斌，龚培力，等.莲房原花青素对大鼠心肌缺血再灌注损伤的保护作用[J].药学学报，2004，39(6)：401-405.

（湖南中医药大学　周日宝　王志辉）

68. 莲须

Lianxu

NELUMBINIS STAMEN

【别名】莲花蕊、莲蕊须。

【来源】为睡莲科植物莲*Nelumbo nucifera* Gaertn.的干燥雄蕊。

【本草考证】本品始载于《济生方》。后代本草多有收载，但多用其别名，如：金樱草（《品汇精要》）、莲花须（《医学正传》）、莲花蕊（《孙天仁集效方》）、莲蕊须（《本草纲目》）。而其功效在历代记载也有所不同，《本草蒙筌》载："益肾，涩精，固髓"；《本草纲目》载："清心通肾，固精气，乌须发，悦颜色，益血，止血崩、吐血"；《本草通玄》载："治男子肾泄，女子崩带"；《本草经疏》载："能清心，入肾固精气，乌须发，止吐血，疗滑泄"；《本经逢原》载："清心通肾，以其味涩，故为秘涩精气之要药"。本草记载与现今所用莲须基本一致。

【原植物】【主产地】【栽培要点】参见"莲子"。

【采收与加工】夏季开花时选晴天采收，盖纸阴干或晒干。

【商品规格】莲须尚未按等级分类，大多为统货。

【药材鉴别】

（一）性状特征

雄蕊线形。花药扭转，纵裂，长1.2～1.5cm，直径约0.1cm，淡黄色或棕黄色。花丝纤细，稍弯曲，长1.5～1.8cm，淡紫色。气微香，味涩。（图68-1）

（二）显微鉴别

粉末特征　粉末黄棕色。花粉粒类球形或长圆形，直径45～86μm，具3孔沟，表面有颗粒网纹。表皮细胞呈长方形、多角形或不规则形，垂周壁微波状弯曲；侧面观外壁呈乳头状突起。花粉囊内壁细胞成片，呈长条形，壁稍厚，胞腔内充满黄棕色或红棕色物。可见螺纹导管。（图68-2）

（三）理化鉴别

薄层色谱　取本品粉末1g，加甲醇40ml，超声处理30分钟，滤过，滤液回收溶剂至干，残渣加水20ml使溶解，用乙酸乙酯振摇提取3次，每次20ml，合并乙酸乙酯液，回收溶剂至干，残渣加乙酸乙酯1ml使溶解，作为供试品溶液。另取莲须对照药材1g，同法制成对照药材溶液。吸取上述两种溶液各3～8μl，分别点于同一硅胶GF$_{254}$薄层板上，以环己烷-乙酸乙酯-无水甲酸（9：3：0.7）为展开剂，展开，取出，晾干，喷以10%硫酸乙醇溶液，在105℃加热至斑点显色清晰，置紫外光灯（365nm）下检视。供试品色谱中，在与对照药材色谱相应的位置上，显相同颜色的

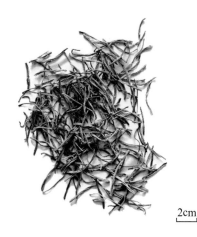

2cm

图68-1　莲须药材图

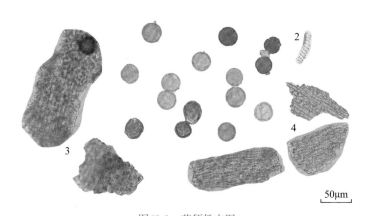

50μm

图68-2　莲须粉末图

1. 花粉粒　2. 导管　3. 表皮细胞　4. 花粉囊内壁细胞

荧光斑点。

【质量评价】以干燥、完整、色淡黄、质软者为佳。

【化学成分】主要成分为挥发油、生物碱类、黄酮及其苷类和糖类等[2-3]。

1. 挥发油类　主要为脂肪酸、萜烯，其次为烷烃类。

2. 生物碱类　莲心碱（liensinine）、异莲心碱（isoliensinine）、莲心季铵碱（lotusine）、甲基莲心碱（neferine）、荷叶碱（nuciferine）、前荷叶碱（pronuciferine）等。

3. 黄酮及其苷类　槲皮素、山柰酚、木犀草素、金丝桃苷等。

【性味归经】甘、涩，平。归心、肾经。

【功能主治】固肾涩精。用于遗精滑精，带下，尿频。

【药理作用】

1. 对生殖系统的影响　莲须有雌激素样作用，莲须煎剂可显著增加小鼠子宫和卵巢重量，对动物的子宫有兴奋作用[4]。

2. 抗血栓作用　莲须75%醇提物可延长电刺激动脉血栓形成时间，但不影响凝血功能。

3. 镇痛作用　莲须水提液具有镇痛作用，能明显提高小鼠的痛阈。

4. 其他作用　莲须水提液具有抗溃疡的作用，可作用于角质形成细胞，通过抑制紫外线照射后的促进IL-1a生成以及抑制各种黑素细胞活化因子的生成，抑制黑素细胞活化。还对抗蓖麻油引起的小肠性腹泻和番泻叶引起的大肠性腹泻[5]。

主要参考文献

[1] 杨冰，赵希贤. 莲须薄层色谱鉴别方法的研究[J]. 药品检验，2011.06：56.

[2] 冯峰，念其滨. 莲须挥发油成分的GC-MS分析[J]. 海峡药学，2016，28(11)：50-52.

[3] 李庆，郭爽，张建逵，等. 莲须显微特征指数与化学成分相关性研究[J]. 中华中医药学刊，2018，36(2)：348-350.

[4] 吴丽明，邱光清，陈丽娟. 莲须的镇痛作用及对子宫收缩的影响[J]. 中药药理与临床，1999，15(2)：31-32.

[5] 沈雅琴，张明发，朱自平，等. 莲须的抗腹泻和抗炎作用[J]. 药物与临床，1998，16(4)：198-200.

（湖南中医药大学　周日宝　王志辉）

69. 荷叶

Heye

NELUMBINIS FOLIUM

【别名】蓮、蕸。

【来源】为睡莲科植物莲*Nelumbo nucifera* Gaertn. 的干燥叶。

【本草考证】本品始载于《食疗本草》，载："其（莲子）子房及叶皆破血"[1]。《本草备要》载："其色清，其形仰，其中空，其象震，感少阳甲胆之气"。《本草求真》载："然生水土之下。污秽之中，挺然独立，实有长养生发之气。"《本草再新》载："清凉解暑，止渴生津，治泻痢，解火热。"《本草拾遗》载："主血胀腹痛，产后胞衣不下，酒煮服之；又主食野菌毒，水煮服之。"《本草纲目》载："荷叶服之，令人瘦劣，单服可以消阳水浮肿之气。"

【原植物】【主产地】【栽培要点】参见"莲子"。

【采收与加工】夏、秋二季采收，晒至七八成干时，除去叶柄，折成半圆形或折扇形，干燥。

【商品规格】选货荷叶多扎成把，叶片舒展，完整，黄叶重量占比不超过1%，无虫蛀，无霉变。统货荷叶多装为机压包，破碎较多，黄叶重量占比不超过5%，无虫蛀，无霉变。

【药材鉴别】

（一）性状特征

叶呈半圆形或折扇形，展开后呈类圆形，全缘或稍呈波状，直径20～50cm。上表面深绿色或黄绿色，较粗糙；下表面淡灰棕色，较光滑，有粗脉21～22条，自中心向四周射出；中心有突起的叶柄残基。质脆，易破碎。稍有清香气，味微苦。（图69-1）

（二）显微鉴别

1. 横切面　上表皮由方形或不规则形扁平细胞组成，垂周壁平直或弯曲，平周壁有乳头状突起并角质化。下表皮由多角形或类圆形细胞构成，垂周壁呈波状弯曲，平周壁有厚角质层，无突起。主脉具多个纤维束，中央上下排列较大之维管束，闭锁并立型，周边有1～4列纤维，近上下表皮处纤维细胞多，呈三角形或多角形。上表皮由3～5列厚角细胞组成，类方形，具黏液细胞，圆形至椭圆形。叶肉组织由厚角组织、栅栏组织及海绵组织组成，主脉上下表皮均有厚角组织，栅栏组织呈方形或类圆形，海绵组织呈类圆形或多角形，内含草酸钙簇晶。（图69-2）

2. 粉末特征　粉末灰绿色。上表皮细胞表面观多角形，外壁乳头状或短绒毛状突起；呈双圆圈状；断面观长方形，

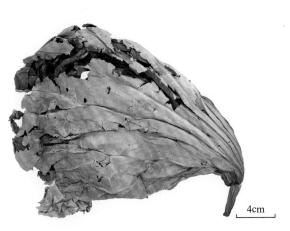

图69-1　荷叶药材图

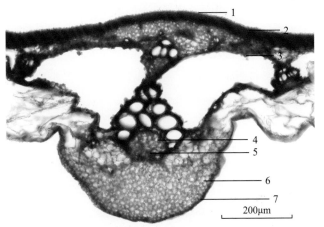

图69-2 荷叶主脉横切面图

1.乳状突起　2.上表皮　3.草酸钙簇晶　4.维管束
5.纤维束　6.厚角组织　7.下表皮

外壁呈乳突状突起；气孔不定式，副卫细胞5~8个。下表皮细胞表面观垂周壁略波状弯曲，有时可见连珠状增厚。草酸钙簇晶多见，直径约至40μm。

（三）理化鉴别

薄层色谱　取本品粉末1g，加浓氨试液1ml润湿，加二氯甲烷40ml，超声处理30分钟，滤过，滤液回收溶剂至干，残渣加甲醇1ml使溶解，作为供试品溶液。另取荷叶对照药材1g，同法制成对照药材溶液。再取荷叶碱对照品，加甲醇制成每1ml含1mg的溶液，作为对照品溶液。照薄层色谱法试验，吸取上述供试品溶液和对照药材溶液各15μl，对照品溶液5μl，分别点于同一硅胶G薄层板上，以二氯甲烷-乙酸乙酯-甲醇-水（3:4:2:1）的下层溶液为展开剂，展开，取出，晾干，喷以碘化铋钾试液，置日光下检视。供试品色谱中，在与对照药材色谱和对照品色谱相应的位置上，显相同颜色的斑点。

【质量评价】以洁净、无杂质、无霉变、无虫蛀为佳。水分不得过15.0%；总灰分不得过12.0%；浸出物用70%乙醇作溶剂，不得少于10.0%。采用高效液相色谱法测定，本品按干燥品计算，含荷叶碱（$C_{19}H_{21}NO_2$）不得少于0.10%。

【化学成分】主要化学成分为生物碱类、黄酮及其苷类和挥发油。

1. 生物碱类　莲碱、荷叶碱、O-去甲基荷叶碱、N-去甲基荷叶碱、亚美罂粟等，具降脂、抗病毒、抑菌、抗惊厥、抗炎等作用。其中，荷叶碱是荷叶的指标成分[2]。

2. 黄酮及其苷类　金丝桃苷、异槲皮苷、黄芪苷、莲苷、槲皮素、芦丁等[2-3]。

3. 挥发油　反式石竹烯、反式异柠檬烯、白菖油萜等[3]。

【性味归经】苦，平。归肝、脾、胃经。

【功能主治】清暑化湿，升发清阳，凉血止血。用于暑热烦渴，暑湿泄泻，脾虚泄泻，血热吐衄，便血崩漏。

【药理作用】

1. 减肥降脂作用　荷叶生物碱主要通过间接改变底物乳化来阻断底物与酶结合达到降脂作用[2]。

2. 抗氧化作用　荷叶总黄酮具有良好的DPPH自由基清除能力，能有效抑制亚油酸的氧化[2]。

3. 抑菌作用　荷叶乙醇提取物对青霉菌、酵母菌、黑曲霉和红酵母都有一定的抑菌作用[2]。

4. 抗惊厥作用　荷叶碱对谷氨酸引起的神经兴奋具有抑制作用，但对由天冬氨酸引起的神经兴奋的抑制作用较弱，对乙酰胆碱诱导的兴奋作用没有抑制作用[3]。

【分子生药】

1. 遗传标记　RAPD、ISSR、SRAP、AFLP、SSR等分子标记技术广泛应用于莲的遗传多样性分析，并取得了较多的成果。莲属植物在我国具有丰富的遗传多样性，花莲、子莲和藕莲可能由不同遗传背景的野莲演化而来，由于长期的人工选择作用导致出现明显的遗传分化。相近地理区域范围内的荷花品种具有很高的遗传相似性，中国西南及东部地区的藕莲品种的遗传多样性高于中部、南部以及北部地区的品种[4]。

2. 功能基因　2012年武汉植物园研究人员利用基因组测序开发的SSR标记构建了第一张莲遗传图谱。2013年利用全基因组鸟枪测序法完成了对亚洲莲（中国古代莲）基因组的测序。2014年武汉植物园研究人员利用SNP标记建立了更高密度的莲遗传连锁图谱[4]。

主要参考文献

[1] 胡渊龙，崔玉莹，丁强. 荷叶本草考证[J]. 饮食保健，2017，4(2)：131-132.

[2] 袁志鹰，黄惠勇，谢梦洲. 莲的化学成分及药理研究进展[J]. 亚太传统医药，2018，14(11)：73-76.

[3] 周健鹏. 荷叶化学成分和药理作用研究进展[J]. 天津药学，2014，26(2)：65-68.

[4] 徐玉仙. EST-SSR标记开发及莲种质资源遗传多样性分析[D]. 上海师范大学，2015，4

（湖南中医药大学　谢果珍）

70. 桂花

Guihua

OSMANTHI FRAGRANTIS FLOS

【别名】木犀、银桂、九里香。

【来源】为木犀科木犀属植物木犀*Osmanthus fragrans*（Thunb.）Lour的花。

【本草考证】本品以木犀之名始载于《本草纲目》，桂花之名始见于《本草纲目拾遗》，《群芳谱》称岩桂。香木类"菌佳"条。《本草纲目》载："今人所栽岩桂，亦是菌桂之类而稍异，其叶不似柿叶，亦有锯齿如枇杷叶而粗涩者，有无锯齿如栀子叶而光洁者，丛生岩岭间，谓之岩桂，俗呼为木犀。其花有白者名银桂，黄者名金桂，红者名丹桂。有秋花者，春花者，四季花者，逐月花者。其皮薄而不辣，不堪入药，惟花可收茗，浸酒，盐渍及作香搽发泽之类耳。"据上所述，与现今所用桂花基本一致。

【原植物】常绿乔木或灌木，高3～18m。树皮灰褐色，小枝黄褐色。根坚硬，内心白色，细致。单叶对生，叶片革质，为椭圆形、长椭圆形或椭圆状披针形，长7～14.5cm，宽2.6～4.5cm，先端渐尖，基部楔形，全缘或通常上半部具细锯齿，两面无毛，腺点在两面连成小水泡状突起。聚伞花序簇生于叶腋，或近于帚状，每腋内有花多朵；苞片宽卵形，质厚，具小尖头；花极芳香；花冠4裂，几及基部；雄蕊2，着生于花冠管上，花丝极短；子房卵圆形，花柱短，柱头头状。果歪斜，长椭圆形，长约1～2cm，呈蓝黑色。花期9～10月上旬，果期翌年3月。（图70-1）

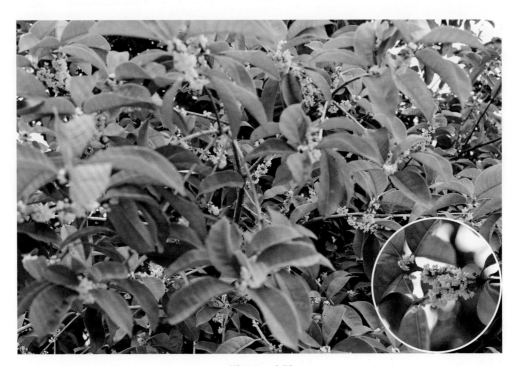

图70-1 木犀

原产我国西南部，现各地广泛栽培。

【主产地】主产于河北、陕西、甘肃、山东、江苏、浙江、江西、福建、湖北、湖南、广西、广东、四川、贵州、云南等地。

【栽培要点】

1. 生物学特性　喜温暖、湿润的亚热带气候，抗逆性强；较喜阳光，在全光照下其枝叶生长茂盛，开花繁密，在阴处生长枝叶稀疏、花稀少；以土层深厚、疏松肥沃、排水良好的微酸性砂质壤土最为适宜。适宜栽植在通风透光的地方。

2. 栽培技术　一般以无性繁殖为主（如扦插法、压条法、嫁接法），也有种子繁殖。移栽应选在春季或秋季，尤以阴天或雨天栽植最好，移栽前树穴内应先揽入草本灰及有机肥料，栽后浇1次透水。生长过程中尤其注意整形修剪，将其他葫蘖条、过密枝、交叉枝、病弱枝去除，使通风透光。

3. 病害　叶部病害：桂花褐斑病、桂花枯斑病、桂花炭疽病。

【采收与加工】桂花于9～10月开花时采收，拣去杂质，阴干，密闭贮藏。

【商品规格】统货。

【药材鉴别】

（一）性状特征

花小，具细柄；花萼细小，浅4裂，膜质；花冠4裂，裂片矩圆形，多皱缩，长3～4mm，淡黄色至黄棕色。气芳香，味淡。（图70-2）

（二）显微鉴别

粉末特征　粉末黄色。花粉粒有扁球形、近球形和长球形三种形状，直径13～24μm。极面观为三裂圆形，表面具网状纹饰，萌发孔为三孔沟类型且萌发沟较长。花粉囊内壁细胞较多，排列整齐而紧密，壁稍增厚。纤维梭形，纹孔明显，细胞腔较大。分泌细胞类圆形或长圆形，含黄色分泌物。导管多为环纹和螺纹导管。草酸钙针晶存在于薄壁细胞中。（图70-3）

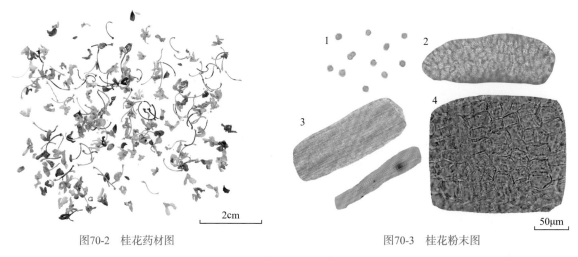

图70-2　桂花药材图　　　　　　　　　　　图70-3　桂花粉末图

1. 花粉粒　2. 花粉囊内壁细胞　3. 导管　4. 草酸钙针晶

（三）理化鉴别

薄层色谱　取干燥桂花2g，加无水乙醇20ml，超声处理15分钟，滤过，取续滤液作为供试品溶液。另取绿原酸对照品，加甲醇制成每1ml含1mg的溶液，作为对照品溶液。照薄层色谱法试验，吸取供试品溶液10～20μl、对照品溶液10μl，分别点于同一硅胶H薄层板上，以乙酸丁酯-甲酸-水（7：2.5：2.5）的上层溶液为展开剂，展开，取出，晾干，置紫外光灯（365nm）下检视。供试品色谱中，在与对照品色谱相应的位置上，显相同颜色的荧光斑点[1]。

【质量评价】以身干、色淡黄、有香气者为佳。

【化学成分】主要含有挥发性成分、苯丙素类和其他成分。

1. 挥发性成分　β-顺式和反式罗勒烯（β-cis and trans-ocimene），3,6,6-三甲基-2-降蒎烯（3,6,6-trimethyl-2-nor-pinene），α和β-紫罗兰酮（α and β-pionone），顺式和反式芳樟醇氧化物（cis- and trans- linalool oxide），芳樟醇（linalool），金合欢醇（farnesol），丁香油酚（eugenol），β-蒎烯（β-pinene），3-侧柏烯（3-thujene），α-甲基呋喃（α-methylfuran）

等，其中单萜类化合物含量很大，约占60%，主要是β-罗勒烯和降蒎烯[2-5]。

2. 苯丙素类　绿原酸和对羟基桂皮酸等[6]。

3. 其他成分　5,7-二羟基色原酮和齐墩果酸等[6]。

【性味归经】味辛，性温。归肺、脾、肾经。

【功能主治】散寒破结，化痰止咳。用于牙痛，咳喘痰多，经闭腹痛。

【药理作用】

1. 降血糖作用　桂花提取物具有一定的α-葡萄糖苷酶抑制活性，抑制α-葡萄糖苷酶可竞争性抑制碳水化合物水解酶的活性，从而有效控制糖尿病患者餐后血糖水平，延迟胰岛素的作用。同时桂花提取物的抑制活性具有剂量依赖性。

2. 抗氧化与清除自由基作用　桂花黄酮可显著增强小鼠血清GSH－Px、SOD活性，降低MDA含量，从而有抗氧化作用；同时桂花黄酮可有效清除羟自由基、抑制超氧阴离子自由基。

3. 抗炎作用　桂花乙醇提取物可有效抑制LPS刺激引起的先天性免疫反应。对于桂花抗炎作用的机制目前尚不清楚。

4. 抑菌作用　桂花黄酮对金黄色葡萄球菌、大肠埃希菌、枯草杆菌、稻瘟病菌均有较好的抑菌效果。

【附注】

1. 桂花不仅作为药材和观赏性植物，也作为名贵香料、食品香料。因此其贮藏保鲜技术极为重要。研究发现，采用真空干燥技术对新鲜桂花进行处理后，花的形态、颜色及精油含量均优于传统技术，但由于桂花资源丰富，真空干燥较自然干燥成本高，所以实际应用不是很广泛[10]。

2. 金木犀*Osmanthus fragrans* Lour. var. *aurantiacus* Makino和淡黄木犀*Osmanthus fragrans* Lour. var. *thunbergii* Makino两个变种均与正种桂花同样入药。

3. 桂花的根、枝叶、果实亦可药用。桂花根和枝叶有祛风除湿、伤寒止痛的功效。果实有温中、行气、止痛的功效。

主要参考文献

[1] 尹伟，宋祖荣，刘金旗，等.桂花的化学成分研究[J].中国中药杂志，2015，40(4)：679-685.

[2] Hu BF, Guo XL, Xiao P, et al. Chemical Composition Comparison of the Essential Oil from Four Groups of Osmanthus fragrans Lour. Flowers[J]. Journal of Essential Oil Bearing Plants, 2012, 15(5): 832-838.

[3] Jiang YR, Mao SQ, Huang WS, et al. Phenylethanoid Glycoside Profiles and Antioxidant Activities of Osmanthus fragrans Lour. Flowers by UPLC/PDA/MS and Simulated Digestion Model[J]. Journal of Agricultural & Food Chemistry, 2016, 64(12): 2459.

[4] 孙宝军.中国部分桂花品种芳香成分研究[D].河南大学，2011.

[5] 代纯，靳熙茜，汪海波，等.桂花乙醇萃取物的抗氧化活性及主成分结构的鉴定[J].武汉轻工大学学报，2019(1)：9-16.

[6] 吴超然，房仙颖，萧伟.桂花非挥发性成分及药理活性研究进展[J].天然产物研究与开发，2017(08)：179-188.

[7] 唐伟卓，赵余庆.木犀属植物化学成分及药理作用研究进展[J].中草药，2014，45(4)：590-602.

[8] 周秋霞，岳淑梅.基于文献的桂花化学成分及药理作用研究现状分析[J].河南大学学报（医学版），2013，32(2)：139-142.

[9] 丁立新，张宇，于德.桂花体内抗氧化及抗炎作用研究[J].黑龙江医药科学，2009，32(4)：7-7.

[10] 丁艳霞，李书敏，金卓越，等.不同保存方法对桂花品质的影响[J].河南大学学报（医学版），2018，37(2).

（湖北中医药大学　邓娟　詹亚华）

71. 夏枯草

Xiakucao

PRUNELLAE SPICA

【别名】棒锤草、铁色草、灯笼草。

【来源】为唇形科植物夏枯草*Prunella vulgaris* Linn.的干燥果穗。

【本草考证】本品始载于《神农本草经》，列为下品。《新修本草》载："此草生平泽。叶似旋覆，首春即生；四月穗出，其花紫白，似丹参花；五月便枯。处处有之。"《图经本草》载："夏枯草，生蜀郡川谷，今河东淮浙州郡亦有之。冬至后生，叶似旋覆。三月、四月开花作穗，紫白色似丹参花。结子亦作穗，至五月枯，四月采。"《本草纲目》载："原野间甚多，苗高一、二尺许，其茎微方，叶对节生，似旋覆叶而长大，有细齿，背白多纹，茎端作穗，长一、二寸，穗中开淡紫色小花，一穗有细子四粒。"本草记载与现今所用夏枯草基本一致。

【原植物】多年生草本。茎高10～30cm，四棱形，紫红色，被稀疏糙毛或近于无毛。单叶，对生；叶片卵状长圆形或卵圆形，长1.5～6cm，宽0.7～2.5cm，边缘具波状齿或近全缘；叶柄长0.7～2.5cm；花序下方的一对苞叶似茎叶。轮伞花序密集，长2～4cm；苞片宽心形，先端具骤尖头；花萼钟形，长10mm，二唇形，上唇扁平，先端具3个不明显的短齿，中齿宽大，下唇2深裂，裂片披针形；花冠紫、蓝紫或红紫色，长约13mm，冠檐二唇形，上唇近圆形，先端微缺，下唇3裂，中裂片先端边缘具流苏状小裂片；雄蕊4，二强，前对花丝先端2裂，1裂片能育具花药，后对花丝的不育裂片微呈瘤状突出，花药2室，叉开；花柱先端2裂；花盘近平顶。小坚果黄褐色，长圆状卵珠形，微具沟纹。花期4～6月，果期7～10月。（图71-1）

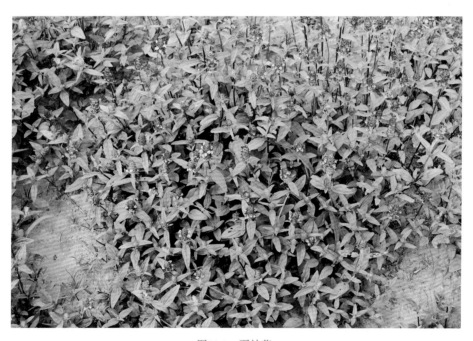

图71-1 夏枯草

生于海拔高可达3000m的荒坡、草地、溪边及路旁等湿润地上。主要分布于陕西、甘肃、新疆、河南、湖北、湖南、江西、浙江、福建、台湾、广东、广西、贵州、四川及云南等省区。

【主产地】主产于江苏南京、溧水、镇江、江浦、高淳，安徽滁县、安庆、嘉山，浙江兰溪、义乌、嵊州，湖北孝感，河南驻马店、南阳、信阳等地。以江苏、安徽、湖北、河南产量大。

【栽培要点】

1. 生物学特性　喜温暖湿润气候，耐寒。对土壤要求不严，但以排水良好的砂质壤土栽培为宜，其次为黏壤土和石灰质壤土，土壤黏性重或低湿地不宜栽培。

2. 栽培技术　种子繁殖。宜春季或秋季播种，以秋播较好。可条播和撒播，但以条播为主。将种子拌适量细沙充分混合，按行距30cm播种；覆土，以刚盖没种子为宜；秋播种子15天左右出苗。

3. 病虫害　夏枯草病虫害较少发生，处在低洼潮湿环境中会有锈病、斑枯病发生[1]。

【采收与加工】夏季果穗呈棕红色时采收，除去杂质，晒干。

【商品规格】根据长度、颜色及其均匀性划分等级，将夏枯草规格分为选货和统货两个等级。选货果穗长≥3cm，淡棕色至棕红色；统货果穗长1.5～8cm，淡棕色至棕红色，间有黄绿色、暗褐色，颜色深浅不一。

【药材鉴别】

（一）性状特征

干燥果穗呈圆柱形，略扁，长1.5～8cm，直径0.8～1.5cm；淡棕色至棕红色。全穗由数轮至10数轮宿萼与苞片组成，每轮有对生苞片2片，呈扇形，先端尖尾状，深褐色脉纹明显，外表面有白毛。每一苞片内有花3朵，花冠多已脱落，宿萼二唇形，内有小坚果4枚，卵圆形，棕色，尖端有白色突起。体轻。气微，味淡。（图71-2）

（二）显微鉴别

粉末特征　粉末灰棕色。宿存花萼异形细胞表面观垂周壁深波状弯曲，直径19～63μm，胞腔内有时含淡黄色或黄棕色物；腺毛有两种：一种单细胞头，双细胞柄，另一种双细胞头，单细胞柄，后者有的胞腔内充满黄色分泌物；非腺毛单细胞多见，呈三角形，多细胞者有时可见中间几个细胞缢缩，表面具细小疣状突起；腺鳞顶面观头部类圆形，4细胞，直径39～60μm，有的内含黄色分泌物。（图71-3）

（三）理化鉴别

薄层色谱　取本品粉末2.5g，加70%乙醇30ml，超声处理30分钟，滤过，滤液蒸干，残渣加乙醇5ml使溶解，作为供试品溶液。另取迷迭香酸乙醇溶液（0.1mg/ml）作为对照品溶液。照薄层色谱法试验，吸取供试品溶液2μl和对照品溶液5μl，分别点样于同一硅胶G薄层板上，以环己烷–乙酸乙酯–异丙醇–甲酸（15：3：3.5：0.5）为展开剂，展开，取出，晾干，置紫外光灯（365nm）下检视。供试品色谱中，在与对照品色谱相应的位置上，显相同颜色的荧光斑点。

【质量评价】以穗大、色棕红者为佳。采用高效液相色谱法测定，本品按干燥品计算，含迷迭香酸（$C_{18}H_{16}O_8$）不得少于0.20%。

【化学成分】主要成分为萜类、黄酮类、蒽醌类、

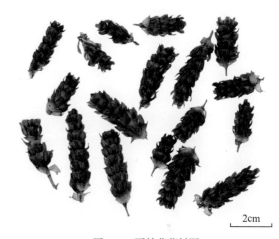

图71-2　夏枯草药材图

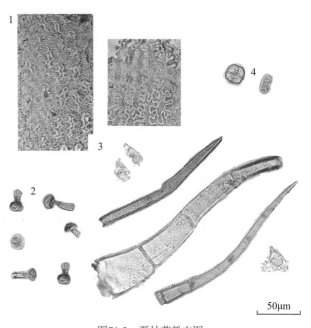

图71-3　夏枯草粉末图

1. 异形细胞　2. 腺毛　3. 非腺毛　4. 腺鳞

甾体类、有机酸类。此外，还含有香豆素类、糖类和多种挥发油等。三萜类化合物是夏枯草抗肿瘤和保肝作用的主要活性成分。

1. 萜类　以三萜类成分为主，主要类型为齐墩果烷型、乌苏烷型和羽扇豆烷型。

2. 黄酮类　山奈酚（kaempferol）、槲皮素（quercetin）、芦丁、木犀草素、木犀草苷（cinaroside）、异荭草素（homoorientin）、橙皮苷（hesperidin）、汉黄芩素（wogonin）等。

3. 蒽醌类　2-hydroxy-3-methylanthraquinone，chrysophanol，rhein，tanshinoneI等。

4. 甾体类　stigmasterol，β-sitosterol，α-spinasterol，stigmast-7-en-3β-ol，（20E,20S,24S）-stigmasta-7,22-dien-3-one，daucosteol，5α,8α-过氧麦角-6,22-二烯-3β-醇、豆甾-7-烯-3β-醇、α-菠甾酮、25（29）-亚甲基-26-甲基-26-乙基胆甾醇等。

5. 有机酸类　主要有酚酸和长链脂肪酸[2]。

【性味归经】辛、苦、寒。归肝、胆经。

【功能主治】清肝泻火，明目，散结消肿。用于目赤肿痛，目珠夜痛，头疼眩晕，瘰疬，瘿瘤，乳痈，乳癖，乳房胀痛。

【药理作用】

1. 降压作用　夏枯草具有显著的降压活性，其降压机制与降低血管紧张素Ⅱ含量、升高一氧化氮（NO）含量；降低内皮素-1（ET-1）含量、升高心房钠尿肽（ANP）含量；抑制细胞内钙离子释放和细胞外钙离子的内流等有关[2]。

2. 降血糖作用　夏枯草醇提物和水提物均可降低正常小鼠和四氧嘧啶糖尿病模型（ICR）小鼠血糖水平[2, 3]。夏枯草中具有咖啡酸结构单元的化学成分可以降低血糖水平，并改善体内氧化应激，长时间作用可显著增加血清胰岛素量[2]。

3. 抗菌、抗病毒作用　夏枯草乙酸乙酯提取物对金黄色葡萄球菌、大肠埃希菌、枯草芽孢杆菌、曲菌、根霉等有抑制活性。夏枯草水提物可抑制人免疫缺陷病毒（HIV）的生存周期，有抗HIV活性[2]。

4. 调血脂作用　夏枯草水提物可有效降低肥胖小鼠的总胆固醇和低密度脂蛋白胆固醇，调整脂代谢；对糖尿病家兔模型及乳幼大鼠的三酰甘油、极低密度脂蛋白、低密度脂蛋白和血脂指数均有降低作用；可升高乳幼大鼠的高密度脂蛋白，有效防止动脉粥样硬化等[2]。

5. 其他作用　夏枯草还具有抗炎、调节免疫、抗肿瘤、保肝、抗氧化、清除自由基、镇静催眠、抑制大鼠尿草酸钙结石及利尿等作用[2]。

【用药警戒或禁忌】夏枯草活性成分降糖素急性毒性试验表明，小鼠一次口服10g/kg无死亡；大鼠、狗亚急性毒性试验表明该成分对血常规、肝功能、肾功能及主要脏器无损害；致突变Ames试验为阴性[4]。

【分子生药】夏枯草简单序列重复区间扩增（ISSR）PCR反应体系稳定可靠，可用于夏枯草遗传分析[5]。采用扩增片段长度多态性（AFLP）标记对8份夏枯草种质资源遗传多样性分析表明，夏枯草种质资源遗传多样性丰富，所构建的AFLP指纹图谱可将8份夏枯草种质全部区分开来，并将其划分成3类[6]。

主要参考文献

[1] 刘宵宵，简美玲，毛润乾.夏枯草药材栽培技术研究进展[J].东北农业大学学报，2012，43(3)：134-138.

[2] 张金华，邱俊娜，王路，等.夏枯草化学成分及药理作用研究进展[J].中草药，2018，49(14)：3432-3440.

[3] 刘保林，朱丹妮，王刚.夏枯草醇提物对小鼠血糖的影响[J].中国药科大学学报，1995，26(1)：44-46.

[4] 徐声林，侯晓京，吴爱萍.夏枯草有效成分降血糖作用的药理研究[J].中草药，1989，20(8)：22-24，48.

[5] 廖丽，郭巧生.夏枯草ISSR分子标记技术的建立与体系优化[J].中草药，2009，40(7)：1131-1135.

[6] 沈宇峰，孙乙铭，沈晓霞，等.夏枯草种质资源遗传多样性的AFLP分析[J].中国中药杂志，2009，34(3)：260-263.

（河南中医药大学　谢小龙）

72. 铁扫帚

Tiesaozhou

LESPEDEZAE JUNCEAE HERBA

【别名】夜关门、活鱼草、夜合锁、掐不齐、蛇药草。

【来源】为豆科植物截叶铁扫帚*Lespedeza juncea* var. *sericea*（Thunb.）Lace & Hauech的干燥全草。

【本草考证】本品始载于《救荒本草》，载："铁扫帚生荒野中，就地丛生，开小白花，其叶味苦"。《植物名实图考》山草类载："野鸡草，江西、湖南坡阜多有之，长茎细叶……湖南谓之白马鞭"。形态描述与现今所用铁扫帚基本一致。但《植物名实图考》记载的"铁扫帚"则与现今所用铁扫帚的基原不一致。

【原植物】小灌木，高达1m。茎直立或斜升，被毛，上部分枝；分枝斜上举。叶密集，柄短；小叶楔形或线状楔形，长1～3cm，宽2～7mm，先端截形或近截形，具小刺尖，基部楔形，上面近无毛，下面密被伏毛。总状花序腋生，具2～4朵花；总花梗极短；小苞片卵形或狭卵形，长1～1.5mm，先端渐尖，背面被白色伏毛，边具缘毛；花萼狭钟形，密被伏毛，5深裂，裂片披针形；花冠淡黄色或白色，旗瓣基部有紫斑，有时龙骨瓣先端带紫色，冀瓣与旗瓣近等长，龙骨瓣稍长；闭锁花簇生于叶腋。荚果宽卵形或近球形，被伏毛，长2.5～3.5mm，宽约2.5mm。花期7～8月，果期9～10月。（图72-1）

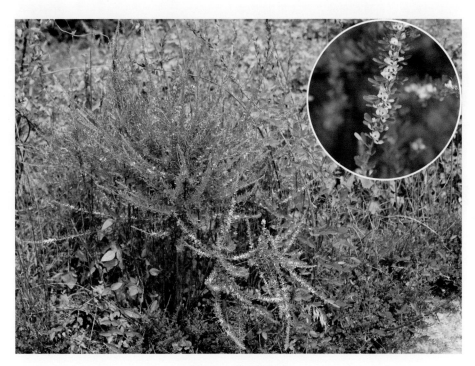

图72-1　截叶铁扫帚

生于海拔2500m以下的山坡路旁。分布于我国华东、中南、西南及陕西等地。

【主产地】主产于河南、湖南、浙江、江苏、广东、福建、云南、四川、贵州等地[1]。

【栽培要点】

1. 生物学特性　适应性较强，高山和平坝都可以生长，常野生在路边、河边和山坡的向阳处，一般排水良好的土壤都可栽培。

2. 栽培技术　常用种子繁殖。3～4月播种，整地开1.3m宽的高畦，按行窝距各33cm开窝点播，每窝种子约20粒，施人畜粪水后，盖火灰。在苗高5cm时匀苗、补苗，每窝留苗4～5株。第2年后，每年在4、6、10月都要中除、追肥1次，肥料可用人畜粪水。约4年后，根衰老，要换地另种。

3. 病虫害　铁扫帚病虫害较少，且不严重，注意蚜虫的防治。

【采收与加工】夏播种当年9～10月结果盛期收获1次（留种的可稍迟）。齐地割起，拣去杂质，晒干，或洗净鲜用。

【药材鉴别】

（一）性状特征

根细长，条状，多分枝。茎枝细长，被微柔毛。三出复叶互生，密集，多卷曲皱缩，完整小叶线状楔形，长1～2.5cm；叶端钝或截形，有小锐尖，在中部以下渐狭；上面无毛，下面被灰色丝毛。短总状花序腋生，花萼钟形，蝶形花冠淡黄白色至黄棕色，心部带红紫色。荚果卵形，稍斜，长约3mm，棕色，先端有喙。气微，味苦。（图72-2）

（二）显微鉴别

粉末特征　粉末绿褐色。可见棕色块；茎表皮细胞表面观，多角形或类方形，长径20～25μm，短径15～19μm，淡棕色；薄壁细胞含草酸钙方晶或棱晶；非腺毛多为碎片，亦可见完整者，表面特征为具点状疣状突起或较平滑，并可见含晶体的非腺毛；可见晶纤维；导管多见具缘纹孔导管，直径25～30μm，纹孔直径5～8μm或网纹纹孔导管，直径24～28μm；花粉粒椭圆形或类圆形，长径25～28μm，短径29～32μm，具3孔沟，外壁具网状雕纹[3]；石细胞少见，类长方形，长径88.5～91.5μm，短径28～30μm，孔沟明显[1]。（图72-3）

【化学成分】含黄酮类、萜类、苯丙素苷类、香豆素类、甾体类、木脂素苷类、有机酸盐及50多种挥发油等化学成分[2-7]。

1. 黄酮类　山奈酚、木犀草素、槲皮素、根皮素、木犀草苷等。

2. 木脂素苷类　（+）（8S,7,8）-burselignan-9′-O-β-D-葡萄糖苷、（+）-（8R,7′S,8′R）-异落叶松脂醇-9′-O-β-D-岩藻糖苷、（−）-（8S,7′R,8′R）-甲氧基异落叶松脂醇-9′-O-a-L-鼠李糖苷。

3. 苯丙素苷类　cuneataside E和cuneataside F等。

4. 挥发油类　6,10,14-三甲基-2-十五烷酮、1-辛烯-3-醇、十七烯、棕榈酸、反式-2-辛烯醇等。

【性味归经】甘、微苦，凉。

【功能主治】清热利湿，消食除积，祛痰止咳。用于痢疾，腹泻，小儿疳积，肾炎水肿，咳嗽，支气管炎，带状疱疹，毒蛇咬伤。

【药理作用】

1. 止咳平喘作用　铁扫帚水煎剂中的黄酮类及酚类等成分具有不同程度的止咳平喘作用。

2. 祛痰作用　铁扫帚所含的黄酮类化合物有祛痰的作用。

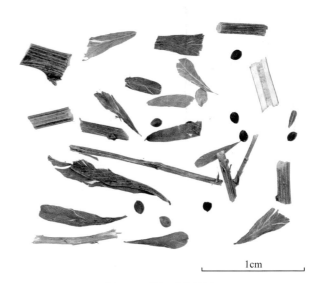

1cm

图72-2　铁扫帚药材图

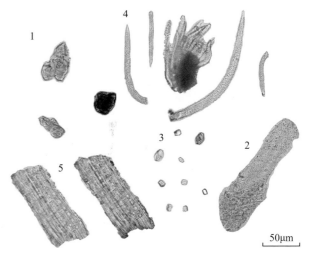

50μm

图72-3　铁扫帚粉末图

1. 棕色块　2. 表皮细胞　3. 草酸钙方晶　4. 非腺毛　5. 晶纤维

3. 选择性兴奋作用 铁扫帚乙醇提取物对各种已孕动物和经己烯雌酚敏化的离体子宫具有显著的兴奋作用，而对未孕子宫无明显作用。

4. 抑菌作用 截叶铁扫帚挥发油中的6,10,14-三甲基-2-十五烷酮具有一定的抗真菌活性，JTL-8对猪链球菌有微弱抗菌活性，对白色葡萄球菌、甲型链球菌均有抑制作用[8-9]。

主要参考文献

[1] 刘文啟. 铁扫帚显微鉴别研究[J]. 中国中药杂志，2007，32(23)：2549-2551.

[2] Kwon DongJoo, Young Soo Bae. Flavonoids from the aerial parts of *Lespedeza cuneata*[J]. Biochemical Systematics and Ecology, 2009, 37: 46.

[3] Numata Atsushi, Kazuko Hokimoto, Hideo Yamaguchi. C-Glycosyl flavones in *Lespedeza cuneata*[J]. Chemical and Pharmaceutical Bulletin, 2008, 28: 964.

[4] Deng Fei, Chang Jun, Zhang Jinsheng. New flavonoids and other constituents from *Lespedeza cuneata*[J]. Journal of Asian natural products research, 2007, 9: 655.

[5] 刘嘉萍，张兰胜. 云南产截叶铁扫帚不同药用部位挥发油成分研究[J]. 井冈山大学学报（自然科学版），2019，40(01)：99-102.

[6] 曹平. 截叶铁扫帚的化学成分及抗糖尿病肾病活性研究[D]. 大理大学，2017，1-60.

[7] 张创峰. 截叶铁扫帚的化学成分及生物活性研究[D]. 北京协和医学院，2016，1-159.

[8] 朱晓勤，曾建伟，邹秀红，等. 截叶铁扫帚挥发油化学成分分析[J]. 康复学报，2010，20(2)：24-27.

[9] 欧庆平. 截叶铁扫帚中木脂素类化学成分研究[D]. 上海交通大学，2015，1-59.

（河南中医药大学 张飞）

73. 射干

Shegan

BELAMCANDAE RHIZOMA

【别名】乌扇、扁竹、鸢尾、野萱花。

【来源】为鸢尾科植物射干*Belamcanda chinensis*（L.）DC.的干燥根茎。

【本草考证】射干药用历史悠久，始载于《神农本草经》，列为下品，一名乌扇，一名乌蒲。以后历代本草均有收载，如《广雅》《名医别录》《新修本草》《证类本草》《图经本草》《本草纲目》等。但关于射干的原植物来源，诸家说法不一。主要有花色红黄的射干*Belamcanda chinensis*和色紫碧的鸢尾*Iris tectosum*两种。但近代以来，尤其是现代，除四川等少数地区用鸢尾的根茎作射干药用（即所谓的"川射干"）外，全国大部分地区则用前者，故《中国药典》收载的射干即射干属植物射干的干燥根茎。

【原植物】多年生草本。地下有鲜黄色不规则结节状的根状茎，生有多数须根。茎直立，高0.5～1.5m。叶互生，嵌迭状排列，剑形，长20～60cm，宽2～4cm，基部鞘状抱茎，顶端渐尖，无中脉。花序顶生，叉状分枝，每分枝的顶端聚生有数朵花；花梗细，长约1.5cm；花梗及花序的分枝处均包有膜质的苞片，苞片披针形或卵圆形；花橙红色，散生紫褐色的斑点，直径4～5cm；花被裂片6，2轮排列，外轮花被裂片倒卵形或长椭圆形，长约2.5cm，宽约1cm，顶端钝圆或微凹，基部楔形，内轮较外轮花被裂片略短而狭；雄蕊3，长1.8～2cm，着生于外花被裂片的基部，花药条形，外向开裂，花丝近圆柱形，基部稍扁而宽；花柱上部稍扁，顶端3裂，裂片边缘略向外卷，有细而短的毛，子房下位，倒卵形，3室，中轴胎座，胚珠多数。蒴果倒卵形或长椭圆形，黄绿色，长2.5～3cm，直径1.5～2.5cm，顶端无喙，常残存有凋萎的花被，成熟时室背开裂，果瓣外翻，中央有直立的果轴；种子圆球形，黑紫色，有光泽，直径约5mm，着生在果轴上。花期6～8月，果期7～9月。（图73-1）

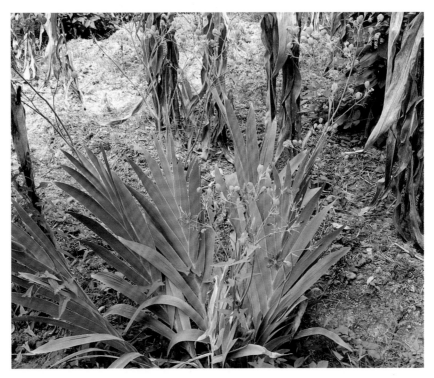

图73-1　射干

主要为栽培。除西藏外，全国各地均有分布。

【主产地】主产于湖北的黄冈、孝感，河南信阳、南阳，江苏江宁、江浦，安徽六安、鞠湖。道地产区古代记载主要在湖北，《楚辞》中有"掘荃穗与射干兮，耘藜藿与襄荷"的描述。目前，湖北省黄冈市的大部分县均有栽培，尤其以团风县为道地产区。

【栽培要点】

1. 生物学特性　射干喜温暖、湿润的气候和阳光充足的环境，性耐旱、耐寒、怕涝、适应性强。适宜生态环境为地势平缓、阳光充足的开阔山地、坡地。土壤以土层深厚、肥沃、排水良好的砂壤土为好，pH值5.6～7.4为宜。[1]

2. 栽培技术　宜选地势高燥、向阳、排水良好、土层深厚、土壤肥沃的山坡地或平原地。土层要求深厚，土质要求疏松、肥沃的砂质壤土。繁殖方法主要有种子繁殖和根茎繁殖二种，种子繁殖系数大，生命力强，植株生长健壮，生产成本低[1]。

3. 病虫害　病害：锈病。虫害：射干钻心虫[1]。

【采收加工】

1. 采收　根茎繁殖的于栽后第二年，种子繁殖的于第三年10月下旬或11月上旬当植株全部枯死时采收。采收时，先除去茎干，再将地下部分全部挖起，抖去泥土，运回加工。

2. 加工　先剪除茎基，连同须根在清水中洗干净，除去杂质。晒干或烘干，搓去须根即成。射干以烘干为宜，因烘干时间短，药材颜色鲜黄，烘干温度为60～70℃。若晒干，需1～2个月才能全干，且药材颜色为淡黄色。

【商品规格】统货。

【药材鉴别】

（一）性状特征

根茎为不规则结节状，长3～10cm，直径1～2cm。表面黄褐色或黑褐色，皱缩，有较密的环纹。上面有数个圆盘状凹陷的茎痕，偶有茎基残存；下面有细根及根痕。质坚，断面黄色，颗粒性。气微，味苦、微辛。（图73-2）

（二）显微鉴别

1. 根茎横切面　表皮有时残存；木栓细胞多列；皮层稀有叶迹维管束；内皮层不明显；中柱维管束为周木型和外韧型，靠外侧排列较紧密；薄壁组织中含有草酸钙柱晶、淀粉粒及油滴。（图73-3）

2. 粉末特征　粉末橙黄色。草酸钙柱晶较多，棱柱形，多已破碎，完整者长49～240（315）μm，直径约至49μm；淀粉粒单粒圆形或椭圆形，直径2～17μm，脐点点状，复粒极少，由2～5分粒组成；薄壁细胞类圆形或椭圆形，壁稍厚或连珠状增厚，有单纹孔；木栓细胞棕色，垂周壁微波状弯曲，有的含棕色物。（图73-4）

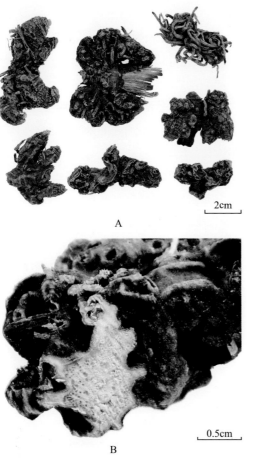

图73-2　射干药材图

A. 根茎　B. 药材断面

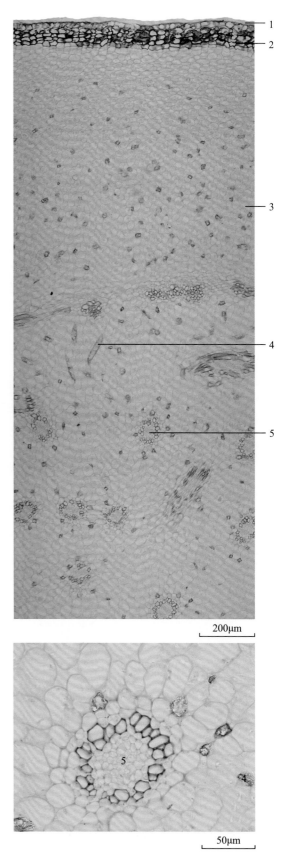

图73-3　射干根茎横切面图

1. 表皮细胞　2. 木栓细胞　3. 皮层细胞
4. 草酸钙柱晶　5. 维管束

（三）理化鉴别

薄层色谱　取本品粉末1g，加甲醇10ml，超声处理30分钟，滤过，滤液浓缩至1.5ml，作为供试品溶液。另取射干对照药材，同法制成对照药材溶液。照薄层色谱法试验，吸取上述两种溶液各1μl，分别点于同一聚酰胺薄膜上，以三氯甲烷–甲醇–丁酮（3∶1∶1）为展开剂，展开，取出，晾干，喷以三氯化铝试液，置紫外光灯（365nm）下检视。供试品色谱中，在与对照药材色谱相应的位置上，显相同颜色的荧光斑点。

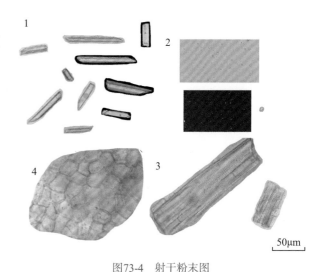

图73-4　射干粉末图

1. 草酸钙柱晶　2. 淀粉粒　3. 导管　4. 薄壁细胞

【质量评价】以块大、体重、断面色黄油润、味辛者为佳。采用高效液相色谱法测定，本品按干燥品计算，含次野鸢尾黄素（$C_{20}H_{18}O_8$）不得少于0.10%。

【化学成分】主要成分为黄酮类、三萜类化合物、醌类与酚类化合物、酮类等。其中，次野鸢尾黄素是其特征性成分和有效成分。[1-3]

1. 黄酮类　野鸢尾黄素（irigenin）、鸢尾黄素、鸢尾苷、射干异黄酮（belamcanidin）、次野鸢尾黄素（irisflorentin）等。

2. 三萜类　（6R,10S,11S,14S,26R）-26-羟基-15亚甲基鸢尾-16-烯醛、射干醛（belamcandal）、28-去乙酰基射干醛等。

3. 醌类与酚类　射干醌（belamcandaquinone）A和射干醌B、1,4-苯醌衍生物紫金牛醌（ardisianone）A等。

4. 酮类　射干酮（sheganone）、茶叶花宁、鼠李柠檬素（rhamnocitrin）等。

【性味归经】苦，寒。归肺经。

【功能主治】清热解毒，消痰，利咽。用于热毒痰火郁结，咽喉肿痛，痰涎壅盛，咳嗽气喘。

【药理作用】射干具有重要的医用价值，含有的异黄酮类化合物、三萜类化合物和苯醌类化合物具有显著的抗炎、抑菌、抗病毒、清除自由基、抗过敏等生物活性与药理作用。[4-5]

1. 抗炎作用　射干对炎症早期和晚期均有显著抑制作用，鸢尾黄素及鸢尾苷可以抑制TPA或毒胡萝卜素（thapsigargin）对环氧化酶-2的诱导作用和抑制前列腺素E的产生，射干的抗炎机制可能与此有关。

2. 抑制皮肤真菌作用　射干煎剂或浸剂在体外对常见的致病性皮肤真菌有抑制作用。射干的乙醚提取物对红色毛癣菌、须癣毛癣菌、犬小孢子菌、石膏样小孢子菌和絮状表皮癣菌等5种常见皮肤癣菌均有抑制作用。

3. 雌激素样作用　射干提取物静脉注射能抑制被切除卵巢小鼠的促性腺激素释放激素的间断释放和抑制黄体生成素的分泌。

4. 其他作用　射干具有弱的抗溃疡作用，利胆作用持久。射干水煎剂或注射液在鸡胚实验中可抑制流感病毒，在体外抑制或延缓流感病毒、副流感病毒、鼻病毒、性病毒、柯萨奇病毒、埃可病毒和疱疹病毒的致细胞病变作用。射干还具有较好的清除自由基作用，其中鸢尾苷元作用最强，为很有开发前景的抗氧化剂。

主要参考文献

[1] 孟军华，刘合刚.射干的研究进展[J].湖北中医学院学报，2004，6(3)：49.

[2] 邱鹰昆，高玉白，徐碧霞，等.射干异黄酮类化合物的分离与结构鉴定[J].中国药物化学杂志，2006，16(3)：175.

[3] 秦民坚，吉文亮，王峥涛.射干的化学成分研究(Ⅱ)[J].中草药，2004，35(5)：487.

[4] 李国信，秦文艳，齐越，等.射干提取物抗炎及镇痛药理实验研究[J].实用中医内科杂志，2008，22(1)：3.

[5] 吉文亮. 中药射干的化学与药理研究进展[J]. 国外医药·植物药分册，2000，15(2)：57～58.

（湖北中医药大学　汪文杰　刘合钢）

74. 海金沙

Haijinsha

LYGODII SPORA

【别名】左转藤灰、海金砂、蛤蟆藤、罗网藤、铁线藤。

【来源】为海金沙科植物海金沙*Lygodium japonicum*（Thunb.）Sw.的干燥成熟孢子。

【本草考证】本品始载于《嘉佑本草》。《本草纲目》载："海金沙，治湿热肿满，小便热淋、膏淋、血淋、石淋，茎痛，解热毒气。"《临证药王歌诀》载："诸淋药王海金沙，甘寒咸肠膀胱家。通利水道淋浊沙，咽喉肿痛风火牙。"《图经本草》载："初生作小株，高一、二尺。七月采得，日中暴，令干；以纸衬，击取其沙，落纸上，旋暴旋击，沙尽乃止。主通利小肠，亦入伤寒狂热药。"《本草乘雅半偈》《本草易读》《本草备要》《本草从新》和《植物名实图考》对海金沙的描述记载与《图经本草》相同。本草记载与现今所用海金沙基本一致。

【原植物】植株攀援，长可达4m。叶多数，对生于茎上的短枝两侧，短枝长3～5mm，相距9～11cm。叶二型，纸质，连同叶轴和羽轴有疏短毛；不育叶尖三角形，长宽各约10～12cm，二回羽状，小羽片掌状或三裂，边缘有不整齐的浅钝齿；能育叶卵状三角形，长宽各约10～20cm，小羽片边缘生流苏状的孢子囊穗，穗长2～4mm，宽1～1.5mm，排列稀疏，暗褐色。（图74-1）

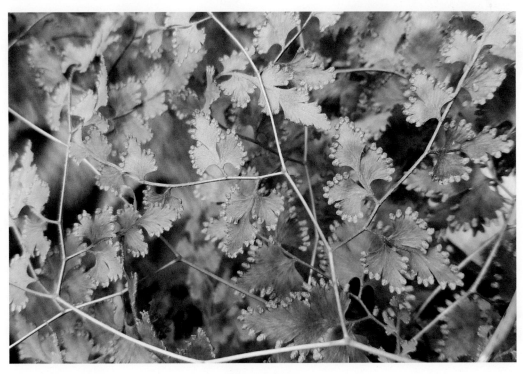

图74-1　海金沙

主要为野生，生于路边或山坡疏灌丛中。广布于我国暖温带及亚热带，北至陕西及河南南部，西达四川、云南和贵州等地。海拔最高达1000m。

【主产地】道地产区过去记载有黔中、江浙、湖湘、川陕等地，即今湖南、湖北、四川、贵州、江苏、浙江、陕西等部分地区。主产于河南、陕西、安徽、江苏、浙江、福建、台湾、江西、湖南、湖北、广东、广西、四川、贵州、云南等省。道地产区依然存在，但药材分布范围扩大。

【栽培要点】

1. 生物学特性　喜温暖湿润环境，荫蔽的环境，忌阳光直射，适宜肥沃、疏松的沙质壤土。适宜生长温度为14~22℃，越冬不低于12℃，夏季应进行遮荫处理。

2. 栽培技术　以分株繁殖为主，春季根茎未发芽时进行。生长期需土壤相对湿度和空气相对湿度60%以上。孢子繁殖时宜在成熟孢子弹出2~3天后立即播种。萌发前注意保持土壤湿度和环境湿度[1]。

【采收与加工】8月至10月，孢子成熟时，选晴天清晨露水未干时，摘下孢子叶，放于衬有纸或布的筐内，于避风处晒干，然后轻轻搓揉、抖动，使孢子弹出，再用细筛筛出叶片。

【商品规格】统货。

【药材鉴别】

（一）性状特征

本品呈粉末状，棕黄色或浅棕黄色。体轻，手捻有光滑感，置手中易由指缝滑落。撒入水中浮于水面，加热后则逐渐下沉；气微，味淡。取本品少量，撒于火上，即发出轻微爆鸣及明亮的火焰。（图74-2）

（二）显微鉴别

粉末特征　粉末棕黄色或浅棕黄色。孢子为四面体、三角状圆锥形，顶面观三面锥形，可见三叉状裂隙，侧面观类三角形，底面观类圆形，直径60~85μm，外壁有颗粒状雕纹。（图74-3）

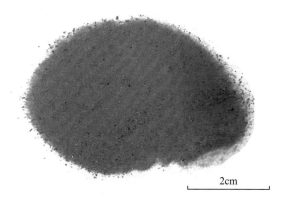

图74-2　海金沙药材图

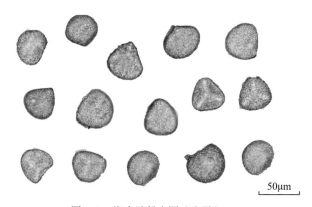

图74-3　海金沙粉末图（孢子）

（三）理化鉴别

薄层色谱　取本品粉末1g，加甲醇25ml，超声处理30分钟，滤过，滤液蒸干，残渣加甲醇0.5ml使溶解，作为供试品溶液。另取海金沙对照药材1g，同法制成对照药材溶液。照薄层色谱法试验，吸取上述两种溶液各5μl分别点于同一聚酰胺薄膜上，以甲醇-冰醋酸-水（4∶1∶5）为展开剂，展开，取出，晾干。喷以三氯化铝试液，晾干，置紫外光灯（365nm）下检视。供试品色谱中，在与对照药材色谱相应的位置上，显相同颜色的荧光斑点。

【质量评价】采用总灰分测定法，本品按干燥品计算，总灰分不得超过16.0%。

【化学成分】主要含有有机酸类成分，如反式对香豆酸、咖啡酸[2]、海金沙素、油酸、亚油酸、棕榈酸、硬脂酸、(Z)-11-十八碳烯酸、(＋)-8-羟基十六酸和脂肪油[3]。

【性味归经】甘、咸，寒。归膀胱、小肠经。

【功能主治】清利湿热，通淋止痛。用于热淋，石淋，血淋，膏淋，尿道涩痛。

【药理作用】

1. 利胆作用　从海金沙中分离得到的反式对香豆酸能增加大鼠胆汁量，而不增加胆汁中胆红素含量，利胆机制是增加胆汁里水分的分泌，属水催胆剂；比较反式对香豆酸与去氢胆酸的利胆效价，结果显示，去氢胆酸的利胆作用起效快于反式对香豆酸，但两者利胆作用强度和持续时间基本相同[4]。

2. 清除自由基作用　海金沙孢子乙醇提取物具有良好的清除自由基活性作用[5]。

3. 抗雄性激素作用　海金沙孢子50%乙醇提取物中的油酸、亚油酸和棕榈酸对睾酮处理过的仓鼠肋腹器官的增长具有显著抑制作用，并促进睾酮处理过的小鼠的毛发再生长，具有显著的抗雄激素作用[6]。

4. 抗菌作用　海金沙黄酮对细菌如金黄色葡萄球菌、大肠埃希菌有抑制作用，而对霉菌无抑制作用[7]。

【用药警戒或禁忌】清代《本经逢原》记载："肾脏真阳不足者忌用。"试验表明，小鼠口服对香豆酸的半数致死量为（1.1±0.26）g/kg。临床曾有患者一次误服海金沙150g后出现舌麻、恶心、头晕、畏寒、尿频等严重不适症状的报道。

【附注】

1. 海金沙在《中国药典》中规定的药用部位为成熟孢子，地方标准除了以孢子入药，海金沙全草、海金沙地上部分、海金沙根等均作为入药部位，用法相近，但各部位的化学成分不同，药理作用有所差异。

2. 海金沙孢子化学成分和药理研究较少，难以完整阐述海金沙的药理作用。

主要参考文献

[1] 魏德生，曾莉莉，王用平，等.海金沙的引种及栽培[J]. 中草药，1998(07)：482-484.

[2] 吕海涛，赵玉君，邓锐，等.海金沙提取物中香豆酸和咖啡酸的测定及稳定性研究[J]. 齐鲁药事，2008(05)：305-307.

[3] 杨云，张晶，陈玉婷.天然药物化学成分提取分离手册[M]. 北京：中国中医药出版社，2003：650-651.

[4] 刘家骏，陈澍禾，王静，等.海金沙利胆作用的实验研究[J]. 安徽医学，1987(01)：34-35.

[5] 贲永光，李康，李坤平，等.海金沙不同溶剂提取物清除自由基活性的研究[J]. 安徽农业科学，2009，37(19)：8989-8991.

[6] Matsuda H, Yamazaki M, Naruto H, et al. Anti-androgenic and Hair Growth Promoting Activities of Lygodii Spora (Spore of Lygodium japonicum) I. Active Constituents Inhibiting Testosterone 5α-Reductase[J]. Biological & Pharmaceutical Bulletin, 2002, 25(5): 622-626.

[7] 丁利君，孙俊，周送霞，等.超声波辅助提取海金沙黄酮及其抑菌效果研究[J]. 现代食品科技，2009，25(10)：1212-1215.

（河南中医药大学　兰金旭）

75. 桑叶

Sangye

MORI FOLIUM

【别名】家桑、荆桑、桑椹树、黄桑叶。

【来源】为桑科植物桑*Morus alba* L.的干燥叶。

【本草考证】本品始载于《神农本草经》，载："桑根白皮，味甘寒。主伤中，五劳六极，羸瘦，崩中，脉绝，补虚益气。叶主除寒热出汗。桑耳黑者，主女子漏下，赤白汁，血病，症瘕积聚，阴补阴阳，寒热，无子"[1]。《本草经集注》载："桑叶：主除寒热，出汗。汁：解蜈蚣毒"。本草记载与现今所用桑叶基本一致。

【**原植物**】乔木或为灌木，高3～10m或更高，胸径可达50cm。树皮厚，灰色，具不规则浅纵裂；冬芽红褐色，卵形，芽鳞覆瓦状排列，灰褐色，有细毛；小枝有细毛。叶卵形或广卵形，长5～15cm，宽5～12cm，先端急尖、渐尖或圆钝，基部圆形至浅心形，边缘锯齿粗钝，有时叶为各种分裂，表面鲜绿色，无毛，背面沿脉有疏毛，脉腋有簇毛；叶柄长1.5～5.5cm，具柔毛；托叶披针形，早落，外面密被细硬毛。花单性，腋生或生于芽鳞腋内，与叶同时生出；雄花序下垂，长2～3.5cm，密被白色柔毛，雄花。花被片宽椭圆形，淡绿色。花丝在芽时内折，花药2室，球形至肾形，纵裂；雌花序长1～2cm，被毛，总花梗长5～10mm，被柔毛，雌花无梗，花被片倒卵形，顶端圆钝，外面和边缘被毛，两侧紧抱子房，无花柱，柱头2裂，内面有乳头状突起。聚花果卵状椭圆形，长1～2.5cm，成熟时红色或暗紫色。花期4～5月，果期5～8月。（图75-1）

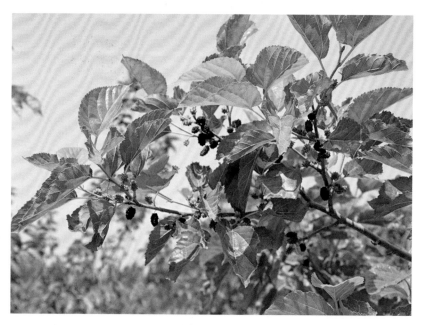

图75-1 桑

全国各地均有栽培，以浙江、江苏、广东、四川、安徽、河南、湖南等地栽培较多。河南商丘，安徽阜阳、亳州，浙江淳安，江苏南通，四川南充，重庆涪陵，湖南会同、沅陵，河北涞源、易县，广东顺德、南海等均适宜其生长。

【**主产地**】主产于浙江湖州、嘉兴，江苏苏州、无锡、丹阳、镇江等地。

【**栽培要点**】

1. 生物学特性　喜温暖湿润气候，稍耐荫。气温12℃以上开始萌芽，生长适宜温度25～30℃，超过40℃则受到抑制，降到12℃以下则停止生长。耐旱，不耐涝，耐瘠薄。对土壤的适应性强。

2. 栽培技术　有多种繁殖方式。种子繁殖：采收紫色成熟桑椹，搓去果肉，洗净种子，随即播种或湿砂贮藏。春播、夏播、秋播均可。夏播、秋播可用当年新种子。嫁接繁殖：于嫁接前20天剪接穗，湿沙贮藏，使砧木剪口处的皮层和木质部分离成袋状，然后插入接穗。压条繁殖：早春将母株横伏固定于地面，埋入沟中，露出顶端，培土压实，待生根后与母体分离。

3. 病虫害　病害：褐斑病、炭疽病、白粉病、菌核病、赤锈病等。虫害：桑毛虫、桑尺蠖、菱纹叶蝉、桑天牛、红蜘蛛等[2]。

【**采收与加工**】初霜后采收，除去杂质，晒干。

【**商品规格**】当前药材市场上桑叶规格分为青桑叶、霜桑叶两种。青桑叶为霜前夏、秋季采收的桑叶；霜桑叶为初霜后采收的桑叶。《中国药典》规定，桑叶为初霜后采收，市场上所售青桑叶不符合《中国药典》要求，故不再叙述。

霜桑叶　干货，本品较平展、破碎。完整者有柄，叶片展平后呈卵形或宽卵形。质脆，握之有刺手感。无虫蛀、无霉变，杂质少于3%。

【药材鉴别】

（一）性状特征

叶多皱缩、破碎。完整者有柄，叶片展平后呈卵形或宽卵形，长8～15cm，宽7～13cm；先端渐尖，基部截形、圆形或心形，边缘有锯齿或钝锯齿，有的不规则分裂。上表面黄绿色或浅黄棕色，有的有小疣状突起；下表面颜色稍浅，叶脉突出，小脉网状，脉上被疏毛，脉基具簇毛。质脆。气微，味淡、微苦涩。（图75-2）

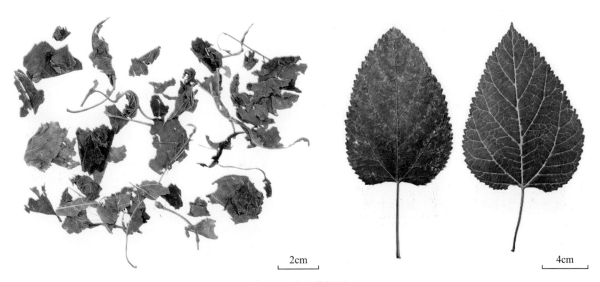

2cm

4cm

图75-2　桑叶药材图

（二）显微鉴别

粉末特征　粉末棕绿色或黄绿色。钟乳体直径47～77μm。下表皮气孔不定式，副卫细胞4～6个。非腺毛单细胞，长50～230μm。草酸钙簇晶及方晶，簇晶直径5～16μm。腺毛头部类圆球形，2～4细胞，直径15～35μm，柄单细胞，长14～30μm。栅栏组织。导管。（图75-3）

（三）理化鉴别

薄层色谱　取本品粉末2g，加石油醚（60～90℃）30ml，加热回流30分钟，弃去石油醚液，药渣挥干，加乙醇30ml，超声处理20分钟，滤过，滤液蒸干，残渣加热水10ml，置60℃水浴上搅拌使溶解，滤过，滤液蒸干，残渣加甲醇1ml使溶解，作为供试品溶液。另取桑叶对照药材2g，同法制成对照药材溶液。照薄层色谱法试验，吸取上述两种溶液各5μl，分别点于同一硅胶G薄层板上，以甲苯-乙酸乙酯-甲酸（5∶2∶1）的上层溶液为展开剂，置用展开剂预饱和10分钟的展开缸内，展开约至8cm，取出，晾干，置紫外光灯（365nm）下检视。供试品色谱中，在与对照药材色谱相应的位置上，显相同颜色的荧光斑点。

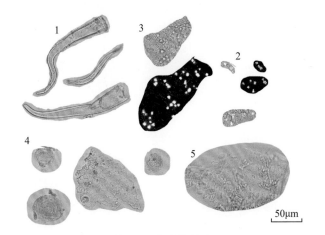

图75-3　桑叶粉末图

1.非腺毛　2.草酸钙方晶　3.草酸钙簇晶　4.腺毛
5.下表皮细胞及气孔

【质量评价】以叶片完整、大而厚、色黄绿、质脆、无杂质者为佳[3]。采用高效液相色谱法测定，本品按干燥品计算，含芦丁（$C_{27}H_{30}O_{16}$）不得少于0.10%。

【化学成分】主要成分为黄酮及黄酮苷类、生物碱类、多糖类、甾醇类等。[4-5]

1. 黄酮及黄酮苷类　堪非醇-3-氧-β-D-吡喃葡萄糖苷（紫云苷）、桔皮素-3-氧-6-氧-乙酰基-氧-β-D-吡喃葡萄糖苷等。

2. 生物碱类　DNJ（1-脱氧野霉素）、$1\alpha,2\beta,3\alpha,4\beta$-四羟基-去甲莨菪烷等。

3. 多糖类　桑叶总多糖。

4. 甾醇类　β-谷甾醇、豆甾醇、β-谷甾醇-β-D-葡萄糖苷等。

5. 挥发油　乙酸、丙酸、丁酸愈六木酚（cuuiacol）、酒石酸等。

6. 氨基酸类　天门冬氨酸和谷氨酸等17种氨基酸。

7. 微量元素　锌、锰、铁等多种人体必需的微量元素。

【性味归经】甘、苦，寒。归肺、肝经。

【功能主治】疏散风热，清肺润燥，清肝明目。用于风热感冒，肺热燥咳，头晕头痛，目赤昏花。

【药理作用】

1. 降血糖作用　桑叶中的生物碱如N-Me-DNJ、GAL-DNJ和fagomine都可显著降低血糖水平，其中GAL-DNJ和fagomine降血糖作用最强。 植物中仅桑叶中含有GAL-DNJ这种生物碱， 它是一种糖苷酶的抑制剂。 桑叶总多糖（TPM）对四氧嘧啶糖尿病小鼠有显著的降血糖作用；TPM还可以提高糖尿病小鼠的耐糖能力。桑叶能抑制胰腺兰格尔岛的病变进展，同时可维持胰岛素的分泌，抑制血糖值的升高，延缓糖尿病的发作。桑叶总黄酮（70%乙醇提取物）通过抑制大鼠小肠双糖酶活性从而显示显著的降血糖作用[5-6]。

2. 降血脂、抗粥样硬化作用　通过高脂血症动物实验发现，桑叶具有抑制血清脂质增加和抑制动脉粥样硬化形成的作用[7]。

3. 抑菌抗炎作用　桑叶活性成分对金黄色葡萄球菌、大肠埃希菌、枯草芽孢杆菌具有抑制效果[8]。本草记载桑叶具有清热解表作用，现代研究表明桑叶具有较强的抗炎作用，与祛风、清热功效相符。

4. 抗衰老作用　桑叶具有类似人参的补益与抗衰老、稳定神经系统功能的作用，能缓解生理变化引起的情绪激动，提高体内超氧化物歧化酶的活性，阻止体内有害物质的产生，减少或消除已经产生并积滞体内的脂褐质。桑叶能调节机体对应激刺激的反应能力，增强机体耐受能力和延缓衰老[9]。

5. 其他作用　桑叶还有抗肿瘤、抗病毒、抗丝虫等作用。另外，桑叶含丰富的纤维素，因此具有导泻通便、保护肠黏膜和减肥的作用。

主要参考文献

[1] 张玉成.春季霜冻后的桑园管理[J].北方蚕业，2005，(01)：47.

[2] 中国农业科学院植物植护所.中国农作物病虫害（下册）[M].2版.北京：中国农业出版社，1996：241-315.

[3] 任玉珍，王龙虎，梁焕，等.不同采收期桑叶药材的质量比较[J].中国现代中药，2006，(05)：8-9、15.

[4] 朱琳，赵金鸽，范作卿，等.桑叶的主要营养成分及其药理作用的研究进展[J].北方蚕业，2017，38(2)：9-15.

[5] 李飞鸣，张国平，邹湘月，等.桑叶黄酮类化合物研究进展[J].中国蚕业，2015，36(2)：1-4.

[6] 王向阳，俞兴伟，仝义超.桑叶多糖的提取与降血糖功能研究[J].中国食品学报，2014，14(9)：63-67.

[7] Doi k, Kojima T, Fujimoto Y. Mulberry leaf extract inhibits the oxidative modification of rabbit and human low density lipopoprotein[J]. Biol Pharm Bull, 2000, 23(9): 1066-1071.

[8] 沈维治，邹宇晓，刘凡.桑叶不同极性溶剂提取物的总多酚含量与抑菌活性[J].蚕业科学，2013，39(1)：135-138.

[9] 沈维治，廖森泰，林光月，等.桑叶多酚单体化合物的抗氧化活性及其协同作用[J].蚕业科学，2015，41(2)：342-348.

（湖南农业大学　谢红旗　曾建国）

76. 桑白皮

Sangbaipi

MORI CORTEX

【别名】桑根白皮、桑根皮、桑皮、白桑皮。

【来源】为桑科植物桑*Morus alba* L.的干燥根皮。

【本草考证】本品始载于《神农本草经》，名为桑根白皮，列为中品，载："味甘寒，主伤中，五劳六极，羸瘦，崩中，脉绝，补虚益气。生山谷"。历代本草均有收载。《新修本草》载："生犍为山谷"，说明唐代时桑白皮的产地为四川省犍为县。《图经本草》载："方中称桑之功最神，在人资用尤多。《本经》不著所出州土，今处处有之"。本草记载与现今所用桑白皮基本一致。

【原植物】【主产地】【栽培要点】参见"桑叶"。

【采收与加工】秋末叶落时至次春发芽前采挖根部，刮去黄棕色粗皮，纵向剖开，剥取根皮，晒干。

【商品规格】当前药材市场桑白皮有刮皮和未刮皮两种规格，分刮皮选货、刮皮统货和未刮皮统货。未刮皮的桑白皮药材，与《中国药典》要求不符，在此不做叙述。

选货　外表面白色或淡黄白色，较平坦，厚度≥0.3cm，刮皮率≥80%。

统货　外表面黄白色，有的残留橙黄色或棕黄色鳞片状粗皮，厚度0.1～0.4cm，刮皮率≥50%。

【药材鉴别】

（一）性状特征

根皮呈扭曲的卷筒状、槽状或板片状，长短宽窄不一，厚1～4mm。外表面白色或淡黄白色，较平坦，有的残留橙黄色或棕黄色鳞片状粗皮；内表面黄白色或灰黄色，有细纵纹。体轻，质韧，纤维性强，难折断，易纵向撕裂，撕裂时有粉尘飞扬。气微，味微甘。（图76-1）

（二）显微鉴别

1. 横切面　韧皮部射线宽2～6列细胞；散有乳管；纤维单个散在或成束，非木化或微木化；薄壁细胞含淀粉粒，有的细胞含草酸钙方晶。较老的根皮中，散在夹有石细胞的厚壁细胞群，胞腔大多含方晶。（图76-2）

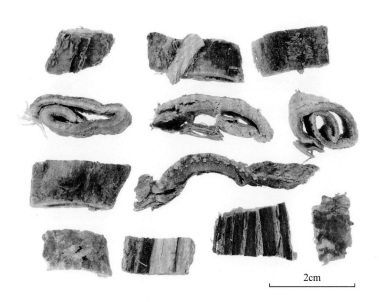

2cm

图76-1　桑白皮药材图

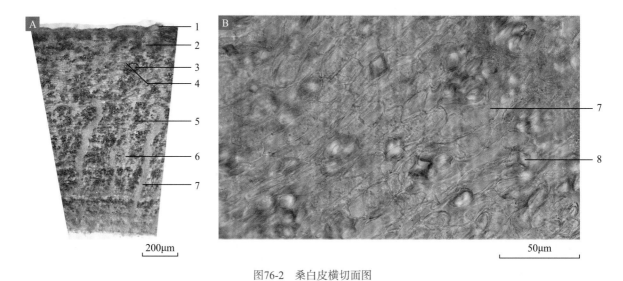

图76-2　桑白皮横切面图

A. 横切面　B. 局部放大（示草酸钙方晶）

1. 木栓层　2. 皮层　3. 乳管　4. 石细胞　5. 纤维　6. 韧皮部　7. 淀粉粒　8. 草酸钙方晶

2. 粉末特征　粉末淡灰黄色。纤维甚多，多碎断，直径13～26μm，壁厚，非木化至微木化。草酸钙方晶直径11～32μm。石细胞类圆形、类方形或形状不规则，直径22～52μm，壁较厚或极厚，纹孔和孔沟明显，胞腔内有的含方晶。另有含晶厚壁细胞。淀粉粒甚多，单粒类圆形，直径4～16μm；复粒由2～8分粒组成。（图76-3）

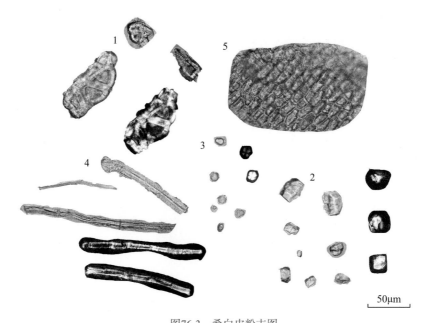

图76-3　桑白皮粉末图

1. 石细胞　2. 草酸钙方晶　3. 淀粉粒　4. 纤维　5. 表皮碎片

（三）理化鉴别

薄层色谱　取本品粉末2g，加饱和碳酸钠溶液20ml，超声处理20分钟，滤过，滤液加稀盐酸调节pH值至1～2，静置30分钟，滤过，滤液用乙酸乙酯振摇提取2次，每次10ml，合并乙酸乙酯液，蒸干，残渣加甲醇1ml使溶解，作为供试品溶液。另取桑白皮对照药材2g，同法制成对照药材溶液。照薄层色谱法试验，吸取上述两种溶液各5μl，分别点于同一聚酰胺薄膜上，以乙酸为展开剂，展开，取出，晾干，置紫外光灯（365nm）下检视。供试品色谱中，在与对照药材色谱相应的位置上，显相同的两个荧光主斑点。

【质量评价】 以色白、皮厚、质柔韧、粉性足者为佳。

【化学成分】 主要成分为黄酮类、香豆素类、苯骈呋喃衍生物、多糖类、甾体和萜类、挥发油等多种成分[1-2]。

1. 黄酮类及黄酮苷类　桑根白皮素（morusin）、环桑根皮素（cyclo-morusin）、桑素（mulberrin）、桑色烯（mulber-rochromene）、环桑素（cyclomulberrin）、环桑色烯素（cyclomulbenochromene）、桑酮（kuwanon）A～V、羟基二氢桑根皮素（oxydiphydromorusin）、桑根皮素-4-葡萄糖苷（morusin- 4- glucoside）、桑皮根素氢过氧化物（morusinhydroperoxide）、chalomoracin、桑根皮醇（morusinol）、环桑色醇（mul-berranol）、moranoline、桑苷A～D（moracenin A～D）、摩查耳酮A（morachalcone A）、morusenin A～B、5,7-二羟基色酮（5,7- dihydroxychromone）、二氢黄酮类桑根酮（sanggenone A～P）等。

2. 香豆素类　5,7-羟基香豆素（5,7- dihydroxycoumarin）、伞形花内酯（umbelliferone）、东莨菪素（scopoletine）、东莨菪内酯（6-甲氧基-7羟基-香豆素）。

3. 多糖类　黏液素、桑多糖、甲壳素、壳聚糖。

【性味归经】 甘，寒。归肺经。

【功能主治】 泻肺平喘，利水消肿。主治肺热喘咳，水肿胀满尿少，面目肌肤浮肿。

【药理作用】

1. 调节血糖作用　桑白皮的热水提取物中分离出的活性物质经鉴定为l-脱氧野尻霉素（moranoline），给链脲佐菌素诱发的糖尿病小鼠口服后可明显抑制血糖上升[3]。

2. 降血压作用　桑白皮及其他桑属类植物（鸡桑、印度桑、蒙桑、黑桑）根皮的桑酮G、H、桑呋喃C、F、G、桑根酮C、D等成分具有较显著的降血压作用。

3. 利尿、镇咳平喘作用　桑白皮水提物或正丁醇提取物300～500mg/kg给大鼠灌胃或腹腔注射，桑白皮煎剂2g/kg给兔灌胃，均有利尿作用，尿量及钠、钾离子和氯化物排出量均增加。桑白皮水提物3g/kg给小鼠灌胃，有明显的导泻作用。桑中所含的东莨菪内酯、β-谷甾醇和5,7-羟基香豆素成分有明显利尿作用[4]。桑白皮平喘作用与桑白皮醇提取物具有白三烯拮抗活性有关[5]。

4. 抗艾滋病病毒（HIV）作用　桑根白皮素、morusin- 4- gluco-side和桑酮H具有较强的抗HIV活性[6]。

主要参考文献

[1] 寿旦，孙静芸.桑白皮不同加工方法及采收期的东莨菪内酯含量比较[J].中成药，2001，23(9)：650-651.

[2] 吴志平，谈建中，顾振纶.中药桑白皮化学成分及药理活性研究进展[J].中国野生植物资源，2004，23(5)：10-12.

[3] 钟国连.桑白皮水提取液对糖尿病模型大鼠血糖血脂的影响[J].赣南医学院学报，2003，23(1)：23-24.

[4] 孙静芸，徐宝林，张文娟.桑白皮平喘、利尿有效成分研究[J].中国中药杂志，2002，27(5)：366-367.

[5] 李松，闫阳，刘泉海.桑白皮醇提取物对白三烯拮抗活性的研究[J].沈阳药科大学学报，2004，21(2)：130-132.

[6] 罗士德，J. Nemec，宁冰梅.桑白皮中抗人HIV成分研究[J].云南植物研究，1995，17(1)：89-95.

（湖南农业大学　曾建国　谢红旗）

77. 桑枝

Sangzhi

MORI RAMUL US

【别名】桑条、嫩桑枝。

【来源】为桑科植物桑*Morus alba* L.的干燥嫩枝。

【本草考证】本品始载于《神农本草经》，列为中品。《本草纲目》载："桑，东方之神木也。"《本草撮要》载："桑枝，功专祛风。"《图经本草》载："疗遍体风痒干燥，脚气风气，四肢拘挛，上气，眼晕，肺气嗽，消食；利小便，兼疗口干。"《本草蒙筌》载："利喘嗽逆气，消浮肿毒痈。"《本草汇言》载："去风气挛痛。"《本草备要》载："利关节，养津液，行水祛风。"《本草再新》载："壮肺气，燥湿，滋肾水，通经，止咳除烦，消肿止痛。"本草记载与现今所用桑枝基本一致。

【原植物】【主产地】【栽培要点】参见"桑叶"。

【采收与加工】春末夏初采收，去叶，略晒，趁新鲜时切成长30～60cm的段或斜片，晒干，置干燥通风处。

【商品规格】目前市场上所售桑枝多为趁鲜切片药材，并根据其均一性以及直径大小等并过筛进行分拣，划分为选货与统货两种规格，其中桑枝选货又依据直径的大小划分为小选和大选。传统以枝细质嫩者佳，因此小选优于大选，所以小选为一等品，大选为二等品。

一等　干货，切片直径0.5～1.0cm。

二等　干货，切片直径1.0～1.5cm。

统货　干货，切片直径0.5～1.5cm，厚0.2～0.5cm。

【药材鉴别】

（一）性状特征

干燥的嫩枝呈长圆柱形，长短不一，直径0.5～1.5cm。外表灰黄色或灰褐色，有多数淡褐色小点状皮孔及细纵纹，并可见灰白色半月形的叶痕和棕黄色的腋芽。质坚韧，有弹性，较难折断，断面黄白色，纤维性。斜片呈椭圆形，切片厚0.2～0.5cm。切面皮部较薄，木部黄白色，射纹细密，中心有细小而绵软的髓。有青草气，味淡略黏。以质嫩、断面黄白色者为佳。（图77-1）

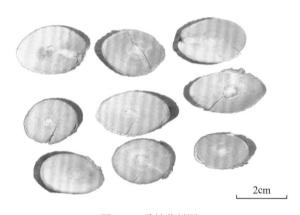

2cm

图77-1　桑枝药材图

（二）显微鉴别

1. 茎横切面　表皮细胞有时残存。木栓层为10余列细胞，有的含棕色物。皮层窄，老茎有石细胞群，薄壁细胞含棕色物。中柱鞘部位有石细胞群和纤维束，断续环列。韧皮部甚窄，射线散有石细胞。束内形成层明显。木质部射线宽1～4列细胞，近髓部也可见石细胞；导管单个散列或2～3个相聚。髓部有石细胞群，薄壁细胞含棕色物。有的石细胞含草酸钙方晶或棕色物。（图77-2）

2. 粉末特征　粉末灰黄色。纤维多缠结，淡黄色或无色，甚长，略弯曲，直径8～33μm，壁厚，非木化，胞腔线形。石细胞淡黄色或黄色，类圆形、椭圆形或方形，直径13～39μm，壁厚6～20μm，孔沟较明显或分枝。含晶厚壁细胞成群或散在，形状、大小与石细胞近似，壁多厚薄不均，厚2～6μm，胞腔内含草酸钙方晶1～2个。方晶多面体形、正方形、菱形、类双锥形，直径5～20μm。另有少数草酸钙簇晶。木射线为异型细胞射线，切向纵断面观高4～37（～80）细胞，宽1～3细胞，两端直立细胞1～3个。另外可见乳汁管、木纤维、导管、木栓细胞、草酸钙方晶等。（图77-3）

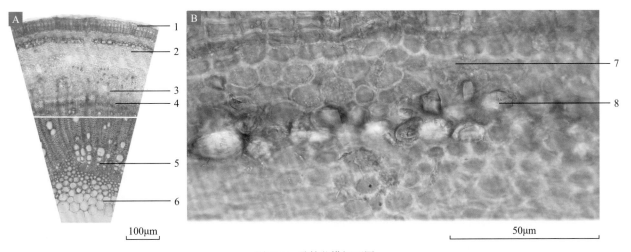

图77-2 桑枝茎横切面图

A. 横切面 B. 局部放大（示草酸钙方晶）

1. 木栓层 2. 皮层 3. 韧皮部 4. 形成层 5. 木质部 6. 髓部 7. 棕色物 8. 石细胞

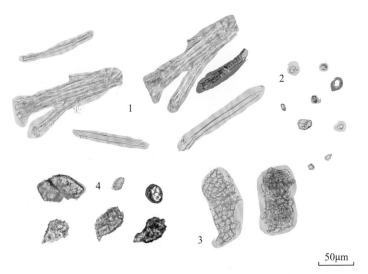

图77-3 桑枝粉末图

1. 纤维 2. 方晶 3. 石细胞 4. 草酸钙簇晶

【质量评价】以枝细质嫩者、断面色黄白者为佳。照醇溶性浸出物测定法项下的热浸法测定，用乙醇作溶剂，浸出物不得少于3.0%，水分不得过11.0%，总灰分不得过4.0%。

【化学成分】主要含黄酮类、香豆素类、苯骈呋喃衍生物、多糖类、甾体和萜类、挥发油等多种成分[1-3]。

1. 黄酮类及黄酮苷类 桑根白皮素（morusin）、环桑根皮素（cyclo-morusin）、桑素（mulberrin）、桑色烯（mulber-rochromene）、环桑素（cyclomulberrin）、环桑色烯素（cyclomulbenochromene）、桑酮（kuwanon）A～V、羟基二氢桑根皮素（oxydiphydromorusin）、桑根皮素-4-葡萄糖苷（morusin-4-glucoside）、桑皮根素氢过氧化物（morusinhydroperoxide）、chalomoracin、桑根皮醇（morusinol）、环桑色醇（mul-berranol）、moranoline、桑苷A-D（moracenin A～D）、摩查耳酮A（morachalcone A）、morusenin A～B、5,7-二羟基色酮（5,7- dihydroxychromone）、二氢黄酮类桑根酮（sanggenone A～P）等。

2. 香豆素类 5,7-羟基香豆素（5,7- dihydroxycoumarin）、伞形花内脂（umbelliferone）、东莨菪素（scopoletine）、东莨菪内酯（6-甲氧基-7-羟基-香豆素）。

3. 多糖类 黏液素、桑多糖、甲壳素、壳聚糖。

【性味归经】微苦，平。归肝经。

【功能主治】祛风湿，通经络，行水气。主治风湿痹痛，中风半身不遂，水肿脚气，肌体风痒。

【药理作用】

1. 抗氧化作用　桑枝的水提物和醇提物均有较强的清除DPPH自由基和抗氧化作用，可对阿霉素诱导的心脏毒性起到一定的保护作用。

2. 降血压作用　桑枝乙醇提取物中具有降低甘油三酯及胆固醇水平的活性成分。

3. 降血糖作用　有学者以春天采集的桑叶、桑白皮、桑枝嫩枝和桑皮为材料，研究了桑树不同药用部位的乙醇提取物对链脲佐菌素诱导的糖尿病小鼠的降血糖效果，结果显示，这些中药材都具有明显的降血糖作用，其中桑枝的功效最为显著，桑枝总黄酮能降低高血糖模型小鼠的血糖值，推测桑枝总黄酮是桑枝降血糖作用的有效部位。给四氧嘧啶高血糖大鼠连续口服桑枝提取物，高血糖大鼠空腹和非禁食血糖等指标均明显降低[4]。

主要参考文献

[1] 艾文，何厚洪，杜昕，等.桑枝的化学成分研究[J].中成药，2017，39(9)：1861-1866.

[2] 张作法.桑枝活性成分分离纯化及其药理作用的研究[D].浙江大学，2008.

[3] 邢冬杰，项东宇，张彩坤.桑枝活性成分提取及药理作用研究进展[J].中国现代中药，2014，11：957-960.

[4] 吴志平，周巧霞，顾振纶，等.桑树不同药用部位的降血糖效果比较[J].蚕业科学，2005，31(2)：215-217.

（湖南农业大学　曾建国　谢红旗　陆英）

78. 桑椹

Sangshen

MORI FRUCTUS

【别名】桑葚、桑椹子、桑蔗、桑枣。

【来源】为桑科植物桑*Morus alba* L.的干燥果穗。

【本草考证】本品始载于《新修本草》，列为中品，述于桑根白皮项下，载："生犍为（即今四川省犍为县）山谷。桑椹，味甘寒、无毒，单食主消渴"。《图经本草》载："桑根白皮，《本经》不着所出州土，今处处有之。其实，椹。有白、黑二种，暴干，皆主变白发。皮上白藓。椹，利五脏、关节，通血气。久服不饥。"《本草崇原》载："桑处处有之，而江浙独盛。二月发叶，深秋黄陨，四月椹熟，其色赤黑，味甘性温。"本草记载与现今所用桑椹基本一致。

【原植物】【主产地】【栽培要点】参观"桑叶"。

【采收与加工】4～6月份果实变红或黑紫色时采收。晒干，或略蒸后晒干。

【商品规格】当前药材市场上，桑椹按照个头大小、饱满度、颜色、糖性大小并过筛等进行分拣划分为选货、统货两个规格。选货为长1.5～2.0cm，直径0.6～0.8cm，表面暗紫色，完整；统货为长1～2cm，直径0.5～0.8cm，表面黄棕色、棕红色或暗紫色，间有破碎。

【药材鉴别】

（一）性状特征

本品为聚花果，由多数小核果集合而成，呈长圆形，长2～3cm，直径1.2～1.8cm。初熟时为绿色，成熟后变肉质、黑紫色或红色，种子小，花期3～5月，果期5～6月。桑椹也会出现黄棕色、棕红色至暗紫色（比较少见的颜色成熟后呈乳白色），有短果序梗。小核果卵圆形，稍扁，长约2mm，宽约1mm，外具肉质花被片4枚。气味微酸而甜。（图78-1）

（二）显微鉴别

粉末特征　粉末红紫色。内果皮石细胞成片，淡黄色，表面观不规则多角形，垂周壁深波状弯曲，壁厚，孔沟和纹孔明显。内果皮含晶细胞成片，每个细胞含一草酸钙方晶，方晶直径7～11μm，花被薄壁细胞充满紫红色或棕红色色素块，非腺毛单细胞，多碎断，长短不一，直径12～45μm，有的足部膨大。草酸钙簇晶散在或存在于花被薄壁细胞中，直径3～22μm，种皮表皮细胞黄棕色，表面观类长方形或多角形，直径7～18μm，垂周壁连珠状增厚，孔沟明显。（图78-2）

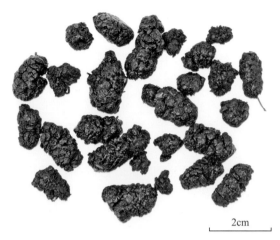

图78-1　桑椹药材图

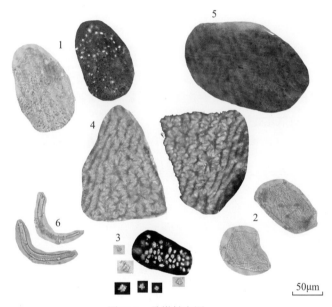

图78-2　桑椹粉末图

1. 内果皮含晶细胞　2. 种皮表皮细胞　3. 草酸钙簇晶　4. 内果皮石细胞片
5. 花被薄壁细胞　6. 非腺毛

（三）理化鉴别

薄层鉴别　取本品干燥细粉2g，加石油醚10ml，加热回流10分钟，滤过，滤液浓缩至1ml，作为供试品溶液。另取亚油酸作为对照品溶液。照薄层色谱法试验，吸收上述两种溶液各5μl，分别点于同一硅胶G薄层板上，以苯-醋酸乙酯（80：20）为展开剂，展开，取出，晾干，喷0.1%α-亚硝基-β-萘酚硫酸试液，在105℃加热至斑点显色清晰。供试品色谱中，在与对照品色谱的相应位置，显相同颜色斑点。

【质量评价】以个大、肉厚、紫黑色、糖性大、完整无杂质者为佳。按照醇溶性浸出物测定法项下的热浸法测定，用85%乙醇作溶剂，浸出物不得少于15%。

【化学成分】主要成分为有机酸类、黄酮类、挥发油、维生素等[3]。

1. 黄酮及其苷类　花色苷、芸香苷、桑椹红（mulberry red）。其中，以矢车菊苏-3-葡萄糖苷（C-3-G）为主。另有天竺葵素-3-葡萄糖苷（petunidin-3-rutinosidt）和桑色素（morin；3,5,7,2',4'-五羟基黄酮醇）。花色素总含量127～725mg/kg。

2. 有机酸类　鞣酸、苹果酸、亚油酸、油酸、软脂酸、硬脂酸、辛酸（caprylic acid）、壬酸、癸酸、肉豆蔻酸、亚麻酸等。

3. 挥发油　桉叶素、牻牛儿醇、芳樟醇乙酸酯、芳樟醇、樟脑、α-蒎烯和柠檬烯等。

4. 其他　有类脂、维生素C、维生素E、维生素B_1、维生素B_2、无机盐和氨基酸等物质。

【性味归经】甘、酸，寒。归心、肝、肾经。

【功能主治】滋阴补血，生津润燥。用于肝肾阴虚，眩晕耳鸣，心悸失眠，须发早白，津伤口渴，内热消渴，肠燥便秘。

【药理作用】

1. 预防老年痴呆　桑椹可安神养心，延缓衰老，主治神经衰弱、失眠健忘等症。现代医学研究证明，桑椹具有健脑益智的功效。研究表明，桑椹首乌补脑颗粒可降低海马区β淀粉样蛋白的表达，能够促进学习记忆功能的恢复，机制可能是通过下调脑组织β淀粉样蛋白的表达，升高SOD水平，降低MDA含量[2]。

2. 解酒作用　《本草纲目》记载把桑椹"捣汁饮，能解酒毒"，桑椹果饮可显著增强肝组织乙醇脱氢酶活性有关[3]。

3. 抑菌作用　桑椹红色素具有类黄酮的典型结构，其分子结构上有较多的酚羟基，这些官能团与蛋白质或酶通过氢键方式结合，破坏蛋白质分子结构而变性或失去活性，导致细胞质的固缩，从而使菌体解体、死亡。桑椹籽中黄酮和红色素具有抑菌的作用[4-5]。

4. 治疗皮肤色素沉淀性疾病　桑椹提取液所含的黄酮类物质对酪氨酸酶活性具有抑制作用，桑椹乙醇提取物能不同程度抑制酪氨酸酶活性及抗氧化的能力[6-7]。

5. 降血脂和降血糖作用　在《唐本草》中有（桑椹子）"单食主消渴"的记载，桑椹在肥胖、糖尿病、高血糖、高血脂等现代慢性病中有积极的作用。桑椹油能降低高脂血症大鼠体内的胆固醇和甘油三酯的含量，具有抗动脉粥样硬化的作用[8-9]。

主要参考文献

[1] 张文娜，姚清国，俞龙泉，等.桑椹化学成分及药理作用研究进展[J].安徽农业科学，2011，39(14)：8371-8373，8375.

[2] 张会平，刘宇，高睿，等.桑椹首乌补脑颗粒对老年性痴呆模型大鼠血清SOD、MDA及脑组织β淀粉样蛋白表达的影响[J].世界中医药，2016，11(2)：288.

[3] 高丽辉，刘率男，刘泉，等.桑椹果饮解酒作用的试验研究[J].食品与机械，2010，26(1)：83.

[4] 李国章，于华忠，卜晓英，等.桑椹籽中黄酮的CO_2超临界流体萃取及抑菌作用研究[J].现代食品科技，2006，22(2)：86.

[5] 段江莲，徐建国.桑椹红色素抑菌作用的研究[J].食品科学，2007，28(10)：87.

[6] 王英豪，陈志春，张理秀，等.响应面法优化桑椹黄酮超声辅助提取工艺及对酪氨酸酶活性抑制研究[J].中国中医药信息杂志，2016，23(2)：93.

[7] 顾玮蕾，马跃能，王春丽.桑椹抗氧化及抑制酪氨酸酶作用研究[J].食品科技，2010，35(7)：48.

[8] 袁海波，王九莲，杨雨民，等.三术减肥汤对营养性肥胖大鼠瘦素、血糖、胰岛素水平的影响[J].河南中医学院学报，2003，18(2)：31.

[9] 王瑞坡.桑椹黄酮的制备及其降血糖和降尿酸作用研究[D].华东师范大学，2011：6.

（湖南农业大学　谢红旗　曾建国）

79. 菝葜

Baqia

SMILACIS CHINAE RHIZOMA

【别名】金刚藤、金刚刺、马加刺兜、铁菱角、金刚兜。

【来源】为百合科植物菝葜*Smilax china* L.的干燥根茎。

【本草考证】本品始载于《名医别录》，列为中品。《本草纲目》载："上蒲八切，下弃八切。菝葜山野中甚多。其茎似蔓而坚强，植生有刺。其叶团大，状如马蹄，光泽似肺叶，不类冬青。秋开黄花，结红子。其根甚硬，有硬须如刺"。《图经本草》载："苗茎成蔓，长二三尺，有刺，其叶如冬青、乌药叶，又似菱叶差大。秋生黄花，结黑子樱桃许大。其根作块，赤黄色。"本草记载与现今所用菝葜基本一致。

【原植物】攀援灌木。根状茎粗厚，坚硬，粗2~3cm。茎长1~3m，少数可达5m，茎与枝条通常疏生刺。叶薄革质或坚纸质，干后一般红褐色或近古铜色，圆形、卵形或其他形状，长3~10cm，宽1.5~6（10）cm，下面淡绿色，有时具粉霜；叶柄长5~15mm，脱落点位于中部以上，约占全长1/2~2/3具宽0.5~1mm的（一侧）的鞘，几乎全部有卷须，少有例外。花单性，雌雄异株，绿黄色，常呈球形，多朵排成伞形花序，生于叶尚幼嫩的小枝上；总花梗长1~2cm，花序托稍膨大，近球形，较少稍延长，具小苞片；雄花外轮花被片3，矩圆形，长3.5~4.5mm；内轮花被片3，稍狭；雄蕊约为花被片的2/3；雌花与雄花大小相似，具6枚退化雄蕊。浆果球形，直径6~15mm，熟时红色，有粉霜。花期2~5月，果期9~11月。（图79-1）

主要为野生，生于海波2200m以下的林下、灌丛中、路旁和山坡上。分布于湖北、湖南、江西、江苏、浙江、福建、

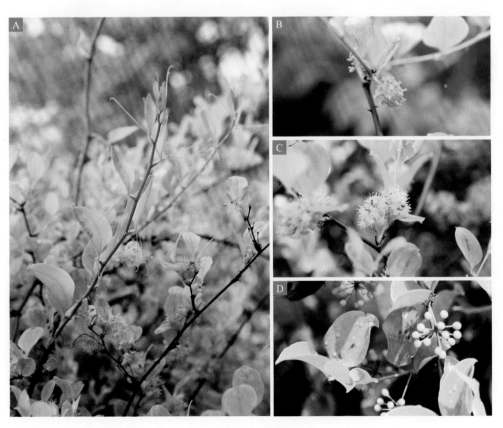

图79-1 菝葜

A.植株　B.雌花　C.雄花　D.果实

广西、广东、山东（山东半岛）、台湾、安徽（南部）、河南、四川（中部至东部）、云南（南部）、贵州等地。

【主产地】主产于湖北、湖南、江西、广东、广西、江苏、浙江、安徽等地。栽培产区主要为湖北省咸宁市[1]。

【栽培要点】

1. 生物学特性　喜温暖干燥气候，耐旱、耐瘠薄、稍耐阴。以排水良好，富含有机质、中性或微酸性，肥沃疏松的黄棕色壤土栽培为宜。

2. 栽培技术　种茎繁殖为主，种子繁殖为辅。种茎来源于无病虫害、发育良好的颜色新鲜的根茎，种子来源于饱满有光泽、粒大充分成熟的果实。

3. 病虫害　病害：褐斑病等。虫害：蚜虫、铜绿金龟子、天蚂蝗等[1]。

【采收与加工】秋末至翌年春采挖，除去根须，洗净，晒干或趁鲜切片，干燥。

【商品规格】统货。

【药材鉴别】

（一）性状特征

根茎为不规则块状或弯曲扁柱形，有结节状隆起，长10～20cm，直径2～4cm。表面黄棕色或紫棕色，具圆锥状突起的茎基痕，并残留坚硬的刺状须根或细根。质坚硬，难折断，断面棕黄色或红棕色，纤维性，可见点状维管束和多数小亮点。气微，味微苦、涩。（图79-2）

（二）显微鉴别

粉末特征　粉末红棕色。淀粉粒多为单粒，类圆形，直径5～30μm，脐点点状、裂缝状或飞鸟状；石细胞单个散在或数个成群，淡黄色或红棕色，类圆形、长椭圆形、类方形或不规则形，具明显分枝状孔沟，胞腔较小，具椭圆形纹孔；纤维易见，成束或散在，淡黄色或深棕色；草酸钙针晶多散在，偶有成束存在于黏液细胞中，长75～140μm。（图79-3）

（三）理化鉴别

薄层色谱　（1）取本品粉末5g，加乙醇50ml，超声处理30分钟，滤过，滤液加盐酸5ml，加热回流2小时，放冷，用40%氢氧化钠溶液调至中性，蒸至无醇味，残渣加热水40ml使溶解，用二氯甲烷振摇提取2次（40ml，30ml），合并提取液，蒸干，残渣加甲醇1ml使溶解，作为供试品溶液。另取薯蓣皂苷元对照品，加甲醇制成每1ml含0.5mg的溶液，作为对照品溶液。照薄层色谱法试验，吸取上述两种溶液各10μl，分别点于同一硅胶G薄层板上，以环己烷-乙酸乙酯（4∶1）为展开剂，展开，取出，晾干，喷以10%硫酸乙醇溶液，在105℃加热至斑点清晰。供试品色谱中，在与对照品色谱相应的位置上，显相同颜色的斑点。

（2）取本品粉末1g，加盐酸5ml，加甲醇25ml，水浴加热回流1小时，放冷，滤过，取滤液2ml，蒸干，

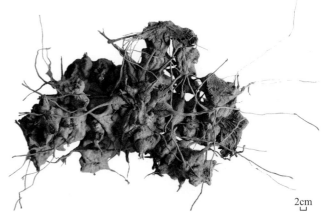

2cm

图79-2　菝葜药材图

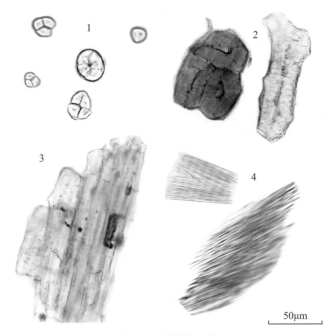

50μm

图79-3　菝葜粉末图

1.淀粉粒　3.石细胞　3.纤维　4.针晶

残渣加甲醇1ml使溶解，作为供试品溶液。另取菝葜对照药材1g，同法制成对照药材溶液。照薄层色谱法试验，吸取上述两种溶液各5μl，分别点于同一硅胶G薄层板上，以甲苯–乙酸乙酯–甲酸（5：5：0.2）为展开剂，展开，取出，晾干，再喷1%三氯化铁–1%铁氰化钾（1：1）混合溶液（新配置，临用前混合）。供试品色谱中，在与对照药材色谱相应的位置上，显相同颜色的斑点。

【质量评价】以块大，体重、断面棕黄色或红棕色、味涩者为佳。照醇溶性浸出物测定法项下的热浸法测定，用60%乙醇作溶剂，浸出物不得少于15.0%。

【化学成分】主要化学成分为皂苷、黄酮，此外还含有机酸、芪类、氨基酸、植物甾醇、萜类等化合物。

1. 皂苷类　按皂苷元结构不同，可分为三类：螺甾烷醇型（spirostanols）、异螺甾烷型（isospirostanols）和呋喃甾烷醇型（furostanols），且以螺甾烷醇型居多。皂苷中所含的糖主要有4种：D-葡萄糖，D-半乳糖，L-鼠李糖，L-阿拉伯糖。分别以不同的方式与皂苷元结合构成种类繁多的皂苷，如薯蓣皂苷（diosgenin）、薯蓣皂苷次皂苷A（prosapogenin A of discin）、纤细薯蓣皂苷（gracillin）、甲基原纤细薯蓣皂苷（methyl protogracillin）、甲基原薯蓣皂苷（methy protodioscin）等[2]。

2. 黄酮类　山奈酚（kaempferol）、花旗松素（taxifolin）、槲皮素（quercetin）、落新妇苷（astilbin）、槲皮素-4′-O-β-D-葡萄糖苷（quercetin-4′-O-β-D-glucoside）、二氢山奈酚-3-O-α-L-鼠李糖苷（黄杞苷，dihydrokaempferol-3-O-α-L-rha）、槲皮素-3-O-α-L-鼠李糖苷（quercetin-3-O-α-L-rha）、槲皮素-3′-O-β-D-葡萄糖苷（quercetin-3′-O-β-D-glucoside）、异黄杞苷（isoengeletin）、山奈酚-7-O-β-D-葡萄糖苷（kaempferol-7-O-β-D-glucoside）、水飞蓟宾（silybin）等[2]。

3. 有机酸类　没食子酸（gallic acid）、咖啡酸（caffeic acid）、原儿茶酸（protocatechuic acid）、棕榈酸（palmitic acid）等[2]。

4. 氨基酸类　4-亚甲基谷氨酸（4-methyleneglutamicacid）、4-甲基谷氨酸（4-methylglutamicacid）、4-羟基-4-甲基谷氨酸（4-hydroxy-4-methyl-glutamicacid）等[2]。

【性味归经】甘、微苦、涩，平。归肝、肾经。

【功能主治】利湿去浊，祛风解痹，解毒散瘀。用于小便淋浊，带下量多，风湿痹痛，疔疮痈肿；治消渴、血崩、下痢；胃肠炎，消化不良，癌症。

【药理作用】

1. 抗炎作用　菝葜药材提取物，对蛋清诱发大鼠足肿胀、大鼠棉球肉芽肿、二甲苯诱导小鼠耳肿胀有明显的抑制作用[3]。菝葜乙醇提取物能明显降低苯酚胶浆致大鼠慢性盆腔炎模型（CPID）血液流变指标，调节大鼠血清炎症细胞因子，即降低促炎因子，升高抗炎因子，从而提高机体抗炎能力，恢复机体免疫平衡；抑制大鼠子宫组织粘连相关指标的表达，减少炎症细胞过度浸润和炎症介质的形成，从而减少黏膜粘连的发生，有效抑制CPID模型大鼠炎症，缓解盆腔粘连[3]。菝葜所含的黄酮类成分作用于LPS诱导的THP-1细胞模型，能够抑制模型细胞产生IL-1β、IL-6和TNF-α等促炎因子的产生，有效降低其mRNA的表达，从而发挥抗炎作用[4]。

2. 抗肿瘤作用　菝葜鞣质能够通过降低抗凋亡因子bcl-2及S期的节点蛋白cyclinD2表达水平，促进细胞凋亡，诱导细胞凋亡和使其细胞周期阻滞在G1期，从而达到抑制癌细胞生长的作用[5]。菝葜正丁醇提取物可通过抑制AKT的活性，阻滞NF-κB的核转录，抑制其下游因子Bcl-2，Bcl-xL，XIAP，cIAP-1，ICAM-1，VEGF和Cyclin D1的表达，起到抗卵巢癌作用[6]。菝葜单体成分山奈酚7-O-β-D-葡萄糖苷［kaempferol-7-O-β-D-glucoside（KG）］以不依赖于p53的方式，通过调节Cyclin B1，Cdk1的转录水平，减少Cyclin B1-Cdk1复合物的含量，将细胞阻滞在G2期；通过抑制NF-κB核转位，下调Bcl-2蛋白的表达并呈剂量依赖性，上调Bax的表达，使得Bcl-2/Bax的比值降低，诱导细胞凋亡，在体内体外都具有良好的抗肿瘤活性[7]。菝葜提取物对乳腺癌细胞MCF-7和MAD-MB-231细胞增殖具有明显抑制作用，有良好的抗乳腺癌活性[8]。

3. 免疫抑制作用　菝葜提取物可调节机体内的免疫因子IL-2和对抗体内的自由基，从而发挥较强的免疫抑制作用[9]。菝葜提取物能够显著促进免疫细胞增殖，抑制细胞因子IL-2、TNF-α、IFN-γ的分泌，达到免疫功能调节作用[4]。

4. 抗氧化作用　菝葜提取物在H_2O_2诱导大鼠红细胞膜损伤模型中，能够显著降低红细胞悬液中丙二醛（MDA）含量，提高超氧化物歧化酶（SOD）及谷胱甘肽过氧化物酶（GSH-Px）活力，从而达到抗氧化作用[4]。

5. 抑制良性前列腺增生　菝葜提取物能显著抑制丙酸睾酮诱导去势大鼠BPH模型BPH活性，降低血清前列腺酸性磷酸酶（PACP）含量，病理学检查发现，前列腺组织形态均有明显改善[10]。

主要参考文献

[1] DB421222/T001—2008.金刚藤中药材栽培技术规程[S].

[2] 罗艳琴，马云，宋路瑶，等.菝葜有效成分及其药理作用研究概述[J].中药材，2013，36(03)：502～504.

[3] 马云.菝葜治疗慢性盆腔炎的活性部位筛选及作用机制研究[D].广州：南方医科大学，2013.

[4] 罗丹.菝葜抗炎有效部位群的活性成分及其作用机制研究[D].武汉：湖北中医药大学，2016.

[5] 邱千.菝葜抗肺癌活性部位的筛选及其作用机制研究[D].武汉：湖北中医药大学，2014.

[6] 胡丽玲.菝葜提取物抗卵巢癌的多重效应及其分子机制[D].武汉：华中科技大学，2011.

[7] 徐文.金刚藤抗肿瘤活性的药理药效学研究[D].南京：华东理工大学，2008.

[8] 王晓静.菝葜酚性成分及其抗肿瘤活性研究[D].南京：南京理工大学，2009.

[9] 于丽秀.菝葜药理作用及其有效成分的研究[D].武汉：华中科技大学，2008.

[10] 陈静，彭华山，阮金兰.菝葜提取物抑制良性前列腺增生活性部位筛选[J].医药导报，2015，34(07)：847～850.

（湖北福人药业股份有限公司　邹鹏程　吴宇星　吴和鸣）

80. 菥蓂

Ximing

THLASPI HERBA

【别名】败酱草、苦菜、洋辣罐、土葶苈、遏蓝菜。

【来源】为十字花科植物菥蓂*Thlaspi arvense* L.的干燥地上部分。

【本草考证】本品始载于《神农本草经》，列为上品。文献可考的药用历史最早见载于《五十二病方》。历代本草对菥蓂的原植物记载比较混乱。《本草经集注》载："菥蓂子，生咸阳川泽及道旁。四月、五朋采，曝干。……今处处有之，人乃言是大荠子，世用甚稀。"《本草纲目》载："荠与菥蓂一物也，但分大、小二种耳。小者为荠，大者为菥蓂，菥蓂有毛。故其子功用相同，而陈士良之《本草》，亦谓荠实一名菥荬也。葶苈与菥莫同类，但菥蓂味甘花白，葶苈味苦花黄为异耳。或言菥蓂即甜葶苈，亦通。"将菥蓂、荠、葶苈三者相混为一谈。《图经本草》中载："苦芥子，生秦州。苗长一尺以来，枝茎青色，叶如柳，开白花，似榆荚；其子黑色。味苦，大寒，无毒。明眼目，治血风烦躁。"《救荒本草》中载有遏蓝菜："生田野中下湿地。苗初掬地生，叶似初生菠菜叶而小，其头颇团，叶间撺葶分叉，上结荚儿，似榆钱状而小。其叶味辛香、微酸，性微温。"《图经本草》所载"苦芥子"和《救荒本草》所载"遏蓝菜"中形态描述和绘图与今之《全国中草药汇编》《中华本草》中十字花科菥蓂属植物菥蓂*Thlaspi arverse* L.的形态特征描述类似[1]。

【原植物】一年生草本。高9～60cm，无毛；茎直立。基生叶倒卵状长圆形，长3～5cm，宽1～1.5cm，顶端圆钝或急尖，基部抱茎，两侧箭形，边缘具疏齿；叶柄长1～3cm。总状花序顶生；萼片4，直立，卵形，顶端圆钝，绿色;花瓣4,长圆状倒卵形,白色;雄蕊6,4强;雌蕊1,柱头近2裂。短角果倒卵形或近圆形,扁平,顶端深凹缺,边缘具翅。种子倒卵形,长约1.5mm,稍扁平,黄褐色,表面具环纹。花期3~4月,果期5~6月。(图80-1)

主要为野生,生于平地路旁、沟边或村落附近。分布几乎遍及全国。

【主产地】主产于江苏、浙江、湖南、安徽等地。

【采收与加工】夏季果实成熟时采割,除去杂质,干燥。

【商品规格】统货。

【药材鉴别】

(一)性状特征

茎圆柱形,长20~40cm,直径0.2~0.5cm;表面黄绿色或灰黄色,有细纵棱线;质脆,易折断,断面髓部白色。叶互生,披针形,基部叶多为倒披针形,多脱落。总状果序生于茎枝顶端和叶腋,果实卵圆形而扁平,直径0.5~1.3cm;表面灰黄色或灰绿色,中心略隆起,边缘有翅,宽约0.2cm,两面中间各有1条纵棱线,先端凹陷,基部有细果梗,长约1cm;果实内分2室,中间有纵隔膜,每室种子5~7粒。种子扁卵圆形。气微,味淡。(图80-2)

(二)显微特征

茎横切面 表皮为1列类方形薄壁细胞,外周壁增厚,棱脊处特厚;皮层为5~10余列薄壁细胞;中柱鞘纤维浅黄色,数个至十数个成群,壁微木化或非木化;韧皮部狭窄;木质部导管多角形,常数个成群;维管束间为木化纤维,宽10~25列细胞;髓部宽广,周围5~10列细胞壁稍厚,木化,具圆形或长圆形单纹孔,其余为薄壁细胞。(图80-3)

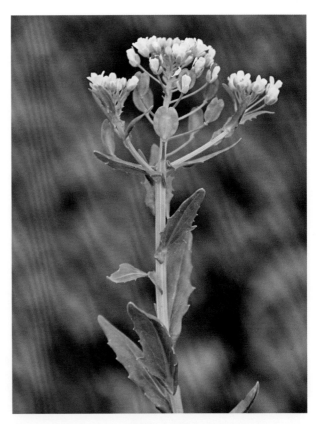

图80-1 菥蓂

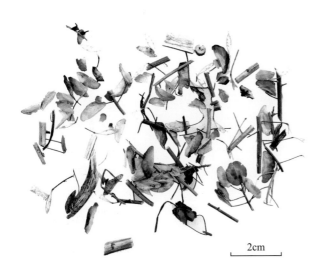

图80-2 菥蓂药材图

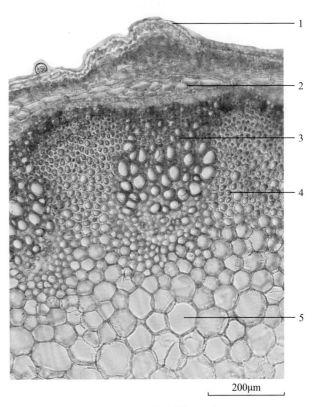

图80-3 菥蓂茎横切面图

1.表皮 2.皮层 3.维管束 4.髓射线 5.髓

（三）理化鉴别

薄层色谱 取本品粉末1g，加甲醇20ml，超声处理30分钟，滤过，滤液浓缩至2ml，作为供试品溶液。另取蕺菜对照药材1g，同法制成对照药材溶液。照薄层色谱法试验，吸取上述两种溶液各5ml，分别点于同一硅胶G薄层板上，以正丁醇–冰醋酸–水（4∶1∶5）的上层溶液为展开剂，展开，取出，晾干，置紫外光灯（365nm）下检视。供试品色谱中，在与对照药材色谱相应的位置上，显相同颜色的荧光斑点。

【质量评价】以果实完整、色黄绿者为佳[3]。

【化学成分】主要成分为黑芥子苷、黄酮类、倍半萜类、木脂素类、香豆素类等。其中，黑芥子苷及黄酮类为主要活性成分。

1. 黄酮类 木犀草素（luteolin）、芹菜素（apigenin）、香叶木素（diosmetin）、新橙皮苷（neohesperidin）、芹菜素-7-*O*-*β*-D-葡萄糖苷（apigenin-7-*O*-*β*-D-glucoside）等[2-3]。

2. 倍半萜类 去氢吐叶醇（dehydrovomifoliol）、吐叶醇（vomifoliol）、蚱蜢酮（grasshopper ketone）等[4]。

3. 木脂素类 留兰香木脂素B（spicatolignan B）和二氢去氢二愈创木基醇（dihydrodehydrodiconiferyl alcohol）等[4]。

4. 香豆素类 异莨菪亭（isoscopoletin）等[4]。

【性味归经】辛，微寒。归肝、胃、大肠经。

【功能主治】清肝明目，和中利湿，解毒消肿。用于目赤肿痛，脘腹胀痛，胁痛，肠痈，水肿，带下，疮疖痈肿。

【药理作用】

1. 抗肿瘤作用 川陈皮素、芹菜素、木犀草素在50μmol/L时对HepG2、R-HepG2以及Hep3B有较强的抑制作用[4]。

2. 抑菌作用 pH3部位对大肠埃希菌和枯草芽孢杆菌均有抑菌活性，乙酸乙酯部位和二氯甲烷部位对大肠埃希菌有抑菌活性[4]。

3. 抗炎作用 木犀草苷对二甲苯致小鼠耳廓肿胀具有明显的抑制作用，木犀草苷、异牡荆苷、异肥皂草苷等对角叉菜胶致小鼠足趾肿胀有明显抑制作用[5]。

4. 促进尿酸排泄 黑芥子苷能促进尿酸排泄，有效治疗痛风[6]。

【附注】江苏、浙江、上海、安徽、福建、湖北、湖南、江西、广东、贵州、四川等地民间将蕺菜习称败酱草，导致蕺菜和败酱草混用。败酱草为败酱科植物黄花败酱*Patrinia scabiosaefolia* Fisch. ex Link、白花败酱*Patrinia villosa*（Thunb.）Juss.的干燥全草，具清热解毒，祛瘀排脓等功效，多数省份民间均有药用。蕺菜和败酱草两者来源和功效均有较大差异，不能代替使用。

主要参考文献

[1] 石开玉. 蕺菜的文献考证[J]. 中华医史杂志, 2018, 48(3): 176-180.

[2] 潘正, 高运玲, 刘毅, 等. 蕺菜的化学成分研究[J]. 中成药, 2013, 35(05): 995-997.

[3] 于金英, 王云红, 刘国强, 等. HPLC-ESI-MS/MS分析鉴定蕺菜中黄酮类成分[J]. 中成药, 2015, 37(03): 556-561.

[4] 李清文. 蕺菜的化学成分分离及其抗肿瘤和抑菌活性研究[D]. 广西大学, 2013.

[5] 程丽媛. 蕺菜黄酮类成分分离、分析及抗炎活性研究[D]. 广西大学, 2016.

[6] 柯秀梅, 杨荣平, 王云红, 等. 藏药蕺菜中黑芥子苷对黄嘌呤致小鼠高尿酸作用的研究[J]. 天然产物研究与开发, 2015, 27(08): 1407-1410, 1500.

（湖北中医药大学 徐雷 刘常丽）

81. 黄杨木

Huangyangmu

BUXUS SINICA

【**别名**】山黄杨、千年矮、小黄杨、瓜子黄杨、乌龙木。

【**来源**】为黄杨科植物黄杨*Buxus sinica*（Rehd. et Wils.）Cheng的茎枝及叶。

【**本草考证**】本品始载于《本草纲目》，载："治妇人产难。暑疖，捣烂涂之。"《植物名实图考》载："黄杨木，《酉阳杂俎》云：世重黄杨，以其无火。《本草纲目》始收入灌木，治妇人难产及暑疖。又有一种水黄杨，山坡甚多"。本草记载与现今所用黄杨木基本一致。

【**原植物**】灌木或小乔木。高1～6m；枝圆柱形，有纵棱，灰白色；小枝四棱形，全面被短柔毛或外方相对两侧面无毛，节间长0.5～2cm。叶对生，革质，阔椭圆形、阔倒卵形、卵状椭圆形或长圆形，长1.5～3.5cm，宽0.8～2cm，先端圆或钝，常有小凹口，不尖锐，基部圆或急尖或楔形，叶面光亮，中脉凸出，下半段常有微细毛，侧脉明显，叶背中脉平坦或稍凸出，中脉上常密被白色短线状钟乳体，全无侧脉，叶柄长1～2mm，上面被毛。花序腋生，头状，花密集，花序轴长3～4mm，被毛，苞片阔卵形。长2～2.5mm，背部多少有毛；雄花：约10朵，无花梗，外萼片卵状椭圆形，内萼片近圆形，长2.5～3mm，无毛，雄蕊连花药长4mm，不育雌蕊有棒状柄，末端膨大，高2mm左右（高度约为萼片长度的2/3或和萼片几等长）；雌花：萼片长3mm，子房较花柱稍长，无毛，花柱粗扁，柱头倒心形，下延达花柱中部。蒴果近球形，长6～8（～10）mm，宿存花柱长2～3mm。花期3月，果期5～6月。（图81-1）

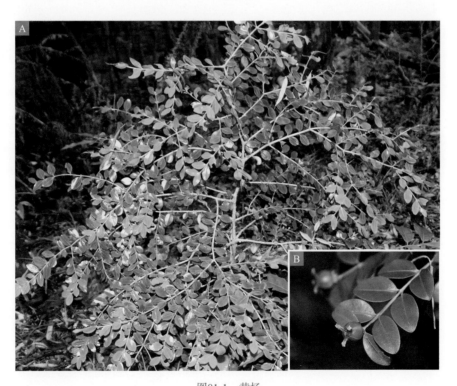

图81-1　黄杨

A. 植株　B. 结果枝叶

生于海拔1200～2600m的山谷、溪边、林下。分布于陕西、甘肃、湖北、湖南、四川、贵州、广西、广东、江西、浙江、安徽、江苏、山东等地，亦有部分栽培。

【**主产地**】黄杨木产于陕西、甘肃、湖北、四川、贵州、广西、广东、江西、浙江、安徽、江苏、山东等地。

【栽培要点】

1. **生物学特性**　喜温暖湿润的气候，生长适温26～30℃。可在空旷地或荫蔽的环境生长。在土质疏松、肥沃、排水良好的砂质壤土上栽培为宜。

2. **栽培技术**　用扦插繁殖。春、夏季扦插，以春季较好。选择二年生枝条，长12～15cm，剪去叶片，按行株距6cm×6cm斜插于苗床中，入土深度为插条的1/2，稍压后浇水，保持湿润。插后40～50天可以定植，按行株距60cm×60cm开穴，选阴雨天种植。定植成活后，每年中耕除草3～4次，春、夏季各施1次人粪尿或复合肥，秋后冬初追施1次厩肥或草木灰。追肥后进行培土。冬季适当修剪过密枝或弱枝。

3. **病虫害**　病害：白粉病、褐斑病等。虫害：袋蛾、卷叶蛾、刺蛾、粉蚧和蚜虫。

【采收与加工】黄杨茎枝全年均可采，鲜用或晒干。

【药材鉴别】

（一）性状特征

茎圆柱形，有纵棱，小棱四棱形，全面被短柔毛或外方相对两侧面无毛，叶片长1～3cm，宽0.8～2cm。阔椭圆形、阔倒卵形、卵状椭圆形或长圆形。先端圆或钝，常有小凹口，基部圆或急尖或楔形，叶面光亮，中脉凸出，侧脉明显，叶背中脉平坦或稍凸出，中脉上常密被短线状钟乳体。革质。叶柄长1～2mm，上面被毛。气微，味苦，无毒。（图81-2）

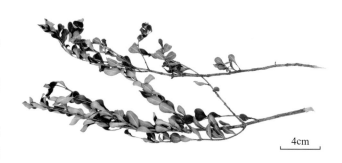

图81-2　黄杨木药材图

（二）显微鉴别

1. **黄杨叶横切面**　上表皮细胞扁方形，外被厚角质层；下表皮细胞多角形，气孔多为平轴式气孔，下表皮有少数直立的单细胞非腺毛。栅栏组织为3～4列细胞，海绵组织疏松，含有草酸钙簇晶，少数圆形的淀粉粒。主脉维管束外韧型，近环状；束鞘纤维束排列成不连续的环，壁木化；含晶纤维，螺纹导管。（图81-3）

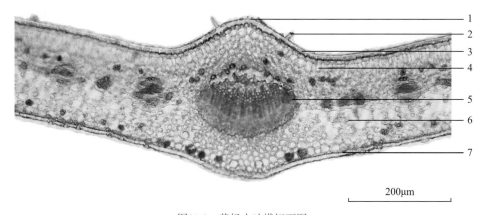

图81-3　黄杨木叶横切面图

1. 角质层　2. 非腺毛　3. 上表皮　4. 栅栏组织　5. 维管束　6. 海绵组织　7. 下表皮

2. **黄杨茎横切面**　木栓层1～3层细胞，表皮细胞多角形，壁稍弯曲。皮层薄壁细胞多层，薄壁细胞中含淀粉粒较多，单粒圆球形。维管束为外韧型，导管多为孔纹导管，也有螺纹导管。

3. **黄杨叶粉末特征**　粉末黄绿色。上下表皮细胞表面观呈多角形，垂周壁稍弯曲；上表皮无气孔，下表皮多为平轴式气孔，副卫细胞多为6～7个；下表皮有少数直立的单细胞非腺毛。叶肉组织分化明显，有草酸钙簇晶，淀粉粒少数，单粒圆形。有草酸钙方晶和晶纤维，螺纹导管（图81-4）。

4. **黄杨茎粉末特征**　本品为浅黄绿色粉末。表皮细胞多角形，壁稍弯曲。淀粉粒较多，单粒多为圆球形。导管多为孔纹导管，也有螺纹导管。有草酸钙簇晶、草酸钙方晶及晶纤维。有少数直立的单细胞非腺毛。棕褐色的分泌物团。

（三）理化鉴别

薄层色谱　取本品粉末5g，加甲醇30ml，加热回流15分钟，滤过，滤液蒸干，残渣加三氯甲烷1ml使溶解，作为供试品溶液。另取环维黄杨星D对照品，加三氯甲烷制成每1ml含0.5mg的溶液，作为对照品溶液。照薄层色谱法试验，吸取上述两种溶液各10μl，分别点于同一硅胶G薄层板上，以三氯甲烷–丙酮–二乙胺（5∶4∶0.4）为展开剂，展开，取出，晾干，喷以稀碘化铋钾溶液。供试品色谱中，在与对照品色谱相应的位置上，显相同颜色的斑点。

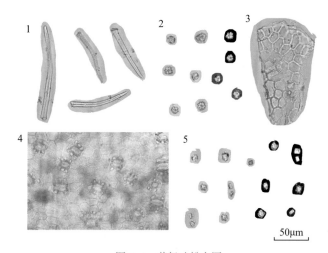

图81-4　黄杨叶粉末图

1. 非腺毛　2. 簇晶　3. 木栓细胞　4. 表皮细胞　5. 方晶

【化学成分】主要含有生物碱类、黄酮类、甾醇、香豆素、木脂素和酸类化合物等[1-2]。

1. 生物碱类　主要活性成分为黄杨生物碱，是一类由三萜-孕甾烷衍生出的、C-19和C-9相连的一类特殊生物碱成分。

2. 黄酮类　香草酸（vanillicacid）、5,4′-二羟基-3,3′,7-三甲氧基-黄酮（5,4′-dihydroxy-3,3′,7-trimethoxy-flavone）、5,4′-二羟基-3,3′,6,7-四甲氧基-黄酮（5,4′-dihydroxy-3,3′,6,7-tetramethoxy-flavone）、cleomiscosin A、3,5-二羟基-4′,6,7-三甲氧基-黄酮-3′-O-β-D-葡萄糖苷（3,5-dihydroxl-4′,6,7-trimethoxyl-flavone-3′-O-β-D-glucopyranoside）。

3. 羽扇豆烷型化合物　羽扇豆烷醇（lupine）。

4. 其他类　β-谷甾醇、豆甾醇、胡萝卜苷、水杨酸。

【性味归经】苦，平；无毒。归心，肝，肾经。

【功能主治】祛风湿，理气，止痛。治风湿疼痛，胸腹气胀，牙痛，疝痛，跌打损伤[1]。

【药理作用】

1. 抗心律失常作用　黄杨碱1静脉注射，能防止垂体后叶素诱发的兔心电图T波变化及S-T段变化，对垂体后叶素诱发的R-R间期延长无影响。

2. 抗肿瘤作用　黄杨生物碱成分有抑制HepG2和K562肿瘤细胞的活性。

3. 抗菌作用　对黄杨生物碱抗真菌活性和抗利什曼原虫活性进行了研究，发现所含生物碱具有抗白色念珠菌活性。

4. 酶抑制剂　酶抑制剂不仅可以改进化学治疗方法，而且可以治愈多种疾病。因此，酶抑制剂的研究一直是新药研究领域的一个重要突破口。AChE和BuChE抑制剂可用于治疗老年痴呆，GsT抑制剂可以改善抗癌药物的耐药性。黄杨生物碱在该领域显现出了巨大的潜力。

主要参考文献

[1] 吕霞，胡明通，于旰.黄杨属植物化学成分的研究进展[J].安徽农业科学，2012，40(24)：12028-12030，12034.

[2] 林云良，邱明华，李忠荣，等.黄杨中的非生物碱化学成分[J].云南植物研究，2006，28(4)：429-432.

（湖南中医药大学　王智）

82. 黄精

Huangjing

POLYGOTI RHIZOMA

【别名】鸡头黄精、黄鸡菜、笔管菜、爪子参、鸡爪参。

【来源】为百合科植物滇黄精*Polygonatum kingianum* Coll. et Hemsl.、黄精*Polygonatum sibirifum* Red.或多花黄精*Polygonatum cyrtonema* Hua的干燥根茎。按其形状不同，分别习称"大黄精"、"鸡头黄精"、"姜形黄精"。

【本草考证】《名医别录》首次记载正名黄精及其功效："味甘，平，无毒。主补中益气，除风湿，安五脏，久服轻身、延年、不饥"。但根据源流考释与现代药理药效分析，《神农本草经》记载的"久服去面黑，好颜色，润泽，轻身，不老"应是"黄精"功效最早的记载。而《本草纲目》中记载："黄精为服食要药，故《别录》列于草部之首，仙家以为芝草之类，以其得坤土之精粹，故谓之黄精"。《日华子本草》载："补五劳七伤，助筋骨，止饥，耐寒暑，益脾益胃，润心肺，单服，九蒸九晒食之驻颜"。然而，据考证，清代以前的本草所记载的黄精主要是指黄精*Polygonatum sibiricum* Red，《中国药典》1963年版始收录中药材黄精，该版药典规定药材黄精为黄精*Polygonatum sibiricum* Red或多花黄精*Polygonatum cyrtonema* Hua的干燥地下根状茎，而《中国药典》1977年版新添加滇黄精*Polygonatum kingianum* Coll. et Hemsl这一品种为黄精药材的来源。此后，各版《中国药典》在药材黄精来源方面一直沿用《中国药典》1977年版，规定药材黄精为百合科植物滇黄精*Polygonatum kingianum* Coll. et Hemsl、黄精*Polygonatum sibiricum* Red或多花黄精*Polygonatum cyrtonema* Hua的干燥根茎。

【原植物】

1. 黄精　根状茎圆柱状，由于结节膨大，因此"节间"一头粗、一头细，在粗的一头有短分枝（《中药志》称这种根状茎类型所制成的药材为鸡头黄精），直径1～2cm。茎高50～90cm，或可达1m以上，有时呈攀援状。叶轮生，每轮4～6枚，条状披针形，长8～15cm，宽（4～）6～16mm，先端拳卷或弯曲成钩。花序通常具2～4朵花，似成伞形状，总花梗长1～2cm，花梗长（2.5～）4～10mm，俯垂；苞片位于花梗基部，膜质，钻形或条状披针形，长3～5mm，具1脉；花被乳白色至淡黄色，全长9～12mm，花被筒中部稍缢缩，裂片长约4mm；花丝长0.5～1mm，花药长2～3mm；子房长约3mm，花柱长5～7mm。浆果直径7～10mm，黑色，具4～7颗种子。花期5～6月，果期8～9月。（图82-1）

生于海拔800～2800m林下、灌丛或山坡阴处。分布于黑龙江、吉林、辽宁、河北、山西、陕西、内蒙古、宁夏、甘肃（东部）、河南、山东、安徽（东部）、浙江（西北部）。

2. 滇黄精　根状茎近圆柱形或近连珠状，结节有时作不规则菱状，肥厚，直径1～3cm。茎高1～3米，顶端作攀援状。叶轮生，每轮3～10枚，条形、条状披针形或披针形，长6～20（～25）cm，宽3～30mm，

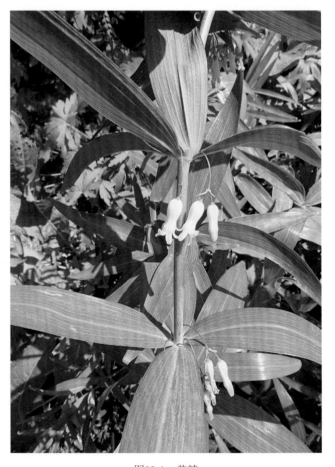

图82-1　黄精

先端拳卷。花序具（1～）2～4（～6）花，总花梗下垂，长1～2cm，花梗长0.5～1.5cm，苞片膜质，微小，通常位于花梗下部；花被粉红色，长18～25mm，裂片长3～5mm；花丝长3～5mm，丝状或两侧扁，花药长4～6mm；子房长4～6mm，花柱长（8～）10～14mm。浆果红色，直径1～1.5cm，具7～12颗种子。花期3～5月，果期9～10月。（图82-2）

生于海拔700～3600m的林下、灌丛或阴湿草坡，有时生岩石上。分布于云南、四川、贵州。

3. 多花黄精　根状茎肥厚，通常连珠状或结节成块，少有近圆柱形，直径1～2厘米。茎高50～100cm，通常具10～15枚叶。叶互生，椭圆形、卵状披针形至矩圆状披针形，少有稍作镰状弯曲，长10～18cm，宽2～7cm，先端尖至渐尖。花序具（1～）2～7（～14）花，伞形，总花梗长1～4（～6）cm，花梗长0.5～1.5（～3）cm；苞片微小，位于花梗中部以下，或不存在；花被黄绿色，全长18～25mm，裂片长约3毫米；花丝长3～4mm，两侧扁或稍扁，具乳头状突起至具短绵毛，顶端稍膨大乃至具囊状突起，花药长3.5～4mm；子房长3～6mm，花柱长12～15mm。浆果黑色，直径约1cm，具3～9颗种子。花期5～6月，果期8～10月。（图82-3）

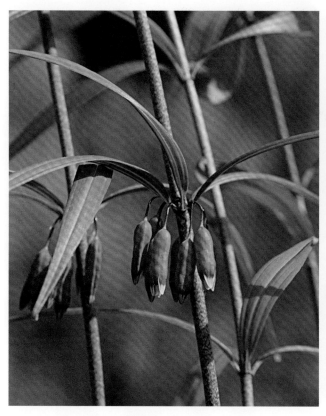

图82-2　滇黄精

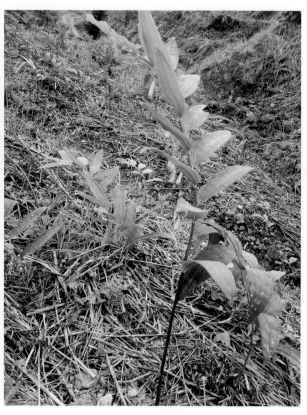

图82-3　多花黄精

生于海拔500～2100m的林下、灌丛或山坡阴处。分布于四川、贵州、湖南、湖北、河南（南部和西部）、江西、安徽、江苏（南部）、浙江、福建、广东（中部和北部）、广西（北部）。

【主产地】黄精（即鸡头黄精）主产于河北、内蒙古、山西、陕西及北方各省，如河北承德、迁安、遵化；内蒙古武川、卓资、凉城；山西应县、阳高等地。其道地产区为陕西，如略阳等地。滇黄精（即大黄精）主产于云南、四川、贵州。多花黄精（即姜形黄精）主产于湖南、湖北、安徽、贵州、河南（南部和西部）、江西、安徽、江苏（南部）、浙江、福建、广东（中部和北部）、广西（北部）。其道地产区为湖南省新化县和怀化洪江市[1]。

【栽培要点】

1. 生物学特性　黄精生境选择性强，喜生于土壤肥沃、表层水分充足、荫蔽、但上层透光性充足的林缘、灌丛、草丛或林下开阔地带。土壤以质地疏松、保水力好的壤土或砂壤土为宜，在贫瘠干旱及黏重的地块不适宜植株生长。

2. 栽培技术　黄精的繁殖技术以根茎繁殖为主。黄精种子的破眠技术以及组织培养的研究虽然有所收获，但尚未成熟。种植环境与黄精品种的差别，使各地区黄精栽培过程中涉及管理、用肥、病虫害防治等问题也不尽相同[5]。

3. 病虫害　病害：黑斑病、炭疽病、叶斑病等。虫害：蛴螬、小地老虎、大豆胞囊线虫等[2]。

【采收与加工】春、秋二季采挖，除去须根，洗净，置沸水中略烫或蒸至透心，干燥。

【商品规格】根据市场流通情况，对药材进行等级划分，将黄精分为"大黄精"、"鸡头黄精"和"姜形黄精"三个规格。根据每1kg个数，将黄精各规格分为"一等"、"二等"、"三等"和"统货"四个等级。

1. 大黄精　一等：每1kg25头以内；二等：每1kg80头以内；三等：每1kg80头以上。

2. 鸡头黄精　一等：每1kg75头以内；二等：每1kg150头以内；三等：每1kg150头以上。

3. 姜形黄精　一等：每1kg110头以内；二等：每1kg210头以内；三等：每1kg210头以上[3]。

【药材鉴别】

（一）性状特征

1. 大黄精　呈肥厚肉质的结节块状，结节长可达10cm以上，宽3～6cm，厚2～3cm。表面淡黄色至黄棕色，具环节，有皱纹及须根痕，结节上侧茎痕呈圆盘状，圆周凹入，中部突出。质硬而韧，不易折断，断面角质，淡黄色至黄棕色。气微，味甜，嚼之有黏性。（图82-4A）

2. 鸡头黄精　呈结节状弯柱形，长3～10cm，直径0.5～1.5cm。结节长2～4cm，略呈圆锥形，常有分枝。表面黄白色或灰黄色，半透明，有纵皱纹，茎痕圆形，直径5～8mm。（图82-4B）

3. 姜形黄精　呈长条结节块状，长短不等，常数个块状结节相连。表面灰黄色或黄褐色，粗糙，结节上侧有突出的圆盘状茎痕，直径0.8～1.5cm[1]。（图82-4C）

（二）显微鉴别

1. 横切面　大黄精　表皮细胞外壁较厚。薄壁组织间散有多数大的黏液细胞，内含草酸钙针晶束。维管束散列，大多为周木型（图82-5）。

鸡头黄精、姜形黄精　维管束多为周木型。（图82-6，图82-7）

2. 粉末特征　粉末黄棕色。可见草酸钙针晶散在或成束存在于黏液细胞中，表皮细胞侧面观可见外被厚角质层。（图82-8）

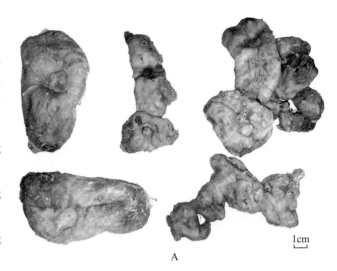

A

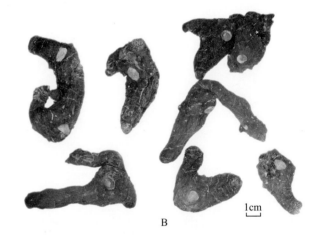

B

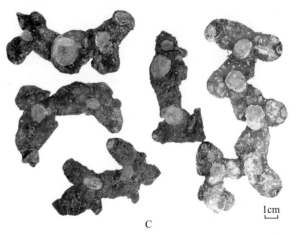

C

图82-4　黄精药材图

A. 大黄精　B. 鸡头黄精　C. 姜形黄精

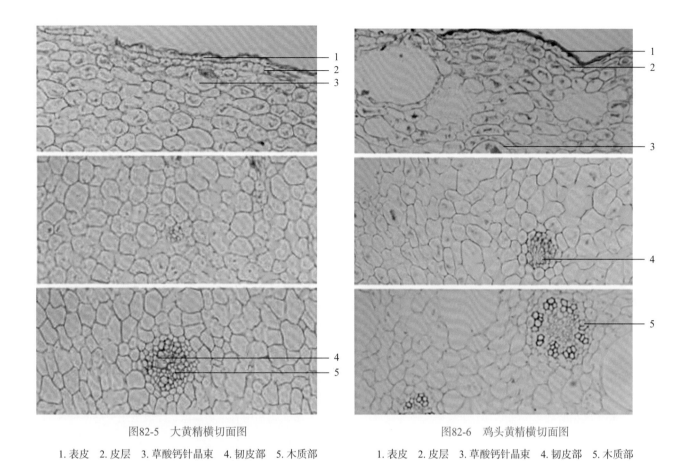

图82-5　大黄精横切面图

1. 表皮　2. 皮层　3. 草酸钙针晶束　4. 韧皮部　5. 木质部

图82-6　鸡头黄精横切面图

1. 表皮　2. 皮层　3. 草酸钙针晶束　4. 韧皮部　5. 木质部

图82-7　姜形黄精横切面图

1. 表皮　2. 皮层　3. 草酸钙针晶束　4. 韧皮部　5. 木质部

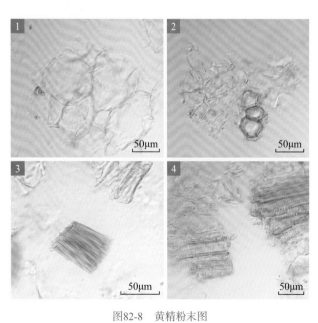

图82-8　黄精粉末图

1. 薄壁细胞　2. 表皮细胞　3. 草酸钙针晶束　4. 导管

（三）理化鉴别

薄层色谱 取本品粉末1g，加70%乙醇20ml，加热回流1小时，抽滤，滤液蒸干，残渣加水10ml使溶解，加正丁醇振摇提取2次，每次20ml，合并正丁醇液，蒸干，残渣加甲醇1ml使溶解，作为供试品溶液。另取黄精对照药材1g，同法制成对照药材溶液。照薄层色谱法试验，吸取上述两种溶液各10µl，分别点于同一硅胶G薄层板上，以石油醚（60~90℃）–乙酸乙酯–甲酸（5:2:0.1）为展开剂，展开，取出，晾干，喷以5%香草醛硫酸溶液，在105℃加热至斑点显色清晰。供试品色谱中，在与对照药材色谱相应的位置上，显相同颜色的斑点（图82-9）。

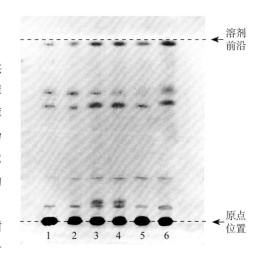

图82-9 黄精薄层色谱图
1.对照药材 2.姜形黄精样品 3,4.鸡头黄精样品 5,6.大黄精样品

【质量评价】黄精以个大、色黄、断面透明状、质润泽、味甜者为佳。采用紫外–可见分光光度计测定，本品按干燥品计算，含黄精多糖以无水葡萄糖（$C_6H_{12}O_6$）计，不得少于7.0%。

【化学成分】主要成分为黄精多糖类、甾体皂苷类、三萜皂苷类、生物碱类、黄酮类、植物甾醇类、氨基酸类等。其中，多糖类、甾体皂苷类、异黄酮类成分为其主要药效成分和有效成分。

1. 多糖类 有3种由葡萄糖和果糖组成的低聚糖、2个中性多糖PSW-1a和PSW-1b-2、多糖PSP和3个由葡萄糖、甘露糖和半乳糖醛酸（6:26:1）组成的多糖类成分PKP I~III，多花黄精中有由葡萄糖、半乳糖组成的多糖PCPs-1、PCPs-2、PCPs-3等[4, 5]。

2. 甾体皂苷类 主要有薯蓣皂苷元、毛地黄糖苷、菝葜皂苷元等[11]。黄精有34个化合物，如呋喃甾烷类皂苷（黄精皂苷A，sibiricoside A）、螺旋甾烷类皂苷（黄精皂苷B，sibiricoside B）以及新巴拉次薯蓣皂苷元A-3-O-β-石蒜四糖苷及其甲基原型同系物等[12-13]。滇黄精有32个化合物，如滇黄精E、（25S）-滇黄精苷C、（25S）-滇黄精苷D、（25S）-滇黄精苷E、（25S）-滇黄精苷F、（25S）-滇黄精苷G等。多花黄精有9个化合物，如滇黄精苷J、K等[6]。

3. 三萜皂苷类 目前共从黄精和滇黄精中得到12个三萜皂苷类成分，分别为2个乌苏酸型五环三萜皂苷积雪草苷和羟基积雪草苷，7个齐墩果烷型五环三萜皂苷，3个达玛烷型四环三萜皂苷[7, 8]。

4. 黄酮类 黄精的一大特征性成分高异黄酮类，即母核结构比异黄酮多1个碳原子，自然界发现的较少，仅在少数植物中存在，目前已报道超过15个高异黄酮，此外黄精中还存在碳苷类黄酮等[9]。

5. 生物碱类 目前共从黄精和滇黄精中得到5个生物碱类成分，主要为吲哚嗪类生物碱[10]。

6. 氨基酸类 黄精中含有多种氨基酸，其中游离氨基酸中苏氨酸和丙氨酸较为丰富[4]。

【性味归经】甘，平。归脾、肺、肾经。

【功能主治】补气养阴，健脾，润肺，益肾。用于脾胃气虚，体倦乏力，胃阴不足，口干食少，肺虚燥咳，劳嗽咳血，精血不足，腰膝酸软，须发早白，内热消渴。

【药理作用】具有抗氧化和抗衰老、降血糖、预防动脉粥样硬化和脂肪肝、抗肿瘤、抗菌和抗病毒、增强记忆、抗抑郁等药理作用。

1. 抗氧化和抗衰老作用 黄精水煎剂能使小鼠心肌和脑组织中乳酸脱氢酶活性明显提高。黄精多糖可明显提高小鼠血清和肝脏总超氧化物歧化酶（T-SOD）和谷胱甘肽过氧化物酶（GSH-Px）活性，降低丙二醛的量，并能增强小鼠脑组织抗氧化能力，保护线粒体，具有明显的滋阴抗衰老作用[10]。

2. 降血糖作用 黄精多糖能降低糖尿病大鼠的血糖水平，减轻多饮多尿症状，有效调节大鼠脑组织糖基化终产物受体（RAGE）mRNA表达，从而起到降血糖的作用[10]。

3. 抗动脉粥样硬化作用 黄精多糖可明显降低动脉粥样硬化家兔血清白细胞介素-6和C-反应蛋白的水平，提示其通过有效阻止血管内皮炎症反应的发生、发展而发挥抗动脉粥样硬化的作用[10]。

4. 抗肿瘤作用　黄精主要通过两种途径发挥抗肿瘤作用：一是活性氧介导的P38-P53途径，这一途径能诱导癌细胞程序化死亡，另一途径是线粒体膜诱导的细胞自吞噬作用，两种途径关系复杂，共同发挥作用，已报道对人肺癌H14细胞、人食管癌Eca-109细胞、人胃癌HGC-27细胞、人直肠癌HCT-8细胞、人宫颈癌Hela细胞、人乳腺癌MDA-MB-435细胞、人白血病HL-60细胞等均有一定程度的抑制作用[10]。

5. 其他　黄精对多种细菌、真菌均具有抑制作用，黄精多糖及皂苷类成分具有改善学习记忆、预防老年痴呆等作用。此外，黄精还具有抗抑郁、调节免疫、强心等作用[10]。

【用药警戒或禁忌】《本草逢源》载"阳衰阴盛之人服之，每致泄泻痞满"，即脾虚有湿、咳嗽痰多、中寒便溏及痞满气滞者不宜用。

【分子生药】

1. 遗传标记　主要使用RAPD和ISSR标记法进行鉴定，RAPD标记法用引物TCCCGAACCG、CTCGGGCTGA或CCTCGCIGAC扩增，其谱带位置和数目可产生足够的多态性谱带用于分析，作为其分子依据[11]。ISSR标记法选择引物（AC）8T，（AG）8T，经PCR扩增可产生足够的多态性谱带用于分析[12]。

2. 功能基因　采用实时荧光定量PCR筛选适用于黄精不同组织器官（根、根茎、茎、叶、花和种子）的内参基因，发现TUB表达稳定性最好，因此可选用TUB作为内参基因[13]。

主要参考文献

[1] 马存德，常晖，杨祎辰，等. 陕西黄精道地性考证[J]. 中国现代中药，2018，20(7)：887-891.

[2] 郝帅，郑晓文，刘政，等. 黄精繁殖及栽培技术的研究进展[J]. 中国医药导报，2018，15(29)：35-38

[3] 中华中医药学会. 中药材商品规格等级——黄精[S]. T/CACM 032.10－2017.

[4] 杨明河，于德泉. 黄精多糖和低聚糖的研究[J]. 中国药学杂志，1980：44.

[5] Liu F, Liu Y, Meng Y, et al. Structure of polysaccharide from *Polygonatum cyrtonema* Hua and the antiherpetic activity of its hydrolyzed fragments[J]. Antiviral Research, 2004：183-189.

[6] Yu H S, Ma B P, Song X B, et al. Two New Steroidal Saponins from the Processed *Polygonatum kingianum*[J]. Cheminform, 2010：2107.

[7] 王彩霞，徐德平. 黄精中乌苏酸型皂苷的分离与结构鉴定[J]. 食品与生物技术学报，2008：33-36.

[8] 马百平，张洁，康利平. 滇黄精中一个三萜皂苷的NMR研究[J]. 天然产物研究与开发，2007：07-10.

[9] Chopin J, Dellamonica G, Besson E, et al. C-galactosylflavones from *Polygonatum multiflorum*[J]. Phytochemistry, 1977：1999-2001.

[10] 姜程曦，张铁军，陈常青. 黄精的研究进展及其质量标志物的预测分析[J]. 中草药，2017：1-16.

[11] 周晔，王润玲，唐铖. RAPD标记法鉴定中药黄精及长梗黄精的研究[J]. 时珍国医国药，2007：2149-2150.

[12] 周晔，王润玲，唐铖. ISSR法鉴定中药黄精与卷叶黄精[J]. 天津医科大学学报，2006：178-180.

[13] 王世强，党凯凯，牛俊峰. 黄精实时荧光定量PCR内参基因的筛选[J]. 基因组学与应用生物学，2017：4770-4777.

（湖南中医药大学　王炜　龚力民　袁汉文）

83. 黄藤

Huangteng

FIBRAUREAE CAULIS

【别名】黄连藤、伸筋藤、山大王、大黄藤、金锁匙。

【来源】为防己科植物黄藤*Fibraurea recisa* Pierre.的干燥藤茎。

【本草考证】本品始载于《本草纲目》，载："黄藤生岭南，状若防己。俚人常服此藤，纵饮食有毒，亦自然不发。席辩刺史云：甚有效。"本草记载与现今所用黄藤基本一致。

【原植物】木质大藤本。长可达10m或更长，茎褐色，具深沟状裂纹，小枝和叶柄具直纹。叶革质，多长圆状卵形，长约10～25cm，宽约2.5～9cm，顶端近骤尖或短渐尖，基部圆或钝，有时近心形或楔形，两面无毛；掌状脉3～5条，中脉每边通常有3条侧脉，均在下面凸起；叶柄长5～14cm，呈不明显盾状着生。圆锥花序，雄花序阔大，长达30cm，下部分枝近平叉开；雄花：花梗长2～3mm；雄蕊3，花丝阔而厚，长2mm，药室近肾形。核果长圆状椭圆形，长1.8～3mm，黄色，外果皮干时皱缩。花期春夏季，果期秋季。（图83-1）

主要为野生，生于林中。分布于云南东南部、广西南部和广东西南部[1]。

【主产地】主产于云南省红河州及玉溪市、广西壮族自治区贺州及梧州、广东省广州市等地[2]。在云南省红河州的屏边、绿春等县开展了黄藤人工种植并取得良好的效果[3]。

【采收与加工】秋、冬二季采收4～5年生者，切段，晒干。

【商品规格】统货[3]。

【药材鉴别】

（一）性状特征

藤茎长圆柱形，稍扭曲，直径0.6～3cm。表面灰褐色至黄棕色，粗糙，有纵沟和横裂纹，老茎外皮较易剥落。质硬，不易折断，折断时可见大量粉尘飞扬，断面不整齐，黄色，具纤维性，有棕黄色与黄棕色相间排列的放射状纹理，导管呈细孔状，木质部有时具裂隙，中心多为枯黄棕色或空腔。气微，味苦。（图83-2）

（二）显微鉴别

1. 横切面　木栓层为数十列细胞，常脱落，或局部残存，细胞多呈长方形或长椭圆形；残余的木栓层中有的细胞壁木化增厚，鲜黄色，细胞小，内含棕色物，排列成扁平长方形整齐的石细胞环带。皮层窄，可见单个散在或成群的石细胞。维管束外韧型，韧皮

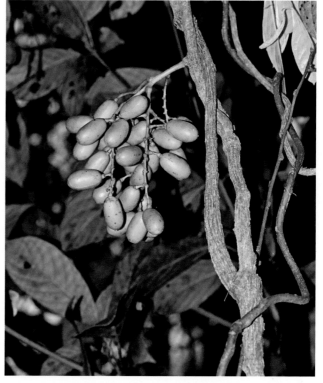

图83-1　黄藤

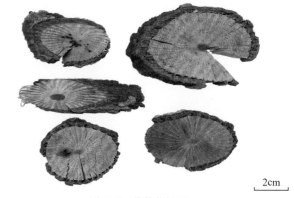

图83-2　黄藤药材图

部外侧围有弧形纤维群，延伸至束间射线，与射线末端中的石细胞群相互连接，成深波状的中柱鞘厚壁细胞环，石细胞及纤维群周围薄壁细胞中含有众多草酸钙方晶，薄壁细胞多呈类圆形。束内形成层明显。木质部宽广，导管众多，两个并生或单个散生，较大，直径可达300μm，木纤维细胞壁增厚。射线宽，由多列细胞组成，细胞多呈长方形，薄壁细胞中可见草酸钙方晶，有石细胞或石细胞群分布，射线中多见裂隙。髓部可见石细胞、草酸钙方晶，薄壁细胞中含有淀粉粒[4]。（图83-3）

2. **粉末特征** 粉末淡黄色。导管为网纹导管和具缘纹孔导管，多破碎，完整者直径至150μm。木栓细胞黄棕色，表面观类多角形，有的壁木化增厚似石细胞。木纤维单个散在或成束，壁增厚，具缘纹孔稀疏。石细胞单个散在或成群，类方形或多角形，直径40～120μm，壁厚，层纹、孔沟明显，有的胞腔内含棕色物。木射线细胞长方形，纹孔较明显。草酸钙方晶直径20～40μm。淀粉粒多为复粒，由2～5分粒组成。（图83-4）

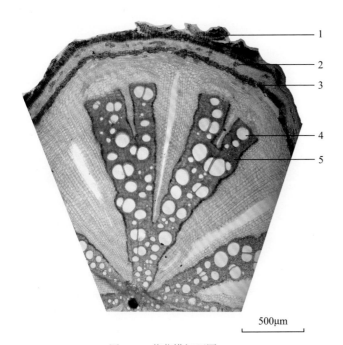

图83-3　黄藤横切面图

1. 木栓层　2. 皮层（石细胞）　3. 中柱鞘
4. 木质部导管　5. 木纤维

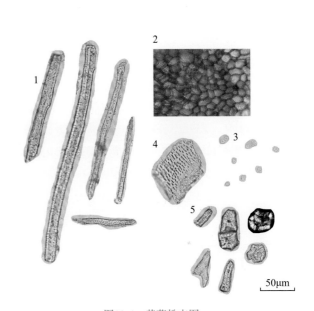

图83-4　黄藤粉末图

1. 木纤维　2. 木栓细胞及网纹导管　3. 淀粉粒
4. 具缘纹孔导管　5. 石细胞

（三）理化鉴别

薄层色谱 取本品粉末0.5g，加乙醇10ml，超声处理10分钟，滤过，取滤液作为供试品溶液。另取盐酸巴马汀对照品，加甲醇制成每1ml含0.1mg的溶液，作为对照品溶液。照薄层色谱法试验，吸取上述两种溶液各2μl，分别点于同一硅胶G薄层板上，以甲苯-乙酸乙酯-异丙醇-甲醇-浓氨试液（6∶3∶1.5∶1.5∶0.5）为展开剂，置氨蒸气饱和的展开缸内，展开，取出，晾干，置紫外光灯（365nm）下检视。供试品色谱中，在与对照品色谱相应的位置上显相同颜色的荧光斑点。

【质量评价】 以色黄棕、味苦者为佳。采用高效液相色谱法测定，本品按干燥品计算，含盐酸巴马汀（$C_{21}H_{21}NO_4 \cdot HCl$）不得少于2.0%。

【化学成分】 主要含有生物碱和二萜内酯类成分，生物碱以巴马汀（palmatine）为主，二萜内酯为黄藤内酯（fibraurin）。巴马汀是黄藤主要的有效成分，而黄藤内酯目前仅在防己科天仙藤属的植物中发现，是该属植物比较特征性和有一定专属性的成分[4]。

【性味归经】 苦，寒。归心、肝经。

【功能主治】清热解毒，泻火通便。用于热毒内盛，便秘，泻痢，咽喉肿痛，目赤红肿，痈肿疮毒。

【药理作用】[5]

1. 抑菌作用　黄藤的根皮部、髓部、藤茎的三氯甲烷、甲醇提取物具有比较相近的抑菌活性，显示黄藤所含化学成分具有较好的抗深部真菌作用，可以作为抗真菌药物的候选药，并且已经在临床上使用的黄藤素也表明黄藤中的化学成分具有潜在的抑菌潜力。

2. 抗炎作用　合成黄藤素和天然黄藤素均可提高正常小鼠的炭粒廓清指数，对小鼠的炭粒廓清指数没有显著的差异，这表明二者都能增强小鼠的非特异性免疫，都具有明显的抗炎免疫功能。

3. 增强免疫作用　黄藤素腹腔注射能够增强白细胞吞噬功能，能够提高大鼠的非特异性免疫、细胞免疫及体液免疫功能。

4. 其他作用　不同浓度的黄藤乙醇提取物均能够抑制人增生性瘢痕成纤维细胞增殖，其具有抗糖尿病和抗氧化等多种药理作用。给予有认知功能障碍的糖尿病大鼠一定量的黄藤素，服用6周后能有效改善糖尿病大鼠的认知功能障碍，提高大鼠的认知能力。从黄藤中提取的药根碱具有一定的杀疟原虫活性，尤其对恶性疟原虫的杀伤力更强。

主要参考文献

[1] 中国科学院昆明植物研究所. 云南植物志（第三卷）[M]. 北京：科学出版社，1983. 227-229.

[2] 王雪，赵昱玮，南敏伦，等. HPLC定量指纹图谱法评价黄藤质量研究[J]. 中国医药科学，2017，7(21)：40-43.

[3] 张慧颖，李智敏，张森，等. 栽培黄藤药材的化学成分研究 [J]. 云南中医学院学报，2008，31(5)：28-31.

[4] 张慧颖. 民族药黄藤和竹红菌的化学成分及生药学研究[D]. 云南中医学院，2007：19-22.

[5] 吕娜，赵昱玮，汲立伟，等. 黄藤的研究进展[J]. 中国实验方剂学杂志，2016，22(19)：199-202.

（湖南中医药大学　肖冰梅　刘塔斯）

84. 梧桐子

Wutongzi

FIRMIANAE SEMEN

【别名】瓢儿果、桐麻豌、凤眼果、红花果。

【来源】为梧桐科植物梧桐*Firmiana simplex*（Linn.）W. F. Wight的干燥成熟种子。

【本草考证】本品始载于《本草经集注》，该书在"桐叶"条下云："桐树有四种……梧桐色白，叶似青桐而有子，子肥亦可食。"《图经本草》载："梧桐皮白，叶青而有子，子肥美可食。"《本草纲目》载："梧桐处处有之。树似桐而皮青不皱，其木无节直生，理细而性紧。叶似桐而稍小，光滑有尖。其花细蕊，坠下如醭。其荚长三寸许，五片合成，老则裂开如箕，谓之橐鄂。其子缀于橐鄂上，多者五、六，少或二、三，子大如胡椒，其皮皱。"以上诸家所言及《图经本草》附图，均与今之梧桐形态一致。在现代记录中于《全国中草药汇编（下册）》（1978年），载梧桐子药用具有顺气和胃、补肾的功效。

【原植物】落叶乔木，高达16m；树皮青绿色，平滑。单叶互生，叶柄与叶片等长；叶心形，掌状3～5裂，直径15～30cm，裂片三角形，顶端渐尖，基部心形，两面均无毛或略被短柔毛，基生脉7条。圆锥花序顶生，长约20～50cm，下部分枝长达12cm，花淡黄绿色；花萼5深裂，萼片长条形，向外卷曲，长7～9mm，外面被淡黄色短柔毛，内面仅在基部被柔毛；花梗与花近等长；雄花的雄蕊柱与萼裂片等长，下半部较粗，花药15个，不规则聚集在雄蕊柱的顶端，退化子房梨形，小；雌花的子房圆球形，被毛，雌蕊具柄，心皮5，部分离生，具退化雄蕊。蓇葖果纸质，有柄，成熟前开裂成叶状，长6～11cm，宽1.5～2.5cm，外面被短茸毛或近无毛，每蓇葖果有种子2～4个。种子圆球形，表面有皱纹，直径约7mm。花期6～7月，果期8～10月。（图84-1）

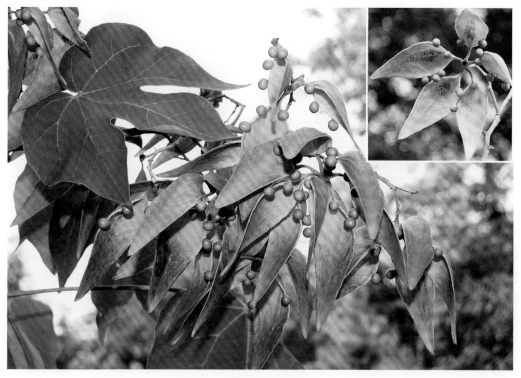

图84-1 梧桐

生于平原、丘陵、山沟及山谷。分布于华东、华中、华南、西南、华北中部、西北东南部。主要为栽培。

【主产地】主产于江苏江阴、苏州、宜兴，浙江杭州、兰溪。甘肃、河南、陕西、广西、四川、安徽等地亦产。

【栽培要点】

1.生物学特性　喜光，喜温暖环境，适合生长于深厚、肥沃、排水良好且含钙丰富的砂质土壤之中，其在酸性、中性及钙质土中亦能生长。根肉质，较粗壮，不耐水渍。其耐寒性稍差。梧桐萌芽力弱，春季发叶较晚，秋天落叶早。不耐修剪，但生长较快，寿命长。

2.栽培技术　常用播种繁殖，扦插、分根繁殖也可。秋季果熟时采收，晒干脱粒后当年秋播，也可干藏或沙藏至翌年春播。梧桐栽培容易，管理简单。在北方，冬季对幼树要包草防寒。

3.病虫害　病害：梧桐藻斑病。虫害：小黑刺蛾、黄刺蛾、梧桐裂头木虱、疖蝙蛾、棉叶蝉、棉卷叶野螟、木毒蛾、中华薄翅天牛等[1]。

【采收与加工】秋季果实成熟时采收，除去果皮、取出种子，干燥。

【药材鉴别】

（一）性状特征

种子球形，状如豌豆，直径约7mm，表面黄棕色至棕色，微具光泽，有明显隆起的网状皱纹。质轻而硬，外层种皮较脆，易破裂，内层种皮坚韧。剥除种皮，可见淡红色的数层外胚乳，内侧为肥厚的淡黄色内胚乳，油质，子叶2片薄而大，紧贴在内胚乳上，胚根在较小的一端[2-5]。（图84-2）

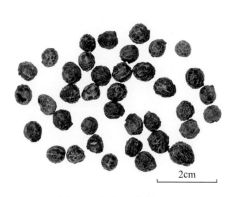

2cm

图84-2 梧桐子药材图

（二）显微鉴别

1. 种子横切面　最外层为1列排列整齐的石细胞，向内为1列扁平的长方形细胞，再向内为十数列排列不整齐的薄壁组织，向内有2列左右排列紧密的结晶层，几乎每个细胞均含有方晶；内种皮为排列整齐的栅状层；向内数列细胞为外胚乳。内胚乳细胞排列紧密，除含脂肪油外，还含淀粉粒及糊粉粒。

2. 粉末特征　粉末淡黄色。外种皮石细胞表面观多角形，直径6～22μm，侧面观长方形，长38～48μm，胞腔小；内种皮栅状层，细胞长柱状，长约190μm，两端平截，直径10～13μm，层纹及胞腔不明显；外胚乳为浅红棕色薄壁细胞，细胞壁连珠状增厚，直径15～

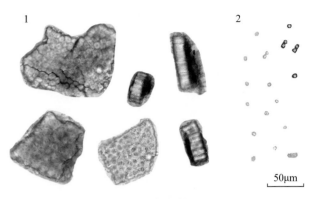

图84-3　梧桐子粉末图
1. 种皮石细胞　2. 淀粉粒

30μm；淀粉粒单粒，球形、长椭圆形、广卵形、梨形或不规则形，直径3～13μm，脐点点状、短缝状、人字状及星状，层纹不明显。（图84-3）

【质量评价】以饱满、完整、淡绿色者为佳。

【化学成分】主要含脂肪油类，还含有生物碱如咖啡碱（caffeine）及维生素A、维生素C、胡萝卜素、维生素B$_1$、维生素B$_2$及铁等微量元素[6]。

脂肪油类　主要有苹婆酸（sterculic acid）、锦葵酸（malvalic acid）、棕榈酸、油酸、亚油酸等。

【性味归经】甘，平。归心、肺、肾经。

【功能主治】顺气和胃，健脾消食，止血。用于胃脘冷痛，伤食腹泻，疝气，须发早白，小儿口疮鼻衄[2-5]。

【药理作用】

1. 降压作用　给麻醉兔、猫静注梧桐子总生物碱（TAW），能使血压迅速下降，但不持久，同时出现心率减慢；静注TAW于犬，或注入麻醉猫十二指肠，也呈现血压下降；TAW降压作用与M受体有关，可能是抑制胆碱酯酶导致M受体兴奋。

2. 止血作用　梧桐子煎剂可使大鼠创伤性出血时间缩短；但对家兔凝血时间、凝血酶原时间、血浆复钙时间及血小板计数等均无明显影响。梧桐子及其总生物碱的止血作用机制可能与其促进血小板的黏附和聚集有关。

主要参考文献

[1] 刘艳丽. 梧桐的栽培技术[M]. 农业科技与信息，2009(4)：38-39.

[2] 黑龙江省食品药品监督管理局. 黑龙江省中药饮片炮制规范及标准[S]. 哈尔滨：黑龙江科学技术出版社，2012：323.

[3] 山东省食品药品监督管理局. 山东省中药饮片炮制规范[S]. 济南：山东科学技术出版社，2012：602-603.

[4] 天津市市场和质量监督管理委员会. 天津市中药饮片炮制规范[S]. 天津：天津科学技术出版社，2018：88.

[5] 浙江省食品药品监督管理局. 浙江省中药饮片炮制规范[S]. 北京：中国医药科技出版社，2015：165.

[6] 李旭雷. 梧桐子油的提取、成分分析及梧桐子油脂肪酸制备的研究[D]. 河南工业大学，2016.

（郑州大学药学院　潘成学）

85. 救兵粮

Jiubingliang

PYRACANTHA FORTUNEANA

【别名】火棘、赤阳子、救军粮、救命粮、红子。

【来源】为蔷薇科植物火棘*Pyracantha fortuneana*（Maxim.）Li的果实。

【本草考证】本品始载于《滇南本草》，载："其根、果、叶性平，味酸甜苦涩"。李时珍的《本草纲目》也曾记载火棘果实能"通十二经脉，除五脏恶气"，"久服能轻身而不老"，认为日常食用火棘可减肥抗衰老。中医典籍文献曾记载了火棘的药用功效：火棘果实性味干酸，药用具有健脾消积、生津止渴、清热解毒、活血止血的功效，能治胸中痞块、食积、崩漏、产后瘀血，还可消虫、明目。现《湖南药物志》[1]《全国中草药汇编》《滇南本草图说》和《中药大辞典》上均有收载。

【原植物】常绿灌木，高1～4m。侧枝短，先端成刺状，嫩枝外被锈色短柔毛，老枝暗褐色，无毛；芽小，外被短柔毛。单叶互生，革质或半革质，随着叶片生长，质地逐渐坚硬易脆，含水量低。叶片倒卵形或倒卵状长圆形，长1.5～6cm，宽0.5～2cm，先端圆钝或微凹，有的具短尖头，基部楔形，下延连于叶柄，边缘有钝锯齿，齿尖向内弯，近基部全缘，两面皆无毛；叶柄短，无毛或嫩时有柔毛。花为两性花，白色，偶有淡红色花，集成复伞房花序，直径3～4cm，花梗和总花梗近于无毛，花梗长约1cm，直径约1cm；萼筒钟状，无毛；萼片三角卵形，先端钝；花瓣白色，近圆形，长约4mm，宽约3mm；雄蕊20，花丝长3～4mm，花药黄色；花柱5，离生，与雄蕊等长，子房上部密生白色柔毛。梨果、近球形、略扁。成熟果实富含色素，橘红色或深红色。果实长径约6.1～9.3mm，短径4.7～6.9mm。花期3～5月，果期8～11月。（图85-1）

生于海拔500～2800m的山地、丘陵阳坡灌丛草地及河沟路旁。主要分布于黄河以南及西南地区。

火棘垂直分布虽广，但以海拔600～1500m内生长最佳，500m以下或2000m以上生长较差，表现出植株矮小，叶片稀少，果实小而颜色浅淡，味涩而酸。随着海拔升高，开花成熟期也相应推迟。一般每上升300～500m，成熟推迟10～15天。

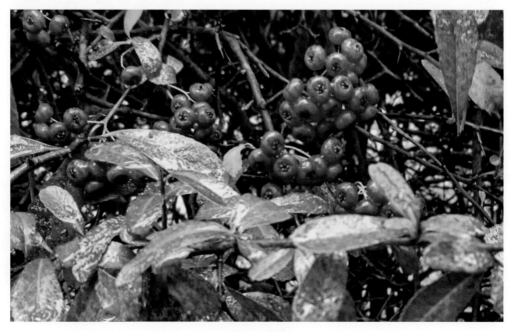

图85-1 火棘

【**主产地**】主产于江苏、浙江、福建、湖南、湖北、云南、贵州、四川、陕西等省份。

【**栽培要点**】

1. 生物学特性　喜温暖、湿润气候，较耐寒冷；喜阳光，也稍耐阴；抗性强，耐干旱。以阳光充足、土层深厚、肥沃中性或微酸性及富含Ca、Mg、K等元素的黄壤、黄棕壤、棕壤土栽培为宜。但在干旱、瘠薄的土壤中也可生长[1]。

2. 栽培技术　种子繁殖：火棘果实于10月成熟，可在树上宿存到次年2月，采收种子以10～12月为宜，采收后及时除去果肉，将种子冲洗干净后即可播下，也可放在干砂中藏至第二年春季再播。在整理好的苗床上按行距20～30cm，开深5cm的长沟，撒播沟中，覆土3cm。扦繁殖：取1～2年生枝，剪成长10～12cm的插穗，下端马耳形，在整理好的插床上开深10cm小沟，将插穗呈30°斜角摆放于沟边，穗条间距10cm，扦插深度约为插穗的1/3左右，覆土踏实。扦插时间从11月至翌年3月均可进行，但梅雨季节扦插成活率较高，扦插后注意保持基质湿润，约2个月就能生根。

3. 病虫害　病害：褐斑病、白粉病。虫害：蚜虫、粉虱、红蜘蛛、蟓科害虫等[2]。

【**采收与加工**】秋季采果，冬末春初挖根，晒干或鲜用，叶随用随采。

【**药材鉴别**】

（一）性状特征

干燥梨果为不规则球形或肾形，直径4～9mm，外表面红褐色至黄褐色，少数黑褐色，皱缩不平，顶端略凹陷，可见花萼片5枚，基部具果柄痕或短小果柄。表皮薄，易剥离，萼肉松软，呈海绵样，深黄色至黄褐色，中夹杂部分类白色。中央有骨质小坚果5枚，小坚果橘瓣形，长1.7～3.0mm，一扇（近萼片处）可见一小尖凸。果皮外表浅棕色至黑棕色，结合面平滑，背面隆起并略有凹凸，内表面与外表面同色，平滑。果皮质硬脆，其内有浅黄色至黄褐色种子2枚，其中一枚多不育。种皮薄，易剥去。子叶类白色，显油性，其先端在放大镜下可见短圆锥形胚根。萼肉气弱，味微酸；坚果味辛。（图85-2）

（二）显微鉴别

粉末特征　粉末红褐色。种皮表皮细胞多角形或类长方形，长约32～65μm，淡黄色。子叶细胞多角形，无色，内充满大量脂肪油滴和糊粉粒；果皮石细胞：表皮石细胞类圆形，多角形或椭圆形，长径18～45μm，孔沟不规则且较宽，胞腔内含棕褐色至棕黑色颗粒状物。草酸钙方晶呈多面体形，类双锥形或类斜方形，长约15～22μm。内果皮纤维长48～70μm，直径约10μm，壁厚胞腔细长明显，内含棕黑色物，细胞间界限不明显。（图85-3）

【**化学成分**】主要有黄酮类、联苯苷类、酰基间苯三酚类等，其中联苯苷类是其特征性成分。

1. 黄酮及其苷类　芦丁（rutin）、芒苷（miscanthoside）、异槲皮苷（isoquercitrin）、槲皮素（quercetin）[3]、北美圣草素（eriodictyol）、槲皮素-3-鼠李糖苷（quercetin-3-rhamnoside）[4]。

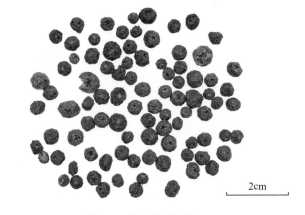

图85-2　救兵粮药材图

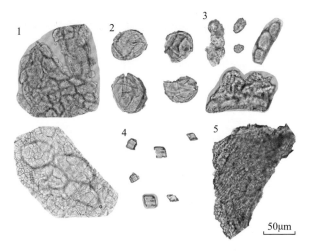

图85-3　救兵粮粉末图

1,2. 子叶细胞　3. 石细胞　4. 草酸钙方晶　5. 内果皮纤维

2. 联苯苷类　fortuneanosides A～E[5]，fortuneanosides G～L[7]。

3. 酰基间苯三酚苷类　pyrafortunosides A～C[6]、garcimangosone D、2,4,6-trihydroxy- acetophenone-6-O-β-D-glucopyranoside、2,4,6-trihydroxy-acetophenone-4-O-β-D-glucopyranoside等。

4. 其他　酚酸类、甾醇类、糖、氨基酸、维生素、油脂及Fe、Zn、Mo、Cu等多种微量元素。

【性味归经】酸、甘，平。归脾、肝经。

【功能主治】消积止痢，活血止血。用于消化不良，肠炎，痢疾，小儿疳积，崩漏，白带，产后腹痛。

【药理作用】

1. 抗氧化作用　救兵粮水提物对老龄大鼠（9月龄）的红细胞中超氧化物歧化酶（SOD）活性有明显增强。

2. 对免疫功能的作用　救兵粮注射剂（70%乙醇提取，石灰硫酸法沉淀），能明显促进小鼠体内植物血凝素（PHA）激发的淋巴细胞转化，表现为与对照组相比，过渡型细胞和母细胞均显著上升，说明有增强细胞免疫功能的作用。

3. 对消化系统的作用　救兵粮60℃烘干粉碎配成的普通饲料，喂养大鼠29天后，麻醉状态下胆总管引出胆汁、其1小时分泌量给药组显著高于对照组。

4. 对血脂的影响　救兵粮干粉配成的普通饲料喂养大白鼠15天，与对照组相比，动物血中的总胆固醇变化不大，但甘油三酯含量明显下降。

5. 促进血凝　救兵粮提取物对内、外源性凝血系统均有明显的凝血作用[8]。

主要参考文献

[1] 蔡光先，杜方麓，贺又舜.湖南药物志（第三卷）[M].长沙：湖南科学技术出版社，2004：2193-2194.

[2] 李京冈.火棘的栽培管理及在园林中的应用[J].北方园艺，2007，(9)：167-168.

[3] 王军宪，尤晓娟，朱周才，等.火棘化学成分研究[J].天然产物研究与开发，1990，2(3)：63-66.

[4] 梅兴国，万国晖，周忠强，等.火棘果化学成分研究[J].中药材，2002，25(5)：329-330.

[5] Dai Y, Zhou GX, Kurihara H, et al. Biphenyl glycosides from the fruit of *Pyracantha fortuneana*[J]. J. Nat. Prod., 2006, 69(7): 1022-1024.

[6] Dai Y, Zhou GX, Kurihara H, et al. Fortuneanosides G-L, dibenzofuran glycosides from the fruit of *Pyrantha fortuneana*[J]. Chem. Charm. Bull. 56(4): 439-442.

[7] Dai Y, Zhou GX, Kurihara H, et al. Acylphloroglucinaol glycosides from the fruits of *Pyrantha fortuneana*[J]. J. Asian Nat. Prod. Res, 2008, 10(2): 111-117.

[8] 梅兴国，万国晖，周忠强，等.火棘提取物对血液凝固的影响[J].中药材，2009，24(12)：874-876.

（湖南中医药大学　翦雨青　盛文兵）

86. 野菊花

Yejuhua

CHRYSANTHEMI INDICI FLOS

【别名】山菊花、千层菊、黄菊花、苦薏。

【来源】为菊科植物野菊*Chrysanthemum indicum* L.的干燥头状花序。

【本草考证】本品始载于《神农本草经》，载："菊花，一名节华。味苦、平，无毒。久服利血气，轻身、耐老、延年，生川泽及田野。"从其记载的性、味、生长地等特性考证，此菊花应即指野菊花。至元代，开始有野菊花品名的完整记载。元代吴瑞《日用本草》载："花大而香者为甘菊，花小而黄者为黄菊，花小而气恶者为野菊。"明《本草汇言》将菊花、野菊花并列条目分述。李时珍《本草纲目》，专列野菊释名为"苦薏"，载："茎如马兰，花如菊，菊甘而薏苦。处处原野极多，与菊无异，但叶薄小而多尖，花小而蕊多，如蜂巢状，气味苦辛惨烈。（野菊）根、叶、茎、花（气味）：苦、辛、温，有小毒"。本草记载与现今所用野菊花基本一致。

【原植物】多年生草本，高0.25～1m，有地下匍匐茎。茎枝被稀疏的毛。基生叶和下部叶花期脱落。中部茎叶卵形、长卵形或椭圆状卵形，长3～7（10）cm，宽2～4（7）cm，羽状半裂、浅裂或分裂不明显边缘有浅锯齿。基部截形或稍心形或宽楔形，叶柄长1～2cm，两面同色或几同色，有稀疏的短柔毛。头状花序直径1.5～2.5cm，多数在茎枝顶端排成疏松的伞房圆锥花序。总苞片约5层，外层卵形或卵状三角形，长2.5～3mm，中层卵形，内层长椭圆形，长11mm。全部苞片边缘白色或褐色宽膜质，顶端钝或圆。舌状花黄色，舌片长10～13mm，顶端全缘或2～3齿。瘦果长1.5～1.8mm。花期6～11月。（图86-1）

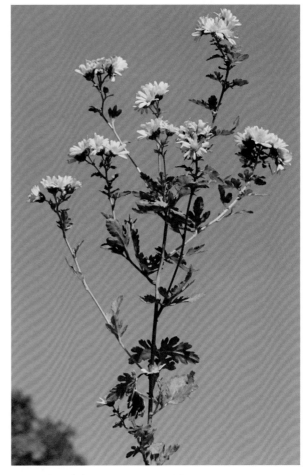

图86-1　野菊

多野生于山坡、草地、田边、路旁等野生地带。广泛分布于华北、东北、华东、华中及西南等地。

【主产地】目前主要来源于野生，以湖南、河南、安徽等地区为主产区。野菊栽培历史短暂，无明显道地产区。

【采收与加工】秋、冬二季花初开放时采摘，晒干，或蒸后晒干。

【商品规格】根据杂质率的多少，将野菊花分为"选货"和"统货"两个等级。选货：杂质率≤1%；统货：1%<杂质率≤3%。

【药材鉴别】

（一）性状特征

头状花序类球形，直径1.5～2.5cm，棕黄色。总苞由4～5层苞片组成，外层苞片卵形或卵状三角形，长2.5～3mm，外表面中部灰绿色或淡棕色，常被有白毛，边缘膜质；中层苞片卵形；内层苞片长椭圆形。总苞基部有的残留总花梗。舌状花1轮，黄色，皱缩卷曲，展平后，舌片长1～1.3cm，先端全缘或2～3齿；筒状花多数，深黄色。

气芳香，味苦。（图86-2）

（二）显微鉴别

粉末特征 粉末黄棕色。 腺毛头部鞋底形，4～6（～8） 细胞， 两面相对排列， 长径35～120μm， 短径33～67μm，外被角质层；T形毛较多，顶端细胞长大，壁一长一短，直径23～50μm，壁稍厚或一边稍厚，基部1～13细胞，其中一个稍膨大或皱缩；花粉粒黄色，类圆形，直径20～33μm，每裂片4～5刺；可见分泌道，分泌道中有黄色分泌物。（图86-3）

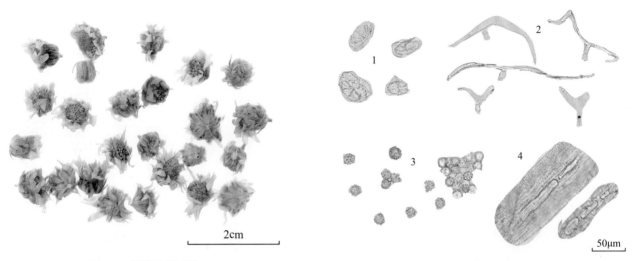

图86-2 野菊花药材图

图86-3 野菊花粉末图

1. 腺毛 2. T形毛 3. 花粉粒 4. 分泌道

（三）理化鉴别

薄层色谱 取本品粉末0.3g，加甲醇15ml，超声处理30分钟，放冷，滤过，取滤液作为供试品溶液。另取野菊花对照药材0.3g，同法制成对照药材溶液。再取蒙花苷对照品，加甲醇制成每1ml含0.2mg的溶液，作为对照品溶液。照薄层色谱法试验，吸取上述三种溶液各3μl，分别点于同一聚酰胺薄膜上，以乙酸乙酯–丁酮–三氯甲烷–甲酸–水（15：15：6：4：1）为展开剂，展开，取出，晾干，喷以2%三氯化铝溶液，热风吹干，置紫外光灯（365nm）下检视。供试品色谱中，在与对照药材色谱和对照品色谱相应的位置上，显相同颜色的荧光斑点。

【质量评价】以完整、色黄、无梗、不碎、气香、花未全开者为佳。采用高效液相色谱法测定，本品按干燥品计算，含蒙花苷（$C_{28}H_{32}O_{14}$）不得少于0.80%。

【化学成分】主要成分为黄酮类、萜类、有机酸类、多糖等。

1. 黄酮类 金合欢素、木犀草素、芹菜素、异泽兰黄素、麦黄酮、蒙花苷等。

2. 萜类 野菊花内酯、野菊花醇、野菊花三醇、β-崖柏酮、乙酸桧酯、D-樟脑、马鞭草烯醇、香树烯、红没药醇等。

3. 有机酸类 绿原酸、咖啡酰奎尼酸、香草酸。

【性味归经】苦、辛，微寒。归肝、心经。

【功能主治】清热解毒，泻火平肝。用于疗疮痈肿，目赤肿痛，头痛眩晕。

【药理作用】

1. 抗炎免疫镇痛作用 野菊花水煎剂对二甲苯所致的小鼠耳廓肿胀均有明显抑制作用。野菊花总黄酮对佛氏完全佐剂诱导的佐剂性关节炎大鼠的继发性足趾肿胀具有较好的抑制作用[2]。

2. 保肝作用 野菊花总黄酮对多种原因诱导的肝损伤具有较强的保护作用[3]。野菊花总黄酮能明显改善酒精性脂肪肝大鼠的肝细胞脂肪变性，对大鼠酒精性脂肪肝具有较好的防治作用。

3. 抗肿瘤作用　野菊花总黄酮药液对Saos-2细胞的增殖具有明显抑制作用，并呈剂量和时间依赖性。野菊花总黄酮能有效抑制肺癌A549细胞增殖，并能诱导其凋亡。

4. 对心血管系统的作用　野菊花有效组分（蒙花苷和木犀草素）可不同程度的降低高血压大鼠全血黏度。

5. 抗微生物作用　野菊花挥发油对金黄色葡萄球菌、白喉杆菌、大肠埃希菌、结核杆菌及白色念珠菌有一定程度的抑制作用，特别是挥发油醇稀释液，对白色念珠菌有强大的抑制作用，使这种细菌在体外不生长，且挥发油醇稀释液的抑菌效果好于醚稀释液。野菊花茎叶挥发油对油菜菌核病菌、苹果炭疽病菌、烟草赤星病菌、番茄灰霉病菌、核桃果炭疽病菌均有抑制作用。

【分子生药】

1. 遗传标记　基于DNA条形码序列的分子鉴定：psbA-trnH，mat+K，trn L序列可以快速鉴定野菊和药用菊[4]。ITS2序列分析可以鉴别野菊及野菊、条叶旋覆花、蒲儿根、千里光等易混品[5]。

2. 功能基因　现已成功克隆野菊光周期途径关键基因CO基因的全长序列，为光周期调控野菊花期、采收期提供研究基础[6]。

主要参考文献

[1] 刘磊磊，肖卓炳.野菊花的化学成分研究[J].中草药，2018，49(22)：5254-5258.

[2] 张骏艳，张磊，李俊，等.野菊花总黄酮对佐剂性关节炎大鼠氧自由基代谢的影响[J].中国中药杂志，2010，35(3)：344-347.

[3] 李国栋，圆圆，王盼，等.野菊花中萜类和黄酮类化合物保肝作用研究[J].中草药，2013，44(24)：3510.

[4] 陈芙蓉，汪涛，郭巧生，等.基于DNA条形码ITS2序列的野菊及其易混品鉴定研究[J].中国中药杂志，2019，04：654-659.

[5] 陈芙蓉，汪涛，郭巧生，等.基于DNA条形码psbA-trnH，matK，trnL对不同地理居群野菊和药用菊的鉴定研究[J].中国中药杂志，2019，04：660-665.

[6] 陈丹丹，邹庆军，郭巧生，等.短日照处理对野菊CO基因表达量的影响[J].中国中药杂志，2019，04：648-653.

（河南中医药大学　朱昀昊）

87. 猪牙皂

Zhuyazao

GLEDITSIAE FRUCTUS ABNORMALIS

【别名】皂荚、鸡栖子、皂角、猪牙皂角、牙皂。

【来源】本品为豆科植物皂荚*Gleditsia sinensis* Lam.的干燥不育果实。

【本草考证】猪牙皂始载于《神农本草经》。《名医别录》载："生雍州川谷及鲁、邹县。如猪牙者良。九月十月采荚，阴干。"《本草经集注》载："今处处有。长尺二者良。"《新修本草》载："此物有三种：猪牙皂荚最下，其形曲戾薄恶，全无滋润，洗垢不去。长尺二者，粗大长虚而无滋。若长六七寸、圆厚、节促直者，皮薄多肉，味浓大好。"《图经本草》载："今所在有之，以怀、孟州者为胜。木极有高大者。……今医家作疏风气丸、煎多用长皂荚；治齿及取积药多用猪牙皂荚。所用虽殊，大抵性味不相远。"《本草纲目》载："皂树高大。叶如槐叶，瘦长而尖。枝间多刺。夏开细黄花。结实有三种：一种小如猪牙；一种长而肥厚，多脂而粘；一种长而瘦薄，枯燥不粘。以多脂为佳。"根据以上考证，可见本草记载与现今豆科植物皂荚*Gleditsia sinensis* Lam.相符。

【原植物】落叶乔木，高达30m。树干棘刺劲直，常分枝，羽状复叶，小叶3～9对，小叶柄短，被短柔毛，小叶卵状披针形或长圆形，长2～8cm，宽1～4cm，先端有短尖，基部圆楔形，稍偏斜，边缘有细锯齿，上面被短柔毛，下面中脉稍被毛，网脉两面凸起，总状花序顶生或腋生，花杂性，雄花花萼4，三角状披针形，两面被柔毛，花瓣4，黄色，长圆形，被柔毛，雄蕊8（6），退化雌蕊短，两性花花梗长2.5mm，萼片。花瓣均长于雄花的萼片及花瓣，雄蕊8，子房缝线上及基部被毛，柱头2浅裂。荚果带状，红棕色或暗棕色，劲直或稍弯曲。种子长圆形或椭圆形。花期3～5月，果期5～10月。（图87-1）

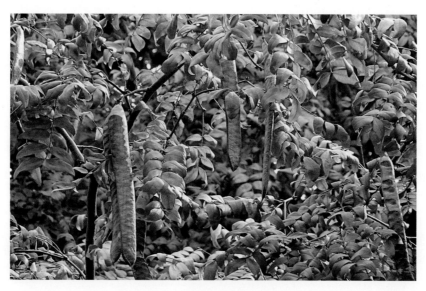

图87-1　皂荚

【主产地】主产于四川绵阳、雅安、西昌，陕西安康、紫阳，山东济宁，河南禹县、登丰，贵州遵义、兴仁等地。道地产区为山东邹县。

【栽培要点】

1.生物学特性　猪牙皂适应性较强，耐寒冷、干旱。对土壤要求不严，可利用房前屋后，荒滩坡地栽植。以土层深厚、疏松肥沃的土地为佳，砂地、涝洼积水和盐碱土地不宜种植。

2.栽培技术　猪牙皂出苗后根据土壤养分状况和树种特性合理选用肥料，一般氮、磷、钾比例为3：2：1，栽植前施入基肥，每年追肥3～4次，以沟施和撒施为主，可结合中耕除草同时进行。

3.病虫害　受环境因素的影响，主要的生理性病害有同株异果、植株死亡和根茎部腐烂。猪牙皂虫害主要有红蜘蛛、蚜虫，红蜘蛛吸食叶片的汁液，造成叶片老化；蚜虫其排泄物易腐生细菌，直接影响叶片呼吸及光合作用。

【采收与加工】栽培5～6年后即结果，秋季采收，除去杂质，晒干。

【药材鉴别】

（一）性状特征

呈圆柱形，略扁而弯曲，长5～11cm，宽0.7～1.5cm。表面紫棕色或紫褐色，被灰白色蜡质粉霜，擦去后有光泽，并有细小的疣状突起和线状或网状的裂纹。顶端有鸟喙状花柱残基，基部具果梗残痕。质硬而脆，易折断，断面棕黄色，中间疏松，有淡绿色或淡棕黄色的丝状物，偶有发育不全的种子。气微，有刺激性，味先甜而后辣。（图87-2）

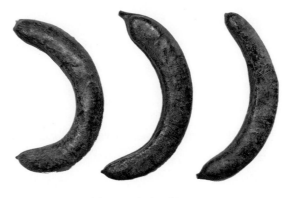

图87-2　猪牙皂药材图

（二）显微鉴别

粉末特征　粉末棕黄色。石细胞众多，类圆形、长圆形或形状不规则，直径15～53μm。纤维大多成束，直径10～25μm，壁微木化，周围细胞含草酸钙方晶和少数簇晶，形成晶纤维；纤维束旁常伴有类方形厚壁细胞。草酸钙方晶长6～15μm；簇晶直径6～14μm。木化薄壁细胞甚多，纹孔和孔沟明显。果皮表皮细胞红棕色，表面观类多角形，壁较厚，表面可见颗粒状角质纹理。（图87-3）

（三）理化鉴别

薄层色谱　取本品粉末1g，加甲醇10ml，超声处理30分钟，滤过，滤液蒸干，残渣加水10ml使溶解，加乙酸乙酯10ml振摇提取，取乙酸乙酯液，蒸干，残渣加甲醇1ml使溶解，作为供试品溶液。另取猪牙皂对照药材1g，同法制成对照药材溶液。照薄层色谱法试验，吸取上述两种溶液各10μl，分别点于同一硅胶G薄层板上，以三氯甲烷–甲醇–水–冰醋酸（18：1：0.6：0.2）的下层溶液为展开剂，展开，取出，晾干，喷以10%硫酸乙醇溶液，在105℃加热至斑点显色清晰。供试品色谱中，在与对照药材色谱相应的位置上，显相同颜色的斑点。

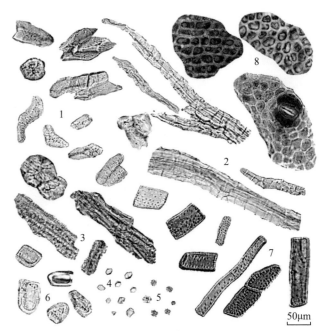

图87-3　猪牙皂粉末图

1. 石细胞　2. 纤维　3. 晶纤维　4. 草酸钙方晶　5. 草酸钙簇晶
6. 厚壁细度　7. 木化薄壁细胞　8. 果皮表皮细胞

【质量评价】以个小饱满、色紫黑、有光泽、无果柄、质坚硬、肉多而黏、断面色淡绿色者为佳[10]。采用高效液相色谱法测定，本品按干燥品计算，含刺囊酸（$C_{30}H_{48}O_4$）和齐墩果酸（$C_{30}H_{48}O_3$）的总量不得少于3.1%[1]。

【化学成分】主要成分有三萜皂苷、黄酮、木脂素、蜡醇（cerylalcohol）、二十九烷（nonacosane）、正二十七烷（heptacosane）、豆甾醇（stigmasterol）、谷甾醇（sitosterol）、鞣质（tannin）等。其中，三萜皂苷是其特征性成分和有效成分。

1. 三萜皂苷类　有gleditsiosides A～K及N～Q和gleditsia saponins B、C、C′、E′[2]。

2. 黄酮类　柽柳素-7-O-β-D-葡萄糖苷、新橙皮苷、金圣草素-7-O-新橙皮苷等。

3. 木脂素类　丁香脂素-O-β-D-吡喃葡萄糖苷、鹅掌楸苷等。

【性味归经】辛、咸，温；有小毒。归肺、大肠经。

【功能主治】祛痰开窍，散结消肿。用于中风口噤，昏迷不醒，癫痫痰盛，关窍不通，喉痹痰阻，顽痰喘咳，咯痰不爽，大便燥结；外治痈肿[1]。

【药理作用】

1. 抗炎作用　猪牙皂皂苷成分能有效发挥抗炎作用。总皂苷对二甲苯致小鼠耳廓肿胀、角叉菜胶致大鼠足跖肿胀和大鼠棉球肉芽肿，均呈现显著的抑制作用。且显著降低绵羊红细胞所致小鼠血清溶血素水平，抑制绵羊红细胞所致小鼠迟发型足跖肿胀[3]。猪牙皂70%乙醇提取物对角叉菜胶所致大鼠足跖肿胀有抑制作用[4]。

2. 抗过敏作用　猪牙皂70%乙醇提取物能抑制由compound48/80所致小鼠全身过敏性休克和大鼠被动皮肤过敏反应，在体外，能抑制compound48/80诱导肥大细胞释放组胺[4]。猪牙皂正丁醇提取物能抑制过敏性鼻炎，降低鼻黏膜对组胺的敏感性和血清一氧化氮水平，抑制大鼠鼻腔嗜酸性粒细胞渗出[5]。猪牙皂总皂苷通过抑制抗原致敏阶段T淋巴细胞的增殖、分化以及效应阶段巨噬细胞的活化，发挥抗迟发型超敏反应作用[6]。

3. 抗肿瘤作用　猪牙皂所含的皂苷能有效抑制多种肿瘤细胞活性，发挥抗肿瘤作用[7]。Gleditsia Saponin C能通过半胱天冬酶依赖性级联诱导A549细胞凋亡，抑制异种移植瘤动物模型的肿瘤生长[8]。猪牙皂总皂苷抑制HepG2细胞增殖、诱导凋亡，并能将细胞周期阻滞在G2/M期[9]。

4. 其他作用　猪牙皂总皂苷60%大孔树脂乙醇洗脱部分体外抗白血病细胞作用显著。猪牙皂总皂苷有镇痛作用，明显减少醋酸所致小鼠扭体反应次数，提高小鼠在热板的痛阈值。猪牙皂多糖具有良好的羟自由基（·OH）、超氧自由基（O_2^-·）和过氧化氢（H_2O_2）清除活性[10]。猪牙皂还具有祛痰作用和杀螨作用。

【用药警戒或禁忌】体弱者、孕妇及咯血、吐血患者禁用。

主要参考文献

[1] 殷志琦，张荣飞，张健，等.猪牙皂药材的质量评价方法[J].中国药科大学学报，2011(5)：428-430.

[2] Zhang Z, Koike K, Jia Z, et al. Triterpenoidal saponins from Gleditsia sinensis[J]. Phytochemistry (Oxford)，1999，52(4)：715-722.

[3] 焦晓兰，朱文龙，殷志琦，等.猪牙皂总皂苷的镇痛抗炎作用和免疫抑制活性[J].中药药理与临床，2011(3)：59-62.

[4] Dai Y, Chan Y P, Chu L M, et al. Antiallergic and Anti-inflammatory Properties of the Ethanolic Extract from Gleditsia sinensis[J]. Biological & Pharmaceutical Bulletin, 2002, 25(9)：1179-1182.

[5] 夏玉凤，戴岳，符麟军，等.猪牙皂正丁醇部分对过敏性鼻炎的影响[J].中国临床药理学与治疗学，2005，10，(8)：925-928.

[6] Hou L F, Dai Y, Xia Y F, et al. Alleviation of Picryl Chloride-Induced Delayed Type Hypersensitivity Reaction by Saponin Fraction of Gleditsia sinensis[J]. Biological & Pharmaceutical Bulletin, 2006, 29(5)：1056-1059.

[7] 钟蕾.猪牙皂皂苷类成分抗肿瘤细胞活性及构效关系研究[D].北京大学，2003.

[8] Ye C, Weidong H, Yongming H，et al. Gleditsia Saponin C Induces A549 Cell Apoptosis via Caspase-Dependent Cascade and Suppresses Tumor Growth on Xenografts Tumor Animal Model[J]. Frontiers in Pharmacology, 2018，8：988-.

[9] 刘超，程安玮，郭淑，等.猪牙皂皂苷对HepG-2细胞的抗肿瘤作用研究[J].中药材，2017，40，(9).

[10] 李时琪，陈朝银，赵声兰，等.不同相对分子质量猪牙皂多糖的体外抗氧化活性[J].中国实验方剂学杂志，2012，18，(5)：145-148.

（湖南中医药大学　夏伯侯　林丽美　刘塔斯）

88. 猫爪草

Maozhaocao

RANUNCULI TERNATI RADIX

【别名】酒壶花、山芫根、婆婆丁、猫爪儿草、金花草、三散草。

【来源】为毛茛科植物小毛茛 *Ranunculus ternatus* Thunb.的干燥块根。

【本草考证】本品为较少常用中药，历代本草未见收载，始见于《中药通报》。其后，收载于《中药材手册》，自1977年开始载入《中国药典》，以后每版均予以收载[1]。

【原植物】多年生小草本。根茎周围簇生数个肉质小块根，块根卵球形或纺锤形，顶端质硬，形似猫爪，直径0.3～0.5mm。茎高5～20cm，无毛或几无毛。基生叶丛生，具长柄，叶片形状多变，单叶或3出复叶，小叶片长0.5～1.7cm，宽0.5～1.5cm；茎生叶多无柄，较小，裂片细窄。萼片5，绿色，长约3mm，外面疏生柔毛；花单生茎

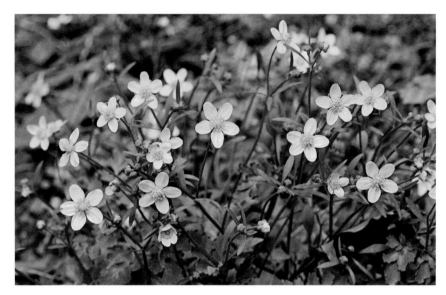

图88-1　小毛茛

顶和分枝顶端，花瓣5，黄色，倒卵形，长约8mm，基部有短爪，蜜槽棱形；雄蕊和心皮均多数，无毛。子房有1胚珠，柱头细小。聚合果近球形，直径约6mm；瘦果卵球形，长约1.5mm，无毛，边缘有纵肋，喙细短。花期3～4月，果期4～6月。（图88-1）

我国长江中、下游各省包括安徽的阜阳、宣城，浙江、江苏、江西、广西、河南、湖北、湖南、四川、云南、贵州、台湾等地均有分布。

【主产地】 主产于河南信阳、淮滨、潢川、息县、光山、罗山及正阳、确山。河南、安徽有栽培。

【栽培要点】

1. 生物学特性　喜温暖湿润气候、耐寒冷、荫蔽也耐贫瘠，地下块根露地能越冬。对土壤要求不严，以土层深厚、肥沃疏松、富含腐殖质的半阴半阳的荒坡或平地种植为宜，也可于果树行间套种。生长旺期是每年的2～4月，果熟期是4～5月，生长期短，5～6月气温升高后进入休眠，9月底复苏。

2. 栽培技术　块根繁殖为主，亦可种子繁殖，分春栽、秋栽两次。春栽在1～4月，秋栽在9～12月。块根繁殖分育苗和移栽两个阶段。种子不宜贮藏，应随采随播。在田间管理上采用摘除分枝的方法，连续摘除3次，猫爪草的产量可明显提高。

3. 病虫害　病害：白绢病、白粉病、根腐病、炭疽病、灰霉病和立枯病等。虫害：豌豆彩潜蝇、蚜虫、蛴螬等[2]。

【采收与加工】 猫爪草于块根繁殖栽培生长1年、种子繁殖生长2～3年时采挖。以春季5月上旬，冬季11月为适宜采收期。采挖时，将全株挖起，去茎部及须根，掰下块根，洗净泥土，晒干即成。

【商品规格】 统货。

【药材鉴别】

（一）性状特征

由数个至数十个纺锤形的块根簇生于中间的块状根茎周围，形似猫爪，长3～10mm，直径2～3mm，顶端有黄褐色残茎或茎痕。表面黄褐色或灰黄色，久存色泽变深，微有纵皱纹，并有点状须根痕和残留须根。质坚实，断面类白色或黄白色，空心或实心，粉性。气微，味微甘。

野生品个子较栽培品小，块根顶部尖，质地坚实。（图88-2）

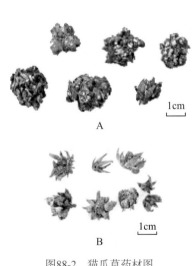

图88-2　猫爪草药材图

A. 栽培品　B. 野生品

（二）显微鉴别

1. 块根横切面　表皮细胞切向延长，黄棕色，有的分化为表皮毛，微木化；皮层为20～30列细胞组成，壁稍厚，有纹孔；内皮层明显；中柱小；木质部、韧皮部各2～3束，间隔排列；薄壁细胞充满淀粉粒[1]。（图88-3，图88-4）

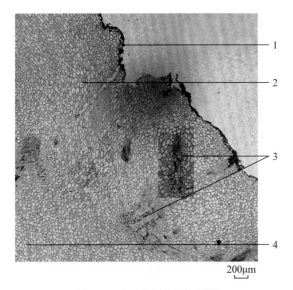

200μm

图88-3　猫爪草根茎横切面图

1. 表皮　2. 皮层　3. 维管束　4. 髓部

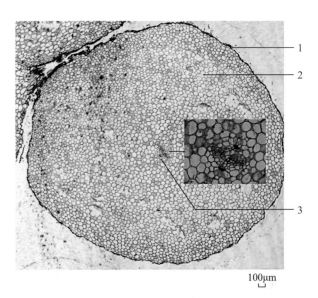

100μm

图88-4　猫爪草块根横切面图

1. 表皮　2. 皮层　3. 木质部

2. 粉末特征　粉末黄褐色。皮层细胞壁稍厚，内含无色或棕黄色圆形核状物及油滴，有的可见纹孔；导管，多为螺纹及网纹导管，直径7～26μm；草酸钙晶体甚多，体小，呈方形或不规则状。栽培品与野生品组织构造基本相似，但薄壁细胞体积大，排列较疏松。（图88-5）

（三）理化鉴别

薄层色谱　取本品粉末1g，加稀乙醇10ml，超声处理30分钟，滤过，取滤液作为供试品溶液。另取猫爪草对照药材1g，同法制成对照药材溶液。照薄层色谱法试验，吸取上述两种溶液各5～10μl，分别点于同一硅胶G薄层板上，以正丁醇–无水乙醇–冰醋酸–

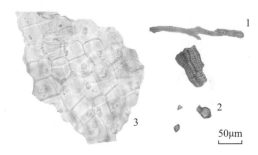

50μm

图88-5　猫爪草粉末图

1. 导管　2. 草酸钙晶体　3. 皮层薄壁细胞

水（8：2：2：3）为展开剂，展开，取出，晾干。喷以茚三酮试液，热风吹至斑点显色清晰。供试品色谱中，在与对照药材色谱相应的位置上，显相同颜色的主斑点。

【质量评价】以身干、色黄褐、体饱满、质坚实者为佳。猫爪草按干燥品计算，水分不得过13.0%；总灰分不得过8.0%；酸不溶性灰分不得过4.0%；醇溶性浸出物不得少于30.0%。

【化学成分】主要成分为有机酸、甾醇、酯类、黄酮类、生物碱类、挥发油、多糖、微量元素、氨基酸等。十六烷酸为猫爪草抗肿瘤成分之一，有机酸类为猫爪草的抗结核活性成分，原白头翁素为猫爪草的有毒成分。

1. 有机酸、甾醇及酯类　小毛茛内酯、（R）-3-hydroxy-11-methoxy-11-oxoundecanoic acid、十六烷酸、十八烷酸乙酯、十八烷酸、肉豆蔻酸、棕榈酸乙酯、邻苯二甲酸正丁酯、β-单棕榈酸甘油酯、5-羟甲基糠醛、己二酸、β-谷甾醇、豆甾醇、菜油甾醇等[3-6]。

2. 黄酮类及苷类　粗贝壳杉黄酮-4'-甲醚、榧双黄酮、罗汉松双黄酮A、白果素、异银杏素、穗花杉双黄酮以及猫爪草苷[4-氧代-5-（O-β-D-吡喃葡萄糖基）-戊酸-正丁基酯]、4-氧代-5-（O-β-D-吡喃葡萄糖基）-戊酸甲酯、苯甲醇-*O*-*β*-D-吡喃葡萄糖苷[7-8]。

3. 挥发油　主要为酯、烷烃、芳香族化合物。其中，以酯类为主，占总含量的54.50%[9]。

4. 氨基酸　种类丰富，达16种，以天冬氨酸、谷氨酸、亮氨酸和精氨酸量为高。

5. 微量元素　包括Zn、Fe、Mn、Cu、Cr、Co、Sr等多种。

【性味归经】甘、辛，温。归肝、肺经

【功能主治】化痰散结，解毒消肿。用于瘰疬痰核，疔疮肿毒，蛇虫咬伤。

【药理作用】

1. 抗结核作用　小毛茛内酯可能诱导周围血管GLS基因高水平表达，杀灭胞内致病菌MTB，并呈剂量依赖性，对耐药的与未治疗的肺结核患者诱导水平无显著差异。也可能通过促进GLSmRNA的表达，增强机体细胞毒性T淋巴细胞（CTL）的杀菌能力，从而达到抗结核休眠菌的作用。另外还可能通过减少结核休眠菌16KDa小热休克蛋白（16KDaSHSP）基因的表达，在激活休眠菌的同时促进GLS高水平表达，增强机体CTL杀菌能力，达到抗耐药性结核杆菌的作用。猫爪草中较高的Zn（40.1）、Fe（1306.4）、Mn（74.6）含量对抗了由于Zn降低导致的肌体免疫细胞抑制，从而减弱了对结核的易感性[10-11]。

2. 抗肿瘤作用　猫爪草70%乙醇浸膏对肿瘤坏死因子（TNF）具有较强的诱生作用，从而能特异性的杀死肿瘤细胞和异常的吞噬细胞，对正常组织则无不良影响。猫爪草皂苷及多糖对多种肿瘤细胞株的生长和集落形成均有不同程度的影响，皂苷给药量与抑瘤率和集落形成明显地呈正相关关系[12]。

3. 免疫活性作用　猫爪草多糖可使巨噬细胞吞噬百分率、吞噬指数显著升高，促进溶血素的形成并提高外周血中T淋巴细胞数，其600mg/kg的剂量对正常小鼠及免疫抑制小鼠均有兴奋作用。猫爪草皂苷可提高正常小鼠免疫功能，明显抑制MCF-7细胞增殖，诱导其凋亡，且呈量–效关系；猫爪草皂苷灌胃给药（2.96、5.93、11.86g/kg）明显升高雌性小鼠脾指数和淋巴细胞转化率，增加NK细胞活性[7]。

4. 抗菌作用　猫爪草水提液对金黄色葡萄球菌、白色葡萄球菌、四链球菌、痢疾杆菌等均有抑制作用，且能抗约氏鼠疟杆菌、降低原虫感染率。

5. 保肝作用　猫爪草多糖对CCl₄所致肝细胞肿胀或坏死、气球样变性、炎性细胞浸润均有不同程度的改善。

【用药警戒或禁忌】经口毒性试验表明，猫爪草提取物对小鼠的最大耐受剂量（MTD）>20.0g/kg，属无毒级。遗传毒性试验表明，猫爪草提取物对TA97，TA98，TA100，TA102四株试验菌群，未见突变作用。微核试验表明，没有发现受试物猫爪草提取物具有诱发小鼠骨髓噬多染红细胞微核生成能力。精子畸形实验说明，在实验剂量范围内对精子的生成、发育无影响。90天喂养实验中，猫爪草提取物对大鼠灌胃90天后，其对实验大鼠的生长发育、血液学、血液生化学、脏器重量和脏器/体重比值与对照组比较差异均无统计学意义（*P*>0.05）。病理学等方面各项相关指标的检验均未见大鼠主要脏器组织出现有意义的病理学改变。提示猫爪草提取物作用于实验动物具有一定的安全性[13]。

全草含原白头翁素（protoanemonin）为猫爪草的有毒成分，花的毒性比其他部位大。原白头翁素具有刺激性，为糜烂性毒剂，接触过久可使皮肤发泡，黏膜充血，还有抑制植物细胞分裂的作用。为此，中国药典规定使用块根，但民间仍有用其全草入药者，需提醒患者不良反应的监测[14]。

主要参考文献

[1] 陈丙銮、杭悦宇、陈宝儿. 药用植物猫爪草的研究进展[J]. 中国野生植物资源，2002，21(4)：7-9.

[2] 李玉翠. 沿淮流域猫爪草高产栽培技术[J]. 现代农业科技，2014，22：84-85.

[3] 熊英、苌美燕、章常华，等. 猫爪草中的脂肪酸类化合物[J]. 热带亚热带植物学报，2016，24(3)：348-351.

[4] 王爱武、袁久荣、李磊. 猫爪草脂肪酸成分的超临界流体萃取及GC-MS分析[J]. 中药材，2006，29(5)：485-488.

[5] 田景奎、吴丽敏、王爱武. 猫爪草化学成分的研究Ⅰ[J]. 中国药学杂志，2004，39(9)：661-662.

[6] 陈赟、田景奎、程翼宇. 猫爪草化学成分的研究Ⅱ[J]. 中国药学杂志，2005，40(18)：1373-1375.

[7] 苗耀东，李小江，贾英杰.猫爪草的化学成分及药理作用研究进展[J].中草药，2014，45(11)：1651-1653.

[8] 熊英，邓可众，郭远强.猫爪草中黄酮类与苷类化学成分的研究[J].中草药，2008，39(10)：1449-1452.

[9] 张海松，岳宣峰，张志琪.猫爪草挥发油的提取及其化学成分的GC-MS分析[J].中国中药杂志，2006，31(7)：609-611.

[10] Ji X Y, Li S Y, Meng S. Synthesis and antimycobacterial activity of ternatolide[J]. Journal of Chinese Pharmaceutical Sciences.2012, 21: 267.

[11] 詹莉，戴华成，杨治平，等.小毛莨内酯影响耐药结核患者外周血淋巴细胞SHSP和GLS表达的研究[J].中国中药杂志，2002，27(9)：677.

[12] 王爱武，袁浩，孙平玉，等.猫爪草不同提取物对移植性肝癌H22小鼠的抗肿瘤作用[J].中国新药杂志，2006，15(12)：971-974.

[13] 聂焱，胡余明，易传祝.猫爪草提取物安全性毒理学研究[J].实用预防医学，2010，17(12)：2507-2509.

[14] 陈冀胜.中国有毒植物[M].北京：科学出版社，1987：465.

（广东药科大学　李钟　　湖南中医药大学　刘塔斯）

89. 商陆

Shanglu

PHYTOLACCAE RADIX

【别名】章柳、山萝卜、见肿消、王母牛、倒水莲。

【来源】为商陆科植物商陆*Phytolacca acinosa* Roxb.或垂序商陆*Phytolacca americana* Linn.的干燥根。

【本草考证】本品始载于《神农本草经》，列为下品。《新修本草》载："此有赤白二种，白者入药，用赤者见鬼神，甚有毒，但贴肿外用，若服之伤人，乃至痢血不已而死也。"《图经本草》载："商陆俗名章柳根，生咸阳山谷，今处处有之，多生于人家园圃中。春生苗，高三四尺，叶青如牛舌而长，茎青赤，至柔脆。夏秋开红紫花作朵，根如芦菔而长，八月九月采根暴干。"本草记载与现今所用商陆基本一致。

【原植物】

1. 商陆　多年生草本，高0.5～1.5m。根肥大，肉质，倒圆锥形，外皮淡黄色或灰褐色，内面黄白色。茎直立，圆柱形，有纵沟，肉质，绿色或红紫色，多分枝。叶片薄纸质，椭圆形、长椭圆形或披针状椭圆形，长10～30cm，宽4.5～15cm，顶端急尖或渐尖，基部楔形，两面散生细小白色斑点（针晶体），背面中脉凸起；叶柄长1.5～3cm，粗壮，上面有槽，下面半圆形，基部稍扁宽。总状花序顶生或与叶对生，圆柱状，直立，通常比叶短，密生多花；花序梗长1～4cm；花梗基部的苞片线性，长约1.5mm，上部2枚小苞片线状披针形，膜质；花梗细，基部变粗；花两性，直径约8mm；花被片5，白色或黄绿色，椭圆形、卵形或长圆形，顶端圆钝，花后常反折；雄蕊8～10，与花被片近等长，花丝白色，钻形，基部成片状，宿存，花药椭圆形，粉红色；心皮通常为8，有时少至5或多至10，分离；花柱短，直立，顶端下弯，柱头不明显。果序直立；浆果扁球形，直径约7mm，熟时黑色。种子肾形，黑色，长约4mm，具3棱。花期5～8月，果期6～10月。（图89-1）

生于路旁疏林下，或栽培于庭园。分布于全国大部分地区。

2. 垂序商陆　种茎紫红色，棱角较为明显，叶片通常较商陆略窄，总状果序下垂，雄蕊及心皮通常10枚。花期7～8月，果期8～10月。（图89-2）

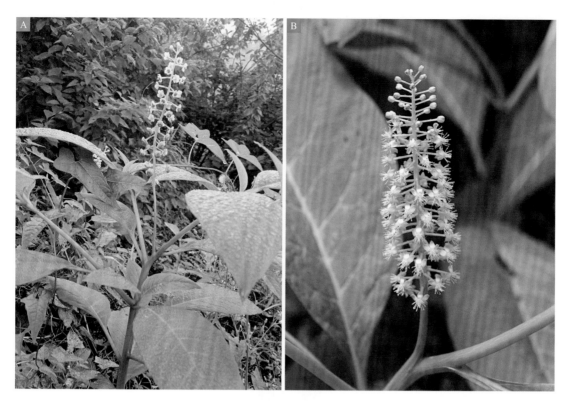

图89-1 商陆

A. 植株　B. 花序

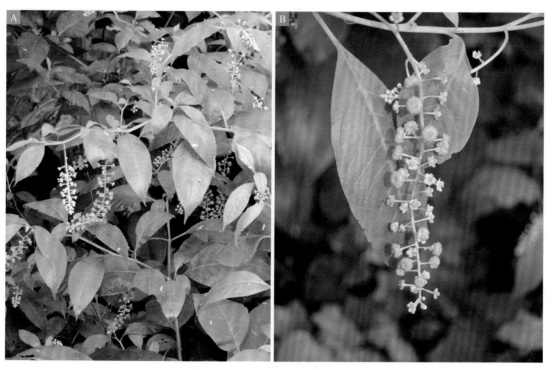

图89-2 垂序商陆

A. 植株　B. 花序

生于林下、路边及宅旁阴湿处。分布于河北、江苏、浙江、江西、山东、湖北、广西、四川、陕西等地。栽培或逸生。

【主产地】商陆主产于河南、湖北、安徽；陕西、甘肃、河北、江苏、湖南、广西、福建、四川、贵州等地亦产。

垂序商陆主产于山东、浙江、江西等地。

【栽培要点】

1. 生物学特性　喜温暖湿润气候，耐寒。适宜生长温度为14～30℃左右。以上层深厚、疏松、肥沃，富含腐殖质、排水良好的砂质壤土为佳。不宜低洼或黏重土栽培。

2. 栽培技术　用种子繁殖，直播或育苗移栽法。9～10月，果实变成紫黑色时采收，浸入水中搓去外皮，晒干贮藏。育苗移栽常采用条播，育苗1年后，春季移栽。

3. 病虫害　病害：根腐病。

【采收与加工】野生品于春、秋季采挖。栽培品于9月下旬，挖取2～3年生植物根部，除去地上茎，洗净，横切成1cm厚的薄片，晒或阴干即成。

【商品规格】商陆多为自产自销，市场上商品规格为统货。

【药材鉴别】

（一）性状特征

本品为横切或纵切的不规则块片，厚薄不等。外皮灰棕色或灰黄色，有明显的横向皮孔及纵沟纹。横切片为不规则圆形，边缘皱缩，直径2～8cm，厚2～6mm，切面浅黄色或黄白色，有多个凹凸不平的同心性环纹。纵切片为不规则长方形，弯曲或卷曲，长5～8cm，宽1～2cm，表明凹凸不平，木部呈多数隆起的纵条纹。质坚硬，不易折断。气微，味甘淡，久嚼麻舌。（图89-3）

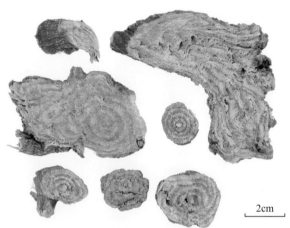

2cm

图89-3　商陆药材图

（二）显微鉴别

1. 根横切面　木栓细胞数列至10余列。栓内层较窄。维管组织为三生构造，有数层同心性形成层环，每环有几十个维管束。维管束外侧为韧皮部，内侧为木质部；木纤维较多，常数个相连或围于导管周围。薄壁细胞含草酸钙针晶束，有时可见草酸钙方晶或簇晶，并含淀粉粒。（图89-4）

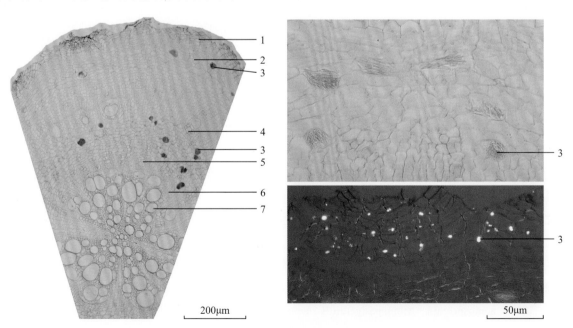

200μm　　　50μm

图89-4　商陆根横切面图

1.木栓层　2.栓内层　3.草酸钙针晶束　4.三生维管束　5.次生韧皮部　6.次生形成层　7.次生木质部

2. 粉末特征 商陆 粉末灰白色。草酸钙针晶成束或散在，针晶纤细，针晶束长40～72μm，尚可见草酸钙方晶。木纤维多成束，直径10～20μm，壁厚或稍厚，有多数十字形纹孔。木栓细胞棕黄色，长方形或多角形，有的含颗粒状物。淀粉粒单粒类圆形或长圆形，直径3～28μm，脐点短缝状、点状、星状和人字形，层纹不明显；复粒少数，由2～3分粒组成。（图89-5）

垂序商陆 草酸钙针晶束稍长，约至96μm；无方晶和簇晶。

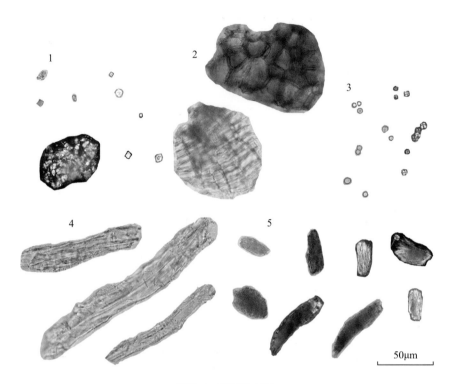

图89-5 商陆粉末图

1. 草酸钙方晶 2. 木栓细胞 3. 淀粉粒 4. 木纤维 5. 草酸钙针晶

（三）理化鉴别

薄层色谱 取粉末3g，加稀乙醇25ml，超声处理30分钟，滤过，取滤液作为供试品溶液。另取商陆皂苷甲对照品适量，加甲醇制成每1ml含0.5mg的溶液，作为对照品溶液。照薄层色谱法试验，吸取供试品溶液和对照品溶液各10μl，分别点于同一硅胶G薄层板上，以三氯甲烷–甲醇–水（7：3：1）的下层溶液为展开剂，展开，取出，晾干，喷以10%硫酸乙醇溶液，加热至斑点显色清晰。供试品色谱中，在与对照品色谱相应的位置上，显相同颜色的斑点。

【质量评价】以片大色白、有粉性、两面环纹明显者为佳。采用高效液相色谱法测定，本品按干燥品计算，含商陆皂苷甲（$C_{42}H_{66}O_{16}$）不得少于0.15%。

【化学成分】主要成分为三萜皂苷类、黄酮类、酚酸类、甾醇类以及多糖类等。其中，三萜皂苷是其特征性化学成分。

1. 三萜皂苷类 三萜皂苷元：商陆皂苷元、异商陆皂苷元A、美商陆皂苷元A、商陆酸、商陆酸G、商陆酸-30-甲酯、2-羟基商陆酸、商陆浆果皂苷元、斯普古拉杰酸A、异商陆酸A、商陆二醇、表乙酰油酮萜酸、商陆二酸A、商陆二酸B、acinosprfenin、acinospesigenin B、acinospesigenin C等；三萜皂苷：商陆皂苷A～L、L_1、M～S、美商陆皂苷A、B、D、D_2、E、F、G，多药商陆皂苷B，phytolacacinoside A，商陆皂苷N-1、N-2、N-3、N-4、N-5等[1]。

2.黄酮类　山奈酚3-*O*-β-D-吡喃葡萄糖苷、山奈酚3-*O*-β-D-吡喃木糖（1→2）-β-D-吡喃葡萄糖苷、山奈酚3-*O*-α-L-吡喃鼠李糖（1→2）-β-D-吡喃葡萄糖苷、山奈酚3-*O*-二葡萄糖苷、槲皮素3-*O*-葡萄糖苷、americanol A、isoamericanol A、黄美味草醇等。

3.酚酸类　对羟基苯甲酸、香草酸、芥子酸、香豆酸、阿魏酸、加利果酸、咖啡酸、齐墩果酸等。

4.甾醇类　β-谷甾醇、β-胡萝卜素、α-菠菜甾醇、麦角甾醇、Δ^7-豆甾烯醇。

5.挥发油与脂溶性成分　棕榈酸、棕榈酸乙酯、亚油酸、1-甲基环十二烯、邻苯二甲酸丁基十四烷基酯、正十五酸、十六酸甲酯、带状网翼藻醇、2-单亚油酸甘油酯等[2-3]。

6.其他　生物碱、有机酸类、大分子多糖及糖蛋白等[4]。

【性味归经】苦，寒；有毒。归肺、脾、肾、大肠经。

【功能主治】逐水消肿，通利二便；外用解毒散结。用于水肿胀满，二便不通；外治痈肿疮毒。

【药理作用】

1.利尿作用　商陆及其炮制品经大鼠代谢笼法利尿实验表明均有利尿作用。

2.抗炎作用　商陆皂苷甲可提高小鼠腹腔毛细血管通透性，可抑制二甲苯引起的小鼠耳廓肿胀，可抑制小鼠足跖肿胀和棉球肉芽肿，对摘除肾上腺的大鼠有明显的抑制肿胀作用。

3.祛痰、镇咳作用　商陆的煎剂、浸剂及酊剂具有祛痰作用，商陆中的生物碱具有镇咳作用。

4.抗菌作用　商陆对肺炎双球菌、弗氏痢疾杆菌、宋内氏痢疾杆菌高度敏感，对志贺痢疾杆菌、流感杆菌中度敏感。

5.其他作用　商陆多糖具有广谱的抗病毒活性。商陆中三萜皂苷、多糖具有免疫活性。商陆皂苷诱生的淋巴因子对人肺癌细胞株、Hela细胞、人肝癌细胞株及人T淋巴细胞白血病细胞株等均有不同程度的细胞毒性作用，而对正常细胞无毒性作用。商陆多糖PEP-1能显著抑制移植性肿瘤S180生长，促进脾脏增生，提高T淋巴细胞和IL-2的产生能力，使腹腔巨噬细胞对S180和L927的细胞毒作用增强。商陆总皂苷对大鼠幽门结扎型、醋酸型和小鼠利血平型溃疡具有一定的防治作用。商陆52%乙醇提取物给大鼠静脉注射，可产生明显的降压作用。对精子复活实验和精子形态学观察，结果发现，商陆总皂苷具有抑制兔精子活性的作用[4-5]。

【用药警戒或禁忌】商陆水浸剂、煎剂、酊剂予小鼠灌胃，其LD_{50}值分别为26.0g/kg、28.0g/kg、46.5g/kg，腹腔注射的LD_{50}分别为1.05g/kg、1.3g/kg、5.3g/kg，在大剂量时，小鼠出现活动降低、闭眼伏下不动、呼吸变快逐渐变慢变弱，时有全身抽搐现象，中毒死亡多在给药3小时内[6]。从垂序商陆中得到毒性成分酸性甾体皂苷，小鼠腹腔注射的最低致死剂量（MLD）值为0.13mg/g。而选择PS-E小鼠采用ig、ip、iv给药的LD_{50}分别为1200mg/kg、486mg/kg、43.6mg/kg。大鼠灌服煎剂5g/kg，连续3周，浸膏3.6g/kg，连续30天，心、肺、肝、肾等脏器均未见异常[7]。采用小鼠骨髓嗜多染红细胞微核实验法、小鼠胚胎细胞转移微核实验法研究发现，一定剂量的商陆水煎液对小鼠具有潜在的致突变性，且与剂量呈效应关系[8]。此外，不同动物对商陆的敏感性不同，猫与狗较为敏感。

【附注】

1.国内个别地区误作商陆用的植物有姜科闭鞘姜属植物闭鞘姜*Costus speciosus*（Koenig）Smith（广东）；旋花科番薯属植物藤商陆（七爪龙）*Ipomoea digitata* L.（广西）；野牡丹科牡丹属植物野牡丹*Melastoma candidum* D. Don或肖野牡丹*M. normale* D. Don（四川）；石竹科丝石竹属植物北丝石竹*Gypsophila dahurica* Tzurcz.（黑龙江）及丝石竹*Gypsophila oldhamiana* Miq.（辽宁、山西、内蒙古、湖北）等，应注意鉴别。

2.商陆根粉有强烈刺激性，吸入鼻内可引起喷嚏、鼻炎及头痛；根可引起催吐、致泻，并有麻醉作用，局部应用其浆汁或根的煎剂，对皮肤有刺激性。引起中毒的成分为商陆碱和商陆毒素。商陆毒素有类似印防己毒素作用。

3.商陆中毒时可出现恶心、呕吐、腹泻、头疼、语言不清、躁动、肌肉抽搐等症状。孕妇多吃还有引起流产的危险。严重者血压下降，昏迷，瞳孔散大，心脏和呼吸中枢麻痹而死亡。解救方法：可洗胃，导泻，服蛋清、面糊及活性炭，补充液体；有躁动或抽搐时可给镇静剂；有呼吸、循环障碍时给兴奋剂或强心剂等对症治疗。

4.商陆干品毒性较大，鲜品长时间煎煮其毒性逐渐减弱。湖北省有以鲜品炖鸡服作补药用者，即减毒后的鲜品，有扶正固本作用。

主要参考文献

[1] 张巧燕，郑汉臣，易杨华.商陆属植物皂苷类成分及其药理活性[J].国外医药：植物药分册，2000，15(3)：105-106.

[2] 刘瑞娟，段静，赵国栋.商陆中挥发油的提取及其化学成分分析[J].北方园艺，2010，14：63-64.

[3] 易杨华.中药商陆脂溶性成分的研究[J].中国药学杂志，1990，25(10)：585-586.

[4] 王鹏程，王秋红，赵珊，等.商陆化学成分及药理作用的临床应用研究进展[J].中草药，2014，10(45)：2722-2731.

[5] 贾金萍，秦雪梅，李青山.商陆化学成分和药理作用的研究进展[J].山西医科大学学报，2003，34(1)：89-92.

[6] 原思通，王祝举.中药商陆的研究进展（Ⅱ）[J].中药材，1991，14(3)：46-48.

[7] 李一飞，姚广涛.商陆药理作用及毒理研究进展[J].中国实验方剂学杂志，2011，17(13)：248-251.

[8] 李啸红，杨柳，李朝平.商陆遗传毒性研究[J].中药药理与临床，2003，19(2)：27-28.

（海军军医大学　朴淑娟　　上海中医药大学　孙连娜　陈万生）

90. 密蒙花

Mimenghua

BUDDLEJAE FLOS

【别名】蜜蒙花、蒙花、水锦花、染饭花、羊耳朵。

【来源】为马钱科植物密蒙花*Buddleja officinalis* Maxim.的干燥花蕾和花序。

【本草考证】本品原名"蜜蒙花"，始载于《开宝本草》："生益州川谷。树高丈余。叶似冬青叶而厚，背色白，有细毛。二月、三月采花。"《图经本草》中附有"简州蜜蒙花"图，文字载曰："今蜀中州郡皆有之。木高丈余，叶似冬青叶而厚，背白色，有细毛，又似橘叶。花微紫色。二月、三月采花，暴干用。"《本草衍义》载："利州路甚多。叶冬亦不凋，然不似冬青。盖柔而不光洁，不深绿，花细碎，数十房成一朵，冬生春开。"至明代，"蜜蒙花"改为"密蒙花"。《本草蒙荃》载："产自川蜀，木高丈余，叶青冬不凋零，花紫瓣多细碎。十房一朵，故名密蒙。"根据以上本草的图及文字记载，与现今药用密蒙花基本相符。

【原植物】灌木，高1～4m。小枝略呈四棱形；小枝、叶下面、叶柄和花序均密被灰白色星状短绒毛。叶对生，叶片纸质，狭椭圆形至长圆状披针形，先端渐尖、急尖或钝，基部楔形，常全缘；托叶在两叶柄基部缢缩成一横线。花多而密集，组成顶生聚伞圆锥花序；花梗极短；花萼钟状，裂片三角形；花冠紫堇色，后变白色或淡黄白色，喉部橘黄色；雄蕊着生于花冠管内壁中部，花丝极短，花药黄色；子房卵珠状，柱头棍棒状。蒴果椭圆状，2瓣裂，外果皮被星状毛，基部有宿存花被；种子多数，狭椭圆形，两端具翅。花期3～4月，果期5～8月。（图90-1）

主要为野生，生于海拔200～2800m向阳山坡、河边、村旁的灌木丛中或林缘。分布于山西、陕西、甘肃、江苏、安徽、福建、河南、湖北、湖南、广东、广西、四川、贵州、云南和西藏等地。

【主产地】主产于我国西南和中南地区，如湖北宜昌、襄阳，四川金堂、广汉，陕西安康、紫阳，云南楚雄、大理，河南商城等地。《本草品汇精要》记载密蒙花道地产区为简州，即现今四川省简阳市。

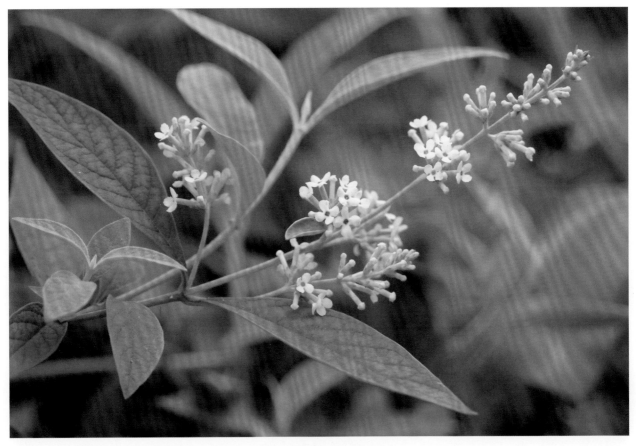

图90-1 密蒙花（吴双 摄）

【栽培要点】

1. **生物学特性** 喜温暖湿润的环境，适应性较强。以土层深厚、土质疏松肥沃、排水良好的砂壤土为宜。

2. **栽培技术** 种子繁殖或分株繁殖均可。种子繁殖一般先育苗1～2年，然后移栽。分株繁殖是将母株进行分根移栽，移栽2～3年后可开花。

3. **病虫害** 基本无病害。虫害：钻心虫和红蜘蛛。

【采收与加工】春季花未开放时采收，除去杂质，干燥。

【商品规格】统货。

【药材鉴别】

（一）性状特征

本品多为花蕾密聚的花序小分枝，呈不规则圆锥状，长1.5～3cm。表面灰黄色或棕黄色，密被茸毛。花蕾呈短棒状，上端略大，长0.3～1cm，直径0.1～0.2cm；花萼钟状，先端4齿裂；花冠筒状，与萼等长或稍长，先端4裂，裂片卵形；雄蕊4，着生在花冠管中部。质柔软。气微香，味微苦、辛。（图90-2）

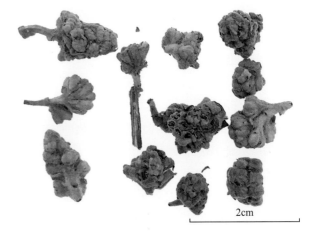

2cm

图90-2 密蒙花药材图

（二）显微鉴别

粉末特征 粉末棕色。非腺毛通常为4细胞，基部2细胞单列；上部2细胞并列，每细胞又分2叉，每分叉长50～500μm，壁甚厚，胞腔线形。花冠上表面有少数非腺毛，单细胞，长38～600μm，壁具多数刺状突起。花粉粒

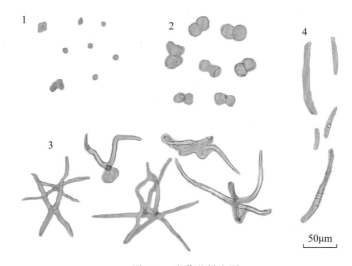

图90-3　密蒙花粉末图

1. 花粉粒　2. 腺毛　3. 非腺毛　4. 花冠上表面非腺毛

球形，直径13～20μm，表面光滑，有3个萌发孔。腺毛头部顶面观1～2细胞，2细胞者并列呈哑铃形或蝶形；柄极短。（图90-3）

【质量评价】以花蕾密聚、色灰黄、有茸毛、质柔软者为佳。采用高效液相色谱法测定，本品按干燥品计算，含蒙花苷（$C_{28}H_{32}O_{14}$）不得少于0.50%。

【化学成分】主要成分为黄酮类、苯乙醇苷类、三萜及其皂苷类和其他类化合物。其中，黄酮类成分为其主要有效成分。

1. 黄酮类　蒙花苷（linarin）、密蒙花新苷（neobudofficide）、刺槐素（acacetin）、木犀草素（luteolin）、芹菜素（apigenin）、秋英苷（cosmosiin）等[1]。

2. 苯乙醇苷类　毛蕊花苷（acteoside）、异毛蕊花苷（isoacteroside）、肉从蓉苷F（cistanoside F）、仙人球苷（echinacoside）、毛柳苷（salidroside）、地黄苷（martynoside）等[1]。

3. 三萜及其皂苷类　密蒙花皂苷A～G（mimengosides A～G）、齐墩果–13（18）-烯–3-酮（olean-13-ene-3-one）、δ-香树脂醇（δ-amyrin）等[2]。

4. 其他　酮、酸、烷烃、酯、醇、烯烃、联苯及杂环等化合物，如α-波甾醇（α-spinasterol）、半乳糖醇（galactitol）、香豆酸（vanillic acid）等。

【性味归经】甘，微寒。归肝经。

【功能主治】清热泻火，养肝明目，退翳。用于目赤肿痛，多泪羞明，目生翳膜，肝虚目暗，视物昏花。

【药理作用】

1. 对眼部作用　密蒙花的甲醇提取物可抑制大鼠晶状体体外醛糖还原酶的抑制活性，黄酮提取物能维持大鼠、家兔泪腺基础分泌量和泪膜的稳定性[3]。

2. 抗炎抗菌作用　密蒙花总黄酮能显著抑制大鼠、家兔的角膜和泪腺组织局部炎症反应[4]。密蒙花水提物及5种黄酮类单体成分体外对金黄色葡萄球菌和乙型溶血性链球菌具有显著抑制作用，密蒙花石油醚与乙酸乙酯部位、大孔树脂40%乙醇洗脱部位以及单体成分芹菜素、异洋丁香苷、密蒙花苷、洋丁香苷等对DNA拓扑异构酶Ⅳ均有较强的抑制效果，即具有很好的抑菌作用[5]。

3. 抗肿瘤作用　密蒙花苯丙素酚苷类成分对消化道肿瘤细胞具有一定的抑制活性，苯乙醇苷类成分对肝癌、肺腺癌等细胞具有抑制活性，三萜皂苷类成分可抑制白血病HL-60细胞[2]。

4. 降血糖作用　密蒙花提取物具有对二肽基肽酶Ⅳ的抑制作用，正丁醇部位具有较强的体外醛糖还原酶抑制活性，高剂量组对大鼠的降血糖作用与氨基胍相当，且短期内具有醛糖还原酶抑制活性[6]。

5. 抗氧化　密蒙花总黄酮及从中分离出的木樨草素、毛蕊花苷均具有很好的抗氧化活性[7]。

【用药警戒或禁忌】历代本草（如《开宝本草》《本草纲目》）多认为密蒙花无毒，《湖北中草药志》则记载密蒙花有小毒。对密蒙花颗粒剂的急性和慢性毒性实验表明，密蒙花的临床常用剂量是安全的[8, 9]。

【分子生药】目前已公布的密蒙花基因序列主要用于分类及进化分析，如rbcL、matK、rpoA、psbZ、trnG、petD等，用于基原鉴定或药材鉴定的分子鉴定体系尚未建立，也尚未发现相关功能基因研究的报道。

【附注】

1. 密蒙花被誉为"眼科要药"，已开发的中成药有障眼明、拨云退翳丸、除翳明目片、密蒙花眼部护理液等。

2. 我国南方的傣族、壮族、布依族、侗族等少数民族将密蒙花作为米饭的调色料，通常是采摘鲜花或花蕾煮水浸泡糯米煮饭，作为天然的食品染色剂和添加剂食用，亦有用密蒙花炖鸡肝而制成汤或粥的食用方法。

主要参考文献

[1] Sun M, Luo Z, Liu Y, et al. Identification of the Major Components of Buddleja officinalis Extract and Their Metabolites in Rat Urine by UHPLC - LTQ - Orbitrap[J]. Journal of food science, 2016，81(10)：H2587-H2596.

[2] Guo H, Koike K, Li W, et al. Saponins from the flower buds of Buddleja officinalis[J]. Journal of natural products, 2004，67(1)：10-13.

[3] 姚小磊，彭清华，吴权龙，等. 密蒙花提取物对去势导致干眼症白兔泪腺细胞凋亡的影响[J]. 中国中医眼科杂志，2007(03)：139-144+122.

[4] Lee Y J, Moon M K, Hwang S M, et al. Anti-Inflammatory effect of Buddleja officinalis on vascular inflammation in human umbilical vein endothelial cells[J]. The American journal of Chinese medicine, 2010，38(03)：585-598.

[5] 韩澎，崔亚君，郭洪祝，等. 密蒙花化学成分及其活性研究[J]. 中草药，2004(10)：12-16.

[6] He K, Li X, Chen X, et al. Evaluation of antidiabetic potential of selected traditional Chinese medicines in STZ-induced diabetic mice[J]. Journal of ethnopharmacology, 2011，137(3)：1135-1142.

[7] 刘景玲，李匡元，陈惜燕，等. 密蒙花黄酮的纯化及抗氧化活性研究[J]. 食品研究与开发，2018，39(07)：52-59.

[8] 彭晓芳，王英，覃艮艳，等. 密蒙花颗粒的急性毒性实验研究[J]. 湖南中医药大学学报，2017，37(09)：931-934.

[9] 张又玮，覃艮艳，彭晓芳，等. 密蒙花颗粒剂大鼠慢性毒性实验[J]. 中医药导报，2017，23(19)：36-38.

（湖北中医药大学　余坤　明淑芳）

91. 续断

Xuduan

DIPSACI RADIX

【别名】山萝卜、接骨草、和尚头。

【来源】为川续断科植物川续断*Dipsacus asper* Wall. ex Henry的干燥根。

【本草考证】本品始载于《神农本草经》，列为上品。历代古本草记载中，有关续断基原极其混乱，有菊科的大蓟、唇形科的糙苏和川续断科的川续断等。《滇南本草》以川续断作为续断入药，载："续断一名鼓槌草，又名和尚头。""鼓槌草，独苗对叶，苗上开花似槌。"《植物名实图考》载："今滇中生一种续断，极似芥菜，亦多刺，与大蓟微类。梢端夏出一苞，黑刺如球，大如千日红花，苞，开花白，宛如葱花，茎劲，经冬不折。"明代以后本草记载与现今所用续断基本一致。

【原植物】多年生草本，高达2m。主根1条或在根茎上生出数条，圆柱形，黄褐色，稍肉质；茎中空，具6～8条棱，棱上疏生下弯粗短的硬刺。基生叶稀疏丛生，叶片琴状羽裂，长15～25cm，宽5～20cm，顶端裂片大，卵形，长达15cm，宽9cm，两侧裂片3～4对，侧裂片一般为倒卵形或匙形，叶面被白色刺毛或乳头状刺毛，背面沿脉密被刺毛；叶柄长可达25cm；茎生叶在茎之中下部为羽状深裂，中裂片披针形，长11cm，宽5cm，先端渐尖，边缘具疏粗锯齿，侧裂片2～4对，披针形或长圆形，基生叶和下部的茎生叶具长柄，向上叶柄渐短，上部叶披针形，不裂或基部3裂。头状花序球形，径2～3cm，总花梗长达55cm；总苞片5～7枚，叶状，披针形或线形，被硬毛；小苞片倒卵形，长7～11mm，先端稍平截，被短柔毛，具长3～4mm的喙尖，喙尖两侧密生刺毛或稀疏刺毛，稀被短毛；小总苞四棱倒卵柱状，每个侧面具两条纵沟；花萼四棱，皿状，长约1mm，不裂或4浅裂至深裂，外面被短毛；花冠淡黄色或白色，花冠管长9～11mm，基部狭缩成细管，顶端4裂，1裂片稍大，外面被短柔毛；雄蕊4，着生于花冠管上，明显超出花冠，花丝扁平，花药椭圆形，紫色；子房下位，花柱通常短于雄蕊，柱头短棒状。瘦果长倒卵柱状，包藏于小总苞内，长约4mm，仅顶端外露于小总苞外。花期7～9月，果期9～11月。（图91-1）

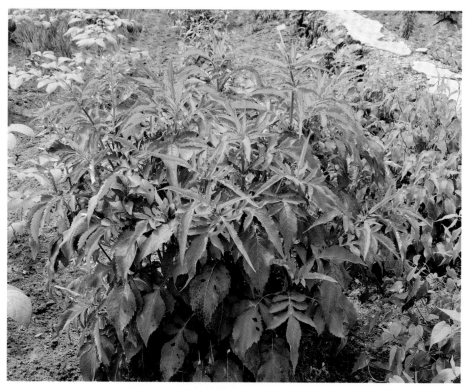

图91-1　川续断

主要为野生，少有栽培。生于海拔900～2700m的沟边、草丛、林缘和田野路旁。分布于湖北、湖南、江西、广西、云南、贵州、四川和西藏等地。

【主产地】主产于四川省西昌市、盐源县、会理县、盐边县、米易县，湖北省五峰县、鹤峰县、长阳县、巴东县、宜都市、利川市、咸丰县、兴山县，重庆市涪陵区、奉节县、巫山县、巫溪县，贵州省贵阳市、息烽县、大方县、织金县、湄潭县，云南省永胜县、鹤庆县。道地产区为四川、重庆和湖北[1]。

【栽培要点】

1. 生物学特性　喜凉爽湿润的气候，耐寒，忌高温。适于土层深厚、肥沃、疏松的土壤栽培。夏季高温35℃以上时，茎叶萎垂，停止生长，容易遭受旱灾。如遇多雨或潮湿环境，地下部易发病腐烂。

2.栽培技术　种子直播和育苗移栽。种子直播：春播3月下旬至4月上旬；秋播9月下旬至10月下旬。种子需用40℃温水浸泡10小时左右，捞出后放纱布袋或盆内置温暖处催芽，待萌芽时即可播种。条播，播前深翻土地，耙细整平，做厢宽30cm，高15～20cm，行距20～35cm，深3cm，播种后覆土镇压，播种量约2.3kg/亩。穴播，行距为35～40cm，穴深7～10cm，穴径17～20cm，每穴播种7～8粒，播种量约0.5kg/亩。播后施人畜粪尿800kg/亩，上覆1～1.5cm细土。育苗移栽：育苗，10～12月，整好厢面，均匀撒播，播种量约4kg/亩，盖细土后加地膜，大部分种子出苗后，揭去地膜，注意厢面保湿，及时除草。移栽，翌年4～5月起苗定植，选取带5片以上真叶、主根长≥5cm，根系完整的健壮无病虫害的苗，按株行距30cm×30cm穴栽。

3.病虫害　病害：根腐病。虫害：红蜘蛛。

【采收与加工】秋播第3年采收，春播第2年收获，在霜冻前采挖，将全根挖起，除去根头、尾梢和须根，洗净，用微火烘至半干，堆置"发汗"至内心变绿色时，再烘干。

【商品规格】续断商品药材按根的长度和直径分为二等。

一等　长11～15cm，中部直径12～20mm；断面皮部墨绿色，外缘褐色。

二等　长8～15cm，中部直径大于等于8mm；断面皮部浅绿色或棕色，外缘淡褐色[1]。

【药材鉴别】

（一）性状特征

根圆柱形，略扁，有的微弯曲，长5～15cm，直径0.5～2cm。表面灰褐色或黄褐色，有稍扭曲或明显扭曲的纵皱及沟纹，可见横列的皮孔样斑痕和少数须根痕。质软，久置后变硬，易折断，断面不平坦，皮部墨绿色或棕色，外缘褐色或淡褐色，木部黄褐色，导管束呈放射状排列。气微香，味苦、微甜而后涩。（图91-2）

（二）显微鉴别

1.根横切面　木栓细胞数列。栓内层较窄。韧皮部筛管群稀疏散在。形成层环明显或不甚明显。木质部射线宽广，导管近形成层处分布较密，向内渐稀少，常单个散在或2～4个相聚。髓部小，细根多无髓。薄壁细胞含草酸钙簇晶。（图91-3）

2.粉末特征　粉末黄棕色。草酸钙簇晶甚多，直径15～50μm，散在或存在于皱缩的薄壁细胞中，有时数个排列成紧密的条状。纺锤形薄壁细胞壁稍厚，有斜向交错的细纹理。具缘纹孔导管和网纹导管直径约

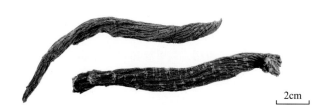

图91-2　续断药材图

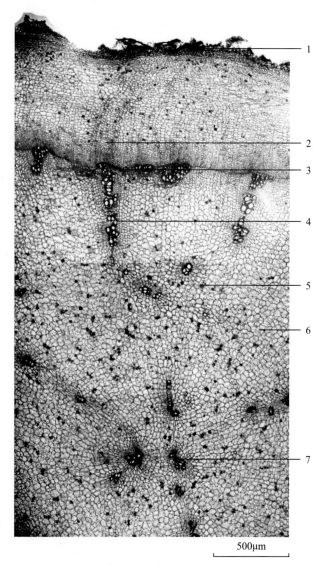

图91-3　续断横切面图

1.木栓层　2.韧皮部　3.形成层　4.木质部　5.草酸钙簇晶
6.木射线　7.导管

至72（90）μm。木栓细胞淡棕色，表面观类长方形、类方形、多角形或长多角形，壁薄。（图91-4）

（三）理化鉴别

薄层色谱 （1）取本品粉末3g，加浓氨试液4ml，拌匀，放置1小时，加三氯甲烷30ml，超声处理30分钟，滤过，滤液用盐酸溶液（4→100）30ml分次振摇提取，提取液用浓氨试液调节pH值至10，再用三氯甲烷20ml分次振摇提取，合并三氯甲烷液，浓缩至0.5ml，作为供试品溶液。另取续断对照药材3g，同法制成对照药材溶液。照薄层色谱法试验，吸取上述两

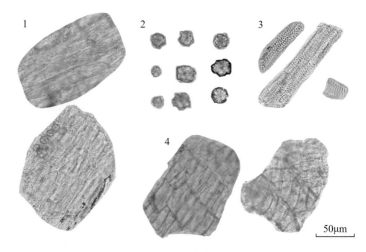

图91-4　续断粉末图

1. 薄壁细胞　2. 草酸钙簇晶　3. 导管　4. 木栓细胞

种溶液各5μl，分别点于同一硅胶G薄层板上，以乙醚–丙酮（1:1）为展开剂，展开，取出，晾干，喷以改良碘化铋钾试液。供试品色谱中，在与对照药材色谱相应的位置上，显相同颜色的斑点。

（2）取本品粉末0.2g，加甲醇15ml，超声处理30分钟，滤过，滤液蒸干，残渣加甲醇2ml使溶解，作为供试品溶液。另取川续断皂苷Ⅵ对照品，加甲醇制成每1ml含1mg的溶液，作为对照品溶液。照薄层色谱法试验，吸取上述两种溶液各5μl，分别点于同一硅胶G薄层板上，以正丁醇–乙酸–水（4:1:5）的上层溶液为展开剂，展开，取出，晾干，喷以10%硫酸乙醇溶液，加热至斑点显色清晰。供试品色谱中，在与对照品色谱相应的位置上，显相同颜色的斑点。

【质量评价】以条粗、质软、断面带墨绿色为佳。采用高效液相色谱法测定，本品按干燥品计算，含川续断皂苷Ⅵ（$C_{47}H_{76}O_{18}$）不得少于2.0%。

【化学成分】主要成分为三萜皂苷类、环烯醚萜苷类、生物碱类、挥发油类等。其中，三萜皂苷类是其特征性成分和有效成分[2-4]。

1. 三萜皂苷类　常春藤皂苷元（hederagenin）、川续断皂苷Ⅵ（akebia saponin D）、Ⅳ、Ⅴ、Ⅶ、Ⅷ、Ⅸ、Ⅹ、Ⅺ、Ⅻ、ⅩⅢ、3-O-α-L-吡喃阿拉伯糖常春藤皂苷元、3-O-α-L-吡喃阿拉伯糖常春藤皂苷元-28-O-β-D-吡喃葡萄糖酯苷、常春藤皂苷元-28-O-β-D-吡喃葡萄糖（1→6）-β-D-吡喃葡萄糖酯苷、川续断皂苷F、川续断皂苷H。

2. 环烯醚萜苷类　马钱子苷、獐牙菜苷、续断苷H、续断苷F、续断苷E、triplostoside A、林生川续断苷Ⅲ、茱茱萸苷（cantleyoside）、当药苷（sweroside）。

3. 生物碱类　喜树次碱（venoterpine）、cantleyine。

4. 挥发油类　莳萝艾菊酮、2,4,6-三叔丁基苯酚、3-乙-5-甲基苯酚、α,α,4-三甲基-3-环己烯-1-甲醇、4-甲基苯酚、β-芳樟醇等57种化学成分。

5. 其他　3,5-二咖啡酰奎宁酸甲酯、4,5-二咖啡酰奎宁酸甲酯、5-咖啡酰奎宁酸甲酯、蔗糖、β-谷甾醇、胡萝卜苷、正二十五烷酸、正三十二烷酸。

【性味归经】苦、辛，微温。归肝、肾经。

【功能主治】补肝肾，强筋骨，续折伤，止崩漏。用于肝肾不足，腰膝酸软，风湿痹痛，跌扑损伤，筋伤骨折，崩漏，胎漏。

【药理作用】

1. 对骨组织的影响　通过给药后观察大鼠后腿膝盖骨骨损伤模型骨损伤愈合情况表明，续断水煎液及其总皂苷粗提物均有明显的促进骨损伤愈合的作用。续断能有效促进成骨细胞的分化、增殖，防止成骨细胞凋亡，可能是该

药促进骨折愈合、防治骨质疏松的机制之一。续断能改善骨质疏松性骨折愈合骨痂的生物力学性能，具有一定的促进骨折愈合的作用[4-6]。

2. 对生殖系统的影响　川续断浸膏、总生物碱及挥发油对未孕或妊娠小鼠子宫皆具有显著的抑制收缩作用，浸膏与挥发油能抑制妊娠小鼠离体子宫的自发收缩频率，总生物碱及挥发油能够显著抑制妊娠大鼠子宫的收缩幅度，总生物碱具有降低张力的作用。川续断中的化学成分能显著抑制未孕和妊娠大鼠离体子宫肌的自发收缩活性，对抗Oxy引起妊娠大鼠离体子宫平滑肌的时相性收缩。川续断总生物碱能显著抑制妊娠大鼠在体子宫平滑肌的自发收缩活动，降低其收缩幅度和张力，对抗催产素诱发的妊娠大鼠在体子宫收缩幅度和张力的增加，并具有对抗大鼠摘除卵巢后导致的流产作用[4-6]。

3. 对免疫系统的影响　川续断水煎剂可以使腹腔注射环磷酰胺（CY）引起的血液中白细胞总数降低得到恢复，恢复程度在50%以上，连续给药5天，川续断能显著提高大鼠中性粒细胞吞噬酵母的作用，在溶血性空斑试验中（PFC），却不能增加PFC数。川续断水煎液能提高小鼠耐缺氧能力，延长小鼠负重游泳持续时间，促进小鼠巨噬细胞吞噬功能[4-6]。

4. 抗衰老作用　续断对家蚕生存时限较对照组延长；身长、体重增加缓慢，食桑量较少。续断粗提物以及65%、50%、35%的乙醇洗脱液都具有显著清除DPPH·自由基作用。续断正丁醇提取物按生药剂量7.5g/kg和10g/kg组小鼠学习记忆能力明显改善，其中10g/kg组小鼠脑组织SOD活性明显升高，续断水提取物按生药剂量20g/kg组小鼠游泳时间明显减少，脑组织SOD活性明显升高，两种提取物各剂量组小鼠脑组织、外周血中MDA含量均较模型组显著下降，续断正丁醇和水提取物具有明显的抗氧化作用，并能增强小鼠学习记忆能力[4-6]。

5. 对神经系统的影响　用川续断处理Alzheimer病模型大鼠1、3、5个月，分别进行行为学测试、光镜形态学观察、免疫细胞化学图像分析处理，川续断对淀粉样前体蛋白在神经元的过度表达有明显的抑制作用，并且可以改善大鼠学习记忆力。川续断在不同时间段对Alzheimer病模型大鼠的作用结果表明，川续断可能具有与维生素E相似的抗AD作用，其机制可能是通过抑制和清除β-AP沉积和抗细胞过氧化作用而实现的。续断注射液能维持实验大鼠学习记忆成绩，多种组织SOD、GSH-Px显著升高，结果表明，续断注射液能够改善氟哌啶醇致快速老化大鼠学习记忆能力，其作用与增强抗氧化酶的表达有关[4-6]。

6. 抗菌、抗炎作用　川续断对肺炎双球菌有抑制作用，并能抗维生素E缺乏症，另外，川续断的挥发油对金黄色葡萄球菌有明显的抑菌作用。续断70%乙醇提取物10、20及40g（生药）/kg灌服能显著抑制大鼠蛋清性脚肿胀、二甲苯所致小鼠耳部炎症、醋酸所致小鼠腹腔毛细血管通透性亢进以及纸片所致肉芽组织增生。20、40g（生药）/kg能显著增加大鼠肾上腺中维生素C的含量，而对肾上腺中胆固醇含量无明显影响，研究表明，续断有强的抗炎作用，抑制变态反应及抗过氧化可能是其抗炎作用机制之一[4-6]。

主要参考文献

[1] 黄璐琦，杨天梅，左应梅.续断生产加工适宜技术[M].北京：中国医药科技出版社，2018.

[2] 朱净民.川续断的化学成分和质量标准研究[D].北京中医药大学，2011.

[3] 马强.红车轴草和川续断的化学成分及质量研究[D].大连理工大学，2005.

[4] 高秀芝，马鲁豫，金艳霞，等.川续断化学成分及药理作用研究进展[J].亚太传统医药，2010，6(07)：142-146.

[5] 罗鹏.川续断化学成分及药理作用研究进展[J].化工管理，2015(19)：199.

[6] 刘二伟，吴帅，樊官伟.川续断化学成分及药理作用研究进展[J].中华中医药学刊，2010，28(07)：1421-1423.

（湖北省农业科学院中药材研究所　艾伦强　　湖北中医药大学　吴和珍）

92. 博落回

Boluohui

MACLEAYA CORDATA

【别名】勃逻回、号筒杆、号筒管、号筒树、号筒草。

【来源】为罂粟科植物博落回*Macleaya cordata*（Willd.）R. Br.的全草皆可入药，主要用药部位为果和叶。

【本草考证】本品始载于《本草纲目拾遗》："博落回，生江南山谷。茎叶如蓖麻，茎中空，吹作声如博落回。折之有黄汁，药人立死，不可入口也。"本草记载与现今所用博落回基本一致。

【原植物】多年生直立草本。基部木质化，具橙色浆汁。茎高1～4m，粗达1～2cm，绿色，光滑，多白粉，中空，上部多分枝。叶片宽卵形或近圆形，长5～27cm，宽5～25cm，先端急尖、渐尖、钝或圆形，通常7或9深裂或浅裂，裂片半圆形、方形、兰角形或其他，边缘波状、缺刻状、粗齿或多细齿，表面绿色，无毛，背面多白粉，被易脱落的细绒毛，基出脉通常5，侧脉2对，稀3对，细脉网状，常呈淡红色；叶柄长1～12cm，上面具浅沟槽。大型圆锥花序多花，长15～40cm，顶生和腋生；花梗长2～7mm；苞片狭披针形。花芽棒状，近白色，长约1cm；萼片倒卵状长圆形，长约1cm，舟状，黄白色；花瓣无；雄蕊24～30，花丝丝状，长约5mm，花药条形，与花丝等长；子房倒卵形至狭倒卵形，长2～4mm，先端圆，基部渐狭，花柱长约1mm，柱头2裂，下延于花柱上。蒴果狭倒卵形或倒披针形，长1.3～3cm，粗5～7mm，先端圆或钝，基部渐狭，无毛。种子4～6（～8）枚，卵珠形，长1.5～2mm，生于缝线两侧，无柄，种皮具排成行的整齐的蜂窝状孔穴，有狭的种阜。花、果期6～11月。（图92-1）

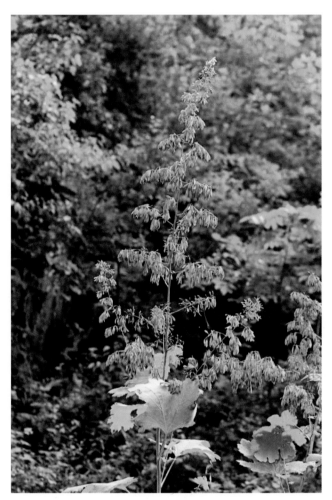

图92-1　博落回

生于海拔150～830m的丘陵或低山林中、灌丛中或草丛间。我国长江以南、南岭以北的大部分省区均有分布，南至广东，西至贵州，西北达甘肃南部。

【主产地】主产于湖南、贵州、安徽、福建、广西、广东、江西和浙江等南方大部分省份。湖南新宁县有规模化种植。

【栽培要点】

1. 生物学特性　生于山坡及草丛中，喜温暖、湿润的环境，适宜的生长温度为22～28℃，喜肥、怕涝，有较强的耐旱力和抗寒力，对土壤及气候条件要求不严，日照充足之地及半阴处均可生长，但以排水良好、富含有机质的腐殖土及砂质壤土长势健壮[1-2]。

2. 栽培技术　可用种子播种和根段分栽进行繁殖，目前以种子繁殖为主。种子播种2周后开始出苗，20天左右基本出齐。苗齐后分2次间苗，株距40～45cm，间下的小苗可用于移栽。小苗初期需要较多的水分，保证根系尽快地形成，以促进植株的生长。当苗高30cm时，根据长势再次适量地进行根部追肥，以磷、钾肥为主，每亩20～25kg，并进行根部培土。随着气温不断升高，根系也不断地发育完整，植株生长枝繁叶茂，此时进入粗放式管理，随时拔除杂草。根段繁殖在每年1～2月进行取材，直接用锄头挖出根，至少保证根长20cm，选择生长健壮、无病虫害、根系发达、芽头较多的根，去除泥土，一两天内移栽至种植地，每平方米栽植博落回20株[1-3]。

3. 病虫害　病害：斑点病、茎腐病、白绢病等。虫害：朱砂叶螨、甘蓝夜蛾幼虫、斜纹夜蛾幼虫、桃蚜等[4-5]。

【采收与加工】博落回全草皆可入药，主要用药部位为果和叶。

1. 博落回果　待果实成熟，果实内种子成褐色或黑色后开始采收。第一年生在10月末左右采收，其他在8月末即可采收。将果荚及种子一起摘下即可，采收时，不能带有果枝。采收后立即晒干或烘干，烘干温度不能高于60℃，防止霉变或虫蛀。

2. 博落回叶　博落回叶的最佳采收期为6月，采收后立即晒干或者烘干，烘干温度不能高于60℃，防止霉变或虫蛀。

【商品规格】统货。

【药材鉴别】

（一）性状特征

果实扁平的狭倒卵形或倒披针形，长约2cm，宽约5mm，顶端圆尖，可见残留花柱；基部狭尖；果皮薄，纸质近膜质，外表面红棕色或深棕色被白粉；内表面有光泽，成熟后的果实沿两边缝线开裂；种子4～6粒，卵球形，种皮蜂窝状，具鸡冠状突起。叶片多皱缩，易破碎，完整者展平后呈宽卵形或近圆形，长13～30cm，宽12～25cm，先端急尖、渐尖、钝或圆形，基部心形，7～9掌状浅裂，裂片边缘波状或齿状。上表面黄绿色至深绿色，无毛。下表面灰白色，具易落的细绒毛，多白粉。叶柄长1～12cm，上面具浅沟槽。气微，味苦。（图92-2）

（二）显微鉴别

粉末特征　博落回果实　粉末棕黄色。果皮的外表皮细胞表面为类方形或类多角形，直径10～30μm，壁厚，有的细胞内含棕黄色物；果皮内表皮细胞表面观为长多角形、长条形或长方形，直径10～20μm，长20～250μm，外壁厚，纹孔明显，可见层纹。果皮薄壁细胞类圆形。内果皮纤维长柱形，直径15～20μm，长约400～550μm，斜纹孔明显。有节乳汁管长条形，壁厚，内含棕黄色物。导管为螺纹导管，直径6～15μm。

博落回叶　粉末黄绿色。非腺毛由5～15个的单列细胞组成，长150～200μm。草酸钙簇晶10～20μm。木纤维细长，长约400～600μm，纹孔细小而稀，不明显。气孔为不定式，直径200～280μm。腺鳞类圆形，4～8个细胞组成，直径15～20μm。柱鞘纤维纹孔明显，内壁波状弯曲，长约400～550μm。有节乳汁管长条形，壁厚，内含棕黄色物。可见螺纹导管，导管直径6～15μm，螺纹紧密。（图92-3）

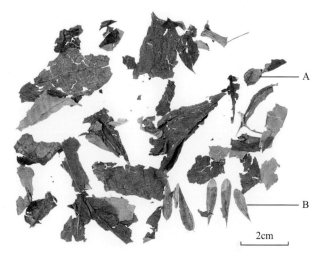

图92-2　博落回药材图

A. 叶　B. 果

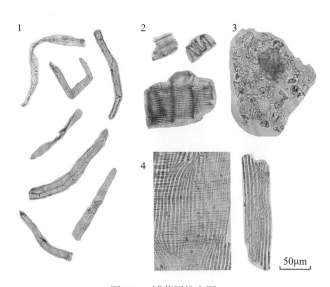

图92-3　博落回粉末图

1. 非腺毛　2. 导管　3. 气孔　4. 有节乳汁管

（三）理化鉴别

薄层色谱

博落回果实　取本品粉末0.5g，加甲醇–1%盐酸水溶液（50：50）50ml，超声（功率250W，频率33kHz）提取1小时，滤过，滤液作为供试品溶液。另取血根碱盐酸盐对照品和白屈菜红碱盐酸盐对照品，加甲醇–1%盐酸水溶液（50：50）制成每1ml含血根碱0.2mg和白屈菜红碱0.1mg的混合溶液，作为对照品溶液。照薄层色谱法试验，吸取上述两种溶液各2μl，分别点于同一硅胶G薄层板上，以石油醚–乙酸乙酯（3：1）为展开剂，置氨蒸气饱和的展开缸内，展开，取出，晾干，喷碘化铋钾试液显色。供试品色谱中，在与对照品色谱相应的位置上显相同颜色斑点。

博落回叶　取本品细粉0.5g，加甲醇–1%盐酸水溶液（50：50）50ml，超声（功率250W，频率33kHz）提取1小时，滤过，滤液加氨水调pH至8～9，用30ml三氯甲烷萃取，三氯甲烷萃取液浓缩至干，加2ml甲醇溶解作为供试品溶液。取原阿片碱对照品和别隐品碱对照品，加甲醇制成每1ml含原阿片碱0.2mg和别隐品碱0.1mg的混合溶液，作为对照品溶液。照薄层色谱法试验，吸取上述两种溶液各2μl，分别点于同一硅胶G薄层板上，以环己烷–丙酮（2：1）为展开剂，置氨蒸气饱和的展开缸内，展开，取出，晾干，喷碘化铋钾试液显色。供试品色谱中，在与对照品色谱相应的位置上显相同颜色斑点。

【质量评价】

1. 博落回果实　水分≤13.0%，总灰分不得超过10.0%，浸出物不得少于15%，无泥沙，无霉，成熟度好，枝梗杂质＜3.0%。采用高效液相色谱法测定，按干燥品计算，以有效成分血根碱、白屈菜红碱含量之和≥0.5%[6]。

2. 博落回叶　水分≤11.0%，总灰分不得超过15.0%，浸出物不得少于14%，无泥沙，无霉，成熟度好，枝梗杂质＜3.0%；采用高效液相色谱法测定，按干燥品计算，以有效成分原阿片碱、别隐品碱、血根碱、白屈菜红碱含量之和≥0.5%[7]。

【化学成分】含有丰富的生物碱、甾体、皂苷、黄酮及其苷以及少量挥发油等。其中，大部分为异喹啉类生物碱，这类生物碱是其特征性成分和有效成分。

异喹啉类生物碱　血根碱（sanguinarine）、白屈菜红碱（chelerythrine）、别隐品碱（allocryptopine）、原阿片碱（pro-topine）等生物碱。其中血根碱和白屈菜红碱为主要的生物碱。

【功能主治】祛风解毒，散瘀消肿。用于跌打损伤，风湿关节痛，痈疖肿毒，下肢溃疡（鲜品捣烂外敷或研粉撒敷患处），阴道滴虫（煎水冲洗阴道），湿疹（煎水外形），烧烫伤（研粉调搽患处），并可杀蛆虫。

【药理作用】

1. 抗病原抗炎作用　博落回属植物中广泛存在的小檗碱、血根碱、博落回根碱对某些细菌、真菌及病毒如金色葡萄球菌、白假丝酵母、羊毛状小抱霉菌以及流感病毒A有不同程度的抑制和杀伤作用。

2. 杀虫作用　博落回不仅对动物或人体内寄生的线虫、锥虫、疟原虫具有杀灭或抑制作用，而且对体外寄生的节肢昆虫以及鳞翅目环境害虫亦有良好的杀灭活性，是一种广谱的天然源驱杀虫剂。

3. 改善肝功能与增强免疫力作用　博落回对四氯化碳、半乳糖胺所致急性肝损伤模型，均有显著改善肝脏功能的作用；对四氯化碳所致慢性肝损伤大鼠模型，可显著降低血清LDH水平，降低动物死亡率，提高血清A/C比值，有效保护肝细胞膜，抑制肝脏纤维化；博落回还可显著增强T和B淋巴细胞功能。

4. 抗肿瘤作用　博落回中生物碱对KB、P388、W256型肿瘤细胞有抑制作用。血根碱有弱抗艾氏腹水癌作用。另有实验证明博落回总生物碱对荷瘤动物（实体瘤）有明显抑制作用。

5. 其他　博落回所含白屈菜红碱有止咳、平喘、镇痛作用，血根碱能抑制胆碱酯酶活性，还能加强心脏活动、刺激唾液分泌，并具有利尿、外周抗肾上腺素解交感作用。原阿片碱和别隐品碱对豚鼠离体心脏表现为抑制作用。

【用药警戒或禁忌】博落回含多种生物碱，毒性颇大，内服宜慎。主要为引起急性心源性脑缺血综合征。

【分子生药】

1. 遗传标记　基于SSR分子标记技术结果表明博落回遗传多样性较低。通过ITS2序列可以准确鉴别博落回与同属近缘种小果博落回。同时鉴定结果同样表明博落回遗传多样性指数较低[8-10]。

2. 功能基因　成功完成博落回全基因组测序，并通过组织特异性代谢谱及表达谱分析鉴定了博落回中16个参与血根碱和白屈菜红碱合成的候选基因，并结合同源克隆及饲喂实验对其中的14个基因进行了体外功能验证[10]。

主要参考文献

[1] 孙伟，陈卫，王雅辉；博落回的栽培[J]，特种经济动植物，2006，4(10)：25.

[2] 白春平，博落回驯化栽培与应用[J]，中国园艺文摘，2014，8：169-170.

[3] 邹序安，方小宁，田丹，王先华. 博落回根段繁殖技术[J]，绿色科技，2014，12：48-49.

[4] 游景茂，王磊，唐其，等. 博落回白绢病的病原鉴定及防治[J]，中国现代中药，2017，19(10)：1429-1433.

[5] 冯睿，司嘉怡，杨柳君，等. 博落回田间主要害虫及天敌调查[J]，中国现代中药，2017，19(10)：1424-1428.

[6] DB43/T497-2019. 博落回果[S]. 湖南：湖南省质量技术监督局，2019.

[7] DB43/T498-2019. 博落回叶[S]. 湖南：湖南省质量技术监督局，2019.

[8] 黄鹏，刘金凤，徐敏，等. 基于ITS2序列的博落回属植物鉴定研究[J]，中国现代中药，2017，19(10)：1367-1370.

[9] 朱鹏程，柳亦松，黄鹏，等. 博落回SSR引物的开发以及遗传多样性分析[J]，生命科学研究，2013，17(2)：120-124.

[10] Liu XB, Liu YS, Huang P, et al. The genome of medicinal plant Macleaya Cordata provides new insights into benzylisoquinoline alkaloids metabolism[J]. Mol Plant, 2017, 10: 975-989.

（湖南农业大学　曾建国　谢红旗）

93. 酢浆草

Cujiangcao

OXALIDIS CORNICULATAE HERBA

【别名】酸浆草、酸酸草、斑鸠酸、三叶酸。

【来源】为酢浆草科植物酢浆草*Oxalis corniculata* L.的干燥全草。

【本草考证】本品始载于《药录》。《图经本草》载："酢浆草，俗呼为酸浆。旧不载所出州土，云生道旁。今南中下湿地及人家园圃中多有之，北地亦或有生者。叶如水萍，丛生；茎端有三叶，叶间生细黄花，实黑。夏月采叶用。初生嫩时，小儿多食之。南人用揩石器，令白如银。"本草记载与现今所用酢浆草基本一致。

【原植物】多年生草本，高10～35cm。全株被柔毛。根茎稍肥厚。茎细弱，多分枝，直立或匍匐，匍匐茎节上生根。叶基生或茎上互生；叶柄长1～13cm，基部具关节；小叶3，无柄，倒心形，长4～16mm，宽4～22mm，先端凹入，基部宽楔形，两面被柔毛或表面无毛，沿脉被毛较密，边缘具贴伏缘毛。花单生或数朵集为伞形花序状，腋生，总花梗淡红色，与叶近等长；花瓣5，黄色，长圆状倒卵形，长6～8mm，宽4～5mm；雄蕊10，花丝白色半透明，有时被疏短柔毛，基部合生，长、短互间，长者花药较大且早熟；子房长圆形，5室，被短伏毛，花柱5，柱头头状。蒴果长圆柱形，长1～2.5cm，5棱。种子长卵形，长1～1.5mm，褐色或红棕色，具横向肋状网纹。花、果期2～9月。（图93-1）

野生，生于山坡草池、河谷沿岸、路边、田边、荒地或林下阴湿处等。全国广布。

【主产地】产于全国各地。

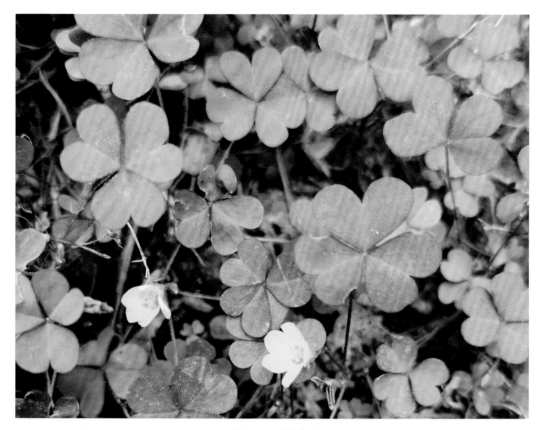

图93-1 酢浆草

【采收与加工】全年均可采收，尤以夏、秋季采收为宜，洗净，鲜用或干用。

【药材鉴别】

（一）性状特征

为段片状。茎、枝被疏长毛。叶纸质，皱缩或破碎，棕绿色。花黄色，萼片、花瓣均5枚。蒴果近圆柱形，有5条棱，被柔毛，种子小，扁卵形，褐色。具酸气。味咸而酸涩。（图93-2）

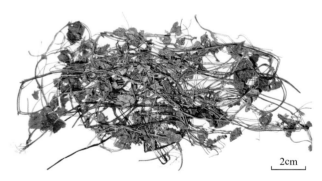

2cm

图93-2 酢浆草药材图

（二）显微鉴别

1. 茎横切面 表皮细胞1列，类方形或类长方形，外壁具密集的乳突样突起，有单细胞非腺毛，壁厚，具疣状突起；皮层为4～7列，类圆形薄壁细胞。中柱鞘纤维1～5列，排列成环，维管束11～17个，外韧型，断续成环排列，老茎基部维管束逐渐相连成环；木质部略成倒三角形；形成层不明显；髓部薄壁细胞类圆形或长椭圆形，有的含草酸钙方晶[1, 2]。（图93-3，图93-4）

2. 粉末特征 粉末黄绿色。单细胞非腺毛多细而长，较直或弯曲，长100～850μm，先端渐尖或先端渐细至钝圆，壁稍厚，有的表面具疣状突起；纤维成束或散在，直径15～40μm，壁较薄，纹孔细小而稀疏，孔沟可见；有的纤维略成长棱形，壁较薄而弯曲或呈扭曲状，纹孔较密，倾斜；叶片碎片可见小型的椭圆形气孔，呈不定式或不等式，上表皮气孔稍下陷，导管为螺纹、环纹、梯纹、网纹及孔纹导管，直径10～70μm；花粉粒呈球形，直径约25～50μm，具3个萌发孔[1]。

（三）理化鉴别

薄层色谱 取本品粉末1g，精密称定，加入乙醇10ml，超声提取30分钟，滤过，滤液作为供试品溶液。用浓度

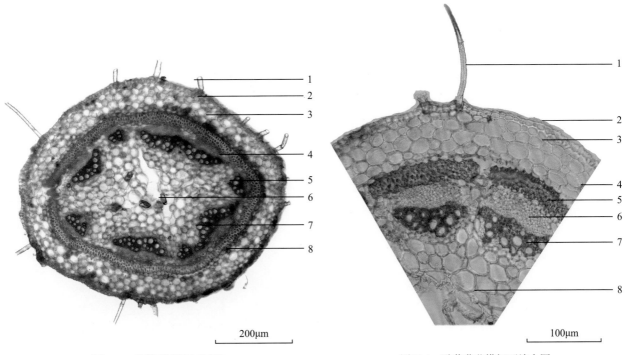

图93-3 酢浆草茎横切面图

1. 非腺毛 2. 表皮 3. 皮层 4. 中柱鞘纤维 5. 韧皮部 6. 髓部
7. 木质部 8. 草酸钙结晶

图93-4 酢浆草茎横切面放大图

1. 非腺毛 2. 表皮 3. 皮层 4. 草酸钙结晶 5. 中柱鞘纤维
6. 韧皮部 7. 木质部 8. 髓部

为0.312mg/ml β-谷甾醇的甲醇溶液作为对照品溶液。分别吸取对照品溶液1μl、供试品溶液2μl，点于同一硅胶G薄层板上，以环己烷–三氯甲烷–甲醇–甲酸（8∶8∶1.2∶0.1）为展开剂，展开，取出，晾干，喷以10%硫酸乙醇溶液，在105℃加热至斑点显色清晰。供试品色谱中，在与对照品色谱相应的位置上，显相同颜色的斑点[3]。

【化学成分】主要成分为有机酸类、黄酮类、脂类等。

1. 有机酸类 抗坏血酸、去氢抗坏血酸、丙酮酸、乙醛酸、脱氧核糖核酸等。

2. 黄酮类 牡荆素、异牡荆素、牡荆素-2″-O-β-D-吡喃葡萄糖苷等[4]。

3. 中性类脂 糖脂、磷脂以及脂肪酸（C_{10}-C_{14}），α-生育酚，β-生育酚。

【性味归经】酸，寒。归肝、小肠经。

【功能主治】清热利湿，凉血散瘀，消肿解毒。用于泄泻，痢疾，黄疸，淋病，赤白带下，麻疹，吐血，衄血，咽喉肿痛，疔疮，痈肿，疥癣，痔疾，脱肛，跌打损伤，烫火伤。

【药理作用】对金黄色葡萄球菌有抗菌作用。

主要参考文献

[1] 余汉华，王勇，肖英华，等.酢浆草的生药鉴定[J].中国民族民间医药杂志，2005，14(03)：178-179.

[2] 吴林菁，聂明华，冯华，等.酢浆草显微鉴别的专属性研究[J].中国实验方剂学杂志，2013，19(02)：133-137.

[3] 敖娇，刘建军，鲍家科.酢浆草药材薄层鉴别方法研究[J].中国民族民间医药杂志，2016，25(12)：37-42.

[4] 吴高兵，陈华，姚志云.苗药酢浆草的化学成分研究[J].中国民族民间医药杂志，2014，20(01)：25-26.

（河南中医药大学 罗晓铮）

94. 紫荆皮

Zijingpi

CERCIS CHINESIS CORTEX

【别名】肉红、内消、紫荆木皮、白林皮、满条红[1]。

【来源】为豆科植物紫荆*Cercis chinensis* Bunge.的干燥树皮。

【本草考证】本品始载于《日华子本草》，载："紫荆木，通小肠。皮梗同用，花功用亦同……紫荆木：为豆科植物紫荆的木部。"《证类本草》载："紫荆木，味苦无毒，主破宿血下五味，浓煮服之。今人多于庭园间种者，花艳可爱。皮、梗同用。"《本草纲目》载："紫荆，高树柔条，其花甚繁，岁二三次，其皮入药。"本草记载紫荆皮之名其基原涉及多种，而豆科植物紫荆*Cercis chinensis* Bunge.的树皮则为本草主流之品[2]。

【原植物】丛生或单生灌木，高2～5m。树皮和小枝灰白色。叶纸质，近圆形或三角状圆形，长5～10cm，宽与长相若或略短于长，叶先端急尖，基部浅至深心形，两面通常无毛，嫩叶绿色，仅叶柄略带紫色，叶缘膜质透明，新鲜时明显可见。花紫红色或粉红色，2～10余朵成束，簇生于老枝和主干上，尤以主干上花束较多，越到上部幼嫩枝条则花越少，通常先于叶开放，但嫩枝或幼枝上的花则与叶同时开放，花长1～1.3cm；花梗长3～9mm；龙骨瓣基部具深紫色斑纹；子房嫩绿色，花蕾时光亮无毛，后期则密被短柔毛，有胚珠6～7颗。荚果扁狭长形，绿色，长4～8cm，宽1～1.2cm，翅宽约1.5mm，先端急尖或短渐尖，喙细而弯曲，基部长渐尖，两侧缝线对称或近对称；果颈长2～4mm；种子2～6颗，阔长圆形，长5～6mm，宽约4mm，黑褐色，光亮。花期3～4月，果期8～10月。（图94-1）

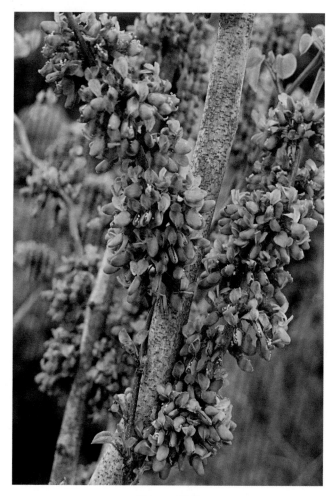

图94-1 紫荆

为一常见的栽培植物，多植于庭园、屋旁、街边，少数生于密林或石灰岩地区。

【主产地】主产于四川、河南、湖南、湖北、江西、浙江等地。多自产自销[3]。

【栽培要点】

1. 生物学特性 喜光，在光照充足处生长旺盛，有一定的耐寒性。喜肥沃、排水良好的砂质壤土，在黏质土中多生长不良。有一定的耐盐碱力，在pH8.8、含盐量0.2%的盐碱土中生长健壮。紫荆喜湿但不耐淹，在低洼处种植极易因根系腐烂而死亡。

2. 栽培技术 可播种、分株、扦插和压条繁殖，但以播种较为常用。

3. 病虫害 病害：主要有紫荆角斑病、紫荆枯梢病、紫荆煤污病，其中枯萎病对紫荆的危害最为严重。虫害：主要有虫害有纹须同缘蝽、棉蚜、碧蛉袋蛾、褐边绿刺蛾、丽绿刺蛾、白眉刺蛾等[4]。

【采收与加工】7～8月采收树皮,刷去泥沙,晒干。取原药材,除去杂质,洗净,略泡,润透,切细丝片,干燥,筛去灰屑。

【商品规格】主要为统货。

【药材鉴别】

(一)性状特征

本品呈筒状、槽状或不规则的块片,向内卷曲,长6～25cm,宽约3cm,厚0.3～0.6cm,外表面灰棕色,粗糙,有凸起的皱纹,常显鳞甲状;内表面紫棕色或红棕色,有细纵纹理。质坚实,不易折断,断面不平坦,灰红棕色,对光照视可见细小的亮点。无臭,味涩。(图94-2)

(二)显微鉴别

1.茎皮横切面　木栓层为数列棕色细胞;皮层中有石细胞群、纤维束及晶纤维束;韧皮部较宽,射线喇叭状,韧皮部散在纤维及晶纤维束;薄壁细胞充满淀粉粒。(图94-3)

2.粉末特征　粉末红棕色。晶鞘纤维长450～700μm,直径20～35μm;草酸钙棱晶直径20～30μm;石细胞类圆形,直径60～200μm,孔沟明显,壁稍厚;木栓细胞多角形;有棕色块状物;淀粉粒众多,单粒或复粒,复粒由2～3

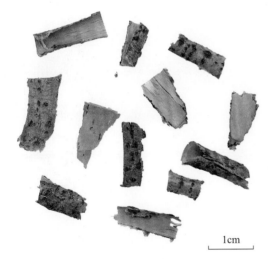

1cm

图94-2　紫荆皮药材图

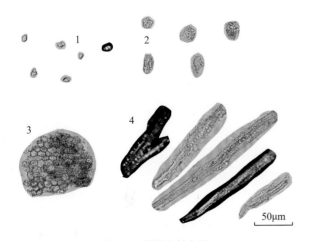

50μm

图94-4　紫荆皮粉末图

1.草酸钙棱晶　2.石细胞　3.木栓细胞　4.晶鞘纤维

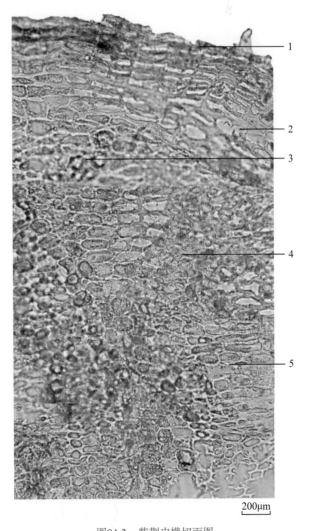

200μm

图94-3　紫荆皮横切面图

1.木栓层　2.皮层　3.晶鞘纤维　4.韧皮部　5.射线

分粒组成，脐点多为点状[3]。（图94-4）

（三）理化鉴别

薄层色谱　取本品粗粉1g，加95%乙醇浸泡过夜，滤过，滤液浓缩，作为供试品溶液。另取紫荆皮对照药材1g，同法制成对照药材溶液。照薄层色谱法试验，吸取供试品溶液与对照药材溶液各5μl，分别点于同一硅胶G薄层板上，以石油醚–乙醚（1∶1）为展开剂，展开，取出，晾干，喷以5%磷钼酸乙醇液，105℃烘烤10分钟。供试品色谱中，在与对照药材色谱相应位置上，显相同颜色的斑点。

【质量评价】以身干、条长、皮厚、质坚实者为佳。以水分测定法测定，水分不得过13.0%。

【化学成分】主要成分为黄酮类（flavonoids）、挥发油（volatile oil）、多糖（homopolysaccharides）和鞣质类（tannins）等。

1. 黄酮类　3-甲氧基槲皮素（3-O-Methylquercetin）、槲皮素、（2R,3R）-3,5,7,3′,5′-五羟基黄烷[（2R,3R）-3,5,7,3′,5′-pentahydroxy flavanes]，3′,5,5′,7-四羟基双氢黄酮（3′,5,5′,7-tetrahydroxy dihydroflavone）、（+）-紫杉叶素[（+）-taxophyllin]、（2R）-柚皮素[（2R）-pomelo peel]，$β$-谷甾醇、胡萝卜苷、鞣质等。

2. 挥发油　包括a-蒎烯、$β$-蒎烯、苧烯、龙脑、乙酸龙脑酯、$Δ^3$-蒈烯（$Δ^3$-carene）、松油烯-4-醇（terpine-4-ol）、$β$-愈创木烯（$β$-guaiene）、无羁萜（friedelin）等成分[5]。

【性味归经】味苦，性平。归肝、脾经。

【功能主治】活血，通淋，解毒。适用于妇女月经不调，瘀滞腹痛，风湿痹痛，小便淋痛，喉痛，痈肿，疥癣，跌打损伤，蛇虫咬伤。

【药理作用】

1. 抗炎镇痛作用　紫荆皮水煎剂灌服对二甲苯致小鼠耳肿胀及角叉菜胶致小鼠足肿胀均有明显抑制作用，并能明显抑制醋酸所致小鼠扭体次数。

2. 对肠道平滑肌的作用　紫荆皮水煎剂可抑制离体大鼠十二指肠平滑肌的自发运动，使收缩幅度降低，频率减慢。还显著拮抗乙酰胆碱、氯化钡所致肠管痉挛。

3. 抗病原微生物作用　紫荆皮水煎剂的抗菌作用较好，对金黄色葡萄球菌、表皮葡萄球菌、肠球菌、肺炎克雷伯菌、大肠埃希菌和铜绿假单胞菌有抑制作用。另外对紫色毛癣菌、红色毛癣菌、许氏兰癣菌、石膏样毛癣菌也有一定的抑制作用。还可抑制流感病毒，并延缓埃可病毒所致细胞病变。

4. 其他作用　鞣质有抗氧化抗衰老作用[1, 6-7]。

【用药警戒或禁忌】孕妇忌服。

主要参考文献

[1] 李仲兴，王秀华，岳云升，等.紫荆皮对336株临床菌株的体外抗菌活性的研究[J].中国中医药科技，2000，7(6)：392-393.

[2] 周胜建，祝庆明.紫荆皮的本草学考辨[J].时珍国医国药，2005，16(3)：265-266.

[3] 张贵君.现代中药材商品通鉴[M].北京：中国中医药出版社，2001：1253-1256.

[4] 赵鹏举，唐帅，庄晓勇.紫荆栽培管理技术[J].农家科技（下旬刊），2014，(4)：93-93.

[5] 穆丽华，张东明.紫荆化学成分的研究[J].中国中药杂志，2006，31(21)：1795-1797.

[6] 张颖，张立木，李同德，等.紫荆叶与紫荆皮消炎镇痛作用比较[J].中国医院药学杂志，2011，31(01)：45-47.

[7] 张白嘉，李吉珍，黄良月，等.三种商品紫荆皮药理作用比较研究[J].中药材，1991，14(12)：33-36.

（湖南中医药大学　刘塔斯　曾晓艳）

95. 紫萁贯众

Ziqiguanzhong

OSMUNDA RHIZOMA

【别名】大贯从、毛狗子、毛老鼠、贯众。

【来源】为紫萁科植物紫萁*Osmunda japonica* Thunb.干燥根茎和叶柄残基。

【本草考证】本品始载于《神农本草经》，列为下品，古代本草多有记载。从古代本草中记载的植物形态和生态环境看，可推断贯众为蕨类的多种植物，虽药用部位、外形较为相似，但品种甚多，因此其原植物很难准确的考证。《本草纲目》载："此草叶似凤尾，其根一本而众枝贯之，故草名凤尾草，根名贯众。数根丛生，一根数茎，茎大如箸，其涎滑；其叶两两对生，如狗脊之叶而无锯齿，青蓝色，面深背浅；其根曲而有尖嘴，黑须丛簇，亦似狗脊根而大，状如伏鸥"。本草记载与现今所用紫萁贯众区别较大。紫萁贯众自《中国药典》2010年版开始收载。

【原植物】多年生草本，高50～80cm或更高。根状茎短粗，或成短树干状而稍弯，横卧或斜升。叶簇生，二型，直立，柄长20～30cm，幼时密被绒毛，不久脱落；不育叶片为三角广卵形，长30～50cm，宽25～40cm，顶部一回羽状，其下为二回羽状；羽片3～5对，对生，长圆形，长15～25cm，基部宽8～11cm，基部一对稍大，有柄（柄长1～1.5cm），斜向上，奇数羽状；小羽片5～9对，对生或近对生，无柄，分离，长4～7cm，宽1.5～1.8cm，长圆形或长圆披针形，先端稍钝或急尖，向基部稍宽，圆形或近截形，相距1.5～2cm，向上部稍小，顶生的同形，有柄，基部往往有1～2片的合生圆裂片，或阔披针形的短裂片，边缘有均匀的细锯齿。叶脉两面明显，自中肋斜向上，二回分枝，小脉平行，达于锯齿。叶为纸质，成长后光滑无毛，干后为棕绿色。孢子叶（能育叶）同营养叶等高，或经常稍高，羽片和小羽片均短缩，小羽片变成线形，长1.5～2cm，沿中肋两侧背面密生孢子囊。（图95-1）

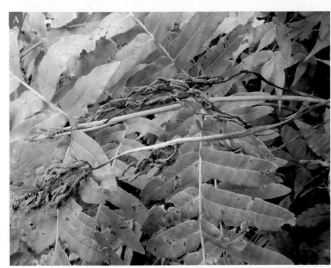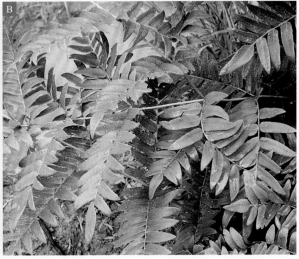

图95-1　紫萁

A.孢子叶　B.营养叶

紫萁为我国暖温带及亚热带最常见的一种蕨类。北起山东（崂山），南达两广，东自海边，西迄云、贵、川西，向北至秦岭南坡，生于林下或溪边酸性土上。

【主产地】主产于河南、山东、甘肃、安徽、江苏、浙江、湖北、湖南、四川、云南、贵州等地。

【栽培要点】

1. 生物学特性　喜阴湿，不耐干旱和高温，以疏松、肥沃、腐殖质丰富、透气、排水良好的偏酸性土壤栽培为宜，以石英砂岩发育的硅质黄筋土最适宜。栽培地内应保留与紫萁共生的灌木、蕨类和草本植物，利于遮荫。忌直射光，可套作瓜类、豆类、玉米或其他旱地植物。

2. 栽培技术　孢子繁育为主，也可根茎繁殖，五月份挖取多年野生紫萁地下根茎，茎粗10mm，高20cm的单株为种苗，在适应的土壤中将种苗带土坨栽植畦内，立即浇透定植水。

3. 病虫害　病害：白粉病。虫害：薇菜叶蜂。

【采收与加工】移栽的野生紫萁一般不宜在当年采收，最好是在第二年进行采收。

人工栽培紫萁需科学采收，与实际的种养相结合，一般在第二年采收1次，第三年采收第二次，以第3年为宜，春、秋季采挖根茎，削去叶柄、须根，除净泥土，晒干或鲜用，停止采收时间一般控制在5月1日前后5天。当叶柄出土20cm左右可以进行采收，叶基部纤维化不宜采收，否则降低商品价值[1]。

【商品规格】统货。

【药材鉴别】

（一）性状特征

本品呈圆锥形、近纺锤形、类球形或圆柱形，稍弯曲，先端钝，有时具有分枝，下端较尖。长10～30cm，直径4～8cm。根茎表面棕色或棕黑色，密被斜生的叶柄基部和黑色须根，无鳞片。叶柄基部呈扁圆形，斜向上，长4～6cm，直径0.2～0.7cm，背面稍隆起，边缘钝圆，耳状翅易剥落，多已不存在或呈撕裂状。质硬，不易折断，折断面新月形或扁圆形，多中空，可见一个"U"字形中柱，常与皮部分开。气微，味甘、微涩。（图95-2）

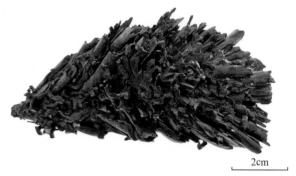

图95-2　紫萁贯众药材图

（二）显微鉴别

1. 叶柄基部横切面　最外为表皮，黄色，多脱落，基本组织有10余列棕色厚壁细胞组成的环带；内皮层明显；周韧维管束"U"形，其凹入处有厚壁细胞数列；韧皮部内有红棕色的分泌细胞散在；木质部管胞聚集8～11群，呈半圆形排列；耳状翅的中央各有一条连续的厚壁细胞带；薄壁细胞含淀粉粒。（图95-3）

2. 根茎横切面　外侧为厚壁组织，分体中柱11个，呈环状排列；维管束周韧型，类圆形或长圆形。其余构造和叶柄基部相似。

3. 粉末特征　粉末棕褐色。管胞长条形，直径16～26μm，壁上纹孔为具缘纹孔；分泌细胞类圆形，直径约30μm，红棕色；厚壁细胞成束或散在，长形，直径13～20μm，壁较厚。（图95-4）

（三）理化鉴别

薄层色谱　取本品粉末3g，加含1%盐酸的稀乙醇50ml，加热回流，滤过，洗脱，蒸干，作为供试品溶液。另取紫萁酮对照品，加甲醇制成每1ml含0.2mg的溶液，作为对照品溶液。照薄层色谱法试验，吸取上述两种溶液各

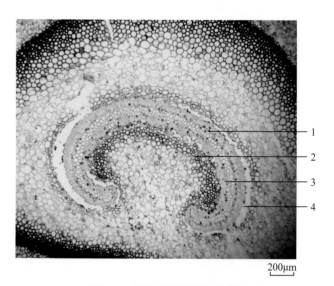

图95-3　紫萁叶柄基部横切面图
1. 韧皮部　2. 厚壁组织　3. 木质部　4. 内皮层

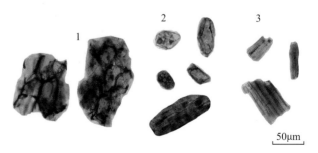

图95-4　紫萁贯众粉末图

5μl，分别点于同一硅胶GF$_{254}$薄层板，以石油醚（60～90℃）–乙酸乙酯–甲酸（6∶4∶0.1）为展开剂，展开，取出，晾干，置紫外光灯（254nm）下检视。供试品色谱中，在与对照品色谱相应的位置上，显相同颜色的斑点。

【质量评价】 以茎粗者为佳。照醇溶性浸出物测定法项下的热浸法测定，用稀乙醇作溶剂，浸出物不得少于10.0%。

【化学成分】 主要成分为甾体类、苷类、酯类、酮类、多糖类等。

1. 甾体类　坡那甾酮A（ponasterone A）、蜕皮素（ecdysone）、蜕皮甾酮（ecdysterone）及β-谷甾醇（sitosterol）等[2]。

2. 苷类　紫萁苷（osmundalin）、花楸酸苷（parasorboside）、麦芽醇-β-D-吡喃葡萄糖苷（maltol-β-D-glucopyra-noside）、紫云英苷（astragalin）[3]等。

3. 酯类　东北贯众素（dryocrassin）、紫萁内酯、棕榈酸乙酯、棕榈酸甲酯等[3]。

4. 酮类　紫萁酮、金松双黄铜、异银杏素等。紫萁酮具有抗氧化和杀伤细胞的作用[4, 5]。

5. 其他　5-羟甲基-2-糠醛、甘油（glycerin）、琥珀酸（succinic acid）[3, 6]。紫萁根状茎中还含有多糖和鞣质成分。其抗菌、抗病毒药理活性与鞣质有关[7]。

【性味归经】 苦，微寒；有小毒。归肺、胃、肝经。

【功能主治】 清热解毒，祛瘀止血，杀虫。用于疫毒感冒，流脑，乙脑，腮腺炎，热毒泻痢，痈疮肿毒，麻疹，水痘，吐血，衄血，便血，崩漏，带下，绦虫、蛲虫、钩虫等肠道寄生虫病。

【药理作用】

1. 驱虫作用　紫萁贯众的根茎及叶柄基部的煎剂稀释到16%浓度时，体外对猪蛔虫头段有不同程度的抑制和松弛作用，50%～60%的煎剂对整体猪蛔虫作用2～6小时后，猪蛔虫的活动呈不同程度的抑制。紫萁多糖成分对家蚕幼体有一定的抑制作用，紫萁甲醇提取物对成年家蝇和蚊子有一定的杀虫活性。紫萁提取物对驱除钩虫、鞭虫等人体肠蠕虫有较好疗效。

2. 抗病毒作用　紫萁贯众水提物具有显著的抗肠道病毒71型效果，稀释液能抵抗腺病毒3型对培养的HeLa单层细胞的攻击，能抵抗单纯疱疹病毒I型对肝癌细胞的攻击；丙酮提取物具有良好的抗乙型肝炎病毒的作用，甲醇提取液对疱疹病毒均有较强的抑制作用，紫萁甾体类化合物有明显的抗病毒作用[7]。

3. 对血凝的影响　紫萁贯众的生品和炭品有一定的凝血作用。紫萁提取物有显著抑制血凝的作用，其水提取液能缩短家兔凝血酶原时间，100%紫萁煎剂能明显缩短兔的凝血时间。紫萁幼株中含有3-O-甲基鼠李糖的蛋白多糖对血液凝聚素有一定的抑制作用，有血液凝聚活性。

4. 抑菌消炎作用　紫萁干品的水提液和醇提液对枯草杆菌、大肠埃希菌、金黄色葡萄球菌、酵母菌和青霉菌有抑菌效果。紫萁多糖对金黄色葡萄球菌和藤黄色八叠球菌均有一定抑制作用；醇提物对内毒素致小鼠全身炎症反应综合征有一定保护作用[8]；紫萁贯众的乙酸乙酯和正丁醇提取物为抗炎有效部位，其中抗炎有效部位为极性较大的苷类及酯类[9]。

5. 其他作用　紫萁贯众专属成分紫萁酮有抗氧化作用和抗癌作用，其蜕皮甾酮成分有抗氧化性和改善记忆作用；紫萁及分株紫萁地上部分微菜含有的Se、Mo抗癌元素，富含蛋白质、人体必需氨基酸、纤维素、碳水化合物以及多种矿物质，具有提高机体免疫力作用[3]。

【用药警戒或禁忌】 紫萁贯众水煎剂的小鼠LD$_{50}$为166.7g/kg，同样远超《中国药典》规定临床用量（0.15g/kg）500倍，为实际无毒级别[8]。目前使用的两种贯众，在药用范围内并没有明显的毒性作用。而由于传统中药贯众的药源植物混杂，其历史毒性记载或源于其他药源植物制品，实不可考。

【附注】 紫萁幼叶柄上的棉毛称老虎台衣，烘干后研粉可外敷，具有清热解毒，祛瘀止血之功效。

主要参考文献

[1] 龚润胜，康林峰，刘卫平. 紫萁贯众仿生态栽培技术[J]. 湖南农业科学，2016，2：84-85.

[2] 崔文. 紫萁贯众的质量控制方法研究[D]. 北京中医药大学，2012：1222-1226.

[3] 厉博文，张东，杨岚，等. 紫萁贯众化学成分研究[J]. 天然产物研究与开发，2012(24)：1214-1216.

[4] Nakajima Y, Sato Y, Konishi T. Anti-oxidant small phenolic Ingredients in *laonotus obliquus* (persoon) pilat (chaga). Chem Pharm Bull, 2007，55(8)：1222-1226.

[5] Nakajima Y, Nishida H, Matsugo S, et al. Cancer cell cytotoxicity of extracts and small phenolic compounds frolli Chaga *inonotus obliquus* (persoon) Pilat[J]. Med Food, 2009，l2(3)：50l-507.

[6] 李磊，陶海南，周永昌. 紫萁粗多糖中蛋白质含量、性质及脱除方法研究[J]. 中国畜产与食品，1999，6(6)：258-259.

[7] 马书太，李诗标. 紫萁贯众提取物体外抗病毒实验研究[J]. 山东中医杂志，2014，33(08)：663-664.

[8] 李玉洁，杨庆，杨岚，等. 内毒素致小鼠SIRS模型建立及两种贯众醇提物对其保护作用的初步观察[J]. 中国实验方剂学杂志，2011，17(08)：187-189.

[9] 穆丽莎，崔文，费烨，等. 紫萁贯众抗炎有效部位的研究[J]. 世界中医药，2014，9(03)：372-373.

（湖北中医药大学　桂春　方佳慧）

96. 湖北贝母

Hubeibeimu

FRITILLARIAE HUPEHENSIS BULBUS

【别名】 板贝、窑贝。

【来源】 为百合科植物湖北贝母*Fritillaria hupehensis* Hsiao et K. C. Hsia的干燥鳞茎。

【本草考证】 本品始载于《新修本草》，载："贝母，其叶如大蒜，四月蒜熟时采……出润州、荆州、襄州者最佳。江南诸州亦有。"其中，产润州及江南者主要指浙贝母，产荆州及襄州者是指湖北贝母，而且与所记述叶似大蒜，四月蒜熟时采，也相符合。《图经本草》载："今河中、江陵府、郢、寿、随、郑、蔡、润、滁州皆有之。"其中，产于郢州、随州和江陵县者按所附插图应为湖北贝母。

1977年，其原植物经肖培根院士、夏光成教授研究鉴定为贝母新种，命名为湖北贝母*Fritillaria hupehensis* Hsiao et K. C. Hsia。[1]

【原植物】 多年生草本，全株光滑无毛。茎单一，直立，植株长26～50cm。鳞茎肥厚，肉质色白，卵球形或扁球形，由2枚鳞片组成，直径1.5～3cm。叶3～7枚轮生，中间常兼有对生或散生的，矩圆状披针形，长7～13cm，宽1～3cm，先端不卷曲或多少弯曲。花1～4朵，紫色，有黄色小方格；叶状苞片通常3枚，极少为4枚，多花时顶端的花具3枚苞片，下面的具1～2枚苞片，先端卷曲；花梗长1～2cm；花被片长4.2～4.5cm，宽1.5～1.8cm，外花被片稍狭；蜜腺窝在背面稍凸出；雄蕊长约为花被片的一半，花药近基着，花丝常稍具小乳突；柱头裂片长2～3mm。蒴果长2～2.5cm，宽2.5～3cm，棱上的翅宽4～7mm。种子多为淡棕色，扁平，呈不规则四边形。花期4月，果期5～6月。（图96-1）

主要生长于海拔1400～1800m的山坡。分布于湖北、重庆、湖南等地。

【主产地】 主产于湖北省鄂西地区。道地产区有恩施土家族苗族自治州建始、利川、宣恩、恩施、巴东、鹤峰等地。

【栽培要点】

1. 生物学特性　喜阳光充足而又凉爽、润湿的气候，怕高温、干旱和积水。宜选择疏松、富含腐殖质、微酸性的砂质壤土种植。

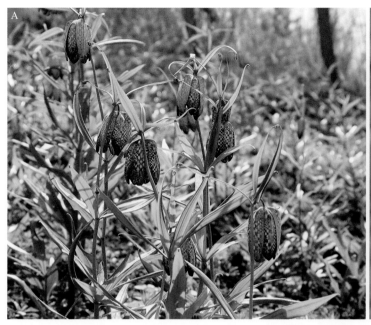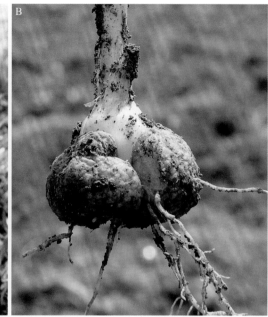

图96-1　湖北贝母

A. 植株　B. 鳞茎

2. 栽培技术　以切块繁殖为主。选取苗株发育健全、生长旺盛、倒苗时间迟的鳞茎作为鳞茎种，将鳞茎种切成小块，以每0.5kg鳞茎切成300小块为宜，出苗情况和产量均较好。

3. 病虫害　病害：灰霉病、黑斑病、菌核病等。虫害：小白虫、土壤根线虫、金针虫等。

【采收与加工】夏初植株枯萎后采挖，用石灰水或清水浸泡，干燥。

【商品规格】统货

【药材鉴别】

（一）性状特征

本品呈扁圆球形，高0.8～2.2cm，直径0.8～3.5cm。表面类白色至淡棕色。外层鳞叶2瓣，肥厚，略呈肾形，或大小悬殊，大瓣紧抱小瓣，顶端闭合或开裂。内有鳞叶2～6枚及干缩的残茎。内表面淡黄色至类白色，基部凹陷呈窝状，残留有淡棕色表皮及少数须根。单瓣鳞叶呈元宝状，长2.5～3.2cm，直径1.8～2cm。质脆，断面类白色，富粉性。气微，味苦。（图96-2）

（二）显微鉴别

1. 表皮　表皮细胞方形或多角形，垂周壁呈不整齐的连珠状增厚；有时可见气孔，扁圆形，直径54～62μm，副卫细胞4～5个。（图96-3）

2. 粉末特征　粉末淡棕黄色。淀粉颗粒甚多，广卵形或类圆形，直径7～54μm，脐点点状、人字状、

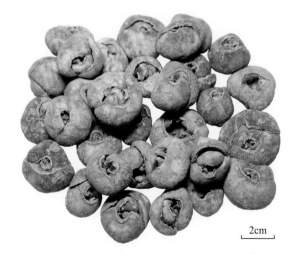

图96-2　湖北贝母药材图

裂缝状，层纹明显，细密；偶见复粒，由2～3分粒组成，形小。草酸钙结晶棱形、方形、颗粒状或簇状，直径可达50μm。导管螺纹或环纹，直径6～20μm。（图96-4）

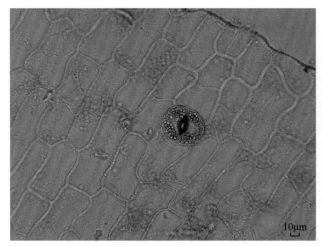

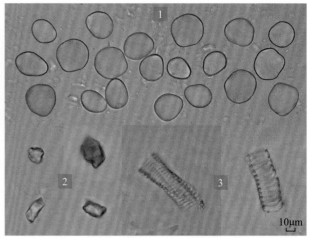

图96-3　湖北贝母表皮细胞及气孔图　　　　　图96-4　湖北贝母粉末图
　　　　　　　　　　　　　　　　　　　　　　　1. 淀粉粒　2. 草酸钙结晶　3. 导管

（三）理化鉴别

薄层色谱　取本品粉末10g，加乙醇50ml，加热回流1小时，滤过，滤液蒸干，残渣加稀盐酸10ml，搅拌使溶解，滤过，滤液用40%氢氧化钠溶液调节pH值至10以上，用二氯甲烷振摇提取2次，每次10ml，合并二氯甲烷液，蒸干，残渣加无水乙醇1ml使溶解，作为供试品溶液。另取湖贝甲素对照品，加无水乙醇制成每1ml含0.5mg的溶液，作为对照品溶液。照薄层色谱法试验，吸取上述两种溶液各10μl，分别点于同一硅胶G薄层板上，以甲苯-乙酸乙酯-二乙胺（30∶20∶3.8）为展开剂，展开，取出，晾干，喷以稀碘化铋钾试液。供试品色谱中，在与对照品色谱相应的位置上，显相同颜色的斑点。

【质量评价】以个小、味苦者为佳。采用高效液相色谱法测定，本品按干燥品计算，含贝母素乙（$C_{27}H_{43}NO_3$）不得少于0.16%。

【化学成分】主要成分为生物碱类、萜类、甾醇类等。其中，生物碱类是其特征性成分和有效成分。

1. 生物碱类　浙贝甲素（peimine）、浙贝乙素（peiminine）、湖贝甲素（hupehenine）、湖贝甲素苷（hupeheninoside）、湖贝新（hupehenisine）等[3-6]。

2. 萜类　ent-kauran-16α,17-diol、ent-kauran-16β,17-diol、fritillahupehin、鄂贝缩醛A（fritilleide A）、鄂贝酸酯C（fritillebin C）和鄂贝酸酯D（fritillebin D）[7-9]。

【功能主治】清热化痰，止咳，散结。用于热痰咳嗽，瘰疬痰核，痈肿疮毒。

【药理作用】

1. 镇咳祛痰作用　湖北贝母醇提物、总生物碱及所含主要单体化合物能显著延长浓氨水引发小鼠咳嗽的咳嗽潜伏期和减少其咳嗽次数，其镇咳作用显著；能显著增加小鼠气管酚红的排泌，增加气管腺体组织分泌，表现出良好的祛痰活性[10-11]。

2. 平喘作用　湖北贝母醇提物、总生物碱及所含主要单体化合物可通过减轻支气管平滑肌痉挛，改善通气状况而发挥平喘作用，其作用机制与竞争性拮抗气管平滑肌M受体从而扩张气管平滑肌作用有关[10, 11]。

3. 降压作用　湖北贝母总生物碱对猫血压有短时中等的降血压作用，而对大鼠血压有轻度短暂降血压作用[12]。

4. 平滑肌松弛作用　湖北贝母醇提取物和总生物碱对多种平滑肌有明显松弛作用，如离体豚鼠回肠、离体兔耳血管等，该作用与阿托品相似[12]。

5. 耐缺氧作用　湖北贝母醇提取物能明显提高小鼠耐受常压缺氧的能力，降低组织对氧的需要，明显延长存活时间[12]。

【用药警戒或禁忌】不宜与川乌、制川乌、草乌、制草乌、附子同用。

主要参考文献

[1] 肖培根. 湖北贝母的研究进展[J]. 中国中药杂志, 2002, 27(10): 726-728.

[2] 张国欣, 李娟, 张鹏, 等. 湖北贝母的HPLC指纹图谱分析[J]. 药学学报, 2005, 40(9): 850-853.

[3] 吴继洲. 湖北贝母化学成分的研究 I、生物碱的研究[J]. 中草药, 1982(8): 3-6.

[4] 濮全龙, 徐朋, 吴继洲. 新贝母碱——湖贝甲素（Hupehensne）的质谱分析[J]. 科学通报, 1983(18): 1145-1148.

[5] 吴继洲, 濮全龙. 湖北贝母化学成分的研究 III. 湖贝甲素甙的分离和鉴定[J]. 药学学报, 1985(5): 372-376.

[6] 吴继洲, 王永耀, 凌大奎. 湖北贝母化学成分的研究 V. 湖贝新的分离和鉴定[J]. 药学学报, 1986(7): 546-550.

[7] 吴继洲, 濮全龙, 江汉美, 等. 湖北贝母属植物化学成分的研究 VII. 非碱性成分的分离与鉴定[J]. 中草药, 1989(06): 4-6.

[8] Yong-Hui Z, Han-Li R, Hui-Fang P, et al. Structural elucidation of fritillahupehin from bulbs of *Fritillaria hupehensis* Hsiao et K. C. Hsia[J]. Journal of Asian Natural Products Research, 2004, 6(1): 29-34.

[9] 阮汉利, 吴继洲, 姚念环, 等. 湖北贝母二萜聚合物的结构研究[J]. 中草药, 2001(02): 16.

[10] 姚丽娜, 孙汉清, 江湛, 等. 湖北贝母、鄂北贝母、紫花鄂北贝母生物总碱对呼吸系统的药理作用[J]. 同济医科大学学报, 1993(01): 47-49.

[11] 张勇慧, 阮汉利, 皮慧芳, 等. 湖北贝母生物碱单体的镇咳、祛痰和平喘作用[J]. 中草药, 2005(08): 89-91.

[12] 熊玮, 郭小玲, 何嘉琅. 湖北贝母药理作用的初步研究[J]. 中草药, 1986, 17(3): 221.

（华中科技大学　张鹏　吴继洲）

97. 蒺藜

Jili

TRIBULI FRUCTUS

【别名】刺蒺藜、蒺藜子、白蒺藜、蒺骨子、硬蒺藜。

【来源】为蒺藜科植物蒺藜*Tribulus terrestris* L.的干燥成熟果实。

【本草考证】本品始载于《神农本草经》，列为上品。《本草经集注》载："多生道上而叶布地，子有刺，状如菱而小"。《图经本草》引《尔雅》郭璞注云："布地蔓生，细叶，子有三角刺人是也"。《本草衍义》载："蒺藜有两等，一等杜蒺藜，即今之道傍布地而生，或生墙上，有小黄花，结芒刺，此正是墙有茨者。"《本草纲目》载："蒺藜，叶如初生皂荚叶，整齐可爱。刺蒺藜状如赤根菜子及细菱，三角四刺，实有仁。"本草记载与现今所用蒺藜基本一致。

【原植物】一年生草本。茎由基部分枝，平卧，无毛，被长柔毛或长硬毛，枝长20～60cm。偶数羽状复叶互生，长1.5～5cm；小叶对生，3～8对，矩圆形或斜短圆形，长5～10mm，宽2～5mm，顶端锐尖或钝，基部稍偏斜，被柔毛，全缘。花小，黄色，腋生，花梗短于叶；萼片5，宿存；花瓣5；雄蕊10，5长5短，生于花盘基部，基部有鳞片状腺体；子房上位，5室，柱头5裂，每室3～4胚珠。果为5个分果瓣组成，硬，长4～6mm，无毛或被毛，每个果瓣具长短棘刺各1对，背面有短硬毛及瘤状突起。花期5～8月，果期6～9月。（图97-1）

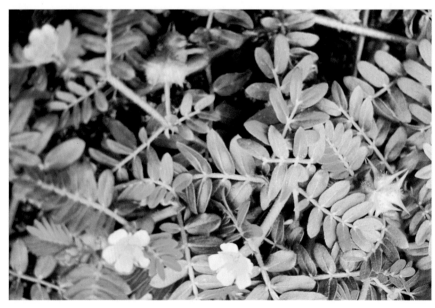

图97-1　蒺藜

多生于沙地、荒地、山坡、田边、居民点附近。全国各地有分布，主要分布于长江以北。

【主产地】主产于河南、河北、山东、安徽、江苏、四川、陕西、山西等地。道地产区记载有澜州、内蒙古中西部等地。

【栽培要点】

1. 生物学特性　喜温暖湿润气候，耐干旱，怕涝。以阳光充足、疏松肥沃、排水良好的砂质壤土适宜栽培，多雨地区及黏土、洼地均不宜栽种。

2. 栽培技术　种子繁殖。因果壳坚硬，在播种前要碾磨果实，使果瓣分离，再磨去果刺，进行播种。

【采收与加工】8～9月果实由绿色变成黄白色，大部分已成熟时，割取全株，晒干，打下果实，除去杂质。

【商品规格】根据蒺藜药材外观颜色、重量（样品粒数/10g）、杂质率，将蒺藜规格分为"一等"、"二等"和"三等"三个等级。

一等：背部黄绿色，侧面灰白色，每10g≤320粒，杂质率≤1%；二等：背部黄绿色至灰白色，侧面灰白色，每10g＞320粒，杂质≤2%；三等：背部、侧面灰白色至黑褐色，杂质率≤3%。

【药材鉴别】

（一）性状特征

复果多由5个分果瓣组成，放射状排列呈五棱状球形，直径7～12mm。商品常裂为单一的分果瓣，斧状三角形，长3～6mm，淡黄绿色，背面隆起，有纵棱及多数小刺，并有对称的长刺和短刺各1对，成八字形分开，两侧面粗糙，有网纹，灰白色；果皮坚硬，木质，内含种子3～4粒。种子卵圆形，稍扁，有油性。气微，味苦，辛。（图97-2）

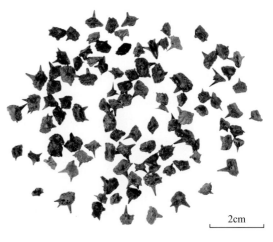

图97-2 蒺藜药材

（二）显微鉴别

粉末特征 粉末灰黄色或黄绿色。内果皮石细胞呈椭圆形、类三角形、长条形或不规则形，直径15～43μm，长约至118μm，壁厚4～15μm，壁较薄者纹孔较密，壁极厚者胞腔不明显；内果皮纤维多成束，上下数层纵横交错排列，少数单个散在，长短不一，纤维直径4～27μm，壁厚，木化；有时纤维束与石细胞群相连结；中果皮薄壁细胞存在草酸钙方晶，多散在，直径8～20μm；种皮细胞表面观类多角形，垂周壁连珠状增厚，内平周壁具条状增厚，木化；断面观类方形，垂周壁条状增厚，自内向外约至细胞的1/2。另外，可见内胚乳细胞及导管。（图97-3）

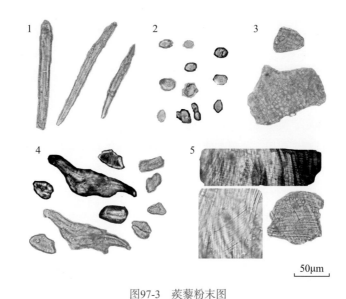

图97-3 蒺藜粉末图

1.纤维 2.草酸钙方晶 3.种皮细胞 4.石细胞 5.内果皮交错排列的纤维束

（三）理化鉴别

薄层色谱 取本品粉末3g，加三氯甲烷50ml，超声处理30分钟，滤过，弃去三氯甲烷液，药渣挥干，加水1ml，搅匀，加水饱和的正丁醇50ml，超声处理30分钟，分取上清液，加2倍量的氨试液洗涤，弃去洗液，取正丁醇液，蒸干，残渣加甲醇1ml使溶解，作为供试品溶液。另取蒺藜对照药材3g，同法制成对照药材溶液。照薄层色谱法试验，分别取供试品溶液和对照药材溶液各5μl，分别点于同一硅胶G薄层板上，以三氯甲烷–甲醇–水（13：7：2）10℃以下放置的下层溶液为展开剂，展开，取出，晾干，喷以改良对二甲氨基苯甲醛溶液（取对二甲氨基苯甲醛1g，加盐酸34ml，甲醇100ml，摇匀，即得），在105℃加热至斑点显色清晰。供试品色谱中，在与对照药材色谱相应的位置上，显相同颜色的斑点。

【质量评价】以颗粒均匀、饱满坚实、色灰白者为佳。采用紫外-可见分光光度法测定，本品按干燥品计算，含蒺藜总皂苷以蒺藜苷元（$C_{27}H_{38}O_4$）计，不得少于1.0%。

【化学成分】主含皂苷类、黄酮类、桂皮酰胺类、生物碱类化合物，其中，皂苷类为其主要有效成分[1-3]。

1. 皂苷及其苷元类　吉托皂苷元（gitogenin）、海柯皂苷元（hecogenin）、替告皂苷元（tigogenin）、曼诺皂苷元（manogenin）等组成的螺甾烷醇型、异螺甾烷醇型和呋甾烷醇型皂苷，如蒺藜皂苷（terrestrosin）A，B，C，D，E，F，G，H，I，J，K、terrestrinins A、terrestrinins B、蒺藜果呋苷（tribufurosides）A，B，C，D，E，1，2、terrestroside A、terrestroside B、terrestrinones A1、terrestrinones A2等[4, 5]。

2. 黄酮及其苷类　刺蒺藜苷（tribuloside）即银椴苷（tiliroside）、山奈酚（kaempferol）及其3-位连接葡萄糖或芸香糖或龙胆双糖苷类（kaempferol-3-glucoside，kaempferol-3-rutinoside，kaempferol-3-gentiobioside）、槲皮素（quercetin）及其3位连接葡萄糖苷类（quercetin-3-*O*-*β*-D-glucoside）、异鼠李素-3-*O*-龙胆双糖苷（Isorhamnetin-3-*O*-gentiobioside）等[6]。

3. 桂皮酰胺类　蒺藜酰胺（terrestriamide）、蒺藜双酰胺（terrestribisamide）、蒺藜亚酰胺C（tribulusimide C）、蒺藜亚酰胺D（tribulusamide D）、terrestrimine、醋酸橙皮酰胺（aurantiamide acetate）、*N*-反式（或顺式）-对羟基苯乙基阿魏酰胺（*N*-trans or cis-feruloyltyramine）、*N*-反式（或顺式）-对羟基苯乙基咖啡酰胺（*N*-trans or cis-caffeoyl-tyramine）、阿魏酰胺（ferulamide）等[7]。

4. 生物碱类　tribulusterine、黄嘌呤（xanthosine）、terresoxazine、骆驼蓬碱（harmine）、哈尔满碱（harmane）、tribulusamide C。

【性味归经】辛，苦，微温；有小毒。归肝经。

【功能主治】平肝解郁，活血祛风，明目，止痒。用于头痛眩晕，胸胁胀痛，乳闭乳痈，目赤翳障，风疹瘙痒。

【药理作用】

1. 对心血管系统的作用　蒺藜皂苷具有心肌保护作用，具有降压作用及改善高血压所致的靶器官损伤，能降低血液全血黏度，具有一定的抗动脉硬化作用，有明确的降脂作用。蒺藜总黄酮具有抑制血栓形成作用[1-3, 8-9]。

2. 抗衰老、抗疲劳、强壮作用　蒺藜总皂苷对小鼠遭受高温、低温、缺氧及游泳等应激刺激均有明显保护作用；能延长大鼠的游泳时间，呈现抗疲劳作用；蒺藜水煎剂可延缓小鼠红细胞衰老，对机体衰老过程中某些退化性变化具有一定的抑制作用，呈现抗衰老作用[1, 3, 9]。

3. 对性功能的影响　蒺藜皂苷能促进精子形成，兴奋赛托利细胞（sertoli cell）的活性，增强性反射和性欲；能提高精液评估异常男性的精液浓度、活力和液化时间；能延长卵巢的生殖寿命，改善卵巢功能，促进雌性大鼠发情，提高生殖能力。一项单盲临床研究表明，与安慰剂组相比，刺蒺藜粉末给药组能有效缓解围绝经期妇女的更年期过渡症状，从而为激素替代疗法提供一种安全的选择[1-3, 9-10]。

4. 降血糖作用　蒺藜水煎剂及蒺藜皂苷能显著降低正常小鼠和四氧嘧啶所致的糖尿病小鼠的血糖水平，蒺藜皂苷或蒺藜酰胺类化合物可以通过抑制小肠α-葡萄糖苷酶而抑制大鼠餐后血糖水平的升高[2, 3, 8, 11]。

5. 抗菌作用　蒺藜果实提取物对革兰阳性菌、革兰阴性菌、白色念珠菌均呈现强的抗菌活性。螺甾烷型甾体皂苷TTS-12在体内外均具明显的抗真菌活性，可减弱白色念珠菌的毒力[2, 3, 8, 12]。

6. 其他　蒺藜还具有利尿、排石、肾保护、抗癌、抗炎、镇痛、免疫调节、驱虫、提高学习记忆能力、营养视网膜神经细胞等多种活性。

【用药警戒或禁忌】有小毒。血虚气弱及孕妇慎服。

大剂量使用蒺藜提取物可能会造成神经毒性、肝毒性和严重的肾毒性[13]，也偶有健康人群服用常规剂量后出现急性肾损伤和高胆红素血症的报道[14]。

主要参考文献

[1] 王艳. 刺蒺藜药理作用及化学成分的研究概况[J]. 北京中医学院学报，1989，12(6)：30-32.

[2] 顾关云，蒋昱. 蒺藜及其同属植物的化学与药理学研究进展[J]. 现代药物与临床，2009，24(4)：198-202.

[3] Saurabh Chhatre, Tanuja Nesari, Gauresh Somani, et al. Phyto-pharmacological overview of *Tribulus terrestris* [J]. Pharmacogn Rev.，2014，8(15)：45-51.

[4] Seong Su Hong, Yun-Hyeok Choi, Wonsik Jeong, et al. Two new furostanol glycosides from the fruits of *Tribulus terrestris* [J]. Tetrahedron Letters, 2013，54：3967-3970.

[5] Yue Liu, Yanmei Wang, Liankun Sun, et al. Steroidal glycosides from the fruits of *Tribulus terrestris* [J]. Chemistry of Natural Compounds, 2014，50(3)：483-488.

[6] 王如意，陈光，喻长远. 白蒺藜果实的化学成分研究[J]. 北京化工大学学报（自然科学版），2009，36(Sup.)：79-82.

[7] Hyung Sik Kim, Jin Woo Lee, Hari Jang, et al. Phenolic amides from *Tribulus terrestris* and their inhibitory effects on nitric oxide production in RAW 264.7 cells [J]. Arch. Pharm. Res.，2018，41：192-195.

[8] Sepide Miraj. *Tribulus terrestris*：Chemistry and pharmacological properties [J]. Der Pharma Chemica, 2016，8(17)：142-147.

[9] 陈永志，姜月华，孟宪卿，等. 刺蒺藜及其有效成分治疗心血管疾病研究进展[J]. 吉林中医药，2016，36(3)：316-320.

[10] Lubna Fatima, Arshiya Sultana. Efficacy of *Tribulus terrestris* L. (fruits) in menopausal transition symptoms：A randomized placebo controlled study [J]. Advances in Integrative Medicine, 2017，4：56-65.

[11] Yeong Hun Song, Dae Wook Kim, Marcus J. Curtis-Long, et al. Cinnamic acid amides from *Tribulus terrestris* displaying uncompetitive α–glucosidase inhibition [J]. European Journal of Medicinal Chemistry, 2016，114：201-208.

[12] 张军东，徐铮，曹永兵，等. 新型抗真菌剂TTS-12对白念珠菌麦角甾醇生物合成相关ERG基因表达的作用研究[J]. 中国药学杂志，2011，46(16)：1229-1234.

[13] Talasaz AH, Abbasi MR, Abkhiz S, et al. *Tribulus terrestris*-induced severe nephrotoxicity in a young healthy male [J]. Nephrol Dial Transplant, 2010，25(11)：3792-3793.

[14] Margaret Ryan, Ira Lazar, Gyongyi M. Nadasdy, et al. Acute kidney injury and hyperbilirubinemia in a young male after ingestion of *Tribulus terrestris* [J]. Clinical Nephrology, 2015，83(3)：177-183.

（上海健康医学院　徐一新　　上海中医药大学　陈万生）

98. 蜘蛛香

Zhizhuxiang

VALERIANAE JATAMANSI RHIZOMA ET RADIX

【别名】马蹄香、鬼见愁、雷公七、大救驾、老君须。

【来源】为败酱科植物蜘蛛香*Valeriana jatamansi* Jones的干燥根茎和根。

【本草考证】本品始载于《滇南本草图说》，载："马蹄香，一名鬼见愁，形似小牛舌，叶根黑，采枝叶入药，味苦、性寒。主治妇人潮热，阴虚火动，头眩发晕，虚劳可疗，晒干烧烟，可避邪物。"《本草纲目》载："蜘蛛香出蜀西茂州松藩山中。草根也。黑色，有粗须。状如蜘蛛及蒿本、芎劳。味芳香，彼人亦重之。或云猫喜食之"。上述本草记载的蜘蛛香或马蹄香与现今药用蜘蛛香基本一致。

【原植物】多年生草本，植株高20～70cm，全株密被柔毛。根茎横走，粗厚，节密，有浓烈特异气味。茎1至数株丛生。基生叶丛生发达，叶柄长为叶片的2～3倍，密被毛。叶片卵状心形，长2～9cm，宽3～8cm，基部心形或略作耳形，边缘具疏浅波齿。上面暗青绿色，下面白绿色或微带紫红色。主脉掌状，约9条。茎生叶少，常对生，广卵形，上部的常羽裂，无柄。花序为顶生的复聚伞花序，苞片和小苞片长钻形，中肋明显，最上部的小苞片常与果实等长。花小，杂性。花冠管先端5裂，白色或微红色。花萼不明显，于开花后裂为10余条细线形裂片，上有羽状长柔毛。瘦果长卵形，两面被毛。花期5～7月，果期6～9月。（图98-1）

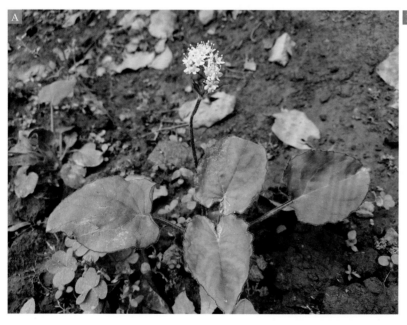
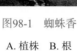
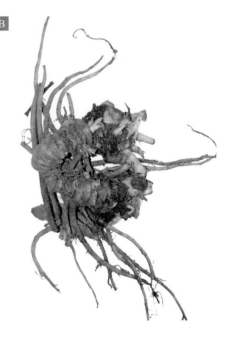

图98-1　蜘蛛香

A.植株　B.根

多生于海拔2500m以下的山顶草地、林中或溪边。分布于河南、陕西、湖南、湖北、四川、贵州、云南、西藏。

【主产地】主产于四川、贵州、陕西等地。多自产自销。

【栽培要点】

1.生物学特性　喜凉爽潮湿环境，土壤以排水良好、富含腐植质的山地夹砂土较好。

2.栽培技术　种子及分株繁殖，以秋季分株繁殖为主。

【采收与加工】野生品秋冬采挖，栽培品于栽培3～4年后在10～11月采挖。剪去残叶，除去泥沙，晒干。

【**商品规格**】蜘蛛香多为自产自销，市场上商品规格均为统货。

【**药材鉴别**】

（一）性状特征

根茎圆柱形，略扁，稍弯曲，少分枝，长1.5～8cm，直径0.5～2cm，表面暗棕色或灰褐色，有紧密隆起的环节和突起的点状根痕，有的顶端略膨大，具茎、叶残基，下部有多数细根及点状根痕。质坚实，不易折断，折断面略平坦，黄棕色或灰棕色，可见筋脉点（维管束）断续排列成环。根细圆柱形，稍弯曲，长3～15cm，直径约0.2cm，表面黄棕色，有浅纵皱纹，质硬脆。折断面平坦，灰棕色，木质部点状，灰白色。气特异，味微苦、辛。（图98-2）

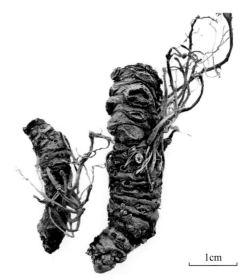

图98-2 蜘蛛香药材图

（二）显微鉴别

1. 根茎横切面 表皮细胞1列，方形或类长方形，淡棕色，外壁增厚，木栓化，有时可见非腺毛或腺毛，有的木栓层外无表皮细胞存在。皮层宽广，常见根迹或叶迹维管束；内皮层明显。外韧型维管束多个，断续排列成环。髓部宽广。薄壁细胞内有众多淡黄棕色针簇状或扇形橙皮苷结晶。（图98-3）

2. 根横切面 表皮细胞含黄棕色物质，壁木栓化并微木化。外皮层细胞一列，类方形，壁薄，木栓化。皮层宽广。内皮层明显。韧皮部细胞为薄壁细胞，形成层不明显。木射线少而窄。中央为小型的髓。（图98-4）

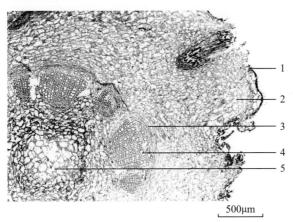

图98-3 蜘蛛香根茎横切面图

1. 木栓层 2. 皮层 3. 韧皮部 4. 木质部 5. 髓

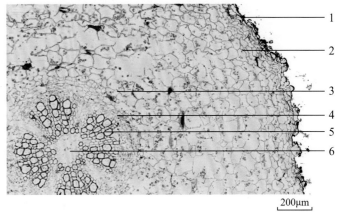

图98-4 蜘蛛香根横切面图

1. 表皮 2. 皮层 3. 内皮层 4. 韧皮部 5. 木质部 6. 髓

3. 粉末特征 粉末灰棕色。淀粉粒甚多，单粒类圆形、长圆形或卵形，有的一端尖突，直径5～39μm，脐点裂缝状、三叉状或点状，有的可见层纹；复粒由2～4分粒组成。导管主要为网纹导管和单纹孔导管。薄壁细胞内含有淡棕褐色物和橙皮苷结晶。

（三）理化鉴别

薄层色谱 取本品粉末0.2g，加乙醚5ml，振摇，放置5分钟，滤过，滤液挥去乙醚，残渣加甲醇0.5ml使溶解，作为供试品溶液。另取缬草三酯对照品、乙酰缬草三酯对照品，加甲醇制成每1ml各含1mg的混合溶液，作为对照品溶液。照薄层色谱法试验，吸取供试品溶液5μl、对照品溶液2μl，分别点于同一硅胶GF$_{254}$薄层板上，以石油醚（30～60℃）–丙酮（5∶1）为展开剂，展开，取出，晾干，置紫外光灯（254nm）下检视。供试品色谱中，在与对照品色谱相应的位置上，显相同颜色的斑点。

【**质量评价**】以粗壮、坚实，色黄、香气浓者为佳。采用高效液相色谱法测定，本品按干燥品计算，含缬草三酯（$C_{22}H_{30}O_8$）和乙酰缬草三酯（$C_{24}H_{32}O_{10}$）的总量不得少于0.80%。[1]

【化学成分】主要成分为挥发油、环烯醚萜类、黄酮类等。其中，环烯醚萜类是其主要活性成分。

1. 挥发油 α-蒎烯（α-Pinene）、柠檬烯（limonene）、1,8-桉叶素（1,8-cineole）及龙脑己酸酯（bornel acetate）、缬草萜酮（valeranone）等。

2. 环烯醚萜类 缬草素、乙酰缬草素、二氢缬草素等。

3. 黄酮类 蒙花苷及其2-甲基丁酸酯等[2]。

【性味归经】微苦、辛，温。归心、脾、胃经。

【功能主治】理气止痛，消食止泻，祛风除湿，镇惊安神。用于脘腹胀痛，食积不化，腹泻痢疾，风湿痹痛，腰膝酸软，失眠。

【药理作用】

1. 镇静催眠作用 蜘蛛香水提物腹腔注射或灌胃均能明显减少小鼠自发活动次数，显著延长戊巴比妥钠小鼠的睡眠时间。能够加强大脑皮层抑制过程，降低反应兴奋性，有抗镇静催眠和抗焦虑作用[3]。

2. 解除平滑肌痉挛的作用 蜘蛛香水提物中缬草醚酯等成分对豚鼠回肠有抑制节律性收缩的作用。

3. 抗菌抗病毒作用 蜘蛛香提取物对革兰阳性细菌及轮状、非轮状病毒肠炎都具较好的疗效。

4. 降血压作用 蜘蛛香提取物对犬、猫、兔、小鼠有降血压作用，与其拟副交感样作用、阻断颈动脉窦反射及抑制中枢神经系统有关。

5. 抗肿瘤作用 缬草醚酯、二氢缬草醚酯及缬草醚醛对肝癌细胞的增殖具有抑制作用。

6. 其他 蜘蛛香提取物还有抗氧化[4]、神经保护[5]、抗前列腺增生等作用[6]。

【用药警戒或禁忌】蜘蛛香提取物一次灌胃小鼠的LD_{50}为85.87g/kg（相当于原生药），LD_{50}的95.0%可信区间为75.9±97.09g/kg（相当于原生药）。大鼠灌胃给药的LD_{50}大于60.0g/kg（相当于原生药）。[7]

【分子生药】根据蜘蛛香5S rDNA序列的SNP位点设计诊断型引物，通过等位基因特异PCR分析，其中一条引物ZhiR5(GCATCACGGCAACCAAACGCTT)可以将蜘蛛香与其他4种缬草属植物区别开。利用该特异引物还能够鉴别出复方中药中是否含有蜘蛛香[8]。

【附注】蜘蛛香为传统中药，曾收载于《中国药典》1977年版一部，自《中国药典》2010年版重新收载。蜘蛛香在我国白族、傣族、壮族、布朗族等少数民族地区使用，也是欧洲缬草 *Valeriana offcinalis* L.的重要替代品，为温和镇静剂。

主要参考文献

[1] 狄宏晔，石晋丽，闫兴丽，等.蜘蛛香药材质量标准研究[J].中国中药杂志.2007，22：2357-2359.

[2] 张宁宁，丁广冶.蜘蛛香中的环烯醚萜类成分及其生物活性研究进展[J].中国中药杂志，2015，10：1893-1897.

[3] 曹斌，洪庚辛.蜘蛛香的中枢抑制作用[J].中国中药杂志，1994，19(1)：40.

[4] 王菲菲，吴寿海，张聿梅，等.蜘蛛香药材提取物抗氧化活性的研究[J].药学学报，2018，3：439-443.

[5] 王茹静，陈银，黄青，等.蜘蛛香化学成分及其神经保护活性[J].中成药.2017，4：756-760.

[6] 肖丹.蜘蛛香提取物抗良性前列腺增生的作用及机制研究[D].成都：成都中医药大学，2005.

[7] 潘玲珍.蜘蛛香药物依赖性评价的毒理基因组学研究[D].成都：西南交通大学，2008.

[8] DIAO Ying, DUAN Wei-tao, LIN Xian-ming, et al. Molecular authentication of Valerianajatamansi by ARMS based on 5S rDNA sequence[J]. Acta Pharmaeutica Sinica, 2010, 8: 1067-1070.

（海军军医大学 黄宝康   上海中医药大学 陈万生）

99. 獐牙菜

Zhangyacai

SWERTIAE BIMACULATAE HERBA

【别名】凉荞、绿茎牙痛草、双斑獐牙菜、山黄连。

【来源】为龙胆科植物獐牙菜*Swertia bimaculata*（Sieb. et Zucc.）Hook. f. et Thoms. ex C. B. Clarke的干燥全草。

【本草考证】以本品之名始载于《救荒本草》，载："生水边，苗初塌地生，叶似龙须菜叶而长窄，叶头颇团而不尖，其叶嫩薄又似牛尾菜，叶亦长窄，其根如茅根而嫩，皮色灰黑味甜。救饥掘根洗净煮熟，油盐调食"。《植物名实图考》对此文做了引述，其形态及附图与现今所用獐牙菜不甚相符。

【原植物】一年生草本。茎直立，圆形，中空，中部以上分枝。基生叶在花期枯萎；茎生叶无柄或具短柄，叶片椭圆形至卵状披针形，先端长渐尖，基部钝，叶脉3～5条，弧形，在背面明显突起，最上部叶苞叶状。大型圆锥状复聚伞花序，疏松而开展，长达50cm，多花；花梗直立或斜伸，不等长；花萼绿色，长为花冠的1/4～1/2，裂片狭倒披针形或狭椭圆形；花5裂，花冠黄白色，上部具多数紫色小斑点，裂片椭圆形或长圆形，长1～1.5cm，先端渐尖或急尖，基部狭缩，中部具2个黄绿色、半圆形的大腺斑；花丝线形，花药长圆形；子房无柄，披针形，花柱短，柱头小，头状，2裂。蒴果无柄，狭卵形；种子褐色，圆形，表面具瘤状突起。花、果期6～11月。（图99-1）

主要为野生，生于海拔250～3000m的河滩、山坡草地、林下、灌丛中或沼泽地。分布于西藏、云南、贵州、四川、甘肃、陕西、山西、河北、河南、湖北、湖南、江西、安徽、江苏、浙江、福建、广东、广西等地。

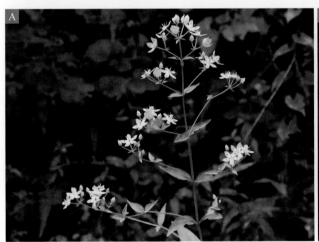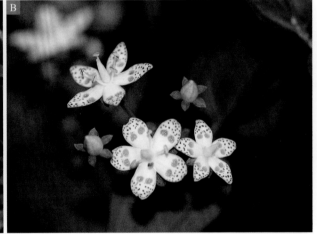

图99-1　獐牙菜

A. 植株　B. 花

【主产地】主产于华东、中南、西南及河北、山西等地。

【采收与加工】秋季花果期采收，除去泥沙，晒干。

【商品规格】统货。

【药材鉴别】

（一）性状特征

全草长30～150cm。根茎粗短，着生多数不定根。主根细，长圆锥形，多弯曲或扭曲，常有分枝，表面棕黄色至黄棕色，断面黄白色。茎圆柱形，基部直径0.3～0.8cm，上部多分枝，具四棱。叶对生，茎下部叶多脱落，中上部叶近无柄，叶片多皱缩或破碎，完整叶片展开后呈披针形、长椭圆形至卵状披针形，长3～9cm，宽1～4cm，叶脉3～5条，弧形。花梗较粗，花萼与花冠均为5瓣，花冠上部具多数棕色小点，中部具2个棕褐色圆形大腺斑。蒴果

卵圆形。种子多数，细小。气微，味苦。（图99-2）

（二）显微鉴别

1. 茎横切面　表皮细胞1列，外壁常具乳头状突起，被角质层。皮层为9～11列薄壁细胞；内皮层细胞1列，扁平长方形，凯氏点明显。韧皮部狭窄。形成层不明显。木质部较宽，约占切面直径的1/3，由导管、木纤维和木薄壁细胞组成，细胞径向排列。内生韧皮部明显，筛管群约30束，断续排成1轮，有时成2轮。髓部外侧1～3列细胞木化，形成厚壁细胞环带，细胞多角形。中央细胞多破裂，中空。（图99-3）

2. 粉末特征　粉末黄棕色至黄绿色。纤维多成束或单个散在，极细长，先端多长渐尖或骤尖，长230～630μm，直径15～31μm，木化。导管细长，常为螺纹或具缘纹孔导管，亦可见环纹、梯纹、网纹导管，直径15～50μm。木薄壁细胞呈长方形或方形，壁孔及孔道明显。厚壁细胞呈多角形或不规则形，壁孔和孔沟明显。可见叶下表皮碎片，气孔为不等式或不定式。花粉粒类圆球形，直径20～35μm，表面隐现网状纹理，具3个萌发孔。（图99-4）

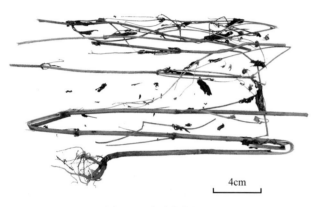

图99-2　獐牙菜药材图

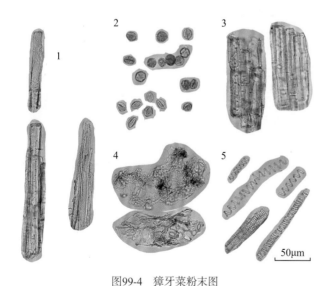

图99-4　獐牙菜粉末图

1. 纤维　2. 花粉粒　3. 厚壁细胞　4. 气孔　5. 导管

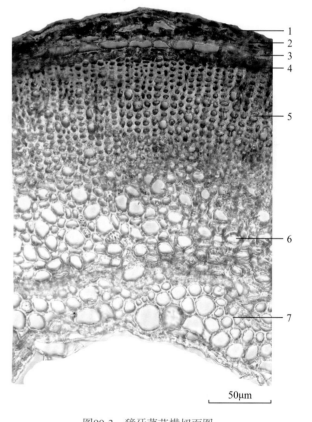

图99-3　獐牙菜茎横切面图

1. 表皮　2. 皮层　3. 内皮层　4. 韧皮部　5. 木质部
6. 内生韧皮部　7. 髓

（三）理化鉴别

薄层色谱　（1）取本品粉末5g，加甲醇45ml，超声处理40分钟，滤过，滤液浓缩至约10ml，作为供试品溶液。另取獐牙菜对照药材5g，同法制成对照药材溶液。再取齐墩果酸对照品，加甲醇制成每1ml含2mg的溶液，作为对照品溶液。照薄层色谱法试验，吸取上述三种溶液各4μl，分别点于同一硅胶G薄层板上，以三氯甲烷–甲醇（40∶1）

为展开剂，展开，取出，晾干，喷以10%硫酸乙醇溶液，在105℃烘至斑点显色清晰。供试品色谱中，在与对照药材色谱及对照品色谱相应的位置上，显相同颜色的斑点。

（2）取獐牙菜苦苷对照品，加甲醇制成每1ml中含4mg的溶液，作为对照品溶液。照薄层色谱法试验，吸取对照品溶液及薄层色谱（1）项下的供试品溶液和对照药材溶液各4μl，分别点于同一硅胶GF$_{254}$薄层板上，以三氯甲烷–甲醇–水（75：25：3）为展开剂，展开，取出，晾干，置紫外光灯（254nm）下检视。供试品色谱中，在与对照药材色谱及对照品色谱相应的位置上，显相同颜色的斑点。

【质量评价】以药材完整、花叶较多，味苦者为佳。采用高效液相色谱法测定，本品按干燥品计算，含獐牙菜苦苷（C$_{16}$H$_{22}$O$_{10}$）不得少于0.03%。

【化学成分】主要成分为叫酮类、黄酮及其苷类、环烯醚萜类。其中，环烯醚萜类化合物虽然含量较少，却是獐牙菜的特征性成分和活性成分之一。

1. 叫酮及其苷类　1,3-二羟基-4,5-二甲氧基叫酮、1,3-二羟基-4,5-二甲氧基叫酮-1-O-β-D-吡喃葡萄糖苷、1,3-二羟基-4,5-二甲氧基叫酮-3-O-β-D-吡喃葡萄糖苷，1,3,5-三羟基叫酮，1,3,6-三羟基-4,7-二甲氧基叫酮[1]等。

2. 黄酮及其苷类　异牡荆素（isovitexin）、异荭草素（isoorientin）、异槲皮苷（isoquercitrin）等。

3. 环烯醚萜类　獐牙菜苦苷（swertiamarin）、獐牙菜苷（sweroside）等。

4. 其他类　β-谷甾醇、齐墩果酸等。

【性味归经】苦，寒。归肝、胆、膀胱经。

【功能主治】清热，健胃，利湿。治消化不良，胃炎，黄疸，火眼，牙痛，口疮。

【药理作用】

1. 保肝作用　獐牙菜苦苷对多种实验性肝损伤具有保护作用。另外，獐牙菜苦苷对肝纤维化也具有一定抑制作用[2]。

2. 降糖、调脂作用　獐牙菜提取物的二氯甲烷部位和正丁醇部位可显著改善STZ+高脂高糖诱导的糖尿病大鼠的空腹血糖、口服葡萄糖耐量（OGTT）、血清胰岛素水平、血脂代谢[3]。环烯醚萜类化合物獐牙菜苦苷对STZ诱导的NIT-1胰岛细胞损伤具有保护作用[4]，显著降低空腹血糖，提高胰岛素敏感指数；且可明显降低链脲佐菌素诱导糖尿病大鼠血清中的三酰甘油、总胆固醇和低密度脂蛋白水平。叫酮类化合物对α-葡萄糖苷酶有明显抑制作用[4]。

3. 其他作用　獐牙菜苦苷具有抗炎和免疫调节作用。

【附注】獐牙菜属植物在我国种类繁多，资源丰富，分布广泛，并且在我国多民族作为植物药应用。该属植物作为传统药物药源常见的有当药（瘤毛獐牙菜Swertia pseudochinensis Hara）、青叶胆Swertia mileensis T. N. He et W. L. Shi 、藏茵陈［川西獐牙菜Swertia mussotii French和印度獐牙菜Swertia chirayita（Roxb. ex Flemi.）Karsten］等。

主要参考文献

[1] 郑伟，岳跃栋，龚亚君，等. 双斑獐牙菜的化学成分研究[J]. 中草药，2016(9)：1468-1476.

[2] 陈康，吴涛，宋红萍. 獐牙菜苦苷的药理作用研究进展[J]. 现代药物与临床，2016, 31(10)：1684-1688.

[3] Liu Z, Wan L, Yue Y, et al. Hypoglycemic activity and antioxidative stress of extracts and corymbiferin from *Swertia bimaculata* in vitro and in vivo[J]. Evidence-Based Complementary and Alternative Medicine, 2013，2013：1-12.

[4] Yue Y D, Zhang Y T, Liu Z X, et al. Xanthone glycosides from *Swertia bimaculata* with α-Glucosidase inhibitory activity [J]. Planta Medica, 2014，80(6)：502-508.

（华中科技大学同济药学院　周群　陈家春）

100. 墨旱莲

Mohanlian

ECLIPTAE HERBA

【别名】金陵草、旱莲草、莲草、墨菜、白花草。

【来源】为菊科植物鳢肠*Eclipta prostrata* L.的干燥地上部分。

【本草考证】本品始载于《千金·月令》。《新修本草》载："鳢肠，味甘、酸，平，无毒。主血痢，针灸疮发，洪血不可止者，敷之立已。汁涂发眉，生速而繁。生下湿地。苗似旋复，一名莲子草，所在坑渠间有之。"本草所载与现今所用墨旱莲相符[1]。

【原植物】一年生草本。全体被白色茸毛；株高15～55cm；茎呈圆柱形，有纵棱，直径2～5mm，表面绿褐色或墨绿色，叶对生，近全缘或具齿；叶片披针形或线状披针形，全缘或具浅齿，墨绿色；头状花序直径2～6mm，顶生或腋生；总苞宽钟状；总苞片2层，草质，外层较宽，内层稍短；花序托凸起；异性花；舌状花雌性；筒状花两性；瘦果；雌花果实三棱形，两性花果实扁四棱形，黄褐色，表面具瘤状突起。花期7～8月，果期9～11月。（图100-1）

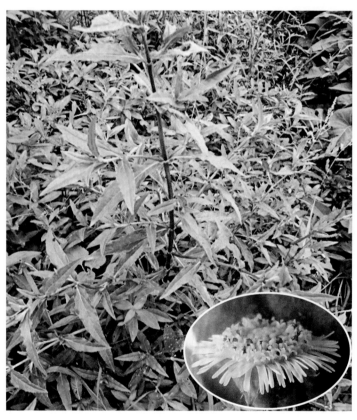

图100-1　鳢肠

生于海拔490～950m的山坡、路旁及河岸。分布于华东、中南、西南及辽宁、河北、陕西、甘肃等地。

【主产地】主产于江苏、浙江、江西、湖北等地。

【栽培要点】

1. 生物学特征　喜温暖湿润气候，耐阴湿。以潮湿、疏松肥沃、富含腐殖质的砂质土壤栽培为宜。

2. 栽培技术　种子繁殖。

【采收与加工】夏、秋季花开时割取全草。洗净泥土，去除杂质，阴干或晒干。

【**商品规格**】商品流通中有新货和陈货，新货呈灰绿色或墨绿色，陈货以棕褐色为主。二者都有选货和统货两种规格，选货根重量占比不超过1%，杂质及0.1cm以下灰渣重量占比不超过5%；统货根重量占比不超过5%，杂质及0.1cm以下灰渣重量占比不超过7%[2]。

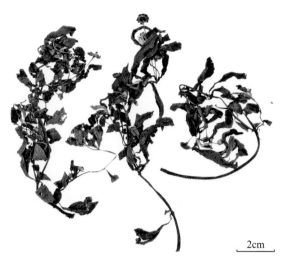

图100-2 墨旱莲药材图

2cm

【**药材鉴别**】

（一）性状特征

全体被白色茸毛。茎呈圆柱形，有纵棱，直径2~5mm；表面绿褐色或墨绿色。叶对生，近无柄，叶片皱缩卷曲或破碎，完整者展平后呈长披针形，全缘或具浅齿，墨绿色。头状花序直径2~6mm。瘦果椭圆形而扁，长2~3mm，棕色或浅褐色。气微，味微咸。（图100-2）

（二）显微鉴别

1. 叶表面观 气孔不定式，副卫细胞3~4个，偶见5个。非腺毛多3细胞，壁厚，长260~700μm，基部细胞稍膨大，中部细胞较长，顶端细胞尖而短，中部细胞具明显的疣状突起。（图100-3）

2. 粉末特征 粉末绿褐色。非腺毛多见，壁厚，具明显疣状突起，顶端细胞略呈三角形。导管梯纹、梯网纹、螺纹、具缘纹孔多见，直径12.5~70μm；气孔不定式，副卫细胞3~4个，偶见5个。花粉粒类球形，直径15~20μm，常具三个萌发孔，表面具刺。（图100-4）

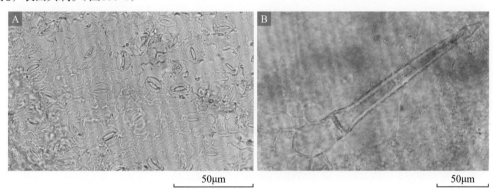

50μm 50μm

图100-3 墨旱莲叶表面观图

A. 不定式气孔 B. 非腺毛

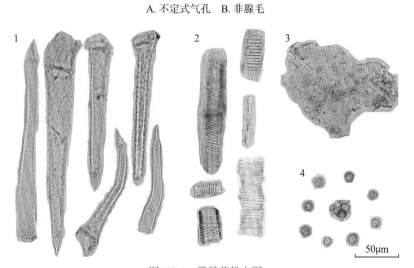

50μm

图100-4 墨旱莲粉末图

1. 非腺毛 2. 导管 3. 不定式气孔 4. 花粉粒

（三）理化鉴别

薄层色谱　取本品粉末2g，加70%甲醇20ml，超声处理45分钟，滤过，浓缩至干，加5ml水制成混悬液，分别加入5ml乙酸乙酯萃取2次，合并乙酸乙酯萃取部分，减压蒸干，加2ml甲醇溶解，作为供试品溶液。另取墨旱莲对照药材2g，同法制成对照药材溶液。再取旱莲苷A对照品适量，加甲醇制成每1ml含0.5mg的溶液，作为对照品溶液。吸取供试品溶液和对照药材溶液各10μl、对照品溶液5μl，分别点于同一硅胶G薄层板上，以二氯甲烷–乙酸乙酯–甲醇–水（30∶40∶15∶3）为展开剂，展开，取出，晾干，喷10%硫酸乙醇试液，在105℃加热至斑点显色清晰。供试品色谱中，在与对照药材色谱和对照品色谱相应的位置上，显相同颜色的斑点。（图100-5）

【质量评价】以灰绿色或墨绿色，叶多，根重量占比少为佳。采用高效液相色谱法测定，本品按干燥品计算，含蟛蜞菊内酯（$C_{16}H_{12}O_7$）不得少于0.040%。

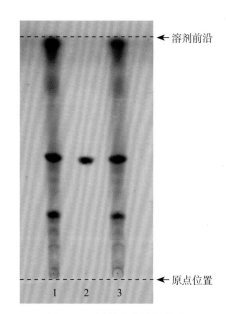

← 溶剂前沿

← 原点位置

1　　2　　3

图100-5　墨旱莲薄层色谱图

1. 墨旱莲样品　2. 旱莲苷A对照品
3. 墨旱莲对照药材

【化学成分】主要化学成分为黄酮类、三萜类、噻吩类、木脂素类、香豆草醚类。其中，三萜类、噻吩类是其特征性成分和有效成分。

1. 黄酮及其苷类　芹菜素、山奈素、木犀草素、槲皮素、圣草酚、香豌豆酚、3′-O-甲基香豌豆酚、红车轴草素、金合欢素、pyracanthoside、3′,4′-二羟基-5,7-二羟基异黄酮-7-O-吡喃葡萄糖苷、香豌豆酚-5-O-吡喃葡萄糖苷、3′-甲氧基香豌豆酚-7-O-吡喃葡萄糖苷、红车轴草素-7-O-吡喃葡萄糖苷、芹菜素-7-O-葡萄糖苷、木犀草素-7-O-葡萄糖苷、蒙花苷、3-羟基鹰嘴豆素A、金合欢-7-O-芦丁糖苷等[3]。

2. 三萜及其苷类　墨旱莲素、α-香树脂醇、β-香树脂醇、齐墩果酸、刺囊酸、熊果酸、旱莲苷I～XII，3β,16β,29-三羟基齐墩果烷-12-烯-3-O-β-D-吡喃葡萄糖苷、3-O-（6-O-乙酰基-β-D-吡喃葡萄糖基）齐墩果酸、lucynoside H、3,28-O-β-D-二吡喃葡萄糖基-3β,16β-二羟基齐墩果酸、3-O-（2-O-乙酰基-β-D-吡喃葡萄糖基）齐墩果酸-28-O-β-D-吡喃葡萄糖苷、3-O-（6-O-乙酰基-β-D-吡喃葡萄糖基）齐墩果酸-28-O-β-D-吡喃葡萄糖基齐墩果酸-28-O-（6-O-乙酰基）-β-D-吡喃葡萄糖苷、3-O-β-D-吡喃葡萄糖-20-烯羽扇豆酸-28-O-（6-O-乙酰基）-β-D-吡喃葡萄糖苷、3-O-[β-D-吡喃葡萄糖-（1→2）-β-D-吡喃葡萄糖基]-18-烯齐墩果酸-28-O-β-D-吡喃葡萄糖苷、3-O-[β-D-吡喃葡萄糖-（1→2）-β-D-吡喃葡萄糖基]齐墩果酸-28-O-β-D-吡喃葡萄糖苷、silphioside C等[4]。

3. 噻吩类　单噻吩、二联噻吩和三联噻吩。包括2-（丁二烃基）-5-（乙烯乙炔基）噻吩、5-（丁烯-3-炔-1-基）-2,2′-二联噻吩、5-（3-丁烯-1-炔基）-5′-乙氧亚甲基-2,2′-二联噻吩、5-（1,2-二醇-3-丁炔基）-5′-羟甲基-2,2′-二联噻吩、5′-异戊酰氧亚甲基-5-（4-异戊酰氧-1-丁炔基）-2,2′-二联噻吩、5-羟甲基-5′-（3-丁烯-1-炔基）-2,2′-二联噻吩、α-三联噻吩、α-三联噻吩基甲醇、α-醛基三聚噻吩、2,2′,5,2″-三联噻吩-5-羧酸、5-甲氧亚甲基-2,2′:5′,2″-三联噻吩、5-乙氧亚甲基-2,2′:5′,2″-三联噻吩等[5]。

4. 木脂素及其苷类　松脂酚-4-O-β-D-呋喃葡萄糖苷、4,4′-二甲氧基-3′-羟基-7,9′:7′,9-二环氧木脂素-3-O-β-D-吡喃葡萄糖苷、丁香树脂酚-4-O-β-D-吡喃葡萄糖苷、lanicepside A、longifloroside等[6]。

5. 香豆草醚类　蟛蜞菊内酯、异去甲蟛蜞菊内酯等[7]。

【性味归经】甘、酸，寒。归肾、肝经。

【功能主治】滋补肝肾，凉血止血。用于肝肾阴虚，牙齿松动，须发早白，眩晕耳鸣，腰膝酸软，阴虚血热吐血、衄血，尿血，血痢，崩漏下血，外伤出血。

【药理作用】

1. 抗氧化与抗衰老作用　墨旱莲黄酮类提取物能显著增强小鼠血清超氧化物歧化酶、谷胱甘肽过氧化物酶活性，降低丙二醛含量，并可有效清除羟自由基和超氧自由基。墨旱莲水煎剂能显著增强氧化物歧化酶、谷胱甘肽过氧化物酶的活性，降低丙二醛的含量，有显著的延缓衰老作用[8]。

2. 抗炎作用　墨旱莲水煎剂灌胃给药，对巴豆油所致小鼠耳廓肿胀，醋酸引起的小鼠腹腔毛细血管通透性增高以及组织胺引起的大鼠皮肤毛细血管通透性增高均有明显的抑制作用。水提物能明显抑制二甲苯所致的小鼠耳廓炎性肿胀，对光热辐射所致的小鼠疼痛和冰醋酸所致的小鼠扭体反应均有显著抑制作用[9]。

3. 免疫调节作用　墨旱莲煎剂小鼠灌胃，能明显增加幼年小鼠胸腺重量，提高小鼠炭粒廓清速率以及外周血中的白细胞数；明显增加2,4-二硝基氯苯所致的小鼠耳廓肿胀程度以及绵羊红细胞所致的小鼠迟发型足垫肿胀度，明显提高外周血中T淋巴细胞百分率[10]。

4. 保肝作用　墨旱莲80%乙醇提取物具有扶正固本和保肝作用[11]。

5. 抗骨质疏松　墨旱莲水提物具有抗骨质疏松作用[12]。

【用药警戒或禁忌】 脾肾虚寒者忌服。小鼠灌胃给药LD_{50}为（163 ± 21.4）g/kg，安全系数为700～750倍。

主要参考文献

[1] 刘翔，严令耕，陈黎. 墨旱莲本草考证[J]. 黑龙江中医药，2007，2：42-44.

[2] 龙兴超，郭宝林. 200种中药材商品电子交易规格等级标准[M]. 北京：中国医药科技出版社，2017：284-285.

[3] Ill-Min Chung, Govindassamy Rajakumar, Ji-Hee Lee, et al. Ethnopharmacological uses, phytochemistry, biological activities and biotechnological applications of *Eclipta prostrata*[J]. Appl. Microbiol. Biot., 2017，101(13)：5247–5257.

[4] 习峰敏. 墨旱莲化学成分及其降血糖活性研究[D]. 上海：第二军医大学，2013.

[5] Fengmin Xi, Chuntong Li, Jun Han, et al. Thiophenes, polyacetylenes and terpenes from the aerial parts of *Eclipata prostrat*a[J]. Bioorg. Med. Chem., 2014，22：6515-6522.

[6] 李雯，庞旭，韩立峰，等. 中药墨旱莲化学成分研究[J]. 中国中药杂志，2018，43(17)：3498-3505.

[7] 原红霞，赵云丽，闫艳，等. 墨旱莲的化学成分[J]. 中国实验方剂学杂志，2011，17(16)：103-105.

[8] 林朝朋，芮汉明，许晓春. 墨旱莲黄酮类提取物抗自由基作用及体内抗氧化功能的研究[J]. 军事医学科学院院刊，2005，29(4)：344-345.

[9] 胡慧娟，周德荣，杭秉茜，等. 旱莲草的抗炎作用及机制研究[J]. 中国药科大学学报，1995，26(4)：226-229.

[10] 胡慧蜎，杭秉茜，刘勇，等. 旱莲草对免疫系统的影响[J]. 中国药科大学学报，1992，23(1)：55-57.

[11] 徐汝明，邓克敏，陆阳. 中药墨旱莲扶正固本和保肝作用的研究[J]. 上海交通大学学报（医学版），2009，29(10)：1200-1204.

[12] 程敏，刘雪英，邓雅婷，等. 墨旱莲对维甲酸所致大鼠骨质疏松症的药效学研究[J]. 中国骨质疏松杂志，2016，22(10)：1318-1323.

（海军军医大学　吴志军　　上海中医药大学　孙连娜　陈万生）

101. 藕节

Oujie

NELUMBINIS RHIZOMATIS NODUS

【别名】藕节巴、藕节疤、光藕节。

【来源】为睡莲科植物莲*Nelumbo nucifera* Gaertn.的干燥根茎节部。

【本草考证】本品始载于《名医别录》，历代本草均有记述。《本草汇言》载："藕节，消瘦血，止血妄行之药也。"《医林纂要》载："藕节，止吐、衄、淋、痢诸血症。甘能补中，咸能软坚去瘀，涩能敛散固精，又取其通而有节也。"《药性论》载："捣汁，主吐血不止，口鼻并皆治之。"《纲目拾遗》载："藕节粉：开隔，补腰肾，和血脉，散瘀级，生新血；产后及吐血者食之尤佳。"

【原植物】【主产地】【栽培要点】参见"莲子"。

【采收与加工】秋、冬二季采挖根茎（藕），切取节部，洗净，晒干，除去须根。

【商品规格】统货。

【药材鉴别】

（一）性状特征

短圆柱形，中部稍膨大，长2～4cm，直径约2cm。表面灰黄色至灰棕色，有残存的须根和须根痕，偶见暗红棕色的鳞叶残基。两端有残留的藕，表面皱缩有纵纹。质硬，断面有多数类圆形的孔。气微，味微甘、涩（图101-1）。

（二）显微鉴别

粉末特征　淀粉粒较多，单粒长圆形，一端较大，直径约至30μm，脐点人字状或短链状，位于较大端，层纹明显。草酸钙簇晶常存在于薄壁细胞中，直径15～65μm，棱角较钝、短尖或长。（图101-2）

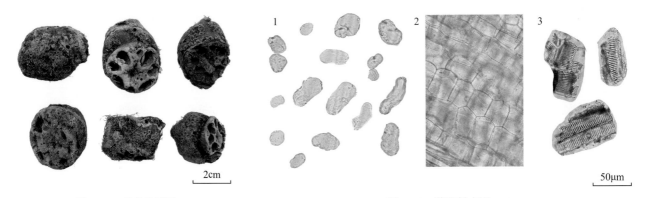

2cm

图101-1　藕节药材图

50μm

图101-2　藕节粉末图

1.淀粉粒　2.薄壁细胞　3.导管

（三）理化鉴别

薄层色谱　（1）取本品粉末1g，加稀乙醇20ml，超声处理20分钟，滤过，取滤液作为供试品溶液。另取藕节对照药材1g，同法制成对照药材溶液。再取丙氨酸对照品，加稀乙醇制成每1ml含0.5mg的溶液，作为对照品溶液。照薄层色谱法试验，吸取供试品溶液及对照药材溶液各10μl、对照品溶液2μl，分别点于同一硅胶G薄层板上，以正丁醇–冰醋酸–水（4∶1∶1）为展开剂，展开，取出，晾干，喷以茚三酮试液，在105℃加热至斑点显色清晰。供试品色谱中，在与对照药材色谱和对照品色谱相应的位置上，显相同颜色的斑点。

（2）取本品粉末1g，加甲醇25ml，超声处理30分钟，滤过，滤液回收溶剂至干，残渣加甲醇1ml使溶解，作为供试品溶液。另取藕节对照药材1g，同法制成对照药材溶液。再取白桦脂酸对照品，加甲醇制成每1ml含1mg的溶液，作为对照品溶液。照薄层色谱法试验，吸取上述三种溶液各8μl，分别点于同一硅胶G薄层板上，以二氯甲烷–甲醇（25：1）为展开剂，展开，取出，晾干，喷以10%硫酸乙醇溶液，在105℃加热至斑点显色清晰。分别置日光和紫外光灯（365nm）下检视。供试品色谱中，在与对照药材色谱和对照品色谱相应的位置上，日光下显相同颜色的斑点；紫外光下显相同颜色的荧光斑点。

【质量评价】以净节，无须根，无霉坏虫蛀者为合格；以无幼嫩尖梢者为佳。水分不得过15.0%；总灰分不得过8.0%；酸不溶性灰分不得过3.0%；浸出物照水溶性浸出物测定法项下的热浸法测定，不得少于15.0%。

【化学成分】鞣质、酚类、天冬酰胺、3-表白桦脂酸等。

【性味归经】甘、涩，平。归肝、肺、胃经。

【功能主治】收敛止血，化瘀。用于吐血，咯血，衄血，尿血，崩漏。

【药理作用】

1.止血作用 藕节醇提物可显著缩短小鼠毛细管凝血时间和剪尾法出血时间，显示很好的止血作用[1]。

2.抗氧化作用 藕节抗氧化、清除自由基的活性与总酚类含量的高低有关。

3.降脂作用 藕节可使大鼠体重和腹腔内脂肪明显减少，还能明显阻止其血胰岛素的升高，改善其胰岛素抵抗[1]。

4.抗炎抑菌作用 藕节的抗炎抑菌作用分别与其黄酮类及多酚类物质有关。

【分子生药】

1.遗传标记 RAPD、ISSR、SRAP、AFLP、SSR等分子标记技术广泛应用于莲的遗传多样性分析，并取得了较多的成果。莲属植物在我国具有丰富的遗传多样性，花莲、子莲和藕莲可能由不同遗传背景的野莲演化而来，由于长期的人工选择作用导致出现明显的遗传分化。相近地理区域范围内的荷花品种具有很高的遗传相似性，中国西南及东部地区的藕莲品种的遗传多样性高于中部、南部以及北部地区的品种[2]。

2.功能基因 2012年武汉植物园研究人员利用基因组测序开发的SSR标记构建了第一张莲遗传图谱。2013年利用全基因组鸟枪测序法完成了对亚洲莲（中国古代莲）基因组的测序。2014年武汉植物园研究人员利用SNP标记建立了更高密度的莲遗传连锁图谱[2]。

主要参考文献

[1] 陈菊，张家骊.藕节止血作用研究[J].天然产物研究与开发，2011，23：345-350.

[2] 徐玉仙.EST-SSR标记开发及莲种质资源遗传多样性分析[D].上海师范大学，2015.

（湖南中医药大学 谢果珍）

主要参考书目

（一）本草文献

神农本草经[M]. 北京：人民卫生出版社，1984年

五代·吴越·日华子集[M]. 日华子本草：辑释本. 合肥：安徽科学技术出版社，2005年

梁·陶弘景. 名医别录[M]. 北京：人民卫生出版社，1986年

梁·陶弘景. 尚志钧辑校. 本草经集注[M]. 北京：人民卫生出版社，1994年

梁·陶弘景. 尚志钧辑校. 名医别录[M]. 北京：人民卫生出版社，1986年

唐·苏敬. 新修本草[M]. 上海：上海古籍出版社，1985年

唐·陈藏器. 本草拾遗[M]. 合肥：安徽科学技术出版社，2004年

唐·苏颂. 尚志均辑校. 本草图经[M]. 北京：学苑出版社，2017年

宋·苏颂. 图经本草[M]. 福州：福建科学技术出版社，1988年

宋·唐慎微. 大观本草[M]. 北京：中国书店出版社，2015年

宋·卢多逊等. 开宝本草[M]. 合肥：安徽科学技术出版社，1998年

宋·唐慎微. 证类本草[M]. 北京：华夏出版社，1993年

宋·寇宗奭. 本草衍义[M]. 北京：人民卫生出版社，1990年

明·李时珍. 本草纲目[M]. 北京：人民卫生出版社，1975年

明·倪朱谟. 本草汇言[M]. 北京：中医古籍出版社，2005年

明·陈嘉谟. 本草蒙筌[M]. 北京：中医古籍出版社，2009年

明·刘文泰. 本草品汇精要[M]. 北京：中国中医药出版社，2013年

明·兰茂. 滇南本草[M]. 昆明：云南科学技术出版社，2004年

明·朱橚，王家葵等校注[M]. 救荒本草校释与研究. 北京：中医古籍出版社，2007年

清·吴其濬. 植物名实图考[M]. 上海：中华书局，1963年

清·赵学敏. 本草纲目拾遗[M]. 北京：中国中医药出版社，1998年

清·赵其光. 本草求原[M]. 北京：中国中医药出版社，2016年

清·吴仪洛. 本草从新[M]. 北京：中国中医药出版社，2013年

清·何谏. 生草药性备要[M]. 北京：中国中医药出版社，2015年

清·汪昂. 本草备要[M]. 北京：人民卫生出版社，1963年

清·张璐. 本经逢原[M]. 上海：上海科学技术出版社，1959年

清·顾观光. 杨鹏举，校注. 神农本草经[M]. 北京：学苑出版社，2007年

（二）现代著作及标准

国家药典委员会. 中华人民共和国药典[S]. 2020年版一部. 北京：中国医药科技出版社，2020年

王国强. 全国中草药汇编[M]. 3版. 北京：人民卫生出版社，2014年

国家中医药管理局《中华本草》编委会. 中华本草[M]. 上海：上海科学技术出版社，1999年

徐国钧. 中国药材学[M]. 北京：中国医药科技出版社，2003年

南京中医药大学. 中药大辞典[M]. 上海：上海科学技术出版社，2006年

裴鉴，周太炎. 中国药用植物志[M]. 第1-9册. 北京：科学出版社，1985年

中国科学院中国植物志编辑委员会. 中国植物志[M]. 第1-80卷，北京：科学出版社，2004年

中华人民共和国卫生部药典委员会. 中华人民共和国卫生部药品标准（中药材　第一部）[S]. 1992年

徐国钧. 中药材粉末显微鉴定[M]. 北京：人民卫生出版社，1986年

中国科学院植物研究所. 中国高等植物图鉴[M]. 第1-5册. 北京：科学出版社，1975年

肖培根. 新编中药志[M]. 第1-5卷. 北京：化学工业出版社，2002年

艾铁民. 中国药用植物志[M]. 第1-13卷. 北京：北京大学医学出版社，2016年

李葆莉，胡炳义. 中草药彩色图鉴[M]. 北京：军事医学科学出版社，2015年

黄璐琦，詹志来，郭兰萍. 中药材商品规格等级标准汇编[M]. 北京：中国中医药出版社，2019年

本卷中文名索引

本卷拉丁学名索引

中文名总索引

O

P

Y

拉丁学名总索引

A

Abelmoschus manihot（L.）Medic.

　　黄蜀葵 ························· 5-101, 5-102

Abrus cantoniensis Hance　广州相思子 ·········6-81

Abrus precatorius L.　相思子 ·············6-94

Abutilon theophrasti Medic.　苘麻 ·········2-64

Acacia catechu（L. f.）Willd.　儿茶 ·········7-3

Acalypha australis L.　铁苋菜 ············3-64

Acanthopanax giraldii Harms　红毛五加 ······7-61

Acanthopanax giraldii Harms var. *hispidus* Hoo.

　　毛梗红毛五加 ······················7-61

Acanthopanax gracilistylus W. W. Smith

　　细柱五加 ·························4-14

Acanthopanax senticosus（Rupr. et Maxim.）Harms

　　刺五加 ··························1-37

Achillea alpina L.　蓍 ················2-103

Achyranthes aspera L.　土牛膝 ···········7-103

Achyranthes bidentata Bl.　牛膝 ··········4-16

Aconitum brachypodum Diels　短柄乌头 ·····7-115

Aconitum carmichaelii Debx.　乌头 ···· 7-15, 7-71

Aconitum coreanum（Lévl.）Raip.　黄花乌头 ···1-20

Aconitum kusnezoffii Reichb.　北乌头 ·· 7-90, 7-91

Acorus calamus L.　藏菖蒲 ··············7-142

Acorus tatarinowii Schott　石菖蒲 ·········4-21

Adenophora stricta Miq.　沙参 ···········3-54

Adenophora tetraphylla（Thunb.）Fisch.

　　轮叶沙参 ·························3-54

Adina pilulifera（Lam.）Franch. ex Drake

　　水团花 ··························2-23

Adina rubella Hance　细叶水团花 ··········2-23

Aesculus chinensis Bge.　七叶树 ··········2-83

Aesculus chinensis Bge. var. *chekiangensis*（Hu et Fang）

　　Fang　浙江七叶树 ··················2-83

Aesculus wilsonii Rehd.　天师栗 ··········2-83

Agkistrodon acutus（Güenther）　五步蛇 ···8（动）-75

Agkistrodon strauchii Bedriaga　高原蝮 ····8（动）-47

Agrimonia pilosa Ledeb.　龙牙草 ··········3-18

Ailanthus altissima（Mill.）Swingle　臭椿 ····3-74

Ainsliaea fragrans Champ.　杏香兔儿风 ······5-48

Ajuga decumbens Thunb.　筋骨草 ·········7-127

Akebia quinata（Thunb.）Decne.　木通 ·· 7-34, 7-110

Akebia trifoliata（Thunb.）Koidz.　三叶木通 ·· 7-34, 7-110

Akebia trifoliata（Thunb.）Koidz. var. *australis*（Diels）

　　Rehd.　白木通 ·············· 7-34, 7-110

Alangium chinense（Lour.）Harms　八角枫 ·····4-1

Albizia julibrissin Durazz.　合欢 ····· 3-31, 3-32

Alisma orientale（Sam.）Juzep.　泽泻 ·······5-74

Allium chinense G. Don　薤 ·············1-65

Allium fistulosum L.　葱 ···············3-69

Allium macrostemon Bge.　小根蒜 ·········1-65

Allium sativum L.　大蒜 ···············3-2

Allium tuberosum Rottl. ex Spreng　韭菜 ·····3-58

Alocasia cucullata（Lour.）Schott.　尖尾芋 ····7-51

Aloe barbadensis Miller.　库拉索芦荟 ·······7-66

Aloe ferox Miller.　好望角芦荟 ···········7-66

Alpinia galangal Willd.　大高良姜 ·········6-67

Alpinia katsumadai Hayata　草豆蔻 ········6-91

Alpinia officinarum Hance　高良姜 ·······6-104

Alpinia oxyphylla Miq.　益智 ···········6-105

Alstonia scholaris（L.）R. Br.　糖胶树 ······7-59

Amomum compactum Soland ex Maton

　　爪哇白豆蔻 ·······················6-70

Amomum kravanh Pierre ex Gagnep.　白豆蔻 ···6-70

Amomum longiligulare T. L. Wu.　海南砂 ·····6-95

Amomum tsaoko Crevost et Lemarie　草果 ·····7-92

Amomum villosum Lour.　阳春砂 ··········6-95

Amomum villosum Lour. var. *xanthioides* T. L. Wu et Senjen

　　绿壳砂 ··························6-95

Amorphophallus rivieri Durieu　魔芋 ······7-144

Ampelopsis brevipedunculata（Maxim.）Trautv.

　　蛇葡萄 ··························2-8